“十三五”国家重点图书出版规划项目

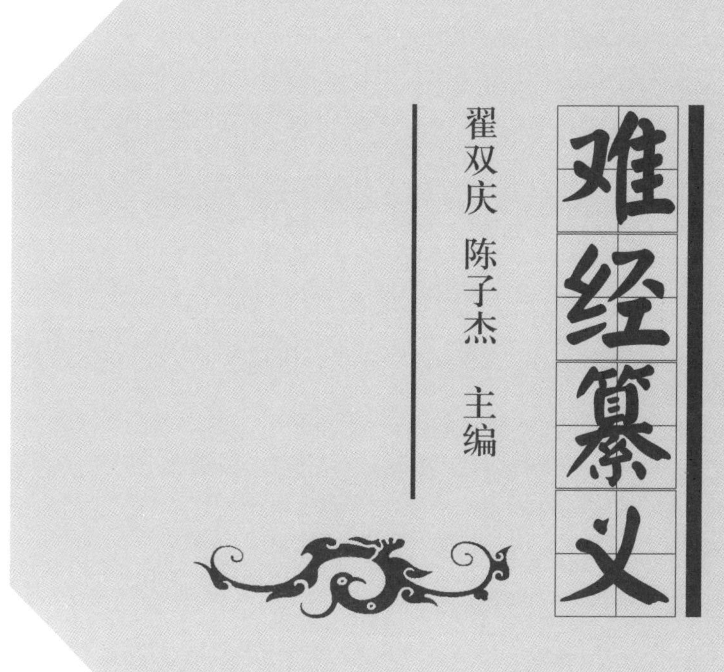

学苑出版社

图书在版编目(CIP)数据

难经纂义/翟双庆,陈子杰主编. 一北京:学苑出版社,2018.1
ISBN 978-7-5077-5409-4

Ⅰ.①难…　Ⅱ.①翟…②陈…　Ⅲ.①《难经》-研究　Ⅳ.①R221.9

中国版本图书馆 CIP 数据核字(2018)第 003770 号

责任编辑: 付国英
出版发行: 学苑出版社
社　　址: 北京市丰台区南方庄 2 号院 1 号楼
邮政编码: 100079
网　　址: www.book001.com
电子信箱: xueyuanpress@163.com
销售电话: 010-67601101(销售部)、67603091(总编室)
经　　销: 新华书店
印 刷 厂: 北京市京宇印刷厂
开本尺寸: 787×1092　1/16
印　　张: 24
字　　数: 800 千字
版　　次: 2018 年 2 月第 1 版
印　　次: 2018 年 2 月第 1 次印刷
定　　价: 360.00 元

《难经纂义》编委会

编纂说明

起讫于公元前202年至公元220年的汉朝时期是中国古代医学的盛世，具有标志性的成果就是其间产生的大量医学典籍。

在这些医学典籍中，尤以《素问》、《灵枢》、《难经》等几部著作最为重要，成为后世传承不绝的宝贵经典。这些著作构建了中国医学的理论体系和术语系统，展示了上古时期医学的实践经验和思维方式。这些著作也成为历代数以千计的医学典籍的共同思想来源和文献来源，培育了一代又一代的医学巨擘。时至今日，以研习这些重要著作为基本内容的的经典训练仍是中医人才培养的必由之路。

整理和研究汉代医学经典著作，无疑应当从裒集和参考旧注资料入手。丰硕的注释资料不仅可藉以了解古代学者对《黄帝内经》等书的文字、思想和技术的认识，也可以让人体会到这些经典著作对中国医学发展的深刻影响。

广聚旧注、编写纂义之书是我们的中医经典研究计划的一项基础性工作。对中医经典所作的文本校勘、语义训诂、医理阐释等工作，都必须在此基础上开展才能获得扎实可靠的成果。

这套《汉代医学经典纂义》系列丛书搜集《素问》、《灵枢》、《难经》等书常见的古代注释材料，分别移录到各书的经文之下；书中卷首、篇首和各条经文下所辑各家注释均按时代为序。以便利学习者和研究者阅读古注。

这项工作起始于1997年，多历挫折，至今终告完成。在此衷心感谢学苑出版社孟白社长的大力支持。在本丛书长达20年的编纂过程中，出版社郭强先生、马红治先生和付国英女士等先后担任本丛书的责任编辑，都付出了辛勤的努力。此书之成，尤可告慰英年早逝的挚友郭强先生。

十年前存有《素问纂义》初稿第一篇到第十篇的U盘意外被人拷贝上网，当时名为《素问名家精注》。这部分材料在网上被以各种标题反复改编，至今未绝。这也从一个侧面可见读者对中医经典和旧注材料还是非常需要的。

本丛书作为国家中医药管理局重点学科内经学科和古汉语与医古文学科的工作成

果呈现出来，与专家学者和广大读者分享。虽经编者团队一再校核，终因成于众手和过程太久，其中的疏漏之处在所难免。诚恳希望读者随时指正，以便在重印和再版时加以补正和修订，使之趋于完善。

征 引 书 目

①〔宋〕李　駉　《黄帝八十一难经纂图句解》

②〔元〕滑　寿　《难经本义》

③〔明〕王九思等　《难经集注》

④〔清〕叶　霖　《难经正义》

⑤〔清〕黄元御　《难经悬解》

⑥〔清〕徐大椿　《难经经释》

⑦〔清〕丁　锦　《古本难经阐注》

⑧〔清〕张寿颐　《难经汇注笺正》

⑨〔日〕丹波元胤　《难经疏证》

⑩〔日〕滕万卿胤　《难经古义》

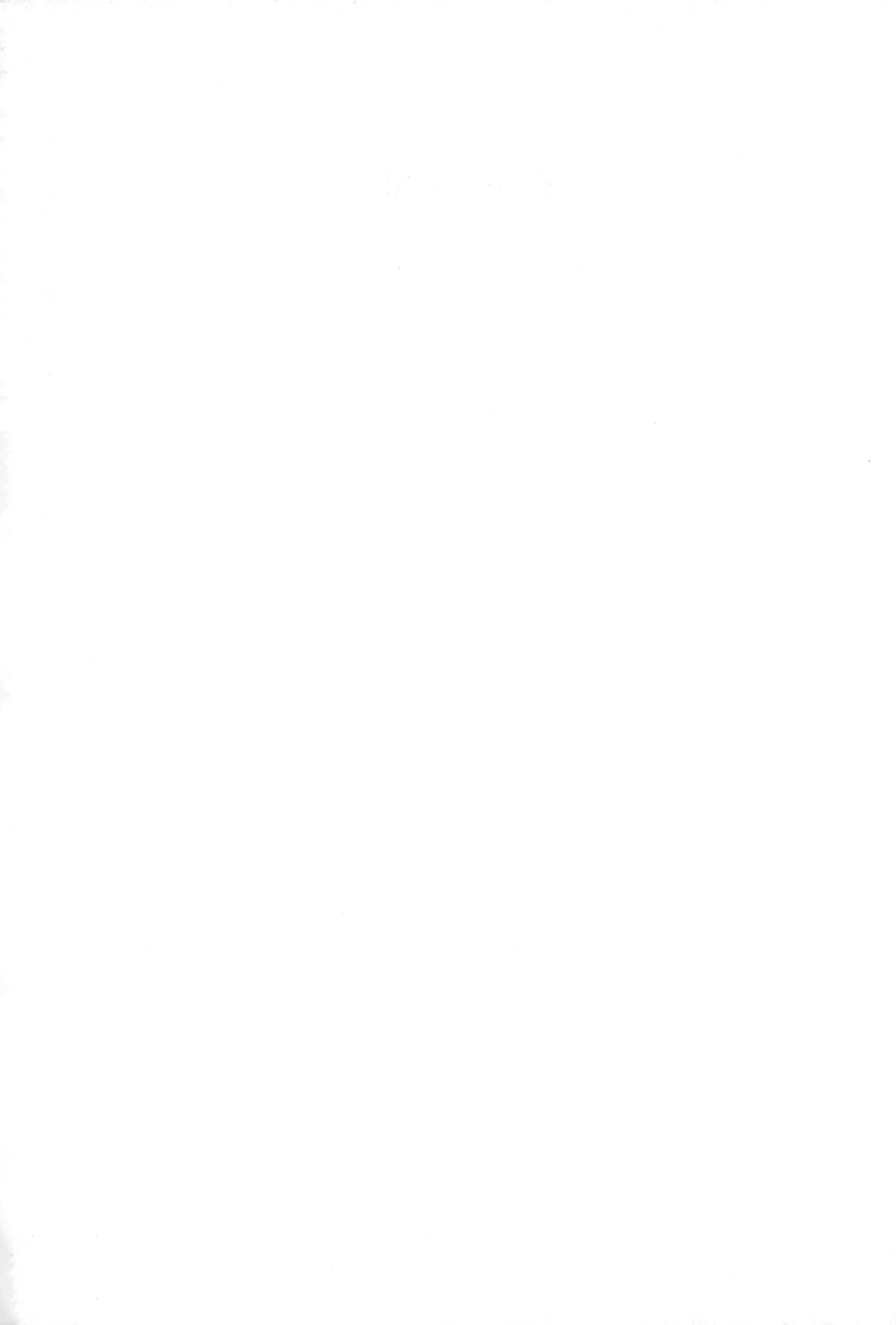

目　　录

一 难

1.1 一难曰[①]：十二经皆有动脉[②]，独取寸口[③]以决五脏六腑死生吉凶之法，何谓也[④]？

①李驷曰：第一，首诘难而问曰。

②王九思曰：吕曰：是手足经十二脉也。丁曰：十二经皆有动脉者，是人两手足各有三阴三阳之经也，以应天地各有三阴三阳之气也。所谓天地三阴三阳，各有所主，其时自春分节后，到夏至之前九十日，为天之三阳所主也。夏至之后，秋分之前九十日，天之三阴所主也。秋分节后，冬至之前九十日，是地之三阴所主也。冬至之后，春分节前九十日，地之三阳所主也。凡左右上下，各有此三阴三阳之气，合为十二，故人亦有十二经也，所主左右上下之分也。又人膈以上者，手三阴三阳所主也，即通于天气，膈以下，足三阴三阳所主也，即通于地气，其通天气者为气为脉，其通地气者主味归形，故十二经通阴阳行气血也。又经者、径也，递相溉灌，无所不通。所以黄帝云：十二经处百病，次决死生，不可不通也。其言十二经皆有动脉者。即在两手三部各有会动之脉也。左手寸部，心与小肠动脉所出也，心脉曰手少阴。（编者按：原本此下有心包络脉曰手心主八字，据下文，心包之脉，隶于右尺，不应自相矛盾，故删之。）小肠脉曰手太阳，其应东南方君火在巽是也。左手关部，肝胆动脉所出也，肝脉曰足厥阴，胆脉曰足少阳，其应东方木在震是也。左手尺部，肾与膀胱动脉所出也，肾脉曰足少阴，膀胱脉曰足太阳，其应北方水在坎是也。右手寸部，肺与大肠动脉所出也，肺脉曰手太阴，大肠脉曰手阳明，其应西方金在兑是也。右手关部，脾胃动脉所出也，脾脉曰足太阴，胃脉曰足阳明，其应中央土在坤是也。右手尺部，心包络与三焦动脉所出也，心包络曰手厥阴，三焦脉曰手少阳，其应南方相火在离是也。此三部动脉所出。故经言皆有动脉也。杨曰：凡人两手足。各有三阴脉三阳脉，合十二经脉，肝脉曰足厥阴，脾脉曰足太阴，肾脉曰足少阴，胆脉曰足少阳，胃脉曰足阳明，膀胱脉曰足太阳，肺脉曰手太阴，心脉曰手少阴（编者按：原本此下误衍心包络脉曰手心主八字，与上注同。今删之。）大肠脉曰手阳明，小肠脉曰手太阳，包络脉曰手厥阴，三焦脉曰手少阳。凡脉皆双行，故有六阴六阳也。吕曰：足太阳动委中，足少阳动耳前。杨曰：下关穴也，又动悬钟。吕曰：足阳明动趺上。杨曰：冲阳穴也，在足趺上，故以为名。又动颈人迎。又动大迎。吕曰：手太阳动目外眦。杨曰：瞳子穴也。吕曰：手少阳动客主人。杨曰：又动听会。吕曰：手阳明动口边。杨曰：地仓穴也。吕曰：又动阳溪，足厥阴动人迎。杨曰：按人迎乃足阳明脉，非足厥阴也。吕曰：厥阴动人迎，误矣。人迎通候五脏之气。非独因厥阴而动也。按厥阴脉动于回骨焉。吕曰：足少阴动内踝下。杨曰：太溪穴也，按此动脉非少阴脉也，斯乃冲脉动耳，冲脉与少阴并行，因谓少阴脉动，其实非也，亦吕氏之谬焉，少阴乃动内踝上五寸间也。经曰：弹之以候死生是也。吕曰：足太阴动髀上。杨曰：箕门穴也。吕曰：手少阴动腋下。杨曰：极泉穴也，又动灵道少海。吕曰：手心主动劳宫，手太阴脉动大渊。杨曰：又动尺泽侠白天府也。虞

曰：吕、杨二注，惟各取其经脉流行之穴，言其动脉，与本经下文独取寸口之义，不相乘也。庶今举之。经曰：脉会太渊。太渊在两手掌后鱼际间，乃手太阴脉之动也，太阴主气，是知十二经脉会于太渊，故圣人准此脉要会之所，于人两手掌后鱼际间，分别三部，名寸、关、尺，于三部中诊其动脉，乃知人五脏六腑虚实冷热之证，谓一经之中，有一表一里，来者为阳，去者为阴，两手合六部，六部合之为十二经，其理明矣，察阳者，知病之所在，察阴者，知死生之期，故曰十二经皆有动脉也，乃合诊法。◉李駉曰：经者，径也，常也，常行之径路也。手三阴三阳，足三阴三阳。心，手少阴经；小肠，手太阳经；肝，足厥阴经；胆，足少阳经；肾，足少阴经；膀胱，足太阳经；肺，手太阴经；大肠，手阳明经；脾，足太阴经；胃，足阳明经；心包络，手厥阴经；三焦，手少阳经。已上十二经，皆有形动之脉息。◉徐大椿曰：十二经，手足三阴三阳也。动脉，脉之动现于外，如手太阴天府、云门之类，按之其动亦应手是也。

③滕万卿曰：手鱼后却行一寸，即经渠、大渊二穴之分。

④王九思曰：丁曰：夫独取寸口诊法者，其一指指下，各有上下左右长短浮沉滑涩迟数，见病吉凶也。此法是黄帝《脉要精微论》中之旨也。越人引此一篇，以为众篇之首也。昔黄帝问曰：诊法何如？岐伯对曰：常以平旦，阴气未动，阳气未散，饮食未进，经脉未盛，络脉调匀，气血未乱，乃可诊有过之脉，切脉动静。视精明，察五色，视五脏有余不足，形之盛衰，参伍决死生之分也。此者是独取寸口之法也。杨曰：自“难曰”至此，是越人引经设问，从“然”字以下，是解释其义。余悉如此，例可知也。◉李駉曰：去鱼际骨一寸，名曰寸口。肝、心、脾、肺、肾为五藏，胆、胃、大肠、小肠、膀胱、三焦为六府。独取用寸口一部，以断决藏府或死或生，或吉或凶之法度，其说如何？谓者，说也。◉徐大椿曰：寸口，即太渊、经渠穴之分，兼两手上中下三部脉也。◉滑寿曰：十二经，谓手足三阴三阳，合为十二经也。手经则太阴肺，阳明大肠，少阴心，太阳小肠，厥阴心包，少阳三焦也。足经则太阴脾，阳明胃，少阴肾，太阳膀胱，厥阴肝，少阳胆也。皆有动脉者：如手太阴脉动中府、云门、天府、侠白，手阳明脉动合谷、阳溪，手少阴脉动极泉，手太阳脉动天窗，手厥阴脉动劳宫，手少阳脉动禾髎，足太阴脉动箕门、冲门，足阳明脉动冲阳、大迎、人迎、气冲，足少阴脉动太溪、阴谷，足太阳脉动委中，足厥阴脉动太冲、五里、阴廉，足少阳脉动下关、听会之类也。谓之经者，以荣卫之流行，经常不息者而言。谓之脉者，以血气之分衺行体者而言也。故经者，径也。脉者，陌也。越人之意，盖谓凡此十二经，经皆有动脉，如上文所云者，今置不取，乃独取寸口，以决藏府死生吉凶何耶？◉黄元御曰：难，问难也。《难经》者，问难《黄帝内经》之义也。（黄帝谘岐伯，作《素问》《灵枢经》，谓之《内经》）。十二经中，皆有动脉，手太阴脉动中府、云门、天府、侠白，手阳明脉动合谷、阳溪，手少阴脉动极泉、神门，手太阴脉动天窗，手厥阴脉动劳宫，手少阳脉动禾髎，足太阴脉动箕门、冲门，足阳明脉动大迎、人迎、气街、冲阳，足少阴脉动太溪、阴谷，足太阳脉动委中，足厥阴脉动太冲、五里、阴廉，足少阳脉动听会、颔厌（皆穴名）。◉叶霖曰：首发一难，问手足十二经皆有动脉，何以独取寸口以决死生，以起下文之义。按：五脏六腑之气，昼夜循环，始于肺而终于肺，是肺为一身之主气，而寸口乃肺之动脉，在太渊、经渠之分，为脉之大会，故越人独取此以候五脏六腑之气。然诸经动脉，不可不知，否则握手不及足，难免长沙之呵斥矣。手阳明大肠脉动合谷（在手大指次指歧骨间），手少阴心脉动极泉（在臂内腋下筋

间)，手太阳小肠脉动天窗（在颈侧大筋间曲颊下)，手少阳三焦脉动和髎（在耳兑发陷中)，手厥阴心包络脉动劳宫（在掌中屈中指无名指尽处是)，足太阳膀胱脉动委中（在膝约纹里)，足少阴肾脉动太溪（在足踝后跟骨上)，足太阴脾脉动冲门（在曲骨旁，同身寸之三寸五分)，足阳明胃脉动冲阳（在足大指次指陷中为内庭，上内庭同身寸五寸是)。足厥阴肝脉动太冲（在足大指本节后，同身寸二寸是)，足少阳胆脉动听会（在耳前陷中)。考《明堂针灸图》、《甲乙经》诸书，指称动脉者二十余穴，惟此十余穴，或可用以诊候，而此十余穴中，又以太溪、冲阳、太冲三足脉为扼要也。◉丹波元胤曰：〔吕〕是手足经十二脉也。〔杨〕凡人两手足，各有三阴脉三阳脉，合十二经脉，凡脉皆双行，故有六阴六阳也。自难曰至此，是越人引经设问，从然字以下，是解释其义。余悉如此，例可知也。〔滑〕谓之经者，以荣卫之流行，经常不息者而言。谓之脉者，以血理分衺行而言也。谓凡十二经，皆有动脉，今置不取，乃独取寸口，以决死生吉凶者何耶？按：《一难》至《二十二难》论脉，是为第一篇。十二经脉动，吕、杨注详举之，今不赘也。丁曰：十二经皆有动脉者，即在两手三部，各有会动之脉也。此据《脉经》，配藏府脉位于三部者，误矣。盖经中未有此说也。滑解脉字，本《说文》(《说文》原作脈，曰：从脈从血或从肉从脈）为是。而又曰：脉者，陌也，欠妥。又即《艺文类聚》据刘熙《释名》曰：经者，经也。解经字曰：经者，径也。此据刘熙《释名》、《艺文》未确。考经者，取经纬之义，言脉之正行者。故其旁流者，谓之络。络，犹纬也。(《说文》曰：经，织也，从系轻声。纬，织横丝也，从系韦声。）◉张山雷曰：脉者，全身之血管，发于心藏，渐以分支，而遍达于肢体百骸，乃更由肢体百骸，回旋归束而还入于心，脉之所以动者，即心藏出发，鼓动运行之力，故全体脉道，凡自心藏外达者，管无大小，本皆常动，惟血管之巨者，动力亦大，血管之微者，动力亦小，而自外回归心藏之脉则不动，东瀛人则译之为动脉、静脉，中医之所谓十二经脉，即是血管之支派，以生理之实在言之，则管无巨细，随在贯通，本无各行一道之理，故西学家据解剖所得，不见此十二经各循其部之痕迹，而诮吾旧学为凿空，实则古人深明于藏府气化之运行，自有此一定不易之道路，所以某藏某府，行于某经某部，辨证论治，时时实有经验，此则二千余年习医之士，凡有阅历者，类能言之，而心领神悟者也，但发血之管，即皆常动，何以古书所载十二经之动脉应手者，只有二十余穴，则以血管之贯串周流，自有深浅，其浅在肌肉间者，扪之可得，则深藏肌肉中者，按之不可得，此又自然之定理，实则头、额、项、颔、肩背、臂胫、手指、足跗、足趾之间，随在皆有动脉可见，亦何止此数，特血管之较大者其动易辨，而较细者不易察耳，《素问》言诊脉之法，三部九候，本不独取寸口，古法盖极繁赜，至《难经》则独取寸口，简而能赅，遂开诊法之大宗，此《难经》所以为医学家万古不祧之祖也。《甲乙经》及《外台》等书，凡十二经穴之言脉动应手，或止称动脉者，颇与吕氏、杨氏、滑氏所举，各有出入，其《甲乙》言脉动而诸家未引及者，则有手太阴之经渠，足阳明之下关，手太阳之曲垣，足太阳之昆仑，手厥阴之曲泽，足少阳之窍阴，足厥阴之行间，其诸家所引之灵道、少海、童子髎、禾髎、阴谷、上关、合谷、阳溪、太冲，则《甲乙经》不言脉动，盖诸家所举数者，本是约略言之，若以发血之管，无时不动为衡，则古人所称脉动之处，只是脉管之浅在肌肉间者，本非有特殊之关系，况诸书所称，亦复互有出入，更不必深考，脉本作䘑，许氏《说文》曰，䘑，血理之分邪行体中者。从血会意，颐按字许氏解曰，水之邪流别也，则䘑字从，即是血之邪流分别者，古人制字本旨，本谓血之络之攲邪交错，可见脉络周流，无不交互贯串之意，本非某经某络，各行一路，此今之解剖家刻舟求剑，必不能有十二经及奇经八脉之可见，惟吾身气化之周流，不无经络藏府之分属耳。又曰：《素问》之三部九侯诊法，盖上古之学，自有此说，然未免繁重太过，其独取寸口者，虽尚未明著于《素》、《灵》，然《脉要精微论》尺内两旁则季胁也一节，已隐隐然分别寸关尺三部，而分察藏府上下，则《难经》此法，固亦古人已有成例，此可知必有所受之，断非一家之私言，灵胎乃以为精而不备，颇有微辞。总因视《素》、《灵》太重，立论太高，所谓玉卮无当，不适于用，独不思寸口诊法，内外上下，虚实真假，无不可见，尚何不备之有，至如结喉两旁之人迎脉，以西学生理言之，是心藏发血上行之两大支管，其管极巨，故其动也皆大而有力，必不可与手太阴寸口之脉管，互为比拟，万无人迎反小于寸口之事，而经文且有寸口大于人迎三倍以上者，知经文之人迎气口对举云云，固是左为人迎，右为气口，仅以两手脉象相较，必非诊之于结喉两旁，徐氏此论，是高视《素》《灵》，薄视《难经》，似乎吾国医学，只有《素》、《灵》两种，源出轩歧，方是上古嫡派，不当以战国时之越人，与轩歧神圣，分庭抗礼，是以等《难经》于《素》《灵》之笺疏，实未免泥古不化，绝不知周秦间之著述，彼此各有授受，本无轩轾之可言，盖以越人视《难经》，则《难经》不啻为《素》、《灵》之附庸，若不以越人视《难经》，则《难经》亦何遽不可与《素》《灵》鼎峙而三，灵胎号为博学，奚不知隋唐志固皆称为黄帝之八十一难耶，然则唐以后人直题《难经》为秦越人撰者，非特不能为是书增重声价，反因此而大贬其位置，嗟嗟《难经》，亦何不幸而竟令越人据为私有，那得不为之大声叫屈。又曰：此于诸经动脉之中，独注重于手太阴、足少阴阳明三者，虽古人自有此意，然今既知动脉之理，因于心藏发血鼓动之力，则全体中却是无一处无时而不动，灵胎此说，已无可以存在之余地，亦不足辨矣，所谓验穴之真伪，盖谓因其微动，以为取穴之法耳。又曰：《脉要精微论》之三部九侯，古人容有此诊脉之法，然久不通行，亦不必复论，澄之所谓各占其本经之寒热虚实，亦正难言。

1.2　然①：寸口者，脉之大会，手太阴之脉动也②。

①滕万卿曰：然然诺之然此书字例下皆仿此。

②王九思曰：吕曰：太阴者，肺之脉也。肺为诸脏上盖，主通阴阳，故十二经皆会手太阴寸口，所以决吉凶者，十二经有病，皆见寸口。知其何经之动，浮沉滑涩，春秋逆顺，知其死生也。丁曰：其手太阴者，是右手寸部也，为肺主其气，为五脏六腑之华盖。凡五脏六腑有病，皆见于气口，故曰大会也。虞曰：五味入胃，化生五气。五味者，甘、辛、咸、苦、酸；五气者，膻、腥、香、焦、腐，乃五行之气味也，其味化气，上传手太阴，太阴主气，得五气以溉灌五脏，若胃失中和，则不化气。手太阴无所受，故寸口以浮沉长短滑涩，乃知病发于何脏。故经云：寸口者，脉之大要会也。《五脏别论》曰：五味入口，以藏于胃，以养五藏气。本经曰：人受气于谷。《玉机真藏论》曰：因胃气乃能至手太阴。《阴阳应象论》曰：味归形，形归气，气归精，精归化。夫如是，则知人之气，自味而化，上传手太阴，故寸口为要会也。◉李驷曰：此寸口正指右手寸口手太阴脉也。脉会太渊，太渊穴名，十二经紧要都会之所，手太阴脉所动之处。◉滑寿曰：此一篇之大旨下文乃详言之。寸口，谓气口也，居手太阴鱼际，却行一寸之分，气口之下曰关，曰尺云者，皆手太阴所历之处，而手太阴又为百脉流注，朝会之始也。《五藏别论》：帝曰：

气口何以独为五藏主？岐伯曰：胃者，水谷之海，六府之大源也，五味入口，藏于胃，以养五藏气，而变见于气口也。灵枢第一篇云：脉会太渊。《玉版论》云：行奇恒之法，自太阴始，注谓先以气口太阴之脉，定四时之正气，然后度量奇恒之气也。《经脉别论》云：肺朝百脉，又云：气口成寸，以决死生。合数论而观之，信知寸口，当手太阴之部，而为脉之大会明矣。此越人立问之意，所以独取寸口，而后悉宗之，为不易之法，书之篇首，乃开卷第一义也，学者详之。◉徐大椿曰：会，聚也。手太阴，肺之经也。大会，《灵枢·动输篇》云“胃为五脏六腑之海，其气清上注于肺，肺气从太阴而行之，其行也，以息往来”是也。又《灵枢·经脉篇》云：手太阴之脉，“循鱼际，出大指之端。”◉黄元御曰：然，答语辞。寸口者，脉之大会，以肺主气，十二经之脉动，肺气鼓之也，故肺朝百脉（十二经脉，皆朝宗于肺），而大会于寸口。寸口者，气口成寸，以决死生（《素问·经脉别论》语），故曰寸口（气口即寸口也），寸口三部，鱼际为寸，太渊为关，经渠为尺（皆穴名），是手太阴肺经之动脉也。《四十五难》：脉会太渊，亦是此义。◉丁锦曰：此章总冒五脏六腑十二经动脉，俱会于寸口。下文分析十二经脉，一日夜五十会于寸口，荣卫血气，一日夜会于寸口也。十二经者，手太阳、手阳明、手少阳、足太阳、足阳明、足少阳为阳六经，从手走头，从头走足。手太阴、手少阴、手厥阴、足太阴、足少阴、足厥阴为阴六经，从足走胸，从胸走手。此十二经脉所行之直路也。手太阴者，肺也。肺朝百脉，所以十二经统会于此，故曰寸口脉之大会也。◉叶霖曰：然，答辞。会，聚也。手太阴，肺之经，言肺主气，十二经之脉动，皆肺气鼓之，故肺朝百脉，而大会于寸口。寸口者，即《素问·经脉别论》气口成寸，以决死生之义，故曰寸口。寸口三部，鱼际为寸，太渊之高骨为关，经渠为尺，是手太阴肺经之动脉也。人之饮食入胃，其清气上注于肺，以应呼吸，而行脉度，越人立问之意，所以独取夫寸口，而后世宗之，为不易之法，《四十五难》脉会太渊，亦此义也。◉滕万卿曰：《素问》云：五味入口藏于胃，以养五脏气，气口亦太阴也。是以五脏六腑之气味皆出于胃，变见于气口。又云：气口成寸，以决死生。按此篇开卷第一义，寸口一名气口，又名脉口。凡诊脉之法，灵素所述，盖非一道。或以气口人迎言，或以三部天人地言，或寸脉尺肤，相对言之，人有肾原之气、胃阳之气，此难所言，独主胃气，盖水谷入口，则脉道以通，无病则冲和之气自见，若有病则随其邪之浅深，各为脉变。凡人身者，一原气焉耳，故其有病也，诸经皆为此变动，况肺朝百脉，脉会太渊，则全为胃气之先容，此所以不取他脉。而独取寸口，以决脏腑之死生者，然明诊脉之要，专在此耳。◉丹波元胤曰：〔吕〕太阴者，肺之脉也。肺为诸藏上盖，主通阴阳，故十二经皆会手太阴。寸口所以决吉凶者，十二经有病见寸口，知其何经之动，浮沉滑涩，春秋逆顺，知其死生也。〔滑〕然者，答辞，诸篇仿此。按：《素问·经脉别论》曰：权衡以平，气口成寸，以决死生。又《五脏别论》曰：帝云：气口何以独为五藏主？岐伯曰：胃者，水谷之海，六府之大源也，五味入口藏于胃，以养五藏气，气口亦太阴也，是以五藏六府之气味，皆出于胃，见于气口。又《玉机真藏论》曰：五藏者，皆禀气于胃。胃者，五藏之本，藏气者，不能自致于手太阴，必因于胃气，乃至于手太阴也，故五藏各以其时自为，而至于手太阴也。《灵枢·经脉篇》曰：经脉者，常不可见也，其虚实也，以气口知之。又《动输篇》曰：经脉十二，而手太阴，足少阴阳明，独动不休，何也？岐伯云：是明胃脉也，胃为五藏六府之海，其清气上注于肺，肺气从太阴而行之。其行也以息往来，故人一呼脉再动，一吸脉亦再动，呼吸不止，故动而不已。《说文》曰：寸，十分也。人手却一寸动脉，谓之寸口。从又从一。◉张山雷曰：寸口为脉之大会，据《素问·五藏别论》，谓气口亦太阴也，是以五藏六府之气味，皆出于胃，变见于气口。《经脉别论》则曰：肺朝百脉，气口成寸，以决死生，仅言寸口脉道，属于肺手太阴之经，而肺为百脉之朝宗，脉必大会于寸口之理，详绎经义，能言其然，而不能言其所以然，即有为之说者，亦曰脉之大源，本于胃中水谷之气，而肺主气之出纳，故手太阴经系于肺藏，则五藏六府之气，皆可见焉，无一非空泛之论，窃谓脉是血液循行之道，内而百骸藏府，外而肌肉皮肤，必无纤微之隙，不为血脉所贯串，肺亦五藏之一，何以独朝百脉，此必自有息息相通，一定不易之关系，而二千年之治医者，皆莫能详，迨至西学东渐，始知心藏发血，本与肺藏互相贯通，大小循环，周流不息，固是心肺二藏特殊之关系，而后经文肺朝百脉一说，乃得实在证据，此手太阴之脉动，所以为脉之大会，非其他诸动脉之可以同类而观者已。

1.3　人一呼脉行三寸①，一吸脉行三寸②，呼吸定息，脉行六寸③。人一日一夜，凡一万三千五百息④，脉行五十度，周于身⑤，漏水下百刻⑥，荣卫行阳二十五度⑦，行阴亦二十五度⑧，为一周也⑨，故五十度复会于手太阴⑩。寸口⑪者，五脏六腑之所终始，故法取于寸口也⑫。

①李驷曰：呼者因阳出，一呼之间，行太阳、少阳、阳明经，计三寸。◉滕万卿曰：左右各一寸半下同。

②李驷曰：吸者随阴入，一吸之间，行太阴、少阴、厥阴经，计三寸。

③王九思曰：吕曰：十二经，十五络，二十七气，皆候于寸口，随呼吸上下，呼脉上行三寸，吸脉下行三寸，呼吸定息，脉行六寸，二十七气，皆随上下行，以寤行于身，寐行于脏，昼夜流行，无有休息时。丁曰：言人一呼，脉行三寸。一吸，脉行三寸，呼吸定息，脉行六寸者，即是天地阴阳升降定息也，即是周于六甲，而又日月晓昏，人呼吸上下以六气周身。故乃法定息六寸也。◉李驷曰：天地阴阳，升降定息，周于六甲，日月晓昏亦然。人呼吸上下，六气周身，故定息六寸。

④李驷曰：经脉一周，计二百七十息。经脉五十周，计人一日一夜，共一万三千五百息数。

⑤李驷曰：脉息行阳二十五度，行阴二十五度，共五十度，周遍于身体之间。◉徐大椿曰：呼，出气也。吸，内气也。《灵枢·五十营篇》："人经脉上下、左右、前后二十八脉，周身十六丈二尺，……呼吸定息，气行六寸。……二百七十息，气行十六丈二尺，……一周于身，……一万三千五百息，气行五十营于身"。度，过也，犹言过一次也。二十八脉实数，详《灵枢·脉度篇》。◉丁锦曰：二刻为一度，二百七十息，脉行十六丈二尺为一周，一日夜五十周于寸口。下文言荣卫一周于寸口。

⑥李驷曰：铜壶贮水，下百十二时辰，刻漏一时，计八刻，十二时计百刻，一日一夜漏刻，尽天明日出。◉徐大椿曰：按《隋志》刻漏始于黄帝，一昼一夜定为百刻，浮箭于壶内，以水减刻出，分昼夜之长短。

⑦丁锦曰：从寅至申。

⑧丁锦曰：从申至寅。

⑨李駉曰：荣为血，属阴，荣行脉中；卫为气，属阳，卫行脉外。气血寤行于身，寐行于脏，昼夜休息，无有止时。二百七十息，脉行十六丈二尺，应漏水二刻；一万三千五百息，脉行八百一十丈，应漏水百刻。行阳二十五度，行阴二十五度，乃漏刻之度数。一周者，乃周遍于一日一夜也。◉徐大椿曰：营卫，《灵枢·营卫生会篇》云："人受气于谷，谷入于胃，以传于肺，五脏六腑，皆以受气，其清者为营，浊者为卫，营在脉中，卫在脉外"是也。合言脉，则营卫在其中矣。日行阳而夜行阴，昼夜各二十五度，则五十度为一周也。盖昼夜有长短，此举其中而言。其行阳行阴，起止出入之法，详《灵枢·卫气行篇》。

⑩李駉曰：阳脉出行二十五度，阴脉入行二十五度，共五十度。荣卫始从中焦注手太阴、阳明，阳明注足阳明、太阴，太阴注手少阴、太阳，太阳注足太阳、少阴，少阴注手心主、少阳，少阳注足少阳、厥阴，厥阴复注手太阴。◉滕万卿曰：太渊之地。

⑪丁锦曰：二刻一度，百刻五十度，行毕而复会。

⑫王九思曰：吕曰：人一息脉行六寸，十息脉行六尺，百息脉行六丈，千息六十丈，万息六百丈，一万三千五百息，合为八百一十丈为一周，阳脉出行二十五度，阴脉入行二十五度，合为五十度，阴阳呼吸，覆溢行周毕度数也（编者按：《史记正义》引此文无"溢"字。）脉行周身毕，即漏水百刻亦毕也，谓一日一夜漏刻尽，天明日出东方，脉还寸口，当复更始也。故曰：寸口者，五脏六腑之所终始也。丁曰：按旧经注，其脉息以为八百一十丈，即当水下二刻，得周身一度，如百刻，计周身五十度。如此则行阳五十度，行阴亦五十度，此乃甚与经意不同也。经言行阳二十五度，行阴亦二十五度，共得五十度而复会也。所谓行阳行阴各二十五度者，谓一岁阴阳，始于立春，交相复会于立春，故共行五十度也。日之晓昏，人之寤寐，皆在于平旦。日行二十四时，复会于是。人气始自中焦，注手太阴，行其经络，计二十四，亦复交会于手太阴，其右寸内有穴太渊，是脉之大会始终，故各计二十五。所以言寸口者，脉之终始也。虞曰：二百七十息，脉行一十六丈二尺及一周身，应漏水下二刻，一万三千五百息，脉行八百一十丈，应漏水下百刻，是知一日一夜，行五十周于身。凡行阴阳，分昼夜，是故行阳二十五度，行阴二十五度也。漏水下百刻图：一岁阴阳升降，会于立春；一日阴阳晓昏，会于艮时；一身荣卫还周，会于手太阴。同天度一万三千五百息，荣卫始于从中焦（编者按："于从"二字当衍其一），注手太阴、阳明，阳明注足阳明、太阴，太阴注手少阴、太阳，太阳注足太阳、少阴，少阴注手心主、少阳，少阳注足少阳、厥阴，厥阴复还注手太阴，天度二十四气，昼夜二十四时，人身经二十四条（编者按：原本此下复有人身经二十四条七字，系衍文，今删）。流注与天同度，所以计一万三千五百息。漏水下百刻图（略）水下四刻移一经复还于手太阴其得百刻荣卫各计二十五度。◉李駉曰：寸口乃始于右手肺经，肺、大肠至胃、脾，脾至心、小肠，小肠至膀胱、肾，肾至心包络、三焦，三焦至胆、肝而终，终而复始于肺，故诊视法度必取于寸口，以断死生吉凶也。◉滑寿曰：承上文言，人谓平人，不病而息数匀者也。呼者，气之出，阳也。吸者，气之入，阴也。《内经·平人气象论》云：人一呼脉再动，一吸脉再动，呼吸定息，脉五动，闰以太息，命曰平人。故平人一呼脉行三寸，一吸脉行三寸，呼吸定息，脉行六寸，以呼吸之数言之，一日一夜凡一万三千五百息；以脉行之数言之，则五十度周於身，而荣卫之行于阳者二十五度，行阴者亦二十五度，出入阴阳，参交互注，无少间断，五十度毕，适当漏下百刻，为一晬时，又明日之平旦矣，乃

复会于手太阴，此寸口所以为五藏六府之所终始，而法有取于是焉。盖以荣卫始于中焦，注手太阴、阳明，阳明注足阳明、太阴，太阴注手少阴、太阳，太阳注足太阳、少阴，少阴注手心主、少阳，少阳注足少阳、厥阴，计呼吸二百七十息，脉行一十六丈二尺，漏下二刻，为一周身，于是复还注手太阴。积而盈之，人一呼一吸为一息，每刻一百三十五息，每时八刻，计一千八十息，十二时九十六刻，计一万二千九百六十息，刻之余分，得五百四十息，合一万三千五百息也，一息脉行六寸，每二刻，二百七十息，脉行一十六丈二尺，每时八刻，脉行六十四丈八尺，荣卫四周于身，十二时，计九十六刻，脉行七百七十七丈六尺，为四十八周身，刻之余分行二周身，得三十二丈四尺，抢之为五十度周身，脉得八百一十丈也，此呼吸之息，脉行之数，周身之度，合昼夜百刻之详也。行阳行阴，谓行昼行夜也。◉徐大椿曰：起于手太阴，止于手太阴，故曰终始。五脏六腑之气皆现于此，故取寸口可以决生死吉凶也。《灵枢·营卫生会篇》云："营出于中焦，卫出于下焦。帝曰：愿闻三焦之所出。岐伯曰：上焦出胃上口，并咽贯膈，……循太阴之分而行，还至阳明，上至舌，下足阳明，常与营俱行于阳二十五度，行于阴亦二十五度，一周也，故五十度而复大会于手太阴矣。"此营卫之常度也。◉黄元御曰：《灵枢·五十营》：漏水下百刻，以分昼夜。人一呼脉再动，气行三寸，一吸脉亦再动，气行三寸，呼吸定息，气行六寸。十息，气行六尺。二百七十息，气行十六丈二尺，气行一周于身，下水二刻。二千七百息，气行十周于身，下水二十刻。一万三千五百息，气行五十营于身，水下百刻，凡行八百一十丈。《灵枢·营卫生会》：人受气于谷，谷入于胃，以传于肺，其清者为营，浊者为卫，营在脉中，卫在脉外，营周不休，五十而复大会。卫与营，俱行于阳二十五度（手足六阳），行于阴亦二十五度（手足六阴），一周也，故五十度而复大会于手太阴矣（会于手太阴之寸口）。经脉一日五十周，今日平旦，始于手太阴之寸口，明日平旦，又会于手太阴之寸口，此五脏六腑之所终始，故法取于寸口也。会寸口者，营气也，故气口成寸，以决死生，但言营气。若卫气，则今日平旦，始于足太阳之睛明，明日平旦，又会于睛明，不会于寸口也。◉丁锦曰：凡人之通身血脉，无处不周，无刻不运，谓呼吸定息。脉行六寸者，指手太阴肺脉为首而会也。譬如念佛数珠有首有尾，转动一粒，则粒粒俱转，然自始至终，必以首粒为主，而定其数，犹肺脉为首行六寸，而通身之脉莫不尽行六寸也。但十二经因各行其道，所以较荣卫速，一日夜五十周于身，而于寸口亦五十会也。至荣卫血气，从中焦注手太阴肺，从肺注手阳明大肠，大肠注足阳明胃，从胃注足太阴脾，从脾注手少阴心，从心注手太阳小肠，小肠注足太阳膀胱，膀胱注足少阴肾，从肾注手厥阴胞络，胞络注手少阳三焦，三焦注足少阳胆，从胆注足厥阴肝，从肝复注于肺。此一日夜遍行于十二经，所以迟。故止行一周，而于寅时在寸口亦一会也。◉叶霖曰：此承上文言，人谓平人，不病而息数调匀者也。《灵枢·五十营篇》：漏水下百刻，以分昼夜，人一呼脉再动，气行三寸，一吸脉亦再动，气行三寸，呼吸定息，气行六寸，十息气行六尺，二百七十息，气行十六丈二尺，气行一周于身，水下二刻，二千七百息，气行十周于身，水下二十刻，一万三千五百息，气行五十营于身，水下百刻，凡行八百一十丈。《营卫生会篇》：人受气于谷，谷入于胃，以传于肺，其清者为营，浊者为卫，营在脉中，卫在脉外；营周不休，五十度而复大会，卫与营俱行阳二十五度，行阴二十五度，一周也，故亦五十度而复大会于手太阴矣。《素问·平人气象论》：人一呼脉再动，一吸脉再动，呼吸定息，脉五动，闰以太息，命曰平人。是脉者，营气也。行经脉一日五十周，今日平旦始于手太阴之寸口，明日平旦又会于手太阴之寸口，此五脏六腑之所终始，故取法于寸口也。按：脉者，血中之气也，经言营气，取营运于中之义。西医言食入于胃至小肠，皆有微丝管吸其精液，上至颈会管，过肺入心左上房（心体中空，四壁嶙峋，或凹或凸，中有直肉隔之，故称左房右房；左右半截，又有横肉间之，以分上下，筋丝数条牵连，故自能开阖，以应呼吸也），化赤为血，此即清者为营也。其血从左上房落左下房，入总脉管，由脊之膂筋，循行经脉之间，一日夜五十度周于身，尽八百十丈之脉道，以应呼吸。漏下者，营气也。若夫卫气，取卫护于外之义，经脉中之血气，由脉管之尾，出诸气街，入微丝血管（经谓孙络者是也），与阳明之悍气（人之饮食，五味杂投，奚能无毒，西医谓之炭气者，此也）相合，散布通体皮腠之间，充肤热肉，淡渗毫毛，此即浊者为卫也。脉管之赤血，既入微丝血管，合阳明悍气，则其色渐变渐紫，西医因其有毒，谓之炭气。散布遍体，渐并渐粗，而接入回血管（经谓络脉者是也）之尾，血入回血管，内而脏腑，外而经脉并脉管，交相逆顺而行。外行经脉者，有阴阳之别，一支浮于肌腠之上，一支沉于分肉之间，即阳络行于皮表，阴络行于皮里，而皆与脉管偕行，经言营行脉中，卫行脉外者是也。回血管内外行遍，入总回管，至心右上房，落右下房，递入于肺，呼出悍气，吸入生气，其血复化为赤，入心左上房，阴阳相贯，如环无端者，此之谓也。然气中有血，血中有气，气与血不可须臾之相离，乃阴阳互根，自然之理也。夫营运经脉中之血气，周夜行五十周者，如月之应水，流贯地中，其行疾。出诸气街，合阳明悍气，缠布周身之血气，昼夜行一周者，如日随天道，绕地环转，其行迟，故人与天地参也。行阴行阳者，阴络阳络中血气随经脉偕之卫气也。至若外邪袭入，热伤气，寒伤血，当责诸孙络缠布周身之卫气。伏气内发，当责诸络脉中之卫气。浮于脉外者，可刺之以泄其气，沉于脉内者，宜急攻以杀其毒。诊脉察病，当责诸营运脉管之营气。盖血入心之上房，落下房，过总脉管，皆开阖声与呼吸相应，故可候脉之动数，而西医听声以辨心疾，亦取乎此。◉滕万卿曰：此承上节言，诸脉会于寸口，凡血气之一周身者，以满水计，则二刻；以息数，则二百七十；以脉度，则一十六丈二尺，是特示昼夜五十营之理尔。若夫诊脉之法，则《素问》所谓一呼再动，一吸再动，呼吸定息，脉五动，闰以太息是也。盖举壮岁无病者，以为准焉。至若老幼，则无拘是法，当知老自老，幼自幼，固有血气盛衰之分，而脉亦为之增减，故料五动内外，以定平脉，是言外之意也。且察脉之变，藉医之气息为法。故《素问》曰常以不病调病患是也。此段虽未言及诊脉之法，然其意亦暗寓中矣。◉丹波元胤曰：〔吕〕人一息脉行六寸，十息脉行六尺，百息脉行六丈，千息六十丈，万息六百丈，一万三千五百息，合为八百一十丈，为一周。阳脉出行二十五度，阴脉入行二十五度，合为五十度，脉行周身毕，即漏水百刻亦毕也。谓一日一夜，漏刻尽天明，日出东方，脉还寸口，当复更始也。故曰：寸口者，五藏六府之所终始也。〔纪〕荣者血也，以荣于中，卫者气也，以卫于外，脉者领荣卫而行者也，且血者阴也，其体濡，无脉以总之，或聚或散，乌能同灌于经。气者阳也，其体煦，无脉以理之，或暴或厥，乌能固卫于外。故脉者物之，便无太过不及，今但言荣卫，而不言脉者，谓脉物其荣卫而行，故言荣卫，而不言脉也。〔滑〕人，谓平人不病，而息数匀者也。《素问·平人气象论》云：人一呼脉再动，一吸脉再动，呼吸定息，脉五动，闰以太息，命曰平人。行阳行阴，谓行昼行夜也。〔徐〕昼夜有长短，此举其中而言，其行阳行阴，起止出入之法也。按：《说文》曰：呼，外息也，从口乎声。吸，内息也，从口及声。息，喘也。从心从自，自亦声。《汉书·扬雄传》注曰：息，出入气也。《周礼·司马政官之职·挈壶氏》：凡军事悬壶，以序聚柝，凡丧县壶以代哭者，皆以水火守之，分以昼夜。注：以水守壶者，为沃漏也。以火守壶者，夜则火视刻数也。分以昼夜者，异昼夜漏也。漏之箭，昼夜共百刻，冬夏之间，有长短焉，大史立成法，有四十八箭。《说文》曰：漏，以铜受水刻节，昼夜口刻，从水漏声。又按：此段大旨，原于《灵枢·五十营篇》，而其说荣卫之行，取诸乎。《灵枢·营卫生会篇》曰：人受气于谷，谷入于胃以传于肺，五藏六府，皆以受气，其清者为营，浊者为卫，营在脉中，卫在脉外，营周不休，五十而复大会，阴阳相贯，如环无端，卫气行于阴二十五度，行于阳二十五度，分为昼夜。◉张山雷曰：此言血脉循行，回旋往复，周遍全体，亦与西学家所谓发血回血，循环之理，彼此符合，本属吾身气血自然之运用，固是万无可疑，但所谓一呼一吸，脉行六寸，一日一夜，呼吸一万三千五百息，脉行五十度周于身者，语虽本于《甲乙》，著于《灵枢》，又为杨上善《太素》所采录，其源甚古，久已视为圣经贤传，万世不刊，似不当于二三千载之后，忽生异议，然按之事实，平心言之，则有必不可通者，是不可以不辨，盖一呼一吸之间，血脉随气而行，洵是必然之事，但其行动之迟速，又必随其人之老弱强壮为等差，必不能执一以概其余，即曰以平人大略而言，尚无不可，然血行脉中，既不易测量其运动之迟速，又何能知其一呼一吸之必行六寸，此法计算，则本于《脉度篇》之手六阳经，共得三丈，手六阴经，共得二丈一尺，足六阳经，共得四丈八尺，足六阴经，共得三丈九尺，又加以跻脉之一丈五尺，督、任之九尺，都合为十六丈二尺，乃以一呼一吸之脉行六寸计之，必二百七十息，而适符此一十六丈二尺之数，则知为二百七十息，而脉行一周，复以所谓昼夜五十度周于身者计之，则一日一夜，共为漏水百刻，而二百七十息，当为漏水下二刻之时。故曰：人一日一夜，凡一万三千五百息，脉行五十度周于身，然须知手足十二经，六阴六阳，循行之道，颇有迂曲直径之异，《经脉篇》文，言之凿凿，乃《脉度篇》则以三阴三阳，等而齐之，已是太不近理，至于奇经八脉，亦是气血周流必由之道，而《脉度篇》则仅列跻与督、任，不及二维、冲、带，取舍之间，果以何者为准而显有区别，乃可谓吾身脉道，共长一十六丈二尺，岂敢信为生理之真，且也人之呼吸，不甚相远，南海何西池已谓人一日一夜，岂止一万三千五百息，桐乡陆定圃《冷庐医话》，亦谓尝静坐数息，以时辰表验之，每刻约二百四十息，则一日一夜百刻，当有二万四千息，虽人之息，长短不同，而相去必不甚远，必不止一万三千五百息，近之西学家言，则谓每分钟当得十八息，平人脉动，以七十至与八十至为中数，孩提之年，有一百三十至者，老人每有六十至或五十至者，妇女比男人，约多十至，彼以时表分秒，屡经实验，信而有徵，寿颐亦尝静以数之，每分钟得十八呼吸良确，西学家谓脉动七十至及八十至，正与古说一息四至或五至之数相符，又谓孩提之年，至数特多，亦与旧说小儿之脉，一息七八至相合，则每漏水一刻，当得二百七十息，是《甲乙经》所谓一日一夜一万三千五百息者，仅得其半，必有讹误无疑，今人吴涵，尝有脉学刍言一篇，谓古书一日一夜，凡一万三千五百息二句，当以凡字改作各字，则古今可无歧异，未尝非读书之得间者，持论甚近，颐极佩之（见《神州医药学报》第三十期）。惟与一呼一吸脉行六寸，及一日一夜脉行五十度周于身之说，万不能合，则脉行六寸之数，本属无凭，且脉度之十六丈二尺，尤其臆说，正不足据，《难经》此节，各家注文，皆欲勉强为本经护法，决不可拘执不化，且本经所言漏水下百刻，荣卫行阳二十五度，行阴亦二十五度，浑融言之，不以阴阳分隶昼夜，犹为通论，乃《甲乙经》所言卫气之行，出入之会，则又曰卫气之行，一日一夜五十周于身，昼日行于阳二十五度，夜行于阴亦二十五度，更以阴阳分属昼夜，竟将吾身中阴阳二气，判为两事，昼则气行于阳，而阴中无是气，夜则气行于阴，而阳中无是气，尤其说之最可笑者，奈何诸注家犹欲以此节之行阴行阳，作为行昼行夜耶。正：脉，统荣卫而言，是也。周于身，统行经行藏而言，亦未尝不是，但脉之周流，外而皮肤肌肉，内而府藏筋骨，无一不贯穿流注，西学之所谓微丝血管者，何处无之，则澄之但知为行经行藏，已属挂漏不少，而又曰卫气日行身二十五度为行阳，夜行藏二十五度为行阴，岂日行于身，而藏则无是气，夜行于藏，而身则无是气，又谓日行十四经，夜行十四经，则八脉中之冲、带、跻、维，又是荣卫之气昼夜所不到者，终不知其如何说得出口，写得出手，总之《灵枢》之《五十营》、《卫气》、《营气》、《脉度》等篇，虽皆《甲乙》已有之文，未尝非邃古留贻之旧，然以此身气血阴阳，分别昼夜，各行一路，必非天然真理，是当存而不论者，而各注家必欲勉强说之，那不长堕五里雾中耶。正：经脉之行，昼夜五十周，恐是古人理想之辞，乃更有创为脉行五十周，而荣卫一周者，安得以荣卫之气，与血脉二者，离而为二之理，要知《内经》荣卫之分道而言者，无论何篇，皆难信实，周澄之所语似食谷不化。

二　难

◉滑寿曰：论尺寸为脉之大要会。◉李驷曰：第二，首诘难而问曰。

2.1　二难曰：脉有尺寸，何谓也[①]？然：尺寸者，脉之大要会也[②]。

①李驷曰：脉有尺部，有寸部，其说如何？

②王九思曰：吕曰：诸十二经脉，三部九候，有病者皆见于尺寸，故言脉之大要会也。丁曰：旧经注此说为五脏六腑之法者，非也，大要会者，谓尺寸阴阳往复，各有要会也。◉李驷曰：寸为阳部，乃阳要会之处；尺为阴部，乃阴要会之处。此脉之大要会，实在尺寸。◉滑寿曰："尺"，《说文》云尸乀，度名，十寸也。人手却十分动脉为寸口，十寸为尺，规矩事也。古者寸、尺、咫、寻、常、仞诸度量，皆以人之体为法，故从尸从乀，象布指之状，十分也，人手却一寸动脉，谓之寸口，又从又一。按：如《说文》所纪，尤可见人体中脉之尺寸也。尺阴分，寸阳分也。人之一身，经络荣卫，五脏六腑，莫不由于阴阳，而或过与不及，于尺寸见焉，故为脉之大要会也。一难言寸口为脉之大会，以肺朝百脉而言也；此言尺寸为脉之大要会，以阴阳对待而言也。大抵手太阴之脉，由中焦出行，一路直指两手大指之端，其鱼际却行一寸九分，通谓之寸口，于一寸九分之中，曰尺曰寸，而关在其中矣。◉徐大椿曰：尺寸详下文。要会，言要切之地，会聚之处也。◉黄元御曰：寸口者，脉之大要会，言是经脉中绝大之要会也。◉叶霖曰：会，聚也。要会者，言切要聚会之处也。人之一身，经络营卫，五脏六腑，莫不由于阴阳，而或过与不及，于尺寸见焉，故为脉之大要会也。一难言寸口为脉之大会，以肺朝百脉而言也。此言尺寸为脉之大要会，以阴阳对待而言也。◉丹波元胤曰：〔滑〕人之一身，经络荣卫，五脏六腑，莫不由于阴阳，而或过与不及，于尺寸见焉，故为脉之大要会也，一难言寸口为脉之大会，以肺朝百脉而言也，此言尺寸为脉之大要会，以阴阳对待而言也。〔徐〕要会，言切要之地，会聚之处也。按《说文》曰：尺，十寸也，人手却十分动脉为寸口，十寸为尺，尺所以指，尺规榘事也，从尸从乙，乙所以识也，周制，寸尺咫寻常仞诸度量，皆以人之体为法，大戴礼王言篇曰：布指知寸，布手知尺。是语固与《灵枢·骨度篇》所谓肘至腕长一只二寸半不合，而此段所分尺寸之法，复与《骨度篇》不同，盖以从尺泽至鱼际，为一尺一寸，分尺寸二部之位也。◉张山雷曰：要会，当从《脉经》作会要为长，犹言脉之大会，而最为切要之部位也，"寸尺"二字本义，据许叔重《说文》训诂，知造字之源，即从人体取义，且因寸口动脉而制寸尺之字，可见诊脉最重寸口，由来已古，且在文字之先，则《难经》独取寸口，必不可谓为战国时秦越人一家之学，伯仁所引许叔重原文，尚有讹误。考《说文》第三下，寸部，寸、十分也，人手却一寸动脉，谓之寸口，从又一，段茂堂注：却，犹退也，距手十分动脉之处，谓之寸口，故字从又一会意。颐按许氏之意，言从手腕却后，相距十分动脉之处，名曰寸口，是寸之度名。即从寸口而起，故字从又，又即古左右手之右，篆作，象手及指之形，寸篆作，从下加一，颐谓一者，即以指出腕后寸口动脉之处，于六书实是指事，段谓会

意，似不如言指事之确，但未始不可两通。《说文》第八下，尺部，尺，十寸也，人手却十分动脉寸口，十寸为尺，尺，所以指斥规矩事也（指斥，本作指尺，据段说改，指斥，段谓犹标目也，颐按犹言指点。）。从尸（段注主也）。从乙，乙，所识也，周制寸尺咫寻常仞诸度量，皆以人之体为法，颐按手腕却后十分动脉之处，名曰寸口，十寸则为一尺，是度之有尺，亦即从寸口而起，故许氏申言之曰：寸口咫寻常仞，皆以人之体为法。《周礼》郑注：脉之大候，要在阳明寸口。疏，寸口者，大拇指本高骨后一寸是也，颐按郑氏不精医理，故以阳明寸口，连举言之，然言寸口为脉之大候，可知东汉时诊法，已无不独取寸口者，是《难经》之说，久已通行，而仲景所谓握手及足者，亦不过有此一法，未必凡是诊脉，必皆以握手及足为要务矣。

2.2 从关至尺，是尺内，阴之所治也。从关至鱼际，是寸内，阳之所治也①。故分寸为尺，分尺为寸②。故阴得尺内一寸③，阳得寸内九分④，尺寸终始一寸九分，故曰尺寸也⑤。

①王九思曰：吕曰：至尺者，言从尺至关，其脉见一寸，而言尺者，是其根本。寸口长一寸，而脉见九分。阳数奇，阴数偶也。◉李駉曰："阳之所治也"关部为阴阳之关津，关前为阳，关后为阴。从关至尺泽穴当一尺是尺部内，阴之所治也，尺部脉见一寸耳，而言尺者，是其根也。从关至骨际骨是寸口内，阳之所治也，寸口长一寸，而脉见九分也。◉滑寿曰：关者，掌后高骨之分，寸后尺前，两境之间，阴阳之界限也。从关至尺泽，谓之尺，尺之内，阴所治也；从关至鱼际，是寸口，寸口之内，阳所治也。故孙思邈云：从肘腕中横纹，至掌鱼际后纹，却而十分之，而入取九分，是为尺（此九分者，自肘腕入至鱼际为一尺，十分之为十寸，取第九分之一寸，中为脉之尺位）；从鱼际后文，却还度取十分之一，则是寸（此寸字非寸关尺之寸，乃从肘腕横纹至鱼际，却而取十分中之一，是一寸也。以此一寸之中，取九分为脉之寸口，故下文云寸十分之而入取九分之中，则寸口也）。◉徐大椿曰：关者，尺寸分界之地，《脉诀》所谓高骨为关是也。关下为尺，主肾肝而沉，故属阴。鱼际，大指本节后内廉大白肉，名曰鱼，其赤白肉分界，即鱼际也。关上为寸口，主心肺而浮，故属阳。治，理也。按：《内经》有寸口、脉口、尺寸，而无关字，盖寸口以下通谓之尺口，若对人迎而言，则尺寸又通谓之寸口、脉口也。◉叶霖曰：关者，尺寸分界之地，《脉诀》所谓高骨为关是也。关下为尺，主肾肝而沉，故属阴。鱼际，大指本节后内廉大白肉名曰鱼，其赤白肉分界即鱼际也。关上为寸口，主心肺而浮，故属阳。治，理也。欲明阴阳为病之治者，须于尺寸候之也。◉丹波元胤曰：〔吕〕至尺者，言从尺至关，其脉见一寸，而言尺者，是其根本。寸口长一寸，而脉见九分。阳数奇，阴数偶也。〔滑〕从关至尺泽，谓之尺，尺之内，阴之所治也。从关至鱼际，是寸口，寸口之内，阳之所治也，故自鱼际穴起。一寸之后，分为尺，自尺泽穴一尺之前，分为寸也。〔徐〕治，理也。按：《说文》曰：关以木横持门户也，从门卯声。此段关字，亦是分界之义，非指掌后高骨为关部之谓也。盖以自掌后横纹至尺泽，总为一尺一寸，而分其一尺中之一寸近掌者，谓之为尺。以其一寸中之九分，谓之为寸口。寸口与尺，中间相隔一分之地，谓之为关，是关为分界之义者，可见矣。《灵枢·动输篇》曰：鱼际者，手鱼也。《甲乙经》曰：尺泽，在肘中约上动脉，手太阴之所入也。◉张山雷笺正：《素问·脉要精微论》：尺内两旁则季胁也一节，隐隐然有寸关尺三部之分，然经文

止有尺内一句，明指尺部，而寸关二字，未有明文，至《难经》而始明示以寸关尺之三部定位，寸居于上，所主在上，故曰阳，尺位于下，所主在下，故曰阴，唯此节虽有寸关尺三部之名，而尚未言关部定位之法，则下文虽曰尺寸终始，一寸九分，究竟所谓一寸九分者，果在何处，几令人莫名其妙，至叔和《脉经》，则曰从鱼际至高骨，却行一寸，其中名曰寸口，而后始知高骨之位，即是寸口，且知其所谓之寸口，即合寸关尺三部言之，于是认定高骨为关，而关前为阳，关后为阴，前寸后尺，亦莫不相因而定，一语道破，遂为万古不易之成法，此叔和必有所受之，乃能开宗明义，揭橥以告天下后世，伯仁于此，亦质直言之，谓关者掌后高骨之分，固已明白晓畅，毫无疑义矣。据《千金》说，自肘内横纹至掌后横纹，十分之，则肘至腕长一尺，最是明白，《骨度篇》谓肘至腕，长一尺二寸半者，是以肘外言之，且合两端之骨枢皆在其中也，周澄之创为一尺一寸之说，古所未有，何必自炫新奇，反乱后学耳目。肤指，犹言布指，据《说文》，专，度四寸也，则《公羊·僖三十一年传》，肤寸而合之肤，为假借字，何注、侧手为肤，则即以肤为假借作布，亦无不可，《礼记》投壶，筹室中五扶，注、四指曰扶，疏、扶广四寸，《尚书大传》，扶寸而合，又皆以扶为之，则《千金》又作夫指，亦即一字，何休谓按指为寸，则即以一指为一寸明矣，此医家以三指按寸关尺三部，即谓三部之脉共长三寸，亦无不可。

②王九思曰：丁曰：分寸为尺者，人从关至尺泽穴当一尺也，于其尺内，分一寸以代一尺之法，是故分寸为尺，分尺为寸也。◉李駉曰：互以尺寸分之，便知寸口尺部。◉滑寿曰：寸为阳，尺为阴，阳上而阴下，寸之下尺也，尺之上寸也，关居其中，以为限也。分寸为尺，分尺为寸，此之谓欤？分犹别也（故自鱼际穴起一寸之后，分为尺，自尺泽穴一尺之前，分为寸也）。◉徐大椿曰：此二句释尺寸二字，极明晓。言关上分去一寸，则余者为尺；关下分去一尺，则余者为寸，此言尺寸之所以得名也。◉丁锦曰：此章明寸阳尺阴，定三部脉之分寸也。寸脉名曰一寸，实在九分，阳数九也。尺脉名曰一尺，实在取一尺中之一寸，分于部位，阴数十也。合阴阳之数，共长一寸九分，分寸为尺者，分寸内之三分为关部。分尺为寸者，分尺内之四分为关部，则寸关尺每部应各得六分，三六一寸八分，余一分发在关前，即左名人迎，右名气口也。经但言尺寸而不言关者，关居尺寸之中，而受尺寸所分之地，故不言关，而关在其中矣，故阴得尺中一寸，阳得寸内九分，尺寸终始，一寸九分，故曰尺寸也。◉叶霖曰：寸为阳，尺为阴，阳上而阴下，寸之下尺也，尺之上寸也，关居其中以为限也。言分寸为尺，分尺为寸者，谓关上分去一寸，则余者为尺，关下分去一尺，则余者为寸，此明尺寸之所以得名也。◉丹波元胤曰：〔丁〕分寸为尺者，人从关至尺泽穴，当一尺也。于其尺内，分一寸以代一尺之法，是故分寸为尺，分尺为寸也。〔滑〕分，犹别也。〔纪〕阴阳者，脉之本，尺寸者，脉之部。今二难所论尺寸，而不言寸尺者，然顺阴阳而言也。尺为阴，寸为阳，夫尺寸之部，为诸经要会之所，可以察病之由来，故为脉之要会。从关至尺，是尺内阴之所治者，按《伤寒论》云：去尺泽一尺，名曰尺部，是关之后，去尺泽穴一尺，而取尺之名也。关，犹隔也。自关以下，是尺部所属，为阴之所治也。又《经》曰：去鱼一寸，名曰寸口，是从关至鱼际穴一寸，而取寸之名也。以关为界，自关以上，寸口所属，为阳之所治也，故分寸为尺，分尺为寸者。从关以上，除寸之分，下为尺也，从关以下，除尺之分，上为寸也。◉张山雷笺正：此节两句，以文义而论，必不可解，其意盖谓既知三部定位，则三指按之，寸下为尺，尺上为寸云尔，然此种句法，究竟莫名其妙，徐氏《经释》，所谓关上分

去一寸，则余者为尺，关下分去一尺，则余者为寸，其意未始不可通，但尺之名义，固从尺泽之一尺得来，而洄溪径谓一尺皆是尺脉之部位，究属难通。

③王九思曰：丁曰：阴数偶也。

④王九思曰：丁曰：阳数奇也。◉李駉曰：阴数偶，地数十，故阴部得尺内一寸；阳数奇，天数九，故阳部得寸内九分。◉滑寿曰：老阴之数终于十，故阴得尺内之一寸（此尺字指鱼际至尺泽通计十寸者而言），老阳之数极于九，故阳得寸内之九分（此寸字指人手却寸而言）。◉徐大椿曰：此二句又于尺寸之中，分其长短之位，以合阴阳之数。一寸为偶数，九分为奇数也。盖关以下至尺泽，皆谓之尺，而诊脉则止候关下一寸；关以上至鱼际，皆谓之寸，而诊脉止候关上九分，故曰尺中一寸，寸内九分也。◉叶霖曰：此又于尺寸中分其长短之位，以合阴阳之数，一寸为偶数，九分为奇数也。盖关以下至尺泽，皆谓之尺，而诊脉则止候关下一寸，关以上至鱼际，皆谓之寸，而诊脉止候关上九分，故曰尺内一寸，寸内九分也。◉张山雷笺正：尺内寸内，即作尺部寸部解，亦无不可，尺部一寸，寸部九分，不言关而关即在其中矣。

⑤王九思曰：丁曰：尺寸之法，旧经有注，言诸家所传撰不同，执引三寸（按以下注考之，此寸字当作部）。辄相去一寸，以备三寸，并不见一寸九分之理，其一寸九分之法者，盖为尺寸之位，各有阴阳始终也。阳气者，生于尺而动于寸；阴气者，生于寸而动于尺。是以法阳气始生于立春，上至芒种之节，其数九，三阳旺于前，法寸内九分而浮，夏至之节，其气下行，至立冬而终，其数十，即三阴旺于后，法尺内一寸而沉，故知尺寸各有始终也。此是越人引其阳中阴阳始终也。所谓阴中阴阳始终者，阴气复从立秋而生，下至冬至之节，其数十；冬至之后，随少阳上行，至立夏之节，其数九。此者，天地阴阳始终，故法尺寸阴阳各有始终也。天地要会之门，在于四立，谓之天门、地户、人门、鬼门，人之气口、人迎左右神门，亦法也。杨曰：寸关尺三位，诸家所撰，多不能同，故备而论之，以显其正。按皇甫士安脉诀，以掌后三指为三部，一指之下为六分，三部凡一寸八分。华佗《脉诀》云：寸尺位各八分，关位三分，合一寸九分。王叔和《脉诀》云：三部之位，辄相去一寸，合为三寸。诸经如此差异，则后之学者，疑惑弥深。然脉法始于黄帝，《难经》起自扁鹊，此之二部俱祖宗，诸家诸论，盖并枝叶尔，正可务本遗末，不容逐末忘本，今的举指归，用明大要，宜根据黄帝正经，以掌后三寸为三部，则寸与关尺，各得一寸，备三才之义也。此法永定，不可移改。其王叔和可谓得之矣。凡诊脉者，先明三部九候之本位，五脏六腑之所出，然后可以察其善恶，以别浮沉。如其本位尚迷，则病源莫辨，欲其愈疾，亦难矣哉。三部者，寸、关、尺也，九候者，天、地、人也。一部之中则有天、地、人，三部之中，合为九候，以候五脏之气也。其五脏六腑所出者，左手寸口者，心与小肠脉之所出也；关上者，肝与胆脉之所出也；尺中者，肾与膀胱脉之所出也。关前一分者，人迎之位也；关后一分，神门之位也。右手寸口者，肺与大肠脉之所出也；关上者，脾与胃脉之所出也；尺中者，命门三焦脉之所出也。关前一分者，气口之位也；关后一分者，神门之位也。凡五脏之脉并为阴，阴脉皆沉，六腑之脉并为阳，阳脉皆浮。假令左手寸口脉浮者，小肠脉也；沉者，心之脉也。余皆仿此。斯乃脉位之纲维，诊候之法式也。虞曰：杨氏诸论，数家寸尺长短部分，互有不同，令后人难为根据。庶今明之，以示后学。华佗之说，乃如《脉经》言，果不谬矣。王叔和以三寸为式，义有隐微，此乃黄帝正经之说，岂有误也。况上古以一肤指为四寸，王叔和必取其肤指之三寸，

与今之一寸九分，短长相近也。何休注《公羊传》云：侧手为肤，按指为寸，即其义也。况越人生于周，采《灵枢》、《素问》作此《难经》，今之寸尺度量，乃周之制也。故越人取一寸九分为定式，乃天九地十之义也。◉李駉曰：阳气生于尺而动于寸，阴气生于寸而动于尺。是以法阳气始生于立春，上至芒种之节，其数九，三阳旺于前，法寸内九分而浮，夏至之节，其气下行，至立冬而终，其数十，三阴旺于后，法尺内一寸而沉，此阳中阴阳始终也。阴气复从立秋而生，下冬至之节，其数十，冬至之后，随少阳上行至立夏之节，其数九，此阴中阴阳始终也。尺寸各有终始一寸九分，故曰尺寸。◉滑寿曰：寸为尺之始，尺为寸之终，云尺寸者，以终始对待而言，其实贮寸得九分，尺得一寸，皆阴阳之盈数也。庞安常云：越人取手太阴之行度，鱼际后一寸九分，以配阴阳之数，盖谓此也。◉徐大椿曰：此又合尺寸之数而言。然得一寸不名曰寸，得九分不名曰分者，以其在尺之中，在寸之中也。按：此分别精细，自是越人所独得，足以辅翼经文。◉黄元御曰：尺中主阴，寸口主阳，关上阴阳之中分也。分寸为尺者，分一尺之一寸为尺也，分尺为寸者，分一尺之九为寸也。阴得尺中之一寸，曰尺者，以一寸为一尺也，阳得寸内之九分，曰寸者，以一分为一寸也，其实尺寸始终，止得一寸九分而已。◉丁锦曰：此申明上文之义，以起下章，定十二经之脉位于寸关尺也。◉叶霖曰：寸为尺之始，尺者寸之终，云尺寸者，以终始对待而言，其实则寸得九分，尺得一寸，皆阴阳之盈数也。然得一寸不名曰寸，得九分不名曰分者，以其在尺之中在寸之中也。◉滕万卿曰：按《一难》已举一部寸口，以决脏腑之死生者，以肺朝百脉，非若余十一经之比，盖取太极未分之象焉。此篇分寸尺立论者，脉中既有阴阳进退之理，故于一脉中分关前关后，以立尺寸阴阳之位。盖见太极分为两仪之象也，故九为寸阳，十为尺阴。立关以为寸尺之界，合则一寸九分，即三指点按之位也。孙思邈以寸关尺三部，为岐伯之言，然内经无所见焉。其有尺寸之名者，尺是尺之肤肉，寸即寸口一部之脉。分寸口尺内为三部者，盖《难经》之所创也。圭斋欧阳氏云：切脉于手之寸口，其法自秦越人始，蕲水庞安常，亦谓越人取手太阴之行，度鱼际后一寸九分，以配阴阳之数，此说俱为得之，滑注所引，即释字家说，非古义也，一、二难统论建三部之义。◉丹波元胤曰：〔滑〕老阴之数，终于十，故阴得尺内之一寸，此尺字，从关至尺泽，通计十寸者而言；老阳之数，极于九，故阳得寸内之九分，此寸字，指人手却一寸而言，寸为尺之始，尺者寸之终。云分寸者，以终始对待言，其实贮，寸得九分，尺得一寸，皆阴阳之盈数也。〔丁〕尺寸之法，旧经有注，言诸家所传撰不同，执引三寸取相去一寸，以备三才，并不见一寸九分之理，其一寸九分之法者，盖为尺寸之位，各有阴阳始终也。案《一难》说取寸口之法，此段则更就其中。分尺寸之位，而复与十八难分三部之说不同，学者不可一例而读也。杨注不察此理，妄引诸家脉诀，以传会之，并举脏腑配位之说，为诊候之式，不足为据。本义据孙思邈说云，自肘腕入至鱼际，为一尺，十分之为十寸，取第九分之一寸中，为脉尺位，若此则更与经旨相左，又不可从也。《素问·阴阳应象大论》曰：按尺寸，观浮沉滑涩，而知病所生。又《脉要精微论》曰：尺内两傍则季胁也，次注，尺内，谓尺泽之内也。《灵枢·邪气脏腑病形篇》曰：脉急者，尺之皮肤亦急；脉缓者，尺之皮肤亦缓。是皆循按尺肤之法。《内经》未有就寸口分尺位之说，学者又不可执彼解此也，纪天锡亦辨脏腑配位之妄，颇为精当。◉张山雷笺正：终始，犹言本末，质直言之，则寸关尺三部之脉，共为一寸九分耳，此章辨论寸尺阴阳，至精至密，确是《难经》独到之经旨，盖亦周秦以上，历圣相传之心法，洄溪必谓越人之学，辅翼经文，终是食谷不化。

三　难

3.1　三难曰：脉有太过[1]，有不及[2]，有阴阳相乘[3]，有覆[4]有溢[5]，有关有格[6]，何谓也[7]。

①李駉曰：脉息有太过其部位。

②李駉曰：有不及其部分。

③李駉曰：有阴脉乘阳部，有阳脉乘阴部。

④李駉曰：覆行之脉，从关至尺泽。

⑤李駉曰：盈溢之脉，从寸口盈溢，上至鱼际骨。

⑥李駉曰：关，闭也；格，拒也。阴气太盛，阳气不得营，故曰格；阳气太盛，阴气不得营，故曰关；阴阳俱盛不得相营，故曰关格。

⑦王九思曰：吕曰：过者，谓脉过九分出一寸，名曰大过。减者，脉不及九分至八分七分六分也，此为不及之脉也。◉李駉曰：其说如何？◉滑寿曰：太过不及，病脉也；关格覆溢，死脉也。关格之说，《素问·六节藏象论》及《灵枢》第九篇、第四十九篇，皆主气口人迎，以阳经取决于人迎，阴经取决于气口也。今越人乃以关前关后言者，以寸为阳而尺为阴也。◉徐大椿曰：太过、不及，病脉也。阴乘阳则阴过而犯阳；阳乘阴则阳过而犯阴，此太过、不及之甚。覆溢、关格，又相乘之甚者也。◉叶霖曰：此言太过不及，皆病脉也。阴乘阳，则阴太过而犯阳，为阳不及；阳乘阴，则阳太过而犯阴，为阴不及。若相乘之甚者，则为覆溢之脉，而成关格之证也。◉滕万卿曰：按：此篇所问脉状，曰太过、曰不及、曰阴阳相乘、曰覆、曰溢、曰关、曰格，以七有字，分七件答辞。唯言太过不及与覆溢，以断病死之分，其阴阳相乘及关格字，皆象所以为覆溢之形。详考《内经》，曰溢阴溢阳，曰关阴格阳，俱是人迎寸口四盛以上之脉，而阴阳亢极之名也。盖在阴必曰关，在阳必曰格，而溢乃阴阳相通言之，独覆一脉。《内经》无所见，后世字脱耶？抑越人因溢脉对出耶？此未可知矣。盖此篇覆溢者，即《内经》所谓关格也。此难所谓关格，乃谓阴阳相乘之病势，字同而义异。或问，然则此篇关格字面，何如着落？曰观夫于溢脉，曰外关内格，覆脉亦曰内关外格，则知覆溢者，是即真脏死脉，而外见此脉，则内亦有腑脏互相关格之变矣。《素问》曰：阴阳不相应，病名曰关格。可见关格不止脉名，故四明陈氏云：关者二便闭而不通，格者食饮拒而不下，是也。后世方书中，有关格病，知覆溢是孤阴独阳之脉名。而关格唯其阴阳失位之势耳，然则以关格为病名，盖权舆于此篇者欤。◉张山雷笺：太过不及，已是偏盛偏衰，至关格覆溢，则偏之极者也，故下文谓之死脉，阴阳相乘，即阴阳偏盛之谓，犹言阴盛而凌犯阳位，阳盛而凌犯阴位耳，其一偏于太过者，即其一偏于不及，故洄溪以为即太过不及之极甚者。

3.2　然：关之前者，阳之动也[1]，脉当见九分而浮[2]。过者，法曰太过[3]；

减者，法曰不及[④]。遂上鱼为溢[⑤]，为外关内格[⑥]，此阴乘之脉也[⑦]。

①李驷曰：阳气生于尺而动于寸，关前名寸口，是阳气动作之处。

②李驷曰：阳数奇，其数九，阳脉浮，故寸口脉九分而浮。◉徐大椿曰：关前为阳，见上文。浮，阳之象也。

③李驷曰：过者，脉过九分出一寸。又寸脉本浮，又加实大，为大过脉。

④李驷曰：减者，脉不及九分，至八分、七分、六分也。又阳脉本浮，轻手而按之，损至而小，为不及。◉滑寿曰：关前为阳，寸脉所动之位。脉见九分而浮，九阳数，寸之位浮，阳脉是其常也。过谓过于本位，过于常脉，不及谓不及本位，不及常脉，是皆病脉也。◉叶霖曰：关前为阳，寸脉所动之位。脉见九分而浮，九阳数，寸之位浮，阳脉是其常也。过谓过于本位，过于常脉，不及谓不及本位，不及常脉，是皆病脉也。

⑤李驷曰：上鱼际骨为脉盈溢，浮而实大。上鱼为阳溢浮，而损小者，阳不及也，阳不及则阴入乘之，为溢。◉徐大椿曰：过，谓浮出九分也；减，谓浮不至九分也。鱼，即鱼际。上鱼，浮至鱼际，太过之甚也。溢，满而出于外也。

⑥李驷曰：外关者，内脉不得出，曰不及，亦曰阴乘脉；内格者，外脉不得入，曰太过，曰溢脉。

⑦王九思曰：遂上鱼者，出一寸至鱼际也。一名溢脉，一名外关之脉，一名内格之脉，一名阴乘之脉，一脉有四名也。丁曰：大过者，寸脉本浮，又加实大，是为阳大过也。上鱼者，阴阳溢（按阴字误，当作为）。浮而损小者，是阳不及也，阳不及，则阴出乘之，又名阴溢。此者，是外关内格。虞曰：气有余，脉乃大过；气不足，脉乃不及。外关则内脉不得出，故曰不及，亦曰阴乘脉。内格则外脉不得入，故曰太过，亦曰溢脉。下文关后之义，反此言之也。◉李驷曰：此是阴脉乘于阳部之脉。◉滑寿曰：遂者，遂也，径行而直前也。谢氏谓遂者，直上直下，殊无回于之生意，有旨哉。经曰：阴气太盛，则阳气不得相营也，以阳气不得营于阴，阴遂上出而溢于鱼际之分，为外关内格也；外关内格，谓阳外闭而不下，阴从而内出以格拒之，此阴乘阳位之脉也。◉徐大椿曰：关格，据《三十七难》言：阳气太甚则阴气不得相营，故曰关；阴气太盛则阳气不得相营，故曰格。则此云：外关者，外而阳盛越于外；内格者，内而阴盛距于内也。阴乘，阴气上乘阳位也。◉黄元御曰：掌内手大指根丰肉曰鱼。关前为阳脉，当见九分而浮，遂上鱼为溢，此不止九分，而浮亦乖常，是阳脉之太过者，为外关内格，此阴乘阳位之脉也。◉叶霖曰：遂者，径行而直前也。鱼，即鱼际。溢，如水之溢满，而出于外也。阳气太盛，则阴气不得相营，故曰关。阴气太盛，则阳气不得相营，故曰格。此阴乘阳位，其脉遂溢于鱼际之分，而成外关内格之证也。◉丹波元胤曰：〔吕〕过者，谓脉过九分出一寸，名曰太过。减者，脉不及九分至八分七分六分也，此为不及之脉也。遂上鱼者，出一寸至鱼际也。◉张山雷笺正：上溢下覆，皆是亢阳偏盛，或浮于上，或结于下，是以脉道应之，过于本位，明是阳气之有余，考经文之言关格者，在《素问》则《六节藏象论》，谓人迎与寸口俱盛四倍以上为关格。在《灵枢》则《禁服篇》，谓人迎四倍者，且大且数，名曰溢阳，溢阳为外格，死不治，寸口四倍者，名曰内关，内关者，且大且数，死不治。在《伤寒论》则《平脉篇》，谓寸口脉浮而大，浮为虚，大为实，在尺为关，在寸为格，关则不得小便，格则吐逆，虽皆未言及上溢下覆，而且大且数，俱为阳盛之义，则彼此合符，且《平脉篇》已言在尺为关，在寸为格，亦与《难经》上溢下覆之旨相近，此皆阳

偏盛而阴偏竭，故其病当为吐逆，为不得溲，讵非有阳无阴之见证，此必说不到阴盛上去，至《甲乙·一卷·五藏六府篇》，乃曰阴气太盛，则阳气不得相营也，故曰关，阳气太盛，则阴气不得相营也，故曰格，阴阳俱盛不得自相营也，故曰关格（《灵枢·脉度篇》本此，而微有异字，犹似《甲乙》为长）。《难经·三十七难》亦言阳气太盛，则阴气不得相营，故曰关，阴气太盛，则阳气不得相营，故曰格，始以阴阳二气，互相比较，似乎一属阳盛，一属阴盛，各造其极，究竟且大且数之脉，而或为上溢入鱼，或且下垂入尺，明是阳焰发露景象，即曰上溢之脉，亦有阴盛于内，而格阳于外者，真寒假热，确是无根之阳，所谓阴气太盛，阳气不得相营者，即是阴寒已甚，阳不能敌而被摈于外，固不可与亢阳之太过者，同日而语，然其所以上溢者，仍是格拒在外之浮阳，则亦不得即以上溢之脉，认作阴脉，颐愚窃谓《难经》此条阴乘二字，终是不妥，而各注家望文生义，尽是涂附，伯仁于此，且直谓阴遂上出而溢于鱼际，为阴乘阳位之脉，洄溪亦和之而谓阴气上乘阳位，宁非极大之误会，貌似神非，颇有毫厘千里之失，按之病情病理，适得其反，是不可以不辨，且上文固明谓关之前者，阳之动也，又安有甚至上溢，而反是阴脉之理。

3.3　关以后者，阴之动也①，脉当见一寸而沉②。过者，法曰太过③；减者，法曰不及④。遂入尺为覆⑤，为内关外格⑥，此阳乘之脉也⑦。

①李駉曰：阴生于寸而动于尺，关后为尺部，是阴气动作之处。

②李駉曰：阴数偶，其数十，阴脉沉，故尺脉当一寸而沉。◉徐大椿曰：关后为阴，沉阴之象也。

③李駉曰：过者，脉出过一寸，至一寸二分、三分、四分、五分也。尺脉本沉，重手按之，又加实大，为阴太过。

④李駉曰：减者，脉不满一寸，止见八分、七分、六分。又阴脉本沉而濡，重手按之，损至而小，为阴不及。◉叶霖曰：关后为阴，尺脉所动之位。脉见一寸而沉，一寸阴数，尺之位沉，阴脉是其常也。过谓过于本位，过于常脉；不及谓不及本位，不及常脉，皆病脉也。◉张山雷笺正：关后之脉，诚是阴位，但阴主沉静，必无发扬之理，则阴位本脉，止见于本位之一寸，或过或减，纵有太过不及之时，然亦止于此一寸之内，或见为太过，或见为不及耳。

⑤李駉曰：覆行之脉，从关至尺泽穴，脉见一寸，其于伏行不见也。沉之损小是阴不及，阴不及则阳入乘之，名曰阳覆，又内关外格。◉徐大椿曰：过，谓沉过一寸也；减，谓沉不及一寸也。尺，一寸后尺中也。覆，反而倾也。

⑥李駉曰：内关者，外脉不得入，为阴不及，则阳入乘之；外格者，内脉不得出，为阴太过，又为阳覆。

⑦王九思曰：吕曰：过者，谓脉出过一寸，至一分、二分、三分、四分、五分，此太过之脉也。减者，谓不满一寸，脉见八分、七分或六分、五分，此为不及之脉。遂入尺以言覆。覆脉者，脉从关至尺泽皆见也。此覆行之脉，所以言覆者，脉从关至尺泽，脉见一寸，其余伏行不见也。今从关见至尺泽，故言覆行也。一名覆脉，一名内关，一名外格，一名阳乘之脉也。丁曰：大过者，为尺脉本沉，又加实大，名曰阴太过。沉之损小者，是谓不及，阴不及则阳入乘之，此为阳覆。又名内关外格也。◉李駉曰：此是阴脉乘于阳部

之脉。◉徐大椿曰：内关，谓阳反在下，居阴之位；外格，谓阴反上，越居阳之位也。阳乘阳气下入阴中也。◉黄元御曰：关后为阴脉，当见一寸而沉，遂入尺为覆，此不止一寸，而沉亦殊恒，是阴脉之太过者，为内关外格，此阳乘阴位之脉也。外关内格者，阴格于内而阳关于外也。内关外格者，阳格于外而阴关于内也。◉叶霖曰：覆者，如墙之倾覆也。《经》云：阳气太盛，则阴气不得相营也。以阴不得营于阳，阳遂下陷而覆于尺之分，此阳乘阴位之脉，而成内关外格之证也。◉丹波元胤曰：〔吕〕过者，谓脉出过一寸，至一分二分三分，四分五分，此太过之脉也，减者，谓不满一寸，脉见七分八分，或六分五分，此为不及之脉。〔虞〕阴阳不相荣，脉乃上鱼入尺，故曰覆溢之脉，脉既覆溢，此由关格所致。本经曰：关格者，不得尽其命而死也，不病亦死。〔张〕关，无出之由，故曰关也；格者，无入之理，故曰格也。〔滑〕遂者，径行而直前也，谢氏谓遂者，直上直下，殊无回旋之生意，外关内格，谓阳外关不下，阴从而内出，以格拒之，此阴乘阳位之脉也，内关外格，谓阴内闭而不上，阳从而外入，以格拒之，此阳乘阴位之脉也。覆，如物之覆，由上而倾于下也；溢，如水之溢，由内而出乎外也。此篇言阴阳之太过不及，虽为病脉，犹未至危殆，若遂上鱼入尺，而为覆溢，则死脉也，此遂字，最为切紧，盖承上起下之要言，不然则太过不及，阴阳相乘，关格覆溢，浑为一意，漫无轻重矣。按：吕注有一脉四名之说，误矣，此段大旨，诊尺寸以详阴阳相乘之候，而察关格之病也，故其设问，谓古之论脉者，曰太过不及，曰阴阳相乘，曰覆溢，曰关格，若是说来，各有所异否，其答辞，始举关之前后，申明阴阳之位，而以过之与减，解太过不及，为脉之形势，以上鱼入尺，解覆溢为脉之现体，而后结其义曰，是为关格之病所成，何则阴阳各乘其位者，非一脉有四名，其关格之称，与内经同，指病候非为脉名，三十七难，亦据《灵枢·脉度篇》，为阴阳俱盛之病矣。《素问·脉要精微论》曰：阴阳不相应，病名曰关格。《史·仓公传》曰：齐侍御史成自言病头痛，臣意切其脉，得肝气，肝气浊而静，此内关之病也。又曰：脉法云：病重而脉顺情者，曰内关，内关之病，人不知其所痛，徐干中论曰，术之于斯民也，犹内关之疾也，非有痛痒烦苛于身，情志慧然，不觉疾之已深也，然而期日即至，则血气暴竭，故内关之疾，疾之中夭，而扁鹊之所甚恶也，是皆阴阳不相营运，人不病而死也。《伤寒论·平脉法》曰：寸口脉浮而大，浮为虚，大为实，在尺为关，在寸为格，关则不得小便，格则吐逆，是据此段，而申明其证者也，此段所诊，亦是尺寸二部，本义为三部之义，欠妥。◉张山雷笺正：关后属阴，脉当止见一寸，是为阴之本位，若垂长太过，甚且直至尺泽，则其人下焦之阳甚盛，故曰阳乘。洄溪谓阳在下、居阴之位，未始说不过去，然即继之以阴反上越、居阳之位二句，则非本节经文应有之义矣。

3.4　故曰覆溢①，是其真脏之脉，人不病而死也②。

①李駉曰：诸阴不足，阳入乘之，为覆；诸阳不足，阴入乘之，为溢。◉滑寿曰：覆如物之覆，由上而倾于下也。溢如水之溢，由内而出乎外也。◉张山雷笺：溢如器之盈而上满，脉上盛而太过，则盈溢之义也，覆如物之倾而下坠，脉下盛而垂长，则倾覆之义也。

②王九思曰：吕曰：脉来见如此者，此皆诸病相乘克之脉，非谓外邪中风伤寒之类。脉已见，人虽未病，病即死，不可治也。丁曰：此者是自有增损，使阴阳不守本位。有此

覆溢，故形不病而死也。虞曰：阴阳不相荣，脉乃上鱼入尺，故曰覆溢之脉。脉既覆溢，此由关格所致。《本经》曰：关格者，不得尽其命而死也，不病亦死。《三难》画图凡诊脉于掌后约文，密排三指，头指半指之前为寸外，阳中之阳；半指之后为寸内，阳中之阴。第二指半指前，为关上，阳；半指后，关下，阴。第三指半指之前，为尺外，阳；半指之后，为尺内，阴。寸外阳浮散，寸内阴浮大；关上阳弦长，关下阴弦紧；尺外阳沉滑，尺内阴沉涩。此左手脉之阴阳，察其脉状，明其覆溢。夫夏至之后，阴出二分，故曰天关，冬至之后，阳入三分，故曰地轴，所以人之脉阴出阳入，名曰关也，其立夏阴气乃终，名曰地户，立冬阳气乃终，名曰天门，其关格门户，是阴阳始终之要，其过于本位，应见而不见，名曰不及，不应见处而见，名曰覆溢，其关格覆溢，是阴阳相胜，皆当不病而死也。◉李驷曰：真脏脉是独见本脏脉者，皆死。偏阴偏阳亦死。◉滑寿曰：覆溢之脉，乃孤阴独阳，上下相离之诊，故曰真脏之脉，谓无胃气以和之也。凡人得此脉，虽不病犹死也。此篇言阴阳之太过不及，虽为病脉，犹未至危殆。若遂上鱼入尺，而为覆溢，则死脉也。此遂字，最为切紧，盖承上起下之要言。不然则太过不及，阴阳相乘，关格覆溢，浑为一意，漫无轻重矣。或问此篇之阴阳相乘，与《二十难》之说同异，曰：此篇乃阴阳相乘之极而为覆溢，《二十难》则阴阳更相乘而伏匿也，更之一字与此篇遂字，大有径庭。更者，更互之更；遂者，直遂之遂。而覆溢与伏匿，又不能无辨，盖覆溢为死脉，伏匿为病脉，故不可同日语也。◉徐大椿曰：真脏之脉，谓脏气已绝，其真形独现于外，不必有疾病而可决其必死也。按：此当与《三十七难》合观之。按：《素问·玉机真脏论》：五脏各有真脏脉，各详其形，乃胃气不能与脏气俱至于手太阴，故本脏之脉独现。谓之后脏，并非关格之谓。关格之说，自详《灵枢·始终篇》及《素问·六节脏象篇》。亦并与真脏无干，何得混并？其辨关格说，详《三十七难》中。◉黄元御曰：溢者，如水之满溢也。覆者，如墙之倾覆也。真脏之脉，胃气绝也（义详《素问·玉机真脏》）。《灵枢·终始》：人迎四盛，且大且数，名曰溢阳，溢阳为外格，外格不通，死不治。寸口四盛，且大且数，名曰溢阴，溢阴为内关，内关不通，死不治，义与此异。◉叶霖曰：覆溢之脉，乃阴阳离决之征。若覆溢之微，虽关格重证，犹或未至危殆。若覆溢之甚，为真脏之脉。真脏者，谓脏气已绝，其真形独现于外，不必有疾病，而可决其必死也。按：脉乃血中之气，谓之营气。西医言谷食入胃，其精液乃至颈，过肺奉心，化赤为血，应呼吸，行脉道。即《灵枢·营气篇》云：营气之道，内谷为宝，谷入于胃，乃传之肺，流溢于中，布散于外，精专者行于经隧，常营无已，终而复始者是也。盖脏气者，不能自至于手太阴，必因于胃气，乃至于手太阴，是左右寸口，虽属于肺，而皆有阳明胃气，鼓舞其间，故胃为脉之根，肺为脉之干也。《素问·脉要精微论》云：阴阳不相应，病名曰关格。《六节藏象论》以人迎一盛至四盛以上为格阳，寸口一盛至四盛以上为关阴。而《灵枢·终始》、《禁服》诸篇，亦以人迎四盛，且大且数，名曰溢阳，溢阳为外格。脉口四盛，且大且数，名曰溢阴，溢阴为内关不通，死不治。人迎与太阴，脉口俱盛四倍以上，命曰关格。关格者，与之短期，此人迎寸口，指结喉两旁人迎、太渊、经渠间之寸口而言也。越人既独取寸口，不诊十二经动脉，无取乎结喉之人迎。推溢阳为外格，溢阴为内关之意，知人迎为寸口肺脉之根，寸口为人迎胃脉之干，人迎脉大至一倍二倍三倍四倍，未有不变见于气口者，以根大而干亦大也。如人迎四倍以上为外格证，则寸口之脉，亦溢于鱼上为溢阳脉，以应人迎之气，为其根干相通，是寸口以上可察人迎之气，而结喉两旁之人迎亦不必诊也。此越人独取寸口，以尺寸分覆溢关格脉证之意也。后之注《难经》者，不能达越人之意，多主此一脉四名之说，或谓人迎当诊于结喉两旁，死于句下，泥执经文，皆属误会。不知此节大旨，诊尺寸以详阴阳相乘之候，而察关格之病也。故其设问，谓古之论脉者，曰太过，曰不及，曰阴阳相乘，曰覆溢，曰关格，若是说来，各有所异否？答辞始举关之前后，申明阴阳之位，而以过之与减，解太过不及为脉之形势，以上鱼入尺，解覆溢为脉之现体，而后结其义曰，是为关格病之所成也。仲景《平脉篇》云：寸口脉浮而大，浮为虚，大为实，在尺为关，在寸为格，关则不得小便，格则呕逆。是据此节而申明其证者也，何注家不察之甚耶？◉丹波元胤曰：〔丁〕此者，是使阴阳不守本位，有此覆溢，故形不病而死也。〔滑〕覆溢之脉，乃孤阴独阳，上下相离之诊，故曰真脏之脉，谓无胃气以和之也。案：《经释》，据《素问·玉机真藏论》：五脏各有真脏脉，以此段为误，然观本义所解，则其义自通。杨上善太素注曰：无余物和杂，故名真也，见于《玉机真藏论·新校正》。◉张山雷笺：真脏之脉，《内经》言之甚详，绝未言其上溢下覆，唯脉而至于一则上鱼，一则入尺，则阴偏竭而阳偏亢，已造其极，全无和缓冲和之气，谓之死脉，亦自可说，又《内经》言关格屡矣，其偏盛已极之义，颇与《难经》相似，而亦不以为上鱼入尺，亦不以为即是真脏之脉，似《难经》此节，与《内经》种种不合，故洄溪不以为然，况上鱼入尺之脉，浮阳太亢，及相火不脏者，亦多有之，未必皆属不治，此节盖以其最甚者而言，故可决其必死，且《内经》之所谓真脏脉见，多刚劲太过，无胃气和柔之象者，则此节太过已极，其理却与真脏脉近似，则《难经》此节，亦未尝不可通之以意，必执《内经》而识其大误，亦未免胶柱之见，所谓古人各有师承，不可一概而论者也。

四　难

◉丁锦曰：此章言脉之阴阳。

4.1　四难曰：脉有阴阳之法，何谓也[①]？然：呼出心与肺[②]，吸入肾与肝[③]，呼吸之间，脾受谷味也[④]，其脉在中[⑤]。浮者阳也[⑥]，沉者阴也[⑦]，故曰阴阳也[⑧]。

①李驷曰：脉有阴有阳，其法度如何？◉徐大椿曰：阴阳，谓脉之属于阴属于阳也。

②李驷曰：心肺在膈上，脏中之阳。呼者因阳出，故呼之气出于心肺。

③李驷曰：肝肾在膈下，脏中之阴。吸者随阴入，故吸之气入于肾肝。

④徐大椿曰：心肺在上部，故出气由之属阳；肾肝在下部，故入气归之属阴；脾主中宫，故司出入之间也。受谷味，即因胃气以至手太阴之义。按：受谷味三字，亦属赘辞。◉丁锦曰：别刻云受谷味三字亦赘辞余谓最紧要盖中州有谷味能主乎呼吸也。

⑤王九思曰：吕曰：心肺在膈上，脏中之阳，故呼其气出；肾肝在膈下，脏中之阴，故吸其气入；脾者，中州主养四脏，故曰呼吸以受谷气。丁曰：经言呼出者，非气自心肺而出也，为肾肝在膈下，主内，因呼而出至心至肺，故呼出心与肺也。又心肺者在膈上，主外，故吸即随阴而入至肾至肝。故《经》曰：呼者因阳出，吸者随阴入，其呼吸阴阳相随上下，经历五脏之间，乃脾受谷味也。又脾者主中州，故言其脉在中也。◉李驷曰：脾者中州，上有心肺，下有肾肝，故呼吸中间乃脾也。脾胃仓廪之官，主受五谷。穀，谷也；谷，空也。脾受谷味，以为呼吸之本。◉滑寿曰：呼出为阳，吸入为阴，心肺为阳，肾肝为阴，各以部位之高下而应之也。一呼再动，心肺主之，一吸再动，肾肝主之。呼吸定息，脉五动，闰以太息，脾之候也。故曰：呼吸之间，脾受谷味也，其脉在中，在中者，在阴阳呼吸之中，何则？以脾受谷味，灌溉诸脏，诸脏皆受气于脾土，主中宫之义也。◉徐大椿曰：在中，介乎阴阳之间也。◉叶霖曰：此言脉之阴阳虽在于尺寸，其阴阳之气又在浮沉，如心肺居膈上，阳也，呼出必由之，肾肝居膈下，阴也，吸入必归之。脾受谷味，为生脉之原而在中，而呼出吸入，无不因之，故诊脉之法，浮取乎心肺，沉取乎肾肝，而中应乎脾胃也。按：《经》言呼出者，非气自心肺而出也，为肾肝在膈下，其气因呼而上至心至肺，故呼出心与肺也。心肺在膈上，其气随吸而入至肾至肝，故吸入肾与肝也。夫呼者因阴出，吸者随阳入，其呼吸阴阳，相随上下，经历五脏之间，乃脾胃受谷气以涵养之也，故言其脉在中。读此节不得刻舟求剑，谓呼出之气为阳，吸入之气为阴也。◉张山雷笺正：呼气自内而出，由下达上，则出于上焦之阳分，故曰呼出心与肺。吸气自外而入，由上达下，则内于下焦之阴分，故曰吸入肾与肝。脾居中州，则介乎阴阳上下之交，故曰呼吸之间，亦犹言出入之间，此只以五脏之气，互相贯注，无稍间断而言，欲以明其不可须臾不续之理，本不当泥煞呼吸出入，分论脏气，奈何伯仁竟以呼吸与脉，分配五脏，遂谓一呼之再动为心肺主之，一吸之再动为肾肝主之，已未免刻舟求剑，守株

待兔之失，且更谓呼吸定息，脉五动，闰以太息者为脾之候，则太觉呆相可笑，盖所谓太息者，有时而其息稍长，乃得五至，非每一呼吸皆得五至，故曰闰，亦犹三岁一闰，五岁再闰，每十九年中，当得七闰，其非年年有闰，岂不妇孺皆知，果如伯仁所言，则必以太息之第五至属之于脾，而寻常一息四至，即无中州脾土之气乎，有以知其必不然矣。受谷味三字，诚是无谓，洄溪之见是也，此古书之无辞赘语，必不可更为之涂附者，吕氏、丁氏所解，仍属浑仑吞枣，徒多辞费。

⑥王九思曰：丁曰：谓脉循行皮肤血脉之间，在肌肉之上，则名曰浮也。杨曰：按之不足，举之有余，故曰浮。虞曰：阳象火而炎上，故曰浮也。◉李驷曰：浮脉循皮肤血肉之间，在肌肉之上，此为阳脉。

⑦王九思曰：丁曰：谓脉循行帖节辅骨，名曰沉。杨曰：按之有余，举之不足，故曰沉。虞曰：阴象水而润下，故曰沉。◉李驷曰：沉脉循行，贴筋辅骨，此为阴脉。

⑧李驷曰：总言浮阳沉阴之脉。◉滑寿曰：浮为阳，沉为阴，此承上文而起下文之义。◉徐大椿曰：浮为表，故属阳；沉为里，故属阴。◉黄元御曰：阳浮而阴沉，心肺为阳，故呼出者，心肺之气也，肾肝为阴，故吸入者，肾肝之气也，呼吸之间，不浮不沉，其应在脾，是脾之受谷味，而在中者也。◉丁锦曰：此章言脉之阴阳。虽在于尺寸，然阴阳之气，又在于浮沉，如心肺居上，阳也，呼出必由之；肾肝居下，阴也，吸入必归之；脾受谷味而在中，则呼出吸入无不因之，故诊脉之法。浮取乎心肺之阳，沉取乎肾肝之阴，而中应乎脾胃也，曰阴阳，则脾土居中，兼乎阴阳矣。前章以脏腑定于脉位，此下言脏腑应乎脉位，乃见经文先后层次，向因误列而晦也。◉叶霖曰：按之不足，举之有余曰浮，浮为阳者，象火而炎上也。按之有余，举之不足曰沉，沉为阴者，象水而润下也。◉丹波元胤曰：〔吕〕心肺在膈上，脏中之阳，故呼其气出，肝肾在膈下，脏中之阴，故吸其气入，脾者中州，主养四脏，故曰呼吸以受谷味。〔滑〕其脉在中者，在阴阳呼吸之中。按《经释》，以“受谷味”三字，为赘辞，其说似有理。◉张山雷笺正：此浮阳沉阴，即以呼出心肺，吸入肾肝之上下言之，徐谓表里，非是。

4.2 心肺俱浮，何以别之①？然：浮而大散者心也②，浮而短涩者肺也③。肾肝俱沉④，何以别之⑤？然：牢而长者肝也⑥；按之濡，举指来实者肾也⑦；脾者中州⑧，故其脉在中⑨，是阴阳之法也⑩。

①李驷曰：心象火，于外独明，故心脉浮；肺象金，于位独高，故肺脉浮。二者皆浮，何以辨别？◉徐大椿曰：呼出心与肺，故俱浮。别，分别也。

②李驷曰：浮而大散，方是心脉。大者是脏脉，散者是腑脉。

③王九思曰：丁曰：心者，南方火也，故脉来浮而大散。其大者是脏，散者是腑也。肺者，西方金也。金主燥，其脉浮涩而短。短者，脏也。涩者，腑也。杨曰：细而迟，来往难且散，或一止，名曰涩也。虞曰：心象火，明烛于外，故浮大而散，肺属金，其位居高，故浮短而涩，故曰心肺俱浮也。◉李驷曰：不及本位曰短，细而迟，往来难，时一止，曰涩，短而浮涩，方是肺脉。短者是脏，涩者是腑。◉徐大椿曰：心属火，故其象大散；肺属金，故其象短涩，此心肺之本脉而浮，则其所同者也。

④徐大椿曰：吸入肾与肝，故俱沉。

⑤李驷曰：肝肾在膈下，故脉皆沉，何所有别？

⑥王九思曰：丁曰：肝者，东方木也，其脉牢而长。牢者，脏也。长者，腑也。杨曰：按之但觉坚极，故曰牢。虞曰：肝属木，根本生于地，牢义可知，枝叶长于天，长理出此也。◉李駉曰：肝属木，肝木生于地牢，义可知，枝叶长于天，长义出此。牢者是脏，长者是腑。

⑦王九思曰：丁曰：肾者，北方水也，主寒，其性濡沉。濡者，脏也。沉滑者，腑也。杨曰：按之不足，举之有余，谓之濡也。大而长，微强，按之应指愊愊然者，谓之实。虞曰：火性外柔，按之乃濡，水性内刚，举指来实，则其义也。脾者，中州，故其脉在中。◉李駉曰：肾属水，其性濡。水性外柔，按之乃濡；水性内刚，举之乃实。濡者是脏，实者是腑。◉徐大椿曰：肝属木，故其象牢而长；肾属水，故其象濡而实。水体外柔而内刚也。

⑧李駉曰：脾属土，位居中央。州者，州县之义，中州者，中国之义。

⑨李駉曰：上有心肺，下有肝肾，而脾脉在于其中。

⑩丁曰：脾者，中央土也。能成养四旁，故随四时而见，所以经不言脉之象也。杨曰：脾王于季夏，主养四脏。其脉来大小浮沉，故依四时。王脉俱至四季一十八日，即变宽缓，是脾之王气也。上有心肺，下有肾肝，故曰在中也。虞曰：上文言呼吸之间，脾受谷味。此言脾者中州，其脉在中。穀者，谷也。谷，空也。谓人之呼吸之气，自谷而有。脾土属土，位居中央。土者，五方物始终以之，故受谷味，乃处中州。故曰，其脉在中也。◉李駉曰：心为阴脏，位处上焦，以阳居阳，故为阳中之阳。肺为阴脏，位处上焦，以阴居阳，故为阴中之阳。肾为阴脏，位处下焦，以阴居阴，故为阴中之阴。肝为阳脏，位处中焦，以阳居阴，故为阴中之阳。脾为阴脏，位居中焦，以太阴居阴，为阴中之至阴。◉滑寿曰：心肺俱浮，而有别也。心为阳中之阳，故其脉浮而大散；肺为阳中之阴，其脉浮而短涩。肾肝俱沉，而有别也。肝为阴中之阳，其脉牢而长；肾为阴中之阴，其脉按之濡，举指来实。古益袁氏谓肾属水，脉按之濡，举指来实，外柔内刚，水之象也。脾说见前。◉徐大椿曰：在中，不沉不浮之间也。此以上释阴阳之义已明，下文又于阴阳之中交互言之也。◉黄元御曰：心肺俱浮，而心则大散，肺则短涩，是肺脉浮而微沉也。肝肾俱沉，而肾则濡实，肝则牢长，是肝脉沉而微浮也。◉丁锦曰：此言浮中沉按取阴阳之法，下文复明六脉阴阳之义。◉叶霖曰：浮大无力，按之散而欲去者，名曰散。浮细而迟，往来蹇滞不前者，名曰涩。沉而有力，实大弦强，按之但觉坚极而不移者，名曰牢。大而长微弦，按之隐指愊愊然，中取沉取皆有力者，名曰实。心肺俱浮，何以别之？盖心属火，故其象浮而大散，肺属金，故其象浮而短涩。肾肝俱沉，何以别之？盖肝属木，故其象牢而长，肾属水，故其象举指按之来实，水体外柔而内刚也。脾属土在中，旺于四季，主养四脏，其脉来从容和缓，不沉不浮，故曰其脉在中也。◉滕万卿曰：按此篇立论。心肺脉俱浮，见寸为常；肾肝脉沉，见尺为常；脾脉，见于两关，不偏不倚，故曰其脉在中。中者，关位也。此不言寸尺，专以呼吸言者，盖前篇既论三部各配五脏位置，故此独以呼吸言。越人已谓肾间动气，呼吸之门，则呼自齐下阅历诸脏，而出于鼻；吸亦自鼻孔入达五脏，而极于齐下。所谓呼出心肺，吸入肾肝者，亦互文耳。自此而下，专言脉象。此篇先举浮沉二脉，以示表里阴阳。◉丹波元胤曰：〔滑〕浮为阳三句，此承上文，而起下文之义，心为阳中之阳，故其脉浮而大散，肺为阳中之阴，其脉浮而短涩，肝为阴中之阳，其脉牢而长，肾为阴中之阴，其脉按之濡，举指来实。〔杨〕按之有余，举之不

足，故曰沉。按之不足，举之有余，故曰浮。细而迟，来往难且散，或一止，名曰涩。按之但觉坚极，故曰牢。大而长微强，按之隐指幅幅然者，谓之实。〔丁〕脾者，中央土也，能成养四旁，故随四时而见，所以经不言脉之象也。按：濡，即软字，或作而大。《脉经》曰：软脉，极软而浮细。注：软，一作濡，云濡者，如帛衣在水中，轻手相得。◉张山雷笺正：此言心肺肾肝本然之脉象，与《素问·平人气象论》言五脏脉象，辞句不同，而义则无甚大异，心肺在上焦，故其脉俱浮。惟心气发皇，如夏令畅茂之象，合德于火，故脉浮而大散。言其飞皇腾达，如火焰之飚举，此非涣散不收之散脉，肺气静穆，如秋令收敛之象，合德于金，故脉浮而短涩。言其抑降清肃，如金体之凝固，此非涩滞不流之涩脉，肾肝在下焦，故其脉俱沉。惟肝禀春升之性，合德于木，则脉虽沉，而刚健婀娜，木之象也，故其势巩固，其形端直，牢以状其镇定不摇之本，非三部沉实之牢脉，长以状其扶疏挺秀之姿，亦非上鱼入尺之长脉。肾禀冬藏之性，合德于水，则脉虽沉而柔中有刚，水之象也，故按之则耎，举之则实。耎者，言其态度之冲和，非耎弱委靡之耎脉。实者，言其体质之沉著，亦非实大坚强之实脉。皆有言外之味，读者须于五脏之情性上，细细体会，当能悟此神理，不可拘泥字面，执一不化。肾脉按之濡，举指来实，言水之体虽耎，然非柔靡而中虚无物，外柔内刚一说，本于虞氏旧注，尚非袁氏所创，伯仁盖未见虞注，故以为出于古益袁氏，语病在外内二字，要知刚柔互见，刚而亦柔，柔而亦刚，固不能以外内分言，而周氏澄之，乃改之为体柔气刚，则气刚两字，亦正难说。

4.3　脉有一阴一阳，一阴二阳，一阴三阳，有一阳一阴，一阳二阴，一阳三阴①。如此之言②，寸口有六脉俱动邪③？然：此言者④，非有六脉俱动也⑤，谓浮、沉、长、短、滑、涩也⑥。浮者阳也⑦，滑者阳也⑧，长者阳也⑨；沉者阴也⑩，短者阴也⑪，涩者阴也⑫。所谓一阴一阳者，谓脉来沉而滑也⑬；一阴二阳者，谓脉来沉滑而长也⑭；一阴三阳者，谓脉来浮滑而长⑮，时一沉也⑯。所谓一阳一阴者，谓脉来浮而涩也⑰；一阳二阴者，谓脉来长而沉涩也⑱；一阳三阴者，谓脉来沉涩而短⑲，时一浮也⑳。各以其经所在，名病逆顺也㉑。

①李驷曰：有脉或一阴一阳，或一阴二阳，或一阴三阳；有脉或一阳一阴，一阳二阴，一阳三阴。

②李驷曰：如此言阴阳脉。

③李驷曰：问寸口之中，有六脉皆形动耶？◉徐大椿曰：俱动，言三阴三阳尽见也。六脉见下文。

④李驷曰：言此六脉。

⑤李驷曰：非是六脉俱动于寸口。

⑥王九思曰：丁曰：经前引五脏之脉，以应五行。今引此三阴三阳之脉，以应六气。其浮滑长，三阳也；其沉短涩，三阴也。凡持三部中，察此六脉，即可知阴阳伏匿之法也。若皮肤之下，是脉之下为阳部也。若有此三阴之脉见，是阴上乘于阳也。若肌肉之下，是脉之下为阴部也。若有此三阳脉见，即是阳气下乘于阴也。此乃是上下察阴阳之法也。杨曰：过于本位谓之长，不及本位谓之短也。◉李驷曰：引三阴三阳脉，以应六气

浮、滑、长三阳脉，沉、短、涩三阴脉。◉徐大椿曰：此即所谓六脉也。浮者，在上；沉者，在下；长者，过本位；短者，不及本位；滑者，流利；涩者，凝滞。浮沉长短，以形言；滑涩，以质言也。

⑦李驷曰：浮是少阳脉。

⑧李驷曰：滑是阳明脉。

⑨王九思曰：杨曰：按之往来流利，展转替替然，谓之滑。◉李驷曰：长是太阳脉。

⑩李驷曰：沉是少阴脉。

⑪李驷曰：短是厥阴脉。

⑫李驷曰：涩是太阴脉。◉徐大椿曰：此所谓三阴三阳也。

⑬王九思曰：丁曰：其脉若在左尺而见，此是肾与膀胱表里，顺也。若在左寸口，即为病脉，逆也。◉李驷曰：一阴者，是沉脉也；一阳者，是滑脉也。若脉见于左手尺部，此是肾与膀胱脏腑表里顺也；若在右手寸口，即为病脉逆也。◉丁锦曰：左尺为顺，右寸为逆。

⑭王九思曰：此脉见于阴部，即是阳下乘于阴也。◉李驷曰：一阴者，脉沉也；二阳者，脉滑而长也。此脉见于阴部，是阳下乘于阴部。◉丁锦曰：左关为顺，右关为逆。

⑮丁锦曰：左寸为顺，右尺为逆。

⑯王九思曰：此者是阳伏于阴也。◉李驷曰：一阴者，脉沉也；三阳者，脉浮滑长也。尺中已浮滑而长，又时一沉，此是阳中伏阴也。

⑰王九思曰：丁曰：浮涩者肺脉，当见右手寸口。即是本部之阴阳，即顺也。若在左关，病，即是逆也。◉李驷曰：一阳者，脉浮也；一阴者，脉涩也。浮涩者，肺脉当见右手寸口，是本部之阴阳顺也。若在左关，即病为逆也。◉丁锦曰：右寸为顺，左关为逆。

⑱王九思曰：丁曰：即乏血气，皆涩也。◉李驷曰：一阳者，脉长也；二阴者，脉沉涩也。脉居阳部而反阴脉现者，此是血气俱虚，为阴乘阳者也。◉丁锦曰：左关为顺，右关为逆。

⑲徐大椿曰：此六脉互见之象也。然此举其例而言，亦互相错综，非一定如此也。但浮沉可以相兼，而滑涩短长不得并见，亦所当晓也。◉丁锦曰：左尺为顺，右寸为逆。

⑳王九思曰：丁曰：若有阳部见之，此谓阴伏阳也。◉李驷曰：一阳者，脉浮也；三阴者，脉沉涩短也。寸部已沉涩而短，又时浮者，此阴中伏阳也。

㉑王九思曰：杨曰：随春夏秋冬，观其六脉之变，则知病之逆顺也。◉李驷曰：各以十二经所在，观春、夏、秋、冬六脉之变，则知病之逆顺也。◉滑寿曰：又设问答，以明阴阳，脉见于三部者，不单至也。惟其不单至，故有此六脉相兼而见，浮者轻手得之，长者通度本位，滑者往来流利，皆阳脉也。沉者重手得之，短者不及本位，涩者往来凝滞，皆阴脉也。惟其相兼，故有一阴一阳，又一阳一阴，如是之不一也。夫脉之所至，病之所在也。以脉与病及经络脏腑参之，某为宜，某为不宜，四时相应不相应，以名病之逆顺也。◉徐大椿曰：上文言脉之形体而未尝断吉凶，此乃言其断法也。其经，手足三阴三阳也。逆顺，如心脉宜浮，肾脉宜沉，则为顺；若心脉反沉，肾脉反浮，则为逆。此又见脉无定体，因经而定顺逆。其法则两经备言之。◉黄元御曰：各以其经所在，名病逆顺，左寸候心，右寸候肺，两关候肝脾，两尺候肾也。◉丁锦曰：此一节言阴阳之脉，合心肺肾肝之逆顺。经所在，即十二经之所在也。假如一阴一阳之脉，沉而滑也，见于左尺，肾与

膀胱之经为顺，见于左寸，心与小肠之经为逆，亦相克之意也，六部仿此。左三部沉滑居多，阳中之阴也，右三部浮涩居多，阴中之阳也。◉叶霖曰：过于本位谓之长，不及本位谓之短，按之往来流利，辗转替替然，谓之滑也。前引五脏之脉，以应五行，此又引三阴三阳之脉，以应六气。其浮滑长，三阳也；沉短涩，三阴也，而于三部中察此六脉，即可知阴阳盛衰之机。盖阴阳之脉不单至，惟其不单至，故有此六脉相兼而见，惟其相兼，故有一阴一阳，一阳一阴之不同也。此别阴阳虚实之法。再随春夏秋冬，观其六脉之变，则庶乎可知病之逆顺矣。按：徐氏曰：此节言六脉互见之象也，此但举其例而言，亦互相错综，非一定如此也。其经手足三阴三阳也。逆顺如心脉宜浮，肾脉宜沉，则为顺。若心脉反沉，肾脉反浮，则为逆。此又见脉无定体，因经而定顺逆也。然脉之浮沉，或可相兼，滑涩长短，不得并见，亦当晓也。◉滕万卿曰：阳位见阳脉，阴位见阴脉是顺，阳位见阴脉，阴位见阳脉是逆。◉滕万卿曰：按因上节浮沉二脉，并滑涩长短四脉，凡此六者，为脉之纲领而候之，古之义也。《内经》以缓急大小滑涩为六脉，其义亦同。各随其时宜尔。盖有一阴一阳，至一阴三阳，则是谓阴虚阳盛，自微至着之象，即无水之证。所谓壮水之主，以制阳光，是也。自一阳一阴，至一阳三阴，则谓阳虚阴盛，自渐至极之状，即无火之证。所谓益火之原，以消阴翳，是也。至于时一沉浮，则阴阳衰竭之极，而无有挽回之候。故曰：名病之逆顺也。◉丹波元胤曰：〔杨〕过于本位，谓之长，不及本位，谓之短，按之往来流利，展转替替然，谓之滑也，随春夏秋冬，观其六脉之变，则知病之逆顺也。〔纪〕浮沉者，言其位也，长短者，言其体也，故有形则有位，有位则知病之虚实，知虚实则知病所在，然后别阴阳之道，虚自内出，实自外入。〔滑〕又设问答，以明阴阳脉见者，不单至也，惟其不单至，故有此六脉相兼而见，惟其相兼，故有一阴一阳，一阳一阴之不同也。〔徐〕但浮沉可以相兼，而滑涩短长，不得并见，其经，手足三阴三阳也，逆顺，如心脉宜浮，肾脉宜沉，则为顺，如心脉反沉，肾脉反浮，则为逆。◉张山雷笺：此言浮沉长短滑涩六者之脉，本以分别阴阳，然有错综互见者，盖脉之定体，虽各有名称，各有形态，然指下求之，实非一病只见一种脉象，甚者且合二三种之象，一时并见，则当参互求之，以审病情之吉凶逆顺，后人以二十八种脉象，一一分别其为阳为阴者，其义实本于此。

五　难

5.1　五难曰：脉有轻重，何谓也①？然：初持脉②，如三菽之重③，与皮毛相得者，肺部也④。如六菽之重，与血脉相得者，心部也⑤。如九菽之重，与肌肉相得者，脾部也⑥。如十二菽之重，与筋平者，肝部也⑦。按之至骨，举指来疾者，肾部也⑧。故曰轻重也⑨。

①李驷曰：诊脉有轻有重，以等阴阳高下，其说如何？◉徐大椿曰：浮而无力为轻，沉而有力为重。

②李驷曰：先看肺脉，举一例以为式，假令初诊右手寸口肺脉。

③滕万卿曰：菽，豆之别名。菽有大小，则未可知用何豆为准？盖其实则借以分段耳。读者勿泥。按菽法轻重凡五候，虽《内经》无明文，然《应象论》略有言曰：善治者治皮毛，其次治肌肤，其次治筋脉，此亦诊家伺邪浅深之一也。又《痹论》所述五痹之候，亦非此法，则无所分别。盖每部分诊之，则在寸三菽、六菽；关乃九菽；尺乃十二菽，与至骨大意。滑注所言浮中沉之义，而分于皮、脉、肉、筋、骨者，凡以病有此五分故耳。此难所以立菽法轻重者然欤。

④李驷曰：菽者，豆也。肺主皮毛，如三菽之重，在皮毛之间，是肺脉。凡诊肺脉，要轻手以按之。◉徐大椿曰：持脉，即按脉也。菽，豆之总名。三菽之重，言其力与三菽等也。皮毛相得，言其浮至皮毛之分也。肺脉最轻，故其象如此。

⑤王九思曰：吕曰：菽者，豆也。言脉之轻重，如三豆之重，在皮毛之间。皮毛者，肺气所行也，言肺部也。心主血脉，次于肺，如六豆重。◉李驷曰：心主血脉，次于肺，如六豆之重。凡诊心脉，要略重手以按之。

⑥王九思曰：吕曰：脾在中央，主肌肉，故次心，如九豆之重也。◉李驷曰：脾主肌肉，故次心，如九豆之重。凡诊脾脉，要不轻不重，手以按之。

⑦王九思曰：吕曰：肝主筋，又在脾下，故次之。◉李驷曰：肝主筋，又在脾下，如十二豆之重。凡诊肝脉，略重手按之。

⑧王九思曰：吕曰：肾主骨，其脉沉至骨，故曰肾也。◉李驷曰：肾主骨，其脉沉，要重下手，按至于骨，举起手指，脉来急疾，乃是肾脉也。◉徐大椿曰：血脉肌肉筋骨递沉而下，故脉之轻重以此为准。盖肺居最上，心次之，脾次之，肝又次之，肾居最下，至骨沉之至也。举指来疾，言其有力而急迫，即四难举指来实之义也。按《灵枢·九针篇》：肺主皮，心主脉，脾主肌，肝主筋，肾主骨，故其脉亦相合。此五脏本脉之象如此，倘有太过、不及，则病脉也。按：《伤寒论·平脉》地引此数语，称为《经》说，其所谓《经》，疑即《难经》。至《难经》之所本，则不知其何出也。

⑨王九思曰：丁曰：经言菽者，豆也。此是诊脉举按之法也。此篇当在《四难》之前，以等阴阳高下。虞曰：脉之轻重，经中所载甚详。若依经逐位寻之，义且浅矣。今举

一例为式。假令左手寸口如三菽得之，乃知肺气之至。如六菽之重得之，知本经之至。如九菽得之，知脾气之至。如十二菽得之，知肝气之至。按之至骨得之，知肾气之至。夫如是，乃知五脏之气，更相溉灌。六脉因兹亦有准绳，可以定吉凶，可以言疾病，余皆仿之，故曰轻重也。◉李驷曰：心肺在膈上，脏中之阳，阳浮于上，宜轻按之；肝肾在膈下，脏中之阴，阴沉于下，宜重按之。◉滑寿曰：肺最居上，主候皮毛，故其脉如三菽之重。心在肺下，主血脉，故其脉如六菽之重。脾在心下，主肌肉，故其脉如九菽之重。肝在脾下，主筋，故其脉如十二菽之重。肾在肝下，主骨，故其脉按之至骨，举指来实，肾不言菽，以类推之，当如十五菽之重。今按此法，以轻重言之，即浮中沉之意也。然于《灵》、《素》无所见，将古脉法而有所授受耶，抑越人自得之见耶。庐陵谢氏曰：此寸、关、尺所主脏腑，各有分位，而一部之中，脉又自有轻重，因举陵阳虞氏说云：假令左手寸口如三菽之重得之，乃知肺气之至。如六菽之重得之，知本经之至。余以类求之，夫如是，乃知五脏之气，更相溉灌，六脉因兹亦有准绳，可以定吉凶，言疾病矣。关、尺皆然。如十难中，十变脉例而消息之也。◉黄元御曰：肺主皮，心主脉，脾主肉，肝主筋，肾主骨，故其脉各见其部。菽，豆也。◉丁锦曰：此承上章言浮中沉之按法，候肺心脾肝肾之部也。◉叶霖曰：持脉，即按脉也。菽，豆之总名。肺位最高而主皮毛，故其脉如三菽之重。心在肺下主血脉，故其脉如六菽之重。脾在心下主肌肉，故其脉如九菽之重。肝在脾之下主筋，故其脉如十二菽之重。肾在肝下主骨，故其脉按之至骨，沉之至也。举指来疾，言其有力而急迫，即四难“举指来实”之义也。此五脏本脉如此。倘有太过不及，则病脉也。菽，豆之总名。诊脉轻重，何独取乎豆，且不言三菽四菽五菽，而必以三累加之？盖豆在荚，累累相连，与脉动指下相类。以此意推之，言三菽重者，非三菽加于一部之上，乃一指下如有一菽重也，通称三部，即三菽也。肺位高而主皮毛，故轻。六菽重者，三部各有二菽重也。心在肺下主血脉，故稍重。九菽重者，三部各有三菽重也。脾在心下主肌肉，故又稍重。十二菽重者，三部各有四菽重也。肝在脾下主筋，故较脾又加一菽重也。肾在肝下而主骨，故其脉按之至骨，沉之至也。而举之来疾者何也？夫脉之体血也，其动者气也，肾统水火，火入水中而化气，按之至骨，则脉气不能过于指下，微举其指，其来顿疾于前，此见肾气蒸动，勃不可遏，故曰肾部也。“举指”两字，最宜索玩，不可忽也。若去此两字，是按之至骨而来转疾，乃牢伏类矣。◉丹波元胤曰：〔吕〕菽者，豆也，言脉之轻重，如三豆之重，在皮毛之间。皮毛者，肺气所行也。言肺部也，心主血脉，次于肺，如六豆之重。肝主筋，又在脾下，故次之。肾主骨，其脉沉至骨，故曰肾也。按《脉经》注曰：菽者，小豆，言脉轻如三小豆之重。《吕氏》作大豆。据此，《集注》所引，误脱大字也。考《说文》曰：尗，豆也，象尗豆生之形也。《诗·采菽》郑玄注曰：菽，大豆也。又《闷宫》植穉菽麦，释文曰：菽，音叔，大豆也。《礼·檀弓》：啜叔饮水，释文曰：叔，或作菽，音同，大豆也，盖古人未以菽为小豆。《伤寒论》旧注亦曰：菽，小豆，误矣。此段借菽以称轻重者，特约略言之。谓医之以指按脉，在病者肤肉上，觉得其有轻重若此也。盖三部之上，各有一菽之重，故合三部，而称三菽。非一部之上若有三菽之重也，以三乘之，则若六菽之重者，三部各有二菽之重也，九菽之重者，三部各有三菽之重也，十二菽之重者，三部各有四菽之重也。按之至骨，则其深至矣。更不复言轻重矣，东奥服子温良亦尝有此说。先子每称其精核，虞庶谢缙孙并谓寸关尺，各有三菽之重，乃知肺气之至，余当以类推之。《本义》曰：肾不言菽，当如十五菽之重。（此说，本于《十六难》吕注）《经释》曰：浮而无力为轻，沉而有力为重，其说俱乖经旨。◉张山雷笺正：菽，大豆也，见《诗·采菽·郑笺》，及《闷宫》植稚菽麦释文，《礼记·檀弓》啜菽饮水释文，又《左·成十八年传》，不能辨菽麦注，又《公羊·定元年》经，冬十月賈霜杀菽注皆同，是古之通诂，若以为豆之总名，则《齐民要术》所引杨泉《物理论》一见之，要知豆类甚多，大小不一，即其轻重，相去甚远，《难经》欲以为辨别轻重之准，不当反以无定之说作注，洄溪之言非是。此节言诊脉时下指轻重之分，即所以辨别五脏之气，如三菽，则最轻以察浮部之脉，此属于肺气者，稍用力加重得之，则属于心气者，又递加重以按脾气、肝气、肾气，此即承上四难，心肺俱浮，肾肝俱沉，脾脉在中而言，于五脏高下之体合符，则脉气浮沉，自当如是。《难经》此条，确有至理，自吕氏注误认作脉形本体之轻重，而后之注家，大都依样葫芦，莫明其妙。《脉经》此节有附注，亦以脉体言，须知脉之本体，谁得辨识其轻重之何若，此其误认，亦何待言，若谓五脏脉气，应于指下，其力量亦当自有大小之殊，则按之至骨为肾者，将不可通矣，即以按之至骨一句为例，则上言三菽、六菽、九菽、十二菽之重，皆言以指按脉，用力分量之轻重，尤为明白了解。徐洄溪一语道破，直曰持脉即按脉也，最是直捷爽快，虽三菽、六菽、九菽、十二菽，亦不过借以标示指下用力之浅深，以求分察浮中沉三候之脉气，固当以意逆之，必不能手握权衡以较量其是否确准，但按指重轻，亦自有一定之程度耳，菽为大豆，荅为小豆，古自有至确之训诂，不可诬也。《伤寒论·平脉法》曰：经说脉有三菽、六菽之重者，何谓？曰：脉者，人以指按之，如三菽之重者，肺气也，如六菽之重者，心气也，如九菽之重者，脾气也，如十二菽之重者，肝气也，按之至骨者，肾气也。盖即本于《难经》，而曰以指按之，其为医者下指之轻重，尤为明了，则诸家之误，又得一确证，其曰肺气、心气、脾气、肝气、肾气，则可知指下所得之脉象，止以分识五脏之气，初非五脏本体见于寸口，今本《难经》直曰肺部、肾部，一似此即肺心等脏，未免太嫌直骤，不如平脉篇所引，较为圆相，而有意可味，知今本《难经》，固必有传写之失其真者，若洄溪又谓《难经》所本，不知何出，则此老意中必谓此是战国时越人手笔，终是《灵》《素》之附庸，则必当推究其源，出于何书，虽亦足以发怀古之遐思，然岂不知隋唐之世，固共称是书为《黄帝八十一难》，何尝与《素问》《九灵》《明堂》《针灸》等书，稍有歧视，盖同出周秦以上，实有不能指定其孰先孰后者，灵胎尚欲考其所自出，亦可谓许子之不惮烦矣。

六　难

6.1　六难曰：脉有阴盛阳虚，阳盛阴虚，何谓也①？然：浮之损小②，沉之实大③，故曰阴盛阳虚④；沉之损小⑤，浮之实大⑥，故曰阳盛阴虚⑦。是阴阳虚实之意也⑧。

①李驷曰：有阳脉盛实而阴脉虚损，有阴脉盛实而阳脉虚损，其说如何？◉徐大椿曰：此与上文脉有阴阳之法不同，上文言脉之属于阴属于阳，平脉也。此则言阴阳之脉，与阳分之，脉有太过、不及，病脉也。

②李驷曰：浮为阳脉，浮而损小，是阳脉之虚，阳脉是寸口，本浮而实，今轻手浮而得之，更损减而小，故曰阳虚不足。

③李驷曰：沉为阴脉，沉而实大，为阴脉之盛，阴脉是尺部，本沉而濡，重手按之，反更实大，是阴盛太过。

④李驷曰：故断之曰阴盛阳虚之脉。

⑤李驷曰：沉为阴脉，沉而损小，为阴脉虚，阴脉本沉，重手按之，更损至而小，是阴虚不足也。

⑥李驷曰：浮为阳脉，浮而实大，是阳脉之盛，阳脉本浮，轻手按之，更加实大，是阳盛太过也。

⑦李驷曰：故断之曰阳盛阴虚之脉。◉徐大椿曰：浮脉主阳，沉脉主阴，损小则气血衰，实大则气血盛。

⑧王九思曰：吕曰：阳脉是寸口，本浮而实。今轻手浮而得之，更损减而小，故曰阳虚。重手按之，沉，反更实大，沉者阴，故言阴实也。丁曰：阳脉本浮，轻手而按其脉，损至而小，此是阳虚不足也。阴脉本沉而濡，今重手而按之，损至而小，是阴不足也。阳脉本浮，更加实大，此是阳盛阴虚也。《素问》曰：诸浮者，肾不足也。虞曰：人之所禀者，阴阳也。阴阳平，权衡等，则无更虚更实之证。今言盛与虚，则为病之脉。《脉要精微论篇》曰：阴盛则梦涉大水恐惧；阳盛则梦大火燔灼；阴阳俱盛，则梦相杀毁伤。夫如是，可验阴阳虚实之意也。◉李驷曰：又总言阴阳虚实之意。◉滑寿曰：浮沉以下指轻重言，盛虚以阴阳盈亏言，轻手取之而见减小，重手取之而见实大，知其为阴盛阳虚也。重手取之而见损小，轻手取之而见实大，知其为阳盛阴虚也。大抵轻手取之阳之分，重手取之阴之分，不拘何部，率以是推之。◉黄元御曰：阴位于里，其脉沉，阳位于表，其脉浮。◉丁锦曰：此章亦承上章以浮中沉之按法，察阴阳虚盛之义也。损小实大者，虚脉盛脉之纲领也。学人自当会意而推广之。◉叶霖曰：浮沉者，下指轻重也。盛虚者，阴阳盈亏也。滑氏曰：轻手取之而见损小，重手取之而见实大，知其为阴盛阳虚也。重手取之而见损小，轻手取之而见实大，知其为阳盛阴虚也。大抵轻手取之阳之分，重手取之阴之分，不拘何部，率以是推之。前四难论阴阳平脉而及于病脉，此节专论阴阳虚实太过不及

之义，阴阳之法似同，而平病微甚各异，不可不察。徐氏谓上文属于阴，属于阳，平脉也。恐不尽然。◉滕万卿曰：按此篇与旧本《五十八难》第三节之文似同。而其义自别。彼所谓阳虚阴盛、阳盛阴虚，乃指伤寒表里之证。此则承上篇浮沉，以定阴阳虚实之诊法。读者勿以其偶同混读焉。◉丹波元胤曰：〔滑〕大抵轻手取之，阳之分，重手取之，阴之分，不拘何部，率以是推之。〔徐〕此与上文脉有阴阳之法不同，上文言脉之属于阴属于阳，平脉也，此则言阴分与阳分之脉，有太过不及也。◉张山雷笺正：此章阴阳，与四难前段之所谓阴阳同，但以浮沉分，不以寒热分，或大或小，其病明矣，徐以上文之阴阳为平脉，固亦以四难之前段言之，彼之心肺俱浮，肾肝俱沉，固是平脉而非病脉，此节有盛有虚，确是病脉，亦与四难后段之六脉，所谓各以其经所在，名病之逆顺者，洄溪之说，何常不是，澄之强与辨驳，大可不必。

七　　难

7.1　七难曰：经言少阳之至，乍大乍小、乍短乍长[1]；阳明之至，浮大而短[2]；太阳之至，洪大而长[3]；太阴之至，紧大而长[4]；少阴之至，紧细而微[5]；厥阴之至，沉短而敦[6]。此六者，是平脉耶[7]，将病脉也[8]？然：皆王脉也[9]。

其气以何月，各王几日[10]？然：冬至之后，得甲子少阳王[11]，复得甲子阳明王[12]，复得甲子太阳王[13]，复得甲子太阴王[14]，复得甲子少阴王[15]，复得甲子厥阴王[16]。王各六十日[17]，六六[18]三百六十日，以成一岁[19]。此三阳三阴之王时日大要也[20]。

①李驷曰：少阳王正月、二月，其气尚微小，故其脉进退无常，大小长短不定。

②李驷曰：阳明王三月、四月，其气始萌未盛，故脉来浮大而短。

③李驷曰：太阳王五月、六月，其气太盛，故其脉来，洪大而长。◉徐大椿曰：少阳，阳气尚微，虽阴未远，故其脉无定；阳明之阳已盛，然尚未极，故浮大而短；太阳之阳极盛，故洪大而长。至，言其气至而脉应也。

④李驷曰：太阴王七月、八月，承夏余阳，阴气未盛，故其脉来，紧大而长。

⑤李驷曰：少阴王九月、十月，阳气衰而阴气盛，故脉紧细而微。

⑥李驷曰：厥阴王十一月、十二月，阴气盛，故脉来沉短以敦。◉徐大椿曰：太阴，为阴之始，故有紧象而尚有长大之阳脉也；少阴之阴渐盛，故紧细而微；厥阴，阴之至，故沉短而敦，阴脉之极也。◉丁锦曰：敦，迫也，阳将动也。

⑦李驷曰：问此六脉，不知平和脉耶？

⑧李驷曰：问不知是病脉？◉徐大椿曰：平脉，本然之脉也；病脉，有过之脉也。按：所引经言，见《素问·至真要大论》。经云：厥阴之至，其脉弦；少阴之至，其脉钩；太阴之至，其脉沉；少阳之至，大而浮；阳明之至，短而涩；太阳之至，大而长。又《平人气象论》：太阳脉至，洪大而长；少阳脉至，乍数乍疏，乍短乍长；阳明脉至，浮大而短。与此大同小异。

⑨李驷曰：答：是王脉。◉滑寿曰：六者之王说见下文。◉徐大椿曰：王脉，得其时而气应，生王也。◉黄元御曰：经，《内经》。《素问·著至教论》：太阳脉至，洪大以长，少阳脉至，乍数乍疏，乍短乍长，阳明脉至，浮大而短（旧误在《平人气象论》）。王脉，脉之得令而气王也。◉叶霖曰：洪脉似浮而大兼有力，举按之则泛泛然满三部，状如水之洪流，波之涌起，脉来大而鼓也。紧脉带数如切绳，如转索，丹溪谓如纫线，譬如以二股三股纠合为绳，必旋绞而转，始得紧而成绳者是也。细脉如线极细，三候不断不散者是也。微脉似有似无，浮软如散，重按之欲绝者是也。上文言三阳三阴之旺脉，此言三阴三阳之旺时。至，言其气至而脉应之也。少阳之至，乍大乍小，乍短乍长者，以少阳阳气尚

微，离阴未远，故其脉无定也。阳明之至，浮大而短者，阳明阳气已盛，然尚未极，故浮大而短也。太阳之至，洪大而长者，太阳之阳极盛，故洪大而长也。太阴之至，紧大而长者，太阴为阴之始，故有紧象，而尚有长太阳脉也。少阴之至，紧细而微者，少阴之阴渐盛，故紧细而微也。厥阴之至，沉短而敦者，敦，沉重貌，以厥阴阴之至，故沉短而敦，阴脉之极也。此六者非本然之平脉，亦非有过之病脉，乃六气应时而至之旺脉也。首称经言，即《素问·平人气象论》太阳脉至，洪大以长，少阳脉至，乍数乍疏，乍短乍长，阳明脉至，浮大而短之义，引申而言之也。

⑩李驷曰：问三阴三阳之气，不知何月分，各王几日？◉徐大椿曰：自古历元皆起于冬至，其日必以甲子。然岁周三百六十五日四分，日之一则日有零余，每岁递差，至日不必皆当甲子。此云冬至后得甲子者，乃指至日之当甲子者言也。至日，当甲子至立春后十五日，历一甲木气始盛，故曰少阳王也，若至日不当甲子，少阳之王，大概以六十日，不复以甲子为限。

⑪李驷曰：天以六六之节以成一岁。自冬至之后得甲子，是来年初之气，其甲子或在小寒之初，或在大寒之后，所以少阳之气未出阴分，故脉乍大、小、短、长。◉丁锦曰：十一月甲子至正月。

⑫李驷曰：为二之气，其候始暄，其气未盛，故脉来浮大而短。◉丁锦曰：正月甲子至三月。

⑬李驷曰：为三之气，盛阳之分，故脉来洪大而长。◉丁锦曰：三月甲子至五月

⑭李驷曰：为四之气，暑湿之分，秋气始生，乘夏余阳，故脉来紧大而长。◉丁锦曰：五月甲子至七月。

⑮李驷曰：为五之气，清切之分，故其脉紧细而微。◉丁锦曰：七月甲子至九月

⑯李驷曰：为终之气，盛阴之分，水凝沍如石，故脉沉短以敦。◉徐大椿曰：少阳之阳尚微，阳明则阳已盛，太阳则阳极盛。极则阴生，而太阴用事。太阴之阴尚微，少阴则阴已盛，厥阴则阴极盛。极则阳生，如是无已。◉丁锦曰：九月甲子至十一月

⑰李驷曰：三阴三阳各王六十日。

⑱李驷曰：六个六十日。

⑲李驷曰：一岁之内，计三百六十日，定四时之岁。

⑳吕曰：少阳王正月、二月，其气尚微少，故其脉来进退无常。阳明王三月、四月，其气始萌未盛，故其脉来浮大而短也。太阳王五月、六月，其气太盛，故其脉来洪大而长。太阴王七月、八月，乘夏余阳，阴气未盛，故其脉来紧大而长。少阴王九月、十月，阳气衰而阴气盛，故其脉来紧细而微也。厥阴王十一月、十二月，阴气盛极，故言厥阴，其脉来沉短以敦。敦者，沉重也。四时经一阴一阳八王，此《难经》三阳在前，三阴在后，其王所以不同者，其移各异也。《难经》谓从正月至六月，春夏半岁，浮阳用事，故言三阳王在前；从七月至十二月，秋冬半岁，沉阴用事，故言三阴在后，谓四时阴阳夫妇之王也。丁曰：夫三阴三阳之气王，随六甲以言之。此法是按黄帝《六节藏象论篇》云：天以六六之节成一岁，其自冬至之后，得甲子，即是年初之气分也，其甲子或在小寒之初，或在大寒之后。所以少阳之气，未出阴分，故其脉乍大、乍小、乍短、乍长也。复得甲子，阳明王，其阳明之至，浮大而短，为二之气。其后始暄，其气未盛，是故阳明之至，浮大而短。太阳之至，洪大而长，复得甲子，为三之气。盛阳之分，故太阳之至，洪

大而长也。太阴之至，紧大而长，复得甲子，为四之气。暑湿之分，秋气始生，乘夏余阳，故太阴之至，紧大而长也。少阴之至，紧细而微，复得甲子，为五之气。清切之分，故少阴之至，紧细而微也。厥阴之至，沉短而敦，复得甲子，为终之气。盛阴之分，水凝而如石，故厥阴之至，沉短而敦也。此三阴三阳之脉王，随六甲之日数，故有此六脉之状，是谓平脉也。◉李駉曰：总言三阴三阳随六甲之时日盛旺大要诀也。◉滑寿曰：上文言三阳三阴之王脉，此言三阳三阴之王时，当其时则见其脉也。历家之说，以上古十一月甲子，合朔冬至为历元，盖取夫气朔之分齐也。然天度之运，与日月之行，迟速不一，岁各有差，越人所谓冬至之后得甲子，亦以此欤。是故气朔之不齐，节候之早晚，不能常也。故丁氏注谓冬至之后得甲子，或在小寒之初，或在大寒之后，少阳之至始于此，余经各以次继之。纪氏亦谓自冬至之日，一阳始生，于冬至之后得甲子，少阳脉王也。若原其本始，以十一月甲子合朔冬至常例推之，则少阳之王，便当从此日始，至正月中，余经各以次继之。少阳之至，阳气尚微，故其脉乍大乍小，乍短乍长。阳明之至，犹有阴也，故其脉浮大而短。太阳之至，阳盛而极也，故其脉洪大而长，阳盛极则变而之阴矣。故夏至后为三阴用事之始，而太阴之至，阴气尚微，故其脉紧大而长。少阴之至，阴渐盛也，故其脉紧细而微。厥阴之至，阴盛而极也，故其脉沉短而敦，阴盛极则变而之阳，仍三阳用事之元始也。此则三阳三阴之王脉，所以周六甲而循四时，率皆从微以至乎著，自渐而趋于极，各有其序也。袁氏曰：春温而夏暑，秋凉而冬寒，故人六经之脉，亦随四时阴阳消长迭运而至也。刘温舒曰：《至真要论》云：厥阴之至，其脉弦；少阴之至，其脉钩；太阴之至，其脉沉；少阳之至，大而浮；阳明之至，短而涩；太阳之至，大而长。亦随天地之气卷舒也，如春弦、夏洪、秋毛、冬石之类，则五运六气，四时亦皆应之，而见于脉尔。若《平人气象论》：太阳脉至，洪大而长；少阳脉至，乍数乍疏，乍短乍长；阳明脉至，浮大而短。《难经》引之以论三阴三阳之脉者，以阴阳始生之浅深而言也。篇首称经言二字，考之《枢》《素》无所见，《平人气象论》虽略有其说而不详，岂越人之时，别有所谓上古文字耶？将《内经》有之而后世脱简耶？是不可知也。后凡言经言而无所考者，义皆仿此。◉徐大椿曰：时，指月言；日，指日数言。以终上文何月几日之问。◉黄元御曰：一岁三百六十日，六气分王，各六十日。冬至子半阳生，始得甲子，三阳当令，夏至午半阴生，始得甲子，三阴司气。日六竟而周甲，甲六复而终岁（《素问·六节藏象论》语）。六气分王六甲，而终一岁，一定之数也。◉丁锦曰：此章详言六气之旺脉，然三阳三阴经之旺脉，亦可以此类推。◉叶霖曰：古历以十一月甲子合朔冬至为历元。然岁周三百六十五日四分日之一，则日有零余，岁各有差。越人申《素问·六节藏象论》之义，以六六之节成一岁。其自冬至之后得甲子，即是来年初之气分，为岁差之活法也。其甲子或在小寒之初，或在大寒之初，以应乎少阳之气，少阳之阳，其阳尚微，复得甲子，应乎阳明，阳明则阳已盛，复得甲子，应乎太阳，太阳则阳极盛，阳极则阴生，而太阴用事，故复得甲子，应乎太阴，太阴之阴气尚微，复得甲子，应乎少阴，少阴之阴已盛，复得甲子，应乎厥阴，厥阴则阴极盛，阴盛则阳生，如是无已。此三阴三阳之旺脉，随六甲之日数者如此。按《归藏》商易，取用乎坤，而以十二辟卦，候一岁十二月消息，亦即乾坤二卦六爻之旁解也。盖乾之六阳，自十一月建子，冬至一阳始生，为地雷复卦，即乾之初九爻。十二月建丑，二阳生，为地泽临卦，即乾九二爻。正月建寅，三阳生，为地天泰卦，即乾九三爻。二月建卯，四阳生，为雷天大壮卦，即乾九四爻。三月建辰，五阳生，为泽天夬卦，即乾九五爻。至四月建巳，六阳充足，而为乾为天，即乾之上九爻。此一年之乾卦也。五月建午，夏至一阴生，为天风姤卦，即坤之初六爻。六月建未，二阴生，为天山遁卦，即坤六二爻。七月建申，三阴生，为天地否卦，即坤六三爻。八月建酉，四阴生，为风地观卦，即坤六四爻。九月建戌，五阴生，为山地剥卦，即坤六五爻。至十月建亥，六阴纯静，而为坤为地，即坤之上六爻。此一年之坤卦也。夫坤为万物之母，而能生物，然坤本纯阴，必待乾与之交，而得其阳，然后始能生万物也。十二支次序，世人皆以子为首，因坤临十月亥，坤为纯阴之卦，阴极则阳生，故十一月冬至，一阳升于地上，为地雷复也。不知造化端倪，实不在子而在午。盖天地交而万物生，是乾坤交姤之初，即为万物造端之始。然交必阳体充足，而后能交，乾之六阳，乃充足于四月之巳，次为午，故乾至五月建午，始与坤交，是则乾足于巳而动于午，巳午皆火，故伏羲卦乾居正南。乾之外体属火，乾中含蓄阴精属金，故五行家言庚金长生在巳。所谓长生者，乃指其生之之原而言也。乾之初动于午，每年五月夏至之时，乾上九之一阳，巳升至天顶极高，不得不转而向下，向下即感动坤阴之气，上升而交，故天地三交，五月建午为第一交，六月未为第二交，七月申为第三交，所谓坤三索于乾也。乾坤交而谓之索者，以坤本纯阴，必索于乾而后有阳，始能生化也。乾阳入坤而化为气，气升为云为雨。盖十二辟卦，乾位，巳火也；坤位，亥水也。乾与坤交，火入水中而化为气，以水为质，火为性也。人与天地参，试以一碗，人张口气呵之则生水，故知气之形属水，而其所以能升腾行动者则火也。《爻辞》曰：见群龙无首吉，言气升能为云雨，故喻为龙，而乾与坤三交，则乾上四五之三爻尽入于坤，而乾上爻巳火之首，早入亥水之中，为育生胚胎之兆，故龙之无首吉也。此节言三阳三阴之六气，与《素问·六微旨》诸论主气客气者有间。越人谓冬至复得甲子者，以冬至为地雷复，一阳始生之初，应少阳甲木春升之气，而甲子为干支之首，六气莫不由之变更，故用以察一岁阴阳之气也。◉滕万卿曰：按：平、病、死三脉外，别有王脉。盖王之为义，在天地，则自冬至一阳来复后，每得一甲子，六十日，阳气始动，以序升浮，至于纯阳建巳月而极矣；自夏至一阴始，亦每六十日，阴气主事，以次降沉，至于纯阴建亥月而极矣。在人经脉，冬至后六十日，少阳王气至，以次逮乎阳明太阳，自里出表，气之升而浮也。夏至后六十日，太阴王气至，以次迁于少阴厥阴，自外之内，气之降而沉也，盖自冬至每六十日，以次推之，则一岁中王凡六变，似合六气营运之道。然六气者，以厥阴为先，大寒节为始，则其义亦异，因审考之。从少阳至于太阳，则一阳动于地下，而六阳偏于上之象。从太阴至于厥阴，则一阴见于上，而六阴极于下之象。故阳脉之王，乃始于少阳，而终于太阳；阴脉之王，则从太阴而至厥阴者，可以见已。滑注泥后得二字，为甲子为冬至以后甲子之日，殊不知此六甲之义，而统言六十日，古言为然。◉丹波元胤曰：〔吕〕少阳王正月二月，其气尚微少，故其脉来进退无常，阳明王三月四月，其气始萌未盛，故其脉来浮大而短也，太阳王五月六月，其气大盛，故其脉来洪大而长，太阴王七月八月，乘夏余阳，阴气未盛，故其脉来紧大而长，少阴王九月十月，阳气衰而阴气盛，故其脉来紧细而微也，厥阴王十一月十二月，阴气盛极，故言厥阴，其脉来沉短以敦。敦者，沉重也。〔丁〕夫三阴三阳之气王，随六甲以言之，此法，按黄帝《六节藏象论》曰：天以六六之节成一岁，其自冬至之后，或在小寒之初，或在大寒之后。〔滑〕上文言三阳三阴之王脉，此言三阳三阴之王时，当其时则见其脉也，历家之说，以上古十一月甲子合朔冬至为历元，盖取夫气朔之分齐也，然天度之运，与日月之行，迟速不一，岁各有差，越人所谓冬至之后得甲子，亦以此欤，首称“经言”二字，考之《枢》《素》无所见，《平人气象论》，太阳至，洪大而长；少阳至，乍数乍疏乍短乍长；阳明至，浮大而短，则虽略其说而不详，岂越人之时，别有所谓上古文字耶，将《内经》有之，而后世文脱耶，不可知也，后凡言经言，无所考者，义皆仿此。按《脉经》曰：洪脉，极大在指下；微脉，极细而软，或欲绝，若有若无；细脉，小大于微，常有但细耳。◉张山雷笺正：此又以一年四季分为六节，就时令之阴阳盛衰，而言脉象应时之盈缩。所谓三阳三阴者，本与十二经络之太少阴阳，各不相涉，春初气候，由阴而出于阳，其阳气尚在萌芽之时，故曰少阳，于脉应之，亦未畅茂条达，则为乍大乍小，乍短乍长，正合一阳初生，犹未充畅之景象，迨复得甲子，则阳渐盛矣，故曰阳明，于脉应之，亦必渐以发扬，则为浮为大，然春季夏初，阳虽盛而犹未造其极，故浮大之中，尚形其短，迨复得甲子，则阳极盛矣，故曰太阳，于脉应之，则洪大而长，是阳气最旺之脉象也，然长夏之令，阳极盛而阴已生，夏末秋初，则由阳而入于阴，阴犹未盛，故曰少阴，于脉应之，洪者渐敛，故有紧束之象，然秋阳犹旺，故虽紧而仍大以长，迨复得甲子，则阴渐盛矣，故曰太阴，于脉应之，亦必渐以收藏，则为紧细而微，迨复得甲子，则阴极盛矣，故曰厥阴，厥阴者，阴之尽，于脉应之，则沉短以敦厚，是至阴深藏之脉象也，所谓“经言”者，盖当时必有所本，以今《素问》考之，则《至真要大论》三阳三阴俱备，其三阳次序，先少阳而阳明而太阳，犹为未误，然少阳为阳之初，而彼则曰少阳之至大而浮，已非初春少阳应有之脉象，其三阴则惟彼条太阴之至其脉沉，犹为近是，而次序则先厥阴，次少阴，盖浅者妄以厥阴风木、少阴君火之次序改之，而又曰厥阴之至其脉弦，少阴之至其脉钩，全非时令中厥少二阴之脉义，则浅者仍以足厥阴肝、手少阴心之脉象妄改，必非古书本色，此以意逆之，而所以致讹之由，尚皆隐隐然可以推测，乃各注家徒知望文生义，如涂涂附，愈说而愈不可通，良由目光甚短，不能参考诸书，以互为订证之咎也，又《平人气象论》，亦曰太阳脉至，洪大而长，少阳脉至，乍数乍疏，乍短乍长，阳明脉至，浮大而短，当即《难经》此章所自出，确是最古之本，但次序亦太少互讹，且止有三阳，无三阴，不如《难经》此节之完备，则传写者之脱佚，宋校《素问》谓有阙文者是矣。

八　　难

8.1　八难曰：寸口脉平而死者，何谓也[①]？然诸十二经脉者[②]，皆系于生气之原[③]。所谓生气之原者，谓十二经之根本也[④]，谓肾间动气也[⑤]。此五脏六腑之本，十二经脉之根[⑥]，呼吸之门[⑦]，三焦之原[⑧]。一名守邪之神[⑨]。故气者，人之根本也[⑩]，根绝则茎叶枯矣[⑪]。寸口脉平而死者，生气独绝于内也[⑫]。

①李驷曰：寸口脉平匀，而人却死绝，如何？◉徐大椿曰：平，谓脉不病也。

②李驷曰：注见《一难》。

③李驷曰：十二经皆关系于肾，肾者，发生脉气根原。

④李驷曰：肾者生气之原，为十二经脉之根本也。

⑤李驷曰：两肾之间动气，乃人所受父母之原气。又气冲之脉起于两肾之间。◉徐大椿曰：十二经见上。系，连属也。十二经之气，皆从此出，故谓之根本。肾间，两肾之中间也。动气，气所开阖出入之处，即所谓命门也，其说详《三十六难》中。

⑥李驷曰：五脏六腑分为十二经，实以肾为根本。

⑦李驷曰：肾挟任脉上至喉咽，通喘息为呼吸之门。

⑧李驷曰：人之三焦，法天地三原之气，以肾为本原。◉滕万卿曰：玄之又玄，众妙之门。

⑨李驷曰：左为肾，右为命门。有神守于命门，不令邪入志室，邪入志室，人则死矣。志室，穴名。◉徐大椿曰：吸入肾与肝，故为呼吸之门，即所谓动气是也。三焦与肾同候，而肾属下焦，故曰三焦之原，谓三焦所从出也。守邪，未详，或谓元气既足，则邪不能伤，故曰守邪，未知是否。◉滕万卿曰：此一句疑后人所加。

⑩李驷曰：肾间动气，乃生人性命根本。

⑪李驷曰：手三阴三阳为枝，足三阴三阳为根。尺部为人之根本，寸口为人之茎叶，木根绝则木死，人肾绝则人死。◉徐大椿曰：气，即原气也。原气在人犹草木之有根本，若草木根绝，则茎叶枯落。人之原气亦犹是也。

⑫王九思曰：吕曰：寸口脉平而死者，非应四时脉，其脉状若平和也。又曰：十二经皆系于生气之原，所谓生气之原者，为十二经本原也。夫气冲之脉者，起于两肾之间，主气，故言肾间动气挟任脉上至喉咽，通喘息，故云呼吸之门，上系手三阴三阳为支，下系足三阴三阳为根，故圣人引树以设喻也。其三焦之原者，是三焦之腑，宣行荣卫，邪不妄入，故曰守邪之神也。人以尺脉为根本，寸脉为茎叶，寸脉虽平，尺脉绝，上部有脉，下部无脉者，死也。杨曰：寸口脉平者，应四时也。所云死者，尺中无脉也。尺脉者，人之根本。根本既绝，则茎叶枯焉。然则以尺脉为根本，寸脉为茎叶，故引树以为譬也。丁曰：肾间动气者，谓左为肾，右为命门。命门者，精神之所舍，元气之所系也。一名守邪之神者，以命门之神固守，邪气不得妄入，入则死矣。此肾气先绝于内，其人不病，病即

死矣。虞曰：经言十二经，皆系于生气之原，谓肾间动气也，何以言之？谓两肾之间动气者，乃人之所受父母之原气也。肾者，北方子之正位。故圣人云：元气起于子。子者，坎之方位。坎者，即父母之元气也。谓乾为天为父，坤为地为母，今坎之初六，六三，乃坤之初六，六三也；坎之九二，乾之九二也。谓乾坤交于六三，九二而成坎卦。坎主子位，所以元气起于子也。肾者，水也。《黄庭经》云：是水之精，坎之气。今言两肾之间，即人之原气也。术士云：肾间曰丹田，亦曰隐海，中有神龟，呼吸原气，故曰呼吸之门也。人之三焦，法天地三元之气，故曰三焦之原，十二经脉凭此而生，乃曰十二经之根也。今寸口传受谷气，其脉但平和，奈人之生气之原，已绝于两肾之间，则十二经无所相根据，虽寸脉平和，人当死矣，所以喻木之无根本也。肾者，足少阴之经也，左为肾，右曰命门，命门有穴，在背十四椎节下，又有志室二穴，在十四椎节下两旁各三寸，有神守于命门，不令邪入志室，邪入志室，人则死矣。◉李驷曰：肾间动气常隐于内，今寸口传受谷气，虽脉平和，奈人之生气已绝于两肾之间，则十二经无相依据，任寸脉平亦死矣。◉滑寿曰：肾间动气，人所得于天以生之气也。肾为壬水，位乎坎，北方卦也，乃天一之数，而火木金土之先也。所以为生气之原，诸经之根本，又为守邪之神也，原气盛则邪不能侵，原气绝则死，如本根绝而茎叶枯矣，故寸口脉平而死者，以生气独绝于内也，此篇与第一难之说，义若相悖，然各有所指也。《一难》以寸口决死生者，谓寸口为脉之大会，而谷气之变见也。此篇以原气言也，人之原气盛则生，原气绝则寸口脉虽平犹死也，原气言其体，谷气言其用也。◉徐大椿曰：言内之生气已绝，则虽其外之脉甚平，而终不免于死也。◉黄元御曰：气根于水，肾间动气，是谓人身生气之原，五脏六腑之本，十二经脉之根，呼吸之门，三焦之原，一名守邪之神。此气者，人之根本，譬之树木，根绝则茎叶枯矣。寸口脉平而人死者，水中生气独绝于内也（守邪之神，保固真气，捍御外邪也）。◉丁锦曰：此章首明命门三焦一气同原之义，所谓生气之原者，即两肾中间命门原也，呼出气起于此，吸入气纳于此，故十二经脉之气，皆系于此，所以为五脏六腑之本，十二经之根，呼吸之门，三焦之原也，人有此原气，邪气不能伤其身，守于内，而充于外，故曰守邪之神，若此气绝，犹草木之根绝，茎叶即枯，虽寸口脉平，必死，若此气未绝，虽寸口脉无，亦不死也，是即《十四难》之上部无脉，下部有脉，虽困无能为害也。◉叶霖曰：寸口脉平而死者，非谓谷气变见于寸口，以决死生，乃言脉之体，肾间动气，为生气之原。即《素问·阴阳离合论》曰"太冲之地，名曰少阴"者是也。太冲者，肾脉与冲脉合而盛大，故曰太冲。夫肾间则冲脉所出之地，外当乎关元之分，而三焦气化之原，十二经之气，皆系于此，故曰根本也，挟任脉上至咽喉，以通呼吸，故曰呼吸之门。上系手三阴三阳为支，下系足三阴三阳为根，故越人引树以设喻也，是气也，为十二经之原，三焦之腑，主宣行营卫者也，又为精神所舍，元气之所系也。一名守邪之神者，以命门之神固守，邪气不得妄入，入则死，若肾气先绝于内，其人不病，病即危矣。按：肾间动气，为十二经生气之原，统辖营卫者也。盖人身气血之升降，必由呼吸以循环，吸入天之阳，呼出地之阴。心主君火，吸入之气，乃天阳也，亦属火。其气由鼻入肺历心，引心火从心系循督脉入肾，又从肾系以达下焦胞室，挟膀胱至下口。其吸入天之阳气，合心火蒸动膀胱之水，化而为气，循冲任而上，过膈入肺，而还出于口鼻，上出之气，在口舌脏腑之中，则为津液，由诸气街外出于皮毛，以薰肤润肌则为汗，此火入水中化气之理，即乾坤相交三索之义，故曰人与天地参也。◉滕万卿曰：按前此诸论，皆承第一、二难等义，取手太阴鱼际，却行一寸九分之脉位，以决病之死生。《内经》所谓饮食入胃，其精微气变见于气口，是也。然则前诸篇皆主胃气言，而此所问难，殊异乎彼。盖胚胎之始，天真之气，自然寓于肾间命门之宫，是谓生气之原。即资始资生之妙，由是而兆，亦不期然而然者，岂唯人耳？万类皆然。方其生来待乳哺水谷之养，以成脏腑经络四肢百骸之全者，皆以此气之为基故尔。所谓呼吸之门，三焦之原是也。夫寸口脉既谓决脏腑之死生，则此外复何求。然今其脉平而死者何？辟诸草木之在水瓶中，花叶虽青，其根既断，则宁有一时之荣，遂乃萎尔失其本色，可刮目待已。或曰，实如此篇，则与前数者，其论相反，扁鹊之言，无乃矛盾邪？且《内经》云：得谷则昌，失谷则亡，而今谷入于胃，脉道以通，然其人即死者何？曰：寸口决死生，固其所也。然又有不关寸口者，若夫暴疾卒倒无论已，虽其长病久患，先脉而可前知者，此一诊已，扁鹊特论诊脉之外，别有命门动气之候，此乃望而知之之最者，而其候诸家纷纭，无有底止，或以为尺中脉，或以为踝后少阴，又或以为脐下丹田。果其言之是乎？则尺既属寸口中，少阴即是十二经之一，至于寸口脉平而死，及十二经之根等语穷矣，且肾病脐下有动气，按之牢若痛，所谓邪与生气之动，于彼丹田，何以择之？可谓皆取其臆者。予尝以其所闻，考诸《内经》，并取其说，别记藏之，顾其命门，《灵枢》唯谓目也，他无所议。而《难经》数言之，以予考之，《内经》中所谓耗散其真，真气从之等语，即此是物。何以言之？则以精神之外，别有指真者。故尔具载外记，并不复赘。本篇旧在第八难，然介诸寸口脉论中，失其序次，故移置此。◉丹波元胤曰：〔吕〕寸口脉平而死者，非应四时脉，具脉状若平和也。又曰：十二经，皆系于生气之原。所谓生气之原者，为十二经本原也。夫气冲之脉者，起于两肾之间，主气，故言肾间动气挟任脉，上至喉咽，通喘息，故云呼吸之门。上系手三阴三阳，为支，下系足三阴三阳，为根，故圣人引树以设喻也。其生气之原者，是三焦之腑，宣行荣卫，邪不妄入，故曰守邪之神也。〔徐〕系，连属也，三焦与肾同候，而肾属下焦，故曰三焦之原，谓所从出也。〔滑〕此篇与第一难，义若相悖，然各有所指也。《一难》以寸口决死生者，谓寸口为脉之大会，而谷气之变见也。此篇以原气言也，人之原气盛则生，绝则寸口脉虽平犹死也。按：肾间动气，《补注》、《经释》为命门之气，《本义》为人所得以生之气，不若吕往之长矣。吕氏去古不远，必有师受，且考之经文，其言凿凿可据矣。夫肾间，则冲脉所出之地。外当乎关元之分，而三焦气化之所原也。其所称动气者何？静者为阴，动者为阳，动气，则阳气之谓也。《素问·阴阳离合论》曰：太冲之地，名曰少阴。《次注》：太冲者，肾脉与冲脉，合而盛大，故曰太冲。又《举痛论》曰：冲脉起于关元，随腹直上，寒气客则脉不通，脉不通则气因之，故喘动应手矣。又《骨空论》曰：冲脉者，起于气冲，并少阴之经，侠脐上行。《灵枢·海论》曰：冲脉者，为十二经之海。《逆顺肥瘦篇》曰：冲脉者，五脏六腑之海也，五脏六腑皆禀焉，其下者，注少阴之大络，出于气街。《动输篇》曰：冲脉者，十二经之海也，与少阴之络起于肾。《百病始生篇》曰：虚邪之中人也，其著于伏冲之脉者，揣之应手而动，是则冲脉所出之地，在于两肾之间，实为十二经脉之根本也。《六十六难》曰：脐下肾间动气者，人之生命也，十二经之根本也，故名曰原。三焦者，原气之别使也，主通行三气，经历于五脏六腑。原者，三焦之尊号也。是则与此段之义，互相发挥。可见动气者，冲脉所主之气，真元之阳，三焦气化之原，而生命系焉。杨玄操曰：肾间动气，则丹田也，道士思神，比丘坐禅，皆行心气于脐下者，良为此也。是说亦为有理。荀悦申鉴曰：邻脐二寸，谓之关。

关者，所以关脏呼吸之气，以禀授四气也，故气长者以关息气。是与此段所谓呼吸之门，其义相符。篇首所谓寸口者，该三部而言，非上部有脉，下部无脉之谓。吕杨注不免迂拘。◉张山雷笺正：此章注重肾间动气，盖以先天之本，即是后天阳气之根基。斯为吾身生命之窟宅，元气既败，自无生理。然果是本实先拨，寸口脉未有不变者。竟谓寸口脉平而死，终是言之太过。吕氏，杨氏竟以寸口认为寸部，而添出尺中无脉一层，虽似可为本经护法，究竟此节本文，语气并不如是，洄溪谓有语病，确乎不易，周澄之专以排击徐氏，而所说二义，俱是遁辞，未必遂能为本章解嘲。盖猝病之脏气暴绝，而未及变见于气口者，是为猝然之闭证。譬犹堕溺，不可为期，岂得谓之根绝而茎枯，若果脏气隐隐欲绝，则寸口安有不败之理。乃曰脏气隐已向绝，故曲其辞，而嗫嚅以出之，陋矣。三焦本合上中下三者言之，然下焦乃根本之处，故曰三焦之原。徐谓三焦与肾同候，虽《脉经》右尺条中有此一句，然是浅人窜入，叔和固以三焦分隶三部者，洄溪尚是误读《脉经》。

九　难

9.1　九难曰：何以别知脏腑之病耶①？然：数者腑也②，迟者脏也③。数则为热④，迟则为寒⑤。诸阳为热⑥，诸阴为寒⑦，故以别知脏腑之病也⑧。

①王九思曰：吕曰：病者阳，故其脉数；脏者阴，故其脉来迟。杨曰：阳脉行疾，故病乃数；阴脉行迟，故病乃迟。此直云病在脏腑，不显其名，则病莫知准的，若数而弦者，病在胆，迟而弦者，病在肝，除脏腑，悉依本状，而迟数皆仿此也。虞曰：阳气乱则数，阴气虚则迟，则知脏腑有寒热之证也。丁曰：脉者，计于漏刻，其春秋二分，昼夜五十刻，则阴阳俱等，故得平和。冬夏二至，昼夜不等。夏至之前，昼六十刻，故六至为数，故数则为热；冬至之前，夜加六十刻，故阴多阳少，是为寒。夫阴阳漏刻可定，人自有损益，故迟数有加。所以《经》云：诸阳为热，诸阴为寒。◉李驷曰：五脏六腑疾病，何以辨别知之？

②李驷曰：凡见数脉，是六腑受病者也。

③王九思曰：杨曰：去来急促，一息过五至，名数也；呼吸三至，去来极迟，故曰迟也。◉李驷曰：凡见迟脉，是五脏受病也。◉徐大椿曰：腑属阳，脏属阴故也。

④李驷曰：数是阳脉，主有热证。

⑤李驷曰：迟是阴脉，主有寒证。◉徐大椿曰：此二句释所以迟数之义。

⑥李驷曰：阳气乱则脉数，故诸阳皆为热。

⑦李驷曰：阴气虚则脉迟，故诸阴皆为寒。◉徐大椿曰：此二句又释所以数属腑，迟属脏之义，诸阴诸阳又推言之也。

⑧李驷曰：因数、迟之脉，可得辨别脏腑之疾病。◉滑寿曰：凡人之脉，一呼一吸为一息，一息之间，脉四至，闰以太息，脉五至，命曰平人。平人者，不病之脉也。其有增减，则为病焉。故一息三至曰迟，不足之脉也；一息六至曰数，太过之脉也。脏为阴，腑为阳。脉数者属腑，为阳为热，脉迟者属脏，为阴为寒。不特是也，诸阳脉皆为热，诸阴脉皆为寒，脏腑之病，由是别之。◉徐大椿曰：按：以迟数别脏腑，亦未尽然，盖腑病亦有迟，而脏病亦有数者，但言其所属阴阳，大概则可耳，然终有语病。◉黄元御曰：腑脉数，脏脉迟，数为热，迟为寒。◉丁锦曰：此章专重分别脏腑之病，言数脉腑也，迟脉脏也。数则腑病为热，迟则脏病为寒，诸阳皆属于腑为热，诸阴皆属于脏为寒，以此分别脏腑之病，无遗也。后人议数则为热句，似有未妥，每见阳虚之病，脉亦急数，投桂附而即平，殊不知数则为热，数字即腑字也，迟则为寒，迟字即脏字也，甚矣，读古人书未经苦心体会，岂可轻议哉。此章但言脏腑不同，不言病与虚实，故下章申明脉病诊虚实之义。◉叶霖曰：此分别脏腑之病也。人一呼一吸为一息，脉亦应之。一息之间脉四至，闰以太息脉五至，命曰平人。平人者，不病之脉也。其有增减，则为病矣，一息三至曰迟，不及之脉也；一息六至曰数，太过之脉也。脏为阴，腑为阳，脉数者属腑，为阳为热，脉迟者属脏，为阴为寒，又推言所以数属腑，迟属脏之义，故曰诸阳为热，诸阴为寒也。然此但

言其阴阳大概耳，未可泥也。按：腑病亦有迟脉，脏病亦有数脉，以迟数别脏腑，固不可执，而以迟数分寒热，亦有未尽然者。夫迟为阴脉，医者一呼一吸，病者脉来三至，去来极慢者是也。迟脉为病，皆因内伤生冷寒凉之物，外涉水冰阴寒之气，多中于脏，或中于腑，或入于腠理，以致气血稽迟不行，故主阳气虚，气血凝滞，为阴盛阳衰之候。观其迟之微甚，而识寒之浅深，此道其常也。若迟而有力，更兼涩滞，举按皆然者，乃热邪壅结，隧道不利，失其常度，故脉反呈迟象。然未可造次，必验之于证。如胸脘饱闷，便秘溺赤，方是主热之迟脉也。若景岳所云伤寒初解，遗热未清，经脉未充，胃气未复，脉必迟滑，或见迟缓。河间云：热盛自汗，吐利过极，则气液虚损，脉亦迟而不能数，此又营气不足，复为热伤，不能运动热邪，反为所阻，失其转输之机，故缓慢而行迟也。再，迟而不流利为涩，迟而歇止为结，迟濡浮大且缓为虚，似是而非，尤当辨认也。数脉为阳，医者一呼一吸，病者脉来六七至者是也。数脉主热，为病进，为阴不胜阳，故脉来太过也。然亦主寒者，若脉来浮数，大而无力，按之豁然而空，微细欲绝，此阴盛于下，逼阳于上，虚阳浮露于外，而作身热面赤戴阳，故脉数软大无神也。丹溪云：脉数盛大，按之涩而外有热证，名中寒，乃寒流血脉，外证热而脉即数，亦此义也。越人只言其常，而未言其变，经文简奥，如此等概略之言甚多，学者当细心领会，不可刻舟求剑也。◉滕万卿曰：按此难举数迟二脉，以别脏腑之病。前篇既揭浮沉二脉，分发四脏，此篇即标数迟以决脏腑寒热者，以浮沉虚实四字，蒙此二脉。引申以求其义，则此难秘旨，自然明矣。所谓数者腑，迟者脏；数则为热，迟则为寒四句，滑注无明解。诸家纷纷，犹未决者，盖不深味之耳，何者？数未必得为腑病，迟未必得为脏病。盖有热则腑脏脉皆数，有寒则脏腑脉皆迟，故下文云：数则为热，迟则为寒。由之观之，浮数则表热，沉数则里热，虚数是阴虚内热，实数是阳实发热。迟脉亦各有浮沉虚实四变，脏寒腑寒，俱皆见焉。或问此篇数迟二脉，似在脏腑有所印定，然则无脏病属热腑病属寒之证欤？答曰：数迟二脉，分发脏腑，固其所也，而病之变易，脉与之化，则脏亦见数，腑亦见迟，何有定体？数迟易地，可以见此篇之妙，庞氏所谓引而不发者，是也。◉丹波元胤曰：〔吕〕腑者阳，故其脉数，脏者阴，故其脉来迟。〔杨〕去来急促，一息过五至，名数也；呼吸三至，去来极迟，故曰迟也。阳脉行疾，故病乃数，阴脉行迟，故病乃迟，此直云病在脏腑。◉张山雷笺正：脏阴腑阳，脏里腑表，本以一脏一腑，自为对待言之，可说也。若谓腑浅而脏深，已大有语病。乃复以腑为阳而脉则数，脏为阴而脉则迟，不几于六腑皆实热，五脏皆虚寒乎，此胡可为训？明人重订《四言脉诀》，竟曰迟脉主脏，数脉主腑；又曰数脉六至，属腑属阳。质直言之，尚复成何理法？《难经》此章，岂仅语病，直是大谬，此必不能以其古书而曲为解嘲者，诸注家随文敷衍，可嗤孰甚，洄溪之说，尚有回护之意，亦殊不必，周澄之故为隐约其辞，作骑墙两可之说，窃以自附于尊经之意，乡愿礼德，适以眩惑学者耳目，亦何贵乎有此注解为。即曰须求实际，须得活相，独不思数腑迟脏，实际果是如何，尚安有活相之可言耶？

十　　难

10.1　十难曰：一脉为十变者，何谓也①？然：五邪刚柔相逢之意也②。假令心脉急甚者，肝邪干心也③；心脉急微者④，胆邪干小肠也⑤。心脉大甚者，心邪自干心也⑥；心脉微大者⑦，小肠邪自干小肠也⑧。心脉缓甚者，脾邪干心也⑨；心脉微缓者⑩，胃邪干小肠也⑪。心脉涩甚者，肺邪干心也⑫；心脉微涩者，大肠邪干小肠也⑬。心脉沉甚者，肾邪干心也⑭；心脉微沉者⑮，膀胱邪干小肠也⑯。五脏各有刚柔邪⑰，故令一脉辄变为十也⑱。

①李駉曰：一部之中，脉凡十变，其说如何？◉徐大椿曰：一脉十变，谓一脏之脉，其变有十，如下文所云也。

②李駉曰：五邪者，虚邪、实邪、正邪、微邪、贼邪也；刚柔者，阴阳也；相逢者，于本位见他脉也。五脏各有表里，更相乘之，一脉成十，推此十变之候，乃五行胜复相加也。邪者，不正之名，非在身王气，而外来干身为病者，通为之邪也。◉徐大椿曰：五邪，五脏五腑之邪也。刚柔，五脏为柔，六腑为刚。相逢，为脏邪干脏，腑邪干腑也。下文详之。

③王九思曰：吕曰：夏心主，脉见浮大而散，今反弦，弦者，肝脉来干心也。杨曰：干，犹乘也。虞曰：母乘子曰虚邪。◉李駉曰：圣人以心部一脏为例，夏心脉当浮大而散，今反弦急，弦急者，肝脉平心也。肝是母，心是子，木生火，母乘子，曰虚邪。干，犹乘也。◉滕万卿曰：从后来为虚邪。

④滕万卿曰：为心痛引脊食不下。

⑤王九思曰：吕曰：小肠，心之腑，脉当浮大而洪。长而微弦者，胆脉也。虞曰：阳干于阳，阴干于阴，同气相求也。◉李駉曰：小肠，心之腑；胆，肝之腑。心部微急，乃胆邪干小肠。

⑥王九思曰：吕曰：心脉虽洪大，当以胃气为本，今无胃气，故其脉大甚也，此为心自病，故言自干心也。◉李駉曰：心脉虽洪大，当以胃气为本，今无胃气，故其脉大甚，此曰正经自病，法曰正邪，故云自干。

⑦滕万卿曰：为心痹引脊善泪出。

⑧王九思曰：吕曰：小肠，心之腑，微大者，其脉小，为小肠自病，故言自干也。虞曰：小肠，太阳脉也，王于五六月，其脉洪大而长。今得之微大，是知小肠之邪，自干小肠也。此曰正经自病，法曰正邪，故云自干也。◉李駉曰：心脉略大，为小肠自病。

⑨王九思曰：吕曰：缓者，脾脉乘心，故令心脉缓也。虞曰：心脉见缓甚，此曰子之乘母，法曰实邪。◉李駉曰：缓者，脾之脉。今心脉缓甚，是火为母，土为子，子乘母，曰实邪，脾邪干心之脉。◉滕万卿曰：从前来为实邪。

⑩滕万卿曰：为伏梁在心下上下行时吐血。

⑪王九思曰：吕曰：胃脉小缓见于心部，小肠，心腑，故言干之。虞曰：于心部中，轻手得之小缓是也。◉李驷曰：于心部轻手得其小缓，是胃邪干乘小肠。

⑫王九思曰：吕曰：涩，肺脉，故言干心也。虞曰：金反凌火，此曰微邪脉也。◉李驷曰：涩者，肺之脉。今心部脉涩，金反凌火，法曰微邪。◉滕万卿曰：从所胜来为微邪

⑬王九思曰：吕曰：微涩，大肠脉；小肠，心腑，故曰干也。◉李驷曰：心部见小涩脉，是大肠邪干乘小肠。

⑭王九思曰：吕曰：沉者，肾脉，故言干也。虞曰：心火炎上，其脉本浮。今见沉形，水来克火，法曰贼邪也。◉李驷曰：沉者，肾之脉。心脉炎上，其脉本洪，今脉反沉，水来克火，法曰贼邪。◉滕万卿曰：从所不胜来为贼邪。

⑮滕万卿曰：为心疝引齐小腹鸣

⑯王九思曰：吕曰：微沉者，膀胱脉也：小肠，心腑，故言干也。◉李驷曰：于心部重手得其小沉，是膀胱邪干乘小肠。◉徐大椿曰：此所变十变也。盖脏干脏，则脉甚；腑干腑，则脉微。急大缓涩沉乃五脏之本，故见何脏之脉，则知何脏之干也。候小肠于心脉者，《素问·血气形志篇》云：手太阳与少阴为表里也。故余脏配合亦准此。

⑰李驷曰：刚柔者，阴阳也，五脏各有阴阳，今以心脏为例，余皆仿此。

⑱王九思曰：吕曰：此皆夏王之时，心脉见如此者，为失时脉。杨曰：刚柔，阴阳也。邪者，不正之名，非有身王气，而水来干身为病者，通谓之邪也。虞曰：推此十变之候，乃五行胜复相加，故圣人谓之五邪也。五脏各有表里，更相乘之，一脉成十，故十变也。有阳有阴，故曰刚柔也。于本位见他脉，故曰相逢干也。圣人乃以心一脏为例，其余皆可知也。丁曰：其言肝邪干心，胆邪干小肠者，此皆虚邪干心也。心邪自干心，小肠邪自干小肠者，此皆为正邪也。脾邪干心，胃邪干小肠者，此皆为实邪也。肺邪干心，大肠邪干小肠者，此皆微邪也。肾邪干心，膀胱邪干小肠者，此皆贼邪也。所谓刚柔相逢者，则十杂也。其十杂者，甲与己合，甲为刚，己为柔；戊与癸合，戊为刚，癸为柔；丁与壬合，丁为刚，壬为柔；丙与辛合，丙为刚，辛为柔；乙与庚合，乙为刚，庚为柔。凡刚柔相逢为病者，刚甚则为病重，柔甚则为病微。柔逢刚，谓从所不胜于刚，故为病甚也。刚逢柔，谓从所胜于柔，故为病微也。其一脉十变之法，是师引此一部之中二经说此。五邪相干，为之十变，凡两手三部，各有二经，六部之内，各有五邪十变也，故从其首，计其数，六部十变也。数有六十，是谓六十首也。黄帝曰：先持阴阳，然后诊六十首之谓也。◉李驷曰：一部之中凡十次变通，六部之内，各有五邪，十变共六十首。◉徐大椿曰：此二句乃推言之。举心以为例，则五脏皆然，故曰各有曰辄变也。◉滑寿曰：五邪者，谓五脏五腑之气，失其正而为邪者也。刚柔者，阳为刚，阴为柔也。刚柔相逢，谓脏逢脏，腑逢腑也。五脏五腑，各有五邪，以脉之来甚者属脏，微者属腑。特以心脏发其例，余可类推。故云：一脉辄变为十也。◉徐大椿曰：按：此法甚精妙，亦经文之所未发。◉黄元御曰：一脉十变，义见《灵枢·邪气脏腑病形论》。五邪，五脏五腑之邪。刚柔，脏邪刚，腑邪柔。肝脉急，肝合胆；心脉大，心合小肠；脾脉缓，脾合胃；肺脉涩，肺合大肠；肾脉沉，肾合膀胱，刚则脉甚，柔则脉微。脏腑之邪各五，二五为十，故令一脉变为十也。此候小肠与心脉，即候心小肠于左寸，肺大肠于右寸之法也。大小肠腑虽至浊，而其经自手走头，乃六阳中之至清者，故可候于两寸。后世庸愚，乃欲候二肠于两尺，狂妄极矣！◉丁锦曰：五邪者，五脏自病之邪也，相逢者，互相乘也。脏乘脏，则甚刚也；腑乘腑，

则微柔也。一脉，举一心脉也。十变者，五脏五变，五腑五变，合而为十也。举心脏而推，则五脏五腑共五十变可知矣，下章详言五邪之病。◉叶霖曰：一脉十变，谓一脏之脉，其变有十也。五邪者，五脏六腑之邪也。刚柔，五脏为柔，六腑为刚。相逢，谓脏邪干脏，腑邪干腑也。盖脏干脏则脉盛，腑干腑则脉微。假令夏主心，脉当浮大而散，今反弦而急甚者，肝邪来干心也。此从后来，母乘子，为虚邪。小肠心之腑，脉当浮大而洪长，而微弦急者，为胆邪，阳干于阳，阴干于阴，同气相求也。心脉虽洪大，当以胃气为本，今无胃气，故其脉大甚也。此心自病为正邪，故言自干心也。小肠心之腑，微大者，较洪大则小，为小肠自病，故曰自干也。缓者，脾脉乘心，故令心脉缓也。从前来，子乘母，为实邪，故言脾邪干心也。胃脉小缓，见于心部，小肠心腑，故亦言干也。涩为肺脉，今见心部，是火不足以制金，金反凌火，从所不胜来为微邪，故言肺邪干心也。微涩大肠脉，小肠心腑，故见于心部而言干也。沉者肾脉，心火炎上，其脉本浮，今反见沉，是水来克火，从所胜来为贼邪，故言肾干心也。微沉者，膀胱脉也，小肠心腑，亦见心部，故言干之也。此皆夏旺之时，心脉见如此者，为失时脉。推此十变之候，乃五行胜复相加，故谓之五邪也。五脏各有表里，更相乘之，一脉成十，故曰十变也。有阳有阴，故曰刚柔也。于本位见他脉，故曰相逢相干也。越人以一心脏为例，余可类推矣。◉滕万卿曰：按寸关尺每一部有腑逢腑、脏逢脏之脉。变是谓刚柔相逢。所谓缓急大滑涩五脉，各有微甚，分为十变。则左右三部，合为六十变。分而言之，则一脏五邪，五五二十五病。故《素问》曰：五五二十五变。又曰：二十五阳。腑病亦然。总而言之，则为五十变。以余观之，在病证则脏腑合为五十变。据《灵枢》则以缓急大小滑涩，分微甚言之，总合为六十变。丁德用以此篇为六十首，实得其理焉。第四十九篇论虚实贼微正五病，是即其脉例也。《灵枢》第四篇曰：调其脉之缓急小大滑涩，而病变定矣。又曰：诸小者，阴阳形气俱不足，勿取以针，而调以甘药也。今越人时省小脉，而取五脉者，盖《难经》专示用针立功之妙已。◉丹波元胤曰：〔吕〕夏心主，脉见浮大而散，今反弦，弦者肝脉来干心也，小肠心之腑，脉当浮大而洪，长而微弦者，胆脉也，心脉虽洪大，当以胃气为本，今无胃气，故其脉大甚也，此为心自病，故言自干心也，小肠心之腑，微大者，其脉小，为小肠自病，故言自干也，缓者脾脉，乘心，故令心脉缓也，胃脉小缓，见于心部，小肠心腑，故言干之，涩肺脉，故言干心也，微涩大肠脉，小肠心腑，故曰干也，沉者肾脉，故言干也，微沉者膀胱脉，小肠心腑，故言干也，此夏王之时，心脉见如此者，为失时脉。〔杨〕干，犹乘也。刚柔，阴阳也。邪者，不正之名，非有王气，而外来干身为病者，通为之邪也。〔虞〕推此十变之候，乃五行胜复相加，故圣人谓之五邪也，五脏各有表里，更相乘之，一脉成十，故十变也，有阳有阴，故曰刚柔也，于本位见他脉，故曰相逢相干也，圣人乃以心一脏为例，其余皆可知也。◉张山雷笺正：干，犯也，见书胤征，以干先王之诛伪孔传，及左文四年传，其敢干大典以自取戾乎注，此以五脏之气，徵之于脉，各有偏胜，则谓之邪，故曰五邪，而又以五腑配之，则一脏而相乘得十，故曰刚柔相逢，犹言脏腑相胜云尔，然谓一脉为十变，其义甚晦，当云一脏之变为十脉，始能明了，脏脉甚而腑脉微，说得太呆，须知脏腑诸气，随在变迁，无病之脉，已是各随其人之体质，而强弱不同，若其有病，则进退盛衰，更无一定，岂可拘执不化，至于此极，虽曰以理推求，本是言其常而不言其变，然终是胶柱鼓瑟，刻舟求剑之故智，徐洄溪反谓此法精妙，无乃谬赞也乎。

十 一 难

11.1 十一难曰：经言脉不满五十动而一止[①]，一脏无气者，何脏也[②]？然：人吸者随阴入[③]，呼者因阳出[④]。今吸不能至肾，至肝而还[⑤]，故知一脏无气者，肾气先尽也[⑥]。

①王九思曰：经言一脏五十动，五脏二百五十动，谓之平脉。不满五十动者，无有五十动也，是以一脏无气也。◉李駉曰：一脏五十动，五脏二百五十动，谓之平脉。今脉之动不满五十动而一止者，是一脏无气。按止者，按之觉于指下而中止，曰止。

②李駉曰：一脏无气，是何脏腑？◉徐大椿曰：《灵枢・根结篇》云：五十动而不一代者，五脏皆受气；四十动一代者，一脏无气；三十动一代者，二脏无气；二十动一代者，三脏无气；十动一代者，四脏无气；不满十动一代者，五脏无气。此引经文而约言之也。无气，谓其气已绝，故脉行至此，则断而不续也。

③李駉曰：吸入肾与肝，故吸随肝肾而入，肝肾在膈下，故曰阴。

④李駉曰：呼出心与肺，故呼自心肺而出，心肺在膈上，故曰阳。◉徐大椿曰：吸入肾与肝，故吸随阴入；呼出心与肺，故呼因阳出。

⑤李駉曰：大凡呼吸，阴阳相随上下，经历五脏，为平人。今呼虽出于心肺，而吸却至肝而还，竟不得至于肾，此是肾受父母之元气先已耗散，故脉不满五十动而一止，知其必死。◉徐大椿曰：人一呼脉再动，一吸脉再动，言呼吸者，以脉由呼吸以行也。脉动未终而止，因以短知吸不能至肾也。

⑥王九思曰：杨曰：按经言持其脉口，数其至也。五十动而不一代者，五脏皆受气，是为平和无病之人矣。四十动而一代者，一脏无气，四岁死；三十动而一代者，二脏无气，三岁死；二十动而一代者，三脏无气，二岁死；十动而一代者，四脏无气，一岁死；不满十动而一代者，五脏无气也，七日死。《难经》言止，本经言代。按止者，按之觉于指下而中止，名止。代者，还尺中停久方来，名曰代也。止代虽两经不同，据其脉状亦不殊别，故两存之。虞曰：此与第八难生气独绝之义略相似。八难言：父母生气源已绝于两肾之间，故云死也。此言一脏无气，言呼吸之间，肺行谷气，肾间父母之原气，亦无谷气所养，原气渐耗，乃知四岁必死。故云肾气先尽也。丁曰：五十动者，是天地阴阳，以漏刻为制度。人之脉息，为自有损益，故无常数。其益过于六十，心肺有余也。心肺有余，则肾肝不足也。其损者不及四十之数，则心肺不足，乃肾肝有余也。今阳气虚少，故不满五十也。其言动而止者，谓吸不能至肾至肝而还，此是阳不荣于下，故肾气先绝也。绝则止也。此法又与生气独绝于内同法也。◉李駉曰：故知一脏无气者，乃肾之元气先绝，故脉不满五十动而一止。◉滑寿曰：《灵枢》第五篇曰：人一日一夜五十营，以营五脏之精。不应数者，名曰狂生。所谓五十营者，五脏皆受气，持其脉口，数其至也。五十动不一代者，五脏皆受气；四十动一代者，一脏无气；三十动一代者，二脏无气；二十动一代者，三脏无气；十动一代者，四脏无气；不满十动一代者，五

脏无气，予之短期。按五脏肾最在下，吸气最远，若五十动不满而一止者，知肾无所资，气当先尽，尽犹衰竭也，衰竭则不能随诸脏气而上矣。◉徐大椿曰：不能至肾，故为肾气尽。按：《灵枢·根结篇》：四十动一代，一脏无气，至不满十动一代，五脏无气云云，并不明指先绝之脏，盖必审其何脏受病，则何脏先绝，此定理也。若此所云，则一肾、二肝、三脾、四心、五肺，不必以受病之脏为断，恐无是理。又按：以呼吸验无气之义未确，若以吸不能至肾，则第五动即当止矣。何以能至四十动而一代耶？◉黄元御曰：《经》，《灵枢·五十营》：五十动而不一代者，五脏皆受气；四十动一代者，一脏无气；三十动一代者，二脏无气；二十动一代者，三脏无气；十动一代者，四脏无气；不满十动一代者，五脏无气。人吸者随阴入，呼者因阳出，今吸不能至肾，至肝而还，则五十动中必见代止，故知一脏无气者，肾气先尽也。由肾而肝，由肝而脾，由脾而心，由心而肺，其次第也。◉丁锦曰：吸者，阳随阴入，呼者，阴因阳出，阳不能荣于下，惟至肝而还者，因肾气先尽，而不能受吸入之气也，故有下章汲汲乎补肾之法，或四十三十动一止，又当以肝脾之气类推也。◉叶霖曰：《灵枢·根结篇》曰：人一日一夜五十营，以营五脏之精，不应数者，名曰狂生。所谓五十营者，五脏皆受气。持其脉口，数其至也，五十动而不一代者，五脏皆受气；四十动一代者，一脏无气；三十动一代者，二脏无气；二十动一代者，三脏无气；十动一代者，四脏无气；不满十动一代者，五脏无气，予之短期。止与代同。此引经文而约言之也。吸者阳随阴入，呼者阴因阳出。今吸不能至肾，惟至肝而还者，因肾位最下，吸气较远，脉若不满五十动而一止，知肾气衰竭，则不能随诸脏气而上矣。◉滕万卿曰：按脉一息五至，不大不小，则五脏和平无病之脉也。然一息间至微至眇，无有形影，故以十息五十动，候脏气虚竭。《灵枢》曰：五十动而可不一代者，五脏皆受气；四十动而一代者。一脏无气。此难本此，而以不满五十动变文。代作止，少异耳，义固相因。盖五十动减一二，亦属脏气之虚。《灵枢》连言五脏，此篇独言一脏者，盖举一反三之意也。且《灵枢》唯谓一脏二脏，则未知为何脏，故扁鹊特发问答以实之。令后人知所谓一脏，即从下数之，其无气亦自肾脏始者，可以见已。◉丹波元胤曰：〔杨〕按经言，待其脉口，数其至也，五十动而不一代者，五脏皆受气，是为平和无病之人矣，四十动而一代者，一脏无气，难经言止，本经言代，按止者，按之觉于指下而中止，代者，还尺中，停久方来，名曰代也，止代虽两经不同，据其脉状，亦不殊别，故两存之。〔丁〕五十动者，是天地阴阳，以漏刻为制度，今阳气虚少，故不满五十也，其言动而止者，谓吸不能至肾，至肝而还，此阳不荣于下，故肾气先绝也，绝则止也，此法又与生气独绝于内同法也。〔滑〕五脏肾最在下，吸气最远，若五十动不满，而一止者，知肾无所资，气当先尽，尽，犹衰竭也，不能随诸脏气而上矣。按此段，原于《灵枢·根结篇》，而约言之也。◉张山雷笺正：持脉数至五十动而不一代，诚是古人候脉之要义，然特取其盈数而已，犹易言大衍之数五十，本不可分配为一脏十动，反致胶执不化，且《灵》所谓四十动一代，一脏无气，三十动一代，二脏无气云云，盖亦举其大数而言，必不能呆定一脏二脏之先绝者，必属于何脏，洄溪所谓审其何脏受病，则何脏先绝，是为确当不易之理，《难经》此节，竟谓肾气先绝，直是泛指百病而言，何可为训，此盖即因《根结篇》而衍成之，说得太呆，适以铸成大错，至叔和《脉经》，且更因《难经》此节，而又衍为一脏无气，肾气先绝，后四岁死，二脏无气，肝气不至，后三岁死云云，则其人脏气已绝，而犹有三岁四岁之寿算，一误再误，愈衍愈幻矣，徐洄溪谓吸不至肾，则第五动即当止，又欲以脉之五动，分系五脏，更是奇极怪极，吾终不知其从何处悟出耶。

十 二 难

12.1　十二难曰：经言五脏脉已绝于内①，用针者反实其外②；五脏脉已绝于外③，用针者反实其内④。内外之绝，何以别之⑤？然：五脏脉已绝于内者⑥，肾肝脉已绝于内也，而医反补其心肺⑦；五脏脉已绝于外者，其心肺脉已绝于外也⑧，而医反补其肾肝⑨。阳绝补阴⑩，阴绝补阳⑪，是谓实实⑫虚虚⑬，损不足⑭益有余⑮。如此死者，医杀之耳⑯。

①李駉曰：五脏之脉，肝肾在膈下，故言内，内之脉已绝。

②李駉曰：心肺在膈上，故言外，使用针药之人，反以针药补实心肺。

③李駉曰：心肺之脉已死绝。

④李駉曰：使用针药之人反以针药补实肾肝。

⑤李駉曰：何以辨别内绝外绝？◉徐大椿曰：经言见《灵枢·九针十二原篇》。

⑥李駉曰：五脏之脉已绝于内，是肾肝之气死绝。

⑦李駉曰：医人不治肝肾，反补心肺。

⑧李駉曰：五脏之脉已绝于外，是心肺之气死绝。

⑨李駉曰：医人不治心肺疾，反补肾肝。◉徐大椿曰：肾肝为主，心肺主外。补，谓以针补之也。

⑩李駉曰：心肺在膈上，属阳，心肺外绝，则皮聚毛落；肾肝在膈下，属阴，医人反补实其肾肝。

⑪李駉曰：肾肝内绝，则骨痿筋绝，医人反补实心肺。◉徐大椿曰：心肺为阳，肾肝为阴。

⑫李駉曰：病人本实，又以药实之。

⑬李駉曰：病人本虚，又以药虚之。

⑭李駉曰：病人本血气不足，又以药减损之。

⑮李駉曰：病人本血气有余，又以药补益之。◉徐大椿曰：绝者，虚也，不是也；不绝者，实也，有余也。补其所不当补，则绝者益殆矣。

⑯王九思曰：吕曰：心肺所以在外者，其脏在膈上，上气外为荣卫，浮行皮肤血脉之中，故言绝于外也。肾肝所以在内者，其脏在膈下，下气内养筋骨，故言绝于内也。丁曰：夫五脏内外者，为心肺在膈上，通于天气也。心主于脉，肺主于气，外华荣于皮肤，故言外也。肾肝在下，通于地气，以脏精血，最于骨髓。心肺外绝，绝则皮聚毛落；肾肝内绝，绝则骨痿筋缓。诊其脉，学人不能明于内外虚实，致使针药误投，所以实实虚虚，损不足，益有余。如此死者，是医杀之耳。◉李駉曰：如此等死，医人杀之。◉滑寿曰：《灵枢》第一篇曰：凡将用针，必先诊脉，视气之剧易，乃可以治也。又第三篇曰：所谓五脏之气已绝于内者，脉口气内绝不至，反取其外之病处，与阳经之合，有留针以致阳

气，阳气至则内重竭，重竭则死矣。其死也，无气以动，故静。所谓五脏之气已绝于外者，脉口气外绝不至，反取其四末之输，有留针以致其阴气，阴气至则阳气反入，入则逆，逆则死矣。其死也，阴气有余，故躁。此《灵枢》以脉口内外言阴阳也。越人以心肺肾肝内外别阴阳，其理亦由是也。纪氏谓此篇言针法，冯氏玠谓此篇合入用针补泻之类当在《六十难》之后，以例相从也。◉徐大椿曰：言病不必死，而医者误治以致其死耳。按：《灵枢·九针十二原篇》云：五脏之气已绝于内，而用针者反实其外，是谓重竭，重竭必死，其死也静，治之者必反其气，取腋与膺；五脏之气，已绝于外，而用针者反实其内，是谓逆厥，逆厥则必死，其死也躁，治之者反取四末。盖内绝为阴虚，故补腋与膺，以其为脏气之所也也；外绝为阳虚，故补四末，以其为诸阳之本也，治法晓然可见。今易气字作脉字，已属支离，已以心肺为外，肾肝为内。夫既云五脏之脉，则心肺肾肝皆在其中，乃外绝指心肺，内绝指肾肝。文义如何可晓？夫阴阳内外，各有所当，不可执定心肺为外，肾肝为内之一说也。要知五脏，分言之则肾肝内心肺外；合言之则五脏又各有内外也。滑氏《本义》引冯氏玠，谓此篇合入用针补泻之类，当在《六十难》之后，以例相从也。◉黄元御曰：《经》，《灵枢·九针十二原》：五脏之气已绝于内，而用针者反实其外，是谓重竭，重竭则必死，其死也静。五脏之气已绝于外，而用针者反实其内，是谓逆厥，逆厥则必死，其死也躁。肝肾为阴，心肺为阳，阳在外，阴在内，绝于内者，肾肝之气也，绝于外者，心肺之气也。◉丁锦曰：此言脉者，谓针刺脉络之脉，非寸关尺之脉也。绝者，气不至也，曰外内者，即荣卫阴阳上下也。此言不知补泻之法，足以杀人，下文详言其法也。◉叶霖曰：《灵枢·九针十二原篇》曰：凡将用针，必先诊脉，视气之剧易，乃可以治也。五脏之气已绝于内，而用针者反实其外，是谓重竭，重竭必死，其死也静，治之者辄反实其气，取腋与膺；五脏之气已绝于外，而用针者反实其内，是谓逆厥，逆厥则必死，其死也躁，治之者反取四末。此内绝为阴虚，故补腋与膺，以其为脏气之所出也。外绝为阳虚，故补四末，以其为诸阳之本也。《小针解》曰：所谓五脏之气，已绝于内者，脉口气内绝不至，反取其外之病处，与阳经之合，有留针以致阳气，阳气至则内重竭，重竭则死矣，其死也无气以动，故静。所谓五脏之气已绝于外者，脉口气外绝不至，反取其四末之输，有留针以致其阴气，阴气至则阳气反入则逆，逆则死矣，其死也阴气有余，故躁。此以脉口内外言阴阳内外虚实，不可误也。越人以心肺肾肝别阴阳者，以心肺在膈上，通于天气，心主脉为营，肺主气为卫，营卫浮行皮肤血脉之中，故言外也。肾肝在膈下，通于地气，以脏精血，以充骨髓，故言内也。冯氏谓此篇合入用针补泻之类，当在《六十难》之后，以例相从也。其说亦是。◉滕万卿曰：按《灵枢》第三篇云：五脏之气，已绝于内者，脉口气内绝不至，反取其外之病处，与阳经之合。有留针以致阳气，阳气至则内重竭，重竭则死矣。五脏之气，已绝于外者，脉口气外绝不至。反取其四末之输，有留针以致其阴气，阴气至，则阳气反入，入则逆，逆则死矣。张会卿曰：脉口浮虚，按之则无，是谓内绝不至，脏气之虚也；脉口沉微，轻取则无，是谓外绝不至，阳之虚也。此篇问答，盖据此文变例，而发其余蕴。《灵枢》所谓内绝者，指阴经之虚；外绝者，指阳经之虚。故内绝取阳经之合，外绝取四末之输，是乃议阴虚补阳，阳虚补阴之误也。《素问》云：治脏者治其俞，治腑者治其合，是正道也，而今治脏反取阳合，治腑反取阴俞，其误可知矣。扁鹊所谓内外绝者，舍腑不论，偏举脏而言之。故知外绝者，心肺之虚，而寸脉浮虚；内绝者，肾肝之虚，而尺脉沉微，是为异也。下工动辄有此反治，故重深戒之曰：如此死者，医杀之耳。前篇既举中工之害，则此言医者，当指下工，旧本误出于第十二篇，冯氏谓此篇合入用针补泻之类，当在《六十难》之后，以例相从也，今从其说，以类移于此云，余缵前修之业，自壮岁时讲究此书，业已数百遍，至今三十年所，无日不钻研。古人云：读书百遍，其义自通。不佞如万卿，虽未曾中其肯綮，然且莫寓意，以俟左右逢其原之日久矣，顾其距春秋时邈焉，则其言亦渊乎深哉。故其历世所注传，自吴吕广至明吴文，凡十有九家，愈繁愈杂，辟犹百川派分，无繇寻源，于是舟之方之，渐得观溯洄之澜，以问渤海之津，尝读《韩非子·说林》，其中有言秦荆有，荆人傍说晋叔向，叔向论城壶丘可否，以令二国和焉。余读至是，喟然叹曰：呜呼！扁鹊设难之意，于叔向乎尽矣，无乃刻意叔向，以体扁鹊乎。乃余所注解，有取乎尔，亦有取乎尔。◉丹波元胤曰：〔吕〕心肺所以在外者，其脏在膈上，上气外为荣卫，浮行皮肤血脉之中，故言绝于外也；肾肝所以在内者，其脏在隔下，下气内养筋骨，故言绝于内也。〔滑〕《灵枢》第一篇曰：凡将用针，必先诊脉，视气之剧易，乃可以治。又第三篇曰：所谓五脏之气，已绝于内者，脉口气内绝不至，反取其外之病处，与阳经之合，有留针以致阳气，阳气至则内重竭，重竭则死矣，其死也，无气以动，故静。所谓五脏之气，已绝于外者，脉口气外绝不至，反取其四末之输，有留针以致其阴气，阴气至则阳气反入，入则逆，逆则死矣，其死也，阴气有余，故躁。此《灵枢》以脉口内外，言阴阳也，越人以心肺肾肝内外，别阴阳，其理亦由是也，纪氏谓此篇言针法，冯玠谓此篇合入用针补泻之类，当在六十难之后，以例相从也。〔徐〕绝者，虚也，不足也；不绝者，实也，有余也。◉张山雷笺正：此章言五脏脉绝于内。脉绝于外，文义已不可解，又以内绝属之肾肝，外绝属之心肺，更不可通，洄溪之说甚是，究竟《甲乙》、《灵枢》，浑言五脏之气，不如是之执一不可通，然吕氏且能为之解说，谓心肺在膈上，上气外为荣卫，肾肝在膈下，下气内养筋骨云云，尤其费解，直令人一字不可读，可诧之至。

十 三 难

13.1　十三难曰：经言见其色而不得其脉①，反得相胜之脉者即死②；得相生之脉者，病即自已③。色之与脉当参相应，为之奈何④？然：五脏有五色，皆见于面⑤，亦当与寸口、尺内相应⑥。假令色青，其脉当弦而急⑦；色赤，其脉浮大而散⑧；色黄，其脉中缓而大⑨；色白，其脉浮涩而短⑩；色黑，其脉沉濡而滑⑪。此所谓五色之与脉当参相应也⑫。

①李駉曰：见其颜色不得相应颜色之脉。

②李駉曰：反得克胜颜色之脉者死。

③李駉曰：得相生颜色之脉者，病已。

④李駉曰：以色脉参合相应如何？◉滑寿：《灵枢》第四篇曰：见其色，知其病，命曰明。按其脉，知其病，命曰神。问其病，知其处，命曰工。色脉形肉不得相失也，色青者，其脉弦；赤者，其脉钩；黄者，其脉代；白者，其脉毛；黑者，其脉石。见其色而不得其脉，谓色脉之不相得也。色脉既不相得，看得何脉，得相胜之脉即死，得相生之脉，病即自已。已，愈也。参，合也。◉徐大椿曰：经文见《灵枢·邪气脏腑病形论》，相胜，相生义，见下文。◉丁锦曰：此以色脉为问，下文详言色脉皮肤声音臭味相应之义。◉叶霖曰：《灵枢·邪气脏腑病形篇》曰：夫色脉与尺之相应也，如桴鼓影响之相应也，不得相失也，此亦本末根叶之出候也，故根死则叶枯矣。色脉形肉，不得相失也，故知一则为工，知二则为神，知三则神且明矣。色青者，其脉弦也；赤者，其脉钩也；黄者，其脉代也；白者，其脉毛；黑者，其脉石。见其色而不得其脉，反得其相胜之脉则死矣；得其相生之脉则病已矣。已，愈也。参，合也。经言，即此篇之义也。◉滕万卿曰：问色脉相胜相生之义。

⑤李駉曰：心赤色，肝青色，脾黄色，肺白色，肾黑色，皆见于面。◉滕万卿曰：此一节旧本误出第三节今改移于此。

⑥李駉曰：五脏既有此色，寸、关、尺亦当有此脉，方是相应。◉徐大椿曰：五色，见下言何脏病则现何色也，寸口，指脉言，尺内，指尺之皮肤言，下文自明。按：《灵枢·邪气脏腑病形论》曰：夫色脉与尺之相应也，如桴鼓影响之相应也。脉，指诊言，尺，指皮肤言，语便稳当，今改脉作寸口，字义便混杂难晓，此经文之所以不可易也。

⑦王九思曰：吕曰：色青，肝也，弦急者，肝脉，是谓相应。虞曰：色青脉弦，中外相应也。《素问》曰：肝部在目下，于此视色，以参脉证。◉李駉曰：青，肝色也，弦急，肝脉也，是肝经色脉相应。

⑧王九思曰：吕曰：色赤，心也，浮大而散，心脉也，是谓相应。虞曰：色赤脉大，色脉相应也。《素问》曰：心部在口，视色合脉。◉李駉曰：赤，心色也，浮大而散，心脉也，是心经色脉相应。

⑨王九思曰：吕曰：色黄者，脾也，中缓而大，脾脉也。虞曰：此色脉相应也。《素问》曰：脾部在唇，色见其中，以应脉状。◉李驷曰：黄，脾色也，中缓而大，脾脉也，是脾经色脉相应。

⑩王九思曰：吕曰：白者，肺也，浮涩而短，肺脉也。虞曰：肺部见于阙庭，两眉上也。◉李驷曰：白，肺色也，浮涩而短，肺脉也，是肺经色脉相应。

⑪王九思曰：吕曰：色黑者，肾色也，肾主水，水性沉，肾亦在五脏之下，故其脉沉濡而滑。虞曰：肾色之见于肌皮，在面取其地阁（编者按：王九思作"沉涩而滑"）。◉李驷曰：黑，肾色也，沉濡而滑，肾脉也，是肾经色脉相应。

⑫王九思曰：吕曰：此正经自病，不中他邪故也。虞曰：谓应本经虚实之证也。丁曰：经言色青脉弦而急，色赤脉浮而散，色黄脉中缓而大，色白脉浮涩而短，色黑脉沉濡而滑。此是五脏色脉皆相应，谓正经自病无他色也，脉相则所以言当参相应也。◉李驷曰：青、黄、赤、白、黑五色，与弦、缓、洪、涩、沉脉相应。◉滑寿：色脉当参相应，夫如是则见其色，得其脉矣。◉徐大椿曰：《灵枢・五色篇》云：青为肝，赤为心，白为肺，黄为脾，黑为肾。弦急浮大，五者皆五脏之本脉也。《灵枢・邪气脏腑病形篇》云：色青者，其脉弦也；赤者，其脉钩也；黄者，其脉代也；白者，其脉毛；黑者，其脉石。与此可以参观。◉黄元御曰：《经》，《灵枢・邪气脏腑病形》：色青者，其脉弦；赤者，其脉钩；黄者，其脉代；白者，其脉毛；黑者，其脉石。见其色而不得其脉，反得其相胜之脉则死矣，得其相生之脉则病已矣（濡，软同）。◉丁锦曰：此概举五脏之色脉也，下衣明相应吉凶之义，此节精熟，则色脉生胜之理，自然了了。◉叶霖曰：此论色与脉当参合相应也。色指五色之见于面者而言，脉指诊言，谓营血之所循行也。尺指皮肤言，谓脉外之气血，从手阳明之络，而变见于尺肤，脉内之血气，从手太阴经而变见于尺寸，此皆胃腑五脏所生之气血，本末根叶之出候也，故见其色，得其脉矣。◉丹波元胤曰：〔滑〕《灵枢》第四篇曰：见其色知其病，命曰明；按其脉知其病，命曰神；问其病知其处，命曰工。又曰：色青者其脉弦；赤者其脉钩；黄者其脉代；白者其脉毛；黑者其脉石。见其色而不得其脉，谓色脉之不相得也，色脉既不相得，看得何脉，得相胜之脉即死，得相生之脉，病即自已。已，愈也；参，合也。◉张山雷笺正：《灵枢・邪气脏腑病形篇》文，其源又本于《甲乙・四卷・病形脉诊篇》，然《甲乙》本文则作色脉与尺之皮肤相应，揭明皮肤二字，可见脉以诊脉言，尺以尺肤言，尤为清析，今本《灵枢》不有皮肤二字，已未免尺字与尺脉之尺相混，而《难经》此章，则又以脉字改为寸口，尺字改为尺内，益令寸尺二字，混杂无别，洄溪识之诚是，此盖后有浅者，为之点窜，窃谓周秦以前古书，不当若是之含混，且下文固明明以尺之皮肤言也。

13.2　脉数，尺之皮肤亦数①；脉急，尺之皮肤亦急②；脉缓，尺之皮肤亦缓③；脉涩，尺之皮肤亦涩④；脉滑，尺之皮肤亦滑⑤。

①王九思曰：丁曰：数即心也，所以臂内皮肤热也。◉李驷曰：数，心脉也；尺，臂内也。脉数，臂内皮肤亦然。

②王九思曰：丁曰：急者，臂内经络满实，所以坚急也。◉李驷曰：弦急者，肝脉也，臂内皮肤亦急。

③王九思曰：丁曰：缓者，肌肉消，故皮肤亦缓弱也。◉李驷曰：缓者，脾脉也，臂

内皮肤亦缓弱。

④王九思曰：丁曰：肺主燥，所以臂内皮肤亦涩也。◉李驷曰：涩者，肺脉也，臂内皮肤亦涩。

⑤王九思曰：丁曰：肾主水，其脉滑，所以臂内皮肤亦滑也。此五者，皮肤滑、涩、急、缓、数，又与色脉参同也。吕曰：此谓阴阳脏腑浮沉滑涩相应也。◉李驷曰："皮肤亦滑"滑者，肾脉也，臂内皮肤亦滑。◉滑寿：《灵枢》第四篇，黄帝曰：色脉已定，别之奈何？岐伯曰：调其脉之缓急大小滑涩，肉之坚脆，而病变定矣。黄帝曰：调之奈何？岐伯答曰：脉急，尺之皮肤亦急；脉缓，尺之皮肤亦缓；脉小，尺之皮肤亦减而少气；脉大，尺之皮肤亦贲而起；脉滑，尺之皮肤亦滑；脉涩，尺之皮肤亦涩。凡此变者，有微有甚。故善调尺者，不待于寸；善调脉者，不待于色。能参合而行之者，可以为上工，上工十全九；行二者为中工，中工十全七；行一者为下工，下工十全六。此通上文所谓色脉形肉不相失也。◉徐大椿曰：此所谓与尺内相应者也。按：《灵枢·邪气脏腑病形论》云：调其脉之缓急大小滑涩，而病变定矣。脉急者，尺之皮肤亦急；脉缓者，尺之皮肤亦缓；脉减者，尺之皮肤亦减而少气；脉大者，尺之皮肤亦贲而起；脉滑者，尺之皮肤亦滑；脉涩者，尺之皮肤亦涩。今去大小而易数字。数者，一息六七至之谓，若皮肤则如何能数？此必传写之误，不然，则文义且难通矣。◉黄元御曰：此段，《灵枢·邪气脏腑病形》文。◉丁锦曰：此言脉与寸关尺皮肤相应之理。脉数，数字当作热字解，急字当作紧字解，缓字当作和字解，涩即干涩之谓，滑即滑润之谓。此但言尺者，统乎手臂也。◉叶霖曰：《灵枢·邪气脏腑病形篇》曰：调其脉之缓急大小滑涩，而病变定矣。脉急者，尺之皮肤亦急；脉缓者，尺之皮肤亦缓；脉小者，尺之皮肤亦减而少气；脉大者，尺之皮肤亦贲而起；脉滑者，尺之皮肤亦滑；脉涩者，尺之皮肤亦涩。凡此变者，有微有甚。故善调尺者，不待于寸，善调脉者，不待于色。能参合而行之者，可以为上工，上工十全九；行二者为中工，中工十全七；行一者为下工，下工十全六。此节即其义也。夫尺肤之气血，出于胃腑水谷之精，注于脏腑经隧，而外布于皮肤。寸口尺脉之血气，出于胃腑水谷之精，营行于脏腑经脉之中，变见于手太阴之两脉口，皆五脏之血气所注，故缓急大小滑涩，如桴鼓之相应也。徐氏谓以大小而易数字，数者一息六七至之谓，若皮肤则如何能数，不知《素问·奇病论》曰：人有尺脉数甚，筋急而见，是则尺肤亦有数之候也。◉丹波元胤曰：〔丁〕数，即心也，所以臂内皮肤热也；急者，臂内经络满实，所以坚急也；缓着，肌肉消，故皮肤亦缓弱也；肺主燥，所以臂内皮肤亦涩也；肾主水，其脉滑，所以臂内皮肤亦滑也。〔滑〕《灵枢》第四篇，黄帝曰：色脉已定，别之奈何？岐伯曰：调其脉之缓急大小滑涩，肉之坚脆，而病变定矣。帝曰：调之奈何？岐伯答曰：脉急，尺之皮肤亦急；脉缓，尺之皮肤亦缓；脉小，尺之皮肤亦减而少气；脉大，尺之皮肤亦贲而起；脉滑，尺之皮肤亦滑；脉涩，尺之皮肤亦涩。凡此变者，有微有甚，云此通上文所谓色脉形肉不相失。按《经释》曰，今去经文大小字，而易数字，数者，一息六七至之谓，若皮肤则如何能数，此说误矣，《素问·奇病论》曰：人有尺脉数甚，筋急而见，是尺肤亦有数之候也。◉张山雷笺正：此节言脉与尺肤相应，据《甲乙》及《灵枢》，皆是缓急大小滑涩六条，《难经》何以去其大小二者，而益之以数字，且数以至数言，断不能说到尺肤上去，此盖《难经》之旧，必与彼同，而传写者失之，乃致错落不合，读古人书，必须通之以意，弗遽谓上古旧籍，

竟有如此之不堪也。

13.3　五脏各有声色臭味，当与寸口尺内相应①。其不相应者病也②。假令色青，其脉浮涩而短，若大而缓为相胜③；浮大而散，若小而滑为相生也④。

经言知一为下工，知二为中工，知三为上工。上工十全九，中工十全八，下工十全六，此之谓也⑤。

①王九思曰：丁曰：其言相应者，脉数、色赤、皮肤热，此是心之一脏，色脉皮肤参相应也；脉急、青色、皮肤经络坚急，此是肝之一脏，色脉皮肤参相应也；脉缓、色黄、皮肤缓，此是脾之一脏，色脉皮肤参相应也；脉涩、色白、皮肤涩，此是肺之一脏，色脉皮肤参相应也；脉滑色黑、皮肤滑，此是肾之一脏，色脉皮肤参相应也。凡诊脉者，先须循臂之内外，然后诊脉视色也。虞曰：肝脉弦，其色青，其声呼，其臭膻，其味酸；心脉洪，其色赤，其声笑，其臭焦，其味苦；脾脉缓，其色黄，其声歌，其臭香，其味甘；肺脉涩，其色白，其声哭，其臭腥，其味辛；肾脉沉，其色黑，其声呻，其臭腐，其味咸，此谓相应也。◉李驷曰：肝脉弦，其色青，其声呼，其臭膻，其味酸；心脉洪，其色赤，其声笑，其臭焦，其味苦；脾脉缓，其色黄，其声歌，其臭香，其味甘；肺脉涩，其色白，其声哭，其臭腥，其味辛；肾脉沉，其色黑，其声呻，其臭腐，其味咸，此谓相应也。

②王九思曰：虞曰：相应，谓正经自病也。假令肝病，脉弦，色青，多呼，好膻，喜酸，此曰自病也。不相应者，乃如下说，假令肝病，脉涩，色白，多哭，好腥，喜辛，此曰相反；声色臭味，皆见肺之证候，金之贼木，此曰贼邪，不相应，必死也。◉李驷曰：假令肝病色白多哭，好辛喜腥，此为相反，声、色、臭、味皆肺之证，金克木，名曰贼邪，不相应，必死。◉徐大椿曰：按：经文明言，得相胜者死，得相生者病已，此明指有病者言也，今云其不应者病也，似概为无病者言，下语颇多斟酌。又按：上文止言色，此处又增出声、臭、味，而下文又无发明，夫听五脏所发之声，犹曰闻，为四诊之一，若臭、味不知，何等辨法？且何以与寸口、尺内相应？不更荒唐乎？至《素问·金匮真言论》云，臭、味则以五脏之本体言，不得与脉相应也。◉丁锦曰：此言五脏各有相生相胜，当以声色臭味参之，如声呼色青，臭臊味酸者，肝也；声笑色赤，臭焦味苦者，心也；声歌色黄，臭香味甘者，脾也；声哭色白，臭腥味辛者，肺也；声呻色黑，臭腐味咸者，肾也。察其声色臭味，参合其脉之相生相胜，则知其病之生死矣，假令色白多哭，好辛臭腥，其脉弦而急者，是肺之声色臭味，而见肝脉者，为相胜，则死，若见脾脉，此为相生，病即自已，若见肝之声色臭味而得脾脉，亦死也。

③李驷曰：色青者，肝也，浮涩而短者，肺也，肺胜肝为贼邪；大而缓者，脾脉也，肝胜脾为微邪，故言相胜。

④王九思曰：吕曰：色青者，肝也，浮涩而短者，肺也，肺胜肝为贼邪；若大而缓，为脾脉也，肝胜脾，故言相胜也。浮大而散，心脉也，心为肝之子；若小而滑，肾脉也，肾为肝之母，肝为肾之子，子母相生，故为相生也。丁曰：经引肝之一脏，其脉当弦急，其色当青，即为顺也，色青脉涩者，逆也；脉若大而缓，是肝胜于脾也，其病甚，故云相胜；若脉浮大而散，若小而滑，是为相生也。◉李驷曰：浮大而散者，心脉也，肝木能生

心火；小而滑者，肾脉也，肾水能生肝木。◉滑寿：若之为言或也，举色青为例，以明相胜相生也。青者肝之色，浮涩而短，肺脉也，为金克木；大而缓，脾脉也，为木克土，此相胜也。浮大而散，心脉也，为木生火；小而滑，肾脉也，为水生木，此相生也。此所谓得相胜之脉即死，得相生之脉病即自已也。◉徐大椿曰：色青，属肝，浮涩而短，是肺脉，脉胜色也；大而缓，为脾脉，色胜脉也，故曰相胜。浮大而散，是心脉，色生脉也；小而滑，为肾脉，脉生色也，故曰相生。按：此语释相字之义甚备，亦经文之所未及。◉丁锦曰：此申明相生相胜之义，以肝脏为例而言也，假如青者，肝木之色也，浮涩短，肺金之脉也，为脉胜色；大而缓，脾土之脉也，为色胜脉；浮大散，心火之脉也，为色生脉；小而滑，肾水之脉也，为脉生色。余脏仿此。◉叶霖曰：五脏各有声色臭味，当与寸口尺内相应，其不相应者病也，答辞但言色脉相参，不言声臭味，殆阙文欤？虞氏云：肝脉弦，其色青，其声呼，其臭臊，其味酸；心脉洪，其色赤，其声笑，其臭焦，其味苦；脾脉缓，其色黄，其声歌，其臭香，其味甘；肺脉涩，其色白，其声哭，其臭腥，其味辛；肾脉沉，其色黑，其声呻，其臭腐，其味咸，此即相应之谓也。若不相应者，举肝木为例，如青者肝之色，见浮涩而短之肺脉，金克木，为贼邪；见大而缓之脾脉，为木克土，此相胜也。见浮大而散之心脉，为木生火；见小而滑之肾脉，为水生木；心为肝之子，肾为肝之母，故为相生也。若肝病而色白多哭，好腥喜辛，此声色臭味，皆肺之见证，亦属贼邪，病必重也。◉丹波元胤曰：〔吕〕色青者，肝也，浮涩而短者，肺也，肺胜肝为贼邪，若大而缓，为脾脉也，肝胜脾，故言相胜也；浮大而散，心脉也，心为肝之子，若小而滑，肾脉也，肾为肝之母，肝为肾之子，子母相生，故为相生也。〔虞〕肝脉弦，其色青，其声呼，其臭膻，其味酸；心脉洪，其色赤，其声笑，其臭焦，其味苦；脾脉缓，其色黄，其声歌，其臭香，其味甘；肺脉涩，其色白，其声哭，其臭腥，其味辛；肾脉沉，其色黑，其声呻，其臭腐，其味咸，此谓相应也。◉张山雷笺正：色脉并见，终是此脏之气太盛，其必有某脏之病明矣，故经言得相胜者则死，得相生者则病已，既以他脏与此脏互较生克，则本脏之色脉并见，亦必以病而始有之，不得径以为无病，而《难经》此节，惟以不应为病，则色脉之相应者，即为无病，殆不其然，徐谓语少斟酌，甚是，若声与臭味，在五脏固各有分属，然辨其人之声，闻其人之臭，而论其与五脏病态，是否相合，已是难言，若五脏之味，更不可说矣，况又谓之与寸口尺内相应与否，则尺肤何能有五脏之分辨，此则本节之语病，确已不可枚举，灵胎斥其荒唐，未为无见，盖容有传写时改窜者，必非邃古真本，不伦不类，竟至于此，周澄之既谓徐氏吹毛索瘢，又谓读书细心，却应如此，究竟抑徐扬徐，自居何等，味道模棱，殆所谓滑稽者耶。若，及也。《汉书·高帝纪》：以万人若一郡降者，封万户。师古注，若者，豫及之辞。《武帝纪》：为复子若孙。师古亦曰豫及之辞，盖言有子者，则复除其子之徭役，无子则复其孙，本非一定之辞，故曰豫及。《周礼·稍人》：若有会同，疏，不定之辞也，故伯仁释此若字为或然之或。

⑤王九思曰：吕曰：五脏一病辄有五，今经载肝家一脏为例耳，解一脏为下工，解二脏为中工，解五脏为上工。丁曰：上工者，谓全知色、脉、皮肤三法相生相胜本始，故治病十全其九；中工知二，谓不能全收，故治病十全得八；下工知一，谓不解明于全法，一心治已病，故十全得六也。虞曰：工者，万学万全，乃曰工也。凡为医者，穷《难经》，察脉之浮沉，脏腑虚实；通《素问》，知经脉往来，针之补泻；穷本草，识药之寒温，气

味所归。全此三家，然后治病，可曰知三为上工也，医不三世，不服其药，谓非工也。《素问》曰：五脏之象，可以类推，五脏相音，可以意识，此可曰工也。◉李驷曰：工者，万举万全也。上工知色、脉、皮肤三法相生相胜本始，故治病十全其九；中工知二者，谓不能全释，故治病十全其八；下工知一，谓不能明于全法，一心治已病，故十全其六。◉滑寿：说见前，三谓色脉皮肤三者也。此篇问答，凡五节，第一节为问辞，第二第三节言色脉形肉不得相失，第四节言五脏各有声色臭味，当与寸尺相应，然假令以下，但言色脉相参，不言声臭味，殆阙文欤，抑色之著于外者，将切于参验欤，第五节则以所知之多寡，为工之上下也。◉徐大椿曰：知一为色脉，尺三者之中能明其一也。全，谓不误治能愈其病也。按：《灵枢·邪气脏腑病形论》云：善调尺者，不待于寸，善调脉者，不待于色。能参合而行之者，可以为上工，上工十全九；行二者谓中工，中工十全七；行一者为下工，下工十全六。何等明白，此处将上文三项，错举不伦，忽云知一知二，若无经文现存，则此语竟难解矣，况此间答语，俱属经文，并无发明，反将经文颠倒错乱，使文理次序多不连贯，读者试将《灵枢·邪气脏腑病形篇》一对观之，其语病便显然矣。◉黄元御曰：肝木色青，浮涩而短，肺脉，胜肝者也；大而缓，脾脉，肝所胜也；浮大而散，心脉，肝所生也；小而滑，肾脉，生肝者也。经言知一为下工六语，亦《邪气脏腑病形》文。◉丁锦曰：此总结上文色脉生胜之理，缺一不可。知一者，知其色也；知二者，知其色与脉也；知三者，知其脉与声色臭味之相生相胜也。◉叶霖曰：上工能洞悉色脉、皮肤、臭味三法，相生、相胜之顺逆，故治病十全其九；中工知二，谓不能全收，故治病十全其八；下工仅能知一，故治病十全其六。此即前《灵枢·邪气脏腑病形篇》之义也。◉滕万卿曰：按《灵枢》云：夫色脉与尺之相应，如桴鼓影响之相应，不得相失也。此篇问答，由此而发。盖剿取于《灵枢》中色脉尺肉之诊，表章其义。凡诊病之要，脉虽为之主，然兼色与尺肤候之为上工，古之道也。夫五行之道，互有生克，固有其理，疾病始至，则权衡既失，而轩轾乃见矣。色脉及尺，共相生者为顺，相克者为逆，逆则病不归一，故难治，顺则证无二岐，故易疗。色脉尺肉之外，又有声臭味液之候，可见古先圣贤之诊，详且尽矣。色脉及尺三焉者，脉为之主，色尺为之羽翼。故本篇第一二节，脉兼色言，第三节脉兼尺言，由此观之，所谓声臭味液四焉者，亦皆色尺之旁诊，而不可以阙焉。此篇徒举声臭味液之目，而不及其故，然时举其目者，属诊候之法，故不可以废尔，读者勿见以为衍。详见三十四篇。《周礼·天官·医》曰：十全为上工，十失一次之，失二次之，失三次之，失四为下工。此篇及《灵枢》，谓上工全九者，点下一等，以见戒意，即合《周礼》失一之品，全八与《周礼》失二合，《灵枢》全七，与《周礼》失三合，在此篇特陟一等，亦教励之意也，其七与八，在《周礼》则共是中工之品，义并无异，全六为下工，《周礼》、《灵枢》皆同矣。◉丹波元胤曰："此之谓也"。〔丁〕上工者，谓全知色、脉、皮肤三法，相生相胜本始，故治病十全其九；中工知二，谓不能全收，故治病十全得八；下工知一，谓不解明于全法，一心治已病，故十全得六也。〔滑〕此篇问答，凡五节，第一节为问辞，第二第三节，言色脉形肉不得相失，第四节，言五脏各有声色臭味，当与寸尺相应，然假令以下，但言色脉相参，不言声臭味，殆阙文欤，抑色之著于外者，将功于参验欤，第五节，则以所知之多寡，为工之上下也。按知三之义，吕注谓解一脏为下工，解二脏为中工，解五脏为上工，虞庶据礼记正义，医不三世之说，俱为强解，《灵枢·邪气脏腑病形篇》曰：善调尺者，不待于寸；善调脉者，不待于色。

能参合而行之者，可以为上工，上工十全九；行二者为中工，中工十全七；行一者为下工，下工十全六，是丁说所原，其义自明。《吕览·察贤篇》曰：今有良医于此，治十人而起九人，所以求之万也。注：以术之良，故人多求之也。凡十人中，必有一不可治之病，故全九为上也，全，犹愈也，见于《周礼·疾医》职注。而工，则医之谓也，与知一则为工，知二则为神，知三则神且明矣不同，此言上中下之工，与《韩非子·经篇》下君尽己之能，中君尽人之力，上君尽人之智语同。《素问》有粗工良工之语。《说文》曰：工，巧饰也，象人有规榘也，与巫同意，其义可知，盖上古之医，必为祝由，故通称巫，又谓之工。《山海经》曰：大荒之中有山，名曰丰玥玉门，日月所入，有灵山，巫咸、巫即、巫盼、巫彭、巫姑、巫真、巫礼、巫抵、巫谢、巫罗十巫，从此升降，百药爰在。注：群巫上下此山，采药往来也，又开明东，有巫彭、巫抵、巫阳、巫履、巫几、巫相。注：皆神医也，是则工之与巫，其意相同，上古俱为医之称也。◉张山雷笺正："此之谓也"。色脉尺肤，三者互为参证，《甲乙经》本文，原无声臭味三字，而《难经》此章添出声臭味三者，却不能说出何以与色脉尺肤相应之理，本是疣赘，无可为讳，故末段结句，仍是知一知二知三，即以色脉尺肤三者而言，然设使无《甲乙》全文可见，则《难经》知三之谓何，真是莫明其妙，洄溪之论极是，周澄之固最善驳诘徐氏者，而至此亦不能为《难经》本文袒护矣。

十 四 难

◉李駉曰：第十四，首诘难而问曰。

14.1　十四难曰：脉有损至，何谓也①？然：至之脉②，一呼再至曰平③，三至曰离经④，四至曰夺精⑤，五至曰死⑥，六至曰命绝⑦，此至之脉也⑧。何谓损⑨？一呼一至曰离经⑩，再呼一至曰夺精⑪，三呼一至曰死⑫，四呼一至曰命绝⑬，此损之脉也⑭。至脉从下上⑮，损脉从上下也⑯。

①李駉曰：脉有损脉，有至脉，如何？◉徐大椿曰：少曰损，多曰至。

②李駉曰：脉息动应于手。

③王九思曰：吕曰：平者，谓平调之脉也。丁曰：平者，无过之脉也。虞曰：人之呼吸，曰阴阳也。一呼一吸，谓之一息，经言一呼再至，一吸再至，谓之平脉也。人呼吸法阴阳，一息法一年，一息脉动四至，四至法四时，一呼脉行三寸，法三阳，一吸脉行三寸，法三阴，故曰平也。◉李駉曰：平者，平调之脉，无太过，无不及，一呼一吸为一息，脉动四至，号平和之脉息。

④王九思曰：吕曰：经言再至曰平，三至曰离经，不如经言也，其人必病。丁曰：谓加于阴之二倍，故曰离经。虞曰：经者，常也。谓脉离常经之所，细而言之，人一呼脉行三寸，一吸脉行三寸，呼吸定息，脉行六寸。一日一夜，一万三千五百息，脉行八百一十丈，乃为一周。后从始起之经再行，令一呼脉三至，脉行四寸半，一吸三至，脉行四寸半，一息脉行九寸，三日一夜一万三千五百息，脉行一千二百一十五丈，过于半脉，不在所起之经再起，故曰离经也。举一例以拟之：如人一日周行百里，却从初行之处再行曰平，今一日却一百五十里，过于五十里，不在周而复始之处再行，故曰离经也。◉李駉曰：经者，常也。大凡经脉，一日一夜复会手太阴，手太阴乃始起之经也。今一呼三至，脉行四寸半，一吸三至，脉行四寸半，脉行九寸，过于平脉，不在所起之经，故曰离经者。其脉粗大。

⑤王九思曰：吕曰：其人短困夺精者，鼻目唇口精候色夺诊见也。丁曰：谓加于阴四倍，故曰夺精。虞曰：平脉一息行六寸，今夺精之脉，一息行一尺二寸，此乃一日一夜息数，乃行两日夜脉度数。尺寸脉诸夫为数脉者，阳气乱，况阳为病，颇亦狂言，颜色恍惚。吕氏言鼻目唇口精候色夺者，非也，夫人纳五味，味归形，形归气，气归精，今一息四至，乃阳气乱，故脉数，数则气耗，耗则精无所归，犹如夺去，故曰夺精。如人一日行一百里，今一日行二百里，气疲乏则耗也。◉李駉曰：人纳五味，味归形，形归气，气归精，今一息四至，则形脱气耗，精无所归，犹如夺去。

⑥王九思曰：吕曰：其人病证候已见，脉复加一至，定当死也。虞曰：此比平脉一倍过半，四至已是夺精，五至，其死明矣。丁曰：为加于阴六倍，故曰死也。◉李駉曰：一

呼五至，一吸五至，一息之间，脉凡十至，比之平脉多一倍，如何不死。

⑦李驷曰：一息之间，脉凡十二至，性命不日而死亡矣。◉滕万卿曰：大义虽无殊，因脉动之多寡观之，则有分界，盖死与命绝，自有缓急之差，可知已。

⑧王九思曰：吕曰：不出日死。虞曰：五至，死之渐也。六至，今死矣。此言死之脉也。“必是言至之脉”，恐写之误，可合下文。◉李驷曰：元文曰：“此死之脉”。愚改曰此至之脉者，盖总言其至脉也。◉丹波元胤曰：〔吕〕平者，谓平调之脉也。〔虞〕经者，常也，谓脉离常经之所，而行过于半，不在所起之经再起，故曰离经也，一呼四至，乃阳气乱，故脉数，数则气耗，耗则精无所归，独加夺去，故曰夺精，五至，死之渐也，六至，今死矣。

⑨李驷曰：问损脉如何？

⑩王九思曰：丁曰：为阴加于阳四倍也。虞曰：前之至脉离经，谓脉行过半，此之损脉离经，谓脉行减半，以下吸养于呼也。◉李驷曰：前之至脉离经，谓脉行过半，此之损脉离经，谓脉行减半，一呼一吸，脉止两至，亦曰离经。

⑪王九思曰：丁曰：谓阴加于阳六倍也。虞曰：平人脉，一日一夜，五十周身。今二呼而脉一至，一日一夜，不及一十三周身，脉只行及二百二丈五尺，其人气耗血枯，神惨色夭，精华犹如夺去。◉李驷曰：二呼而脉一至，一日一夜不及一十三个周身，脉只行二百二丈五尺，其人气耗血枯，神惨色夭，精华犹如夺去，亦曰夺精。

⑫王九思曰：虞曰：平人之脉，三呼脉六至，一日一夜，八百一十丈，无危。今三呼脉一至，脉口行一寸半，一日一夜，只行及一百三十五丈，不及五周身，如此之候，死可待也。◉李驷曰：三呼脉一至，脉只行一寸半，一日一夜只行及六十七丈五尺，不及五周身，如此之候，死可待也。

⑬李驷曰：四呼脉一至，一日一夜不及四周身，气尽已绝，脏败神去，故命绝也。

⑭王九思曰：虞曰：四呼当八至，今四呼脉一至，一日一夜，不及七周身，气血已尽，脏败神去，故命绝也。◉李驷曰：总言其损脉。◉徐大椿曰：平者，适得其常之谓。离经，离其常经也。夺精，精气已夺也。死者，言其必至于死。命绝，则其生气已绝，仅存脉之动而已，亦随息也。按：《素问·平人气象论》云：人一呼脉一动，一吸脉一动，曰少气；人一呼脉三动而躁，尺热曰病温；尺不热，脉滑曰病风；脉涩曰痹。人一呼脉四动以上曰死，脉绝不至曰死，乍疏乍数曰死。盖损不过一呼一动，数不过四动以上，若损至于四呼一至，至至于一呼六至，恐天下未必有此脉也。

⑮李驷曰：呼少至多，故谓之至。至脉病生于阳，阳气自下而上，故脉稍动上下六。

⑯王九思曰：吕曰：至脉从下上者，谓脉动稍增，上至六，至多而呼少；损脉从上下者，谓脉动稍减至一，呼多而至少也。◉李驷曰：呼多至少，故谓之损。损脉病生于阴也，阴气自上而下，故脉稍减至一。◉滑寿曰：平人之脉，一呼再至，一吸再至，呼吸定息，脉四至。加之则为过，减之则不及，过与不及，所以为至为损焉。离经者，离其经常之度也。夺精，精气衰夺也。至脉从下而逆上，由肾而至肺也。损脉从上而行下，由肺而之肾也。谢氏曰：平人一呼再至，脉行三寸，今一呼三至，则脉行四寸半，一息之间行九寸，二十息之间一百八十丈，比平人行速，过六十丈，此至脉之离经也。平人一呼脉再至，行三寸，今一呼一至，只得一寸半，二十息之间，脉迟行六十丈，此损脉之离经也。若夫至脉之夺精，一呼四至，则一息之间，行一尺二寸。损脉之夺精，二呼一至，则一息

之间，行三寸，其病又甚矣，过此者死而命绝也。◉徐大椿曰：心肺为上，肾肝为下。◉黄元御曰：至脉从下上，自下而升也；损脉从上下，自上而降也。◉丁锦曰：诊损至之脉，以医者之息数，定病者之至数。至脉从下上者，从肾而上也；损脉从上下者，从肺而下也。此言损至脉大纲。◉叶霖曰：平人之脉，一呼再至，一吸再至，呼吸定息四至，闰以太息脉五至，加之为过曰至，不及为减曰损。至脉从下而逆上，由肾而至肺也；损脉从上而行下，由肺而之肾也。离经者，脉呼吸六至，已离其经常之度也。一呼四至，一吸四至，则一息八九至，乃阳气乱，故脉数，数则气为热耗，耗则精竭，故曰夺精也。五至死之渐，六至其命绝矣。然数脉一息十至十二三至，迟脉四呼始见一至，皆仅见之脉也。◉滕万卿曰：按至者进，损者退。所谓损至，即数迟之意也。第七难既言数迟，然彼专为分脏腑寒热言之，此谓下部阴虚，而阴中之阳升，为至；上部阳虚，而阳中之阴降，为损，皆自渐至极之义也。离经夺精之解，滑注得之。五至曰死，六至曰命绝，大义虽无殊，因脉动之多寡观之，则有分界。盖死与命绝，自有缓急之差，可知已。◉丹波元胤曰：〔滑〕至脉从下而逆上，由肾而之肺也；损脉从上而行下，由肺而之肾也。◉张山雷笺正：夺，即今俗语所谓脱失之脱字，《说文》：夺，手持隹失之也，是为训失之正字。寿按：颐夺字训失，今经传中已极鲜见，仅孟子勿夺其时，荀子注作无失其时，可为一证，而《素问》中则夺血、夺汗等，数见不鲜，《难经》此章所谓夺精，亦即此义，此古字古义之仅存者，真所谓空谷足音者矣，此章以脉急为至，脉迟为损，至字之义，已极晦涩，不可索解，然脉行之速，一息八至，已急不可言，脉行之迟，一息二至，已缓不可言，岂有一呼六至之速，四息一至之迟者乎，此言之太甚，而必不可信者，况乎一呼五至曰死矣，而更有一呼六至曰命绝，三呼一至曰死矣，而更有四呼一至曰命绝，则所谓命绝者，盖较之死证而更有进焉，终不知如何说得过去，诸家旧注，惟洄溪之说，尚能直抒所见，余子碌碌，莫不随文敷衍，无谓之极。

14.2 损脉之为病奈何①？然：一损损于皮毛，皮聚而毛落②；二损损于血脉，血脉虚少，不能荣于五脏六腑③也；三损损于肌肉，肌肉消瘦，饮食不为肌肤④；四损损于筋，筋缓不能自收持⑤也；五损损于骨，骨痿不能起于床⑥。反此者，至于收病也⑦。从上下者，骨痿不能起于床者死⑧；从下上者，皮聚而毛落者死⑨。

①李驷曰：问损脉之病如何？

②王九思曰：虞曰：一损损肺，肺主皮毛，故皮聚而毛落也。◉李驷曰：一损肺，主皮毛，故皮聚毛落。

③王九思曰：虞曰：二损损血脉，是知心受之，心主血，今则心血枯，不能荣于五脏六腑也。◉李驷曰：二损心，主血脉，血脉枯少，不能使五脏六腑荣华。

④王九思曰：虞曰：脉之三损损于脾，脾者，受纳五味，以化生五气脏腑，以长肌肤，今既损，故味不化，则肌肉消瘦也。◉李驷曰：三损脾，脾者，饮食脏腑，脾主肌肉，饮食不化，则肌肉消瘦。

⑤王九思曰：虞曰：四损损肝，病乃如是。《素问》曰：其有伤筋，纵，若其不容。容，不收持也。◉李驷曰：四损肝，肝主筋，筋脉缓弱，不能收拾维持。

⑥李駉曰：五损肾，主骨，骨枯髓减，发为痿，痿者无力不能起。

⑦王九思曰：虞曰：今之五损损于肾，肾主骨，故骨痿不能起于床。《素问》曰：肾热则腰脊不举，骨枯髓减，发为骨痿，痿者，无力也。吕曰：收者，取也。经但载损家病，不载至家病，至家者，诸阳六腑病，六腑病，苦头痛身热，忽特不利，与损家病异，今反载损家病证，故损脉于此受病，非是至家病也。◉李駉曰：元文云："至于收病"。愚改作反前此五损脉之病，则是至脉之病也。◉徐大椿曰：按于收二字，滑氏云：疑作脉之是也。《灵枢·九针篇》：肺主皮，心主脉，脾主肌，肝主筋，肾主骨，皮聚者枯而缩也。五脏肺居最上，肾居最下，由肺以至肾，此所谓从上下也，反此谓至脉之病，则由肾以至肺，所谓从下上也。◉滕万卿曰：旧本于收二字误。

⑧王九思曰：吕曰：从肺损至骨，五脏俱尽，故死，肺在上也。虞曰：至此推穷损家病证，一损肺，二损心，三损脾，四损肝，五损肾，乃如第五难脉轻重菽数下损之肾也。◉李駉曰：肺在上，肾在下。一损肺，二损心，三损脾，四损肝，五损肾，从肺至肾，五脏俱损，肾主骨，骨痿必死。

⑨王九思曰：吕曰：从肾损之肺，亦复五脏俱尽，故死也，此是损家，然病证，非至家病证，肾在下故也。◉李駉曰：从肾损至肺，亦是五脏俱损，肺主皮毛，皮聚毛落亦死。◉滑寿曰：至于收病也，当作至脉之病也，于收二字误。肺主皮毛，心主血脉，脾主肌肉，肝主筋，肾主骨，各以所主而见其所损也，反此为至脉之病者，损脉从上下，至脉则从下上也。◉徐大椿曰：此以断至损脉之死期也，盖损即为迟，迟属寒，故先中于表；至，即为数，数为热，故先中于里，相传既久，至内外表里俱病，则不复可治矣。◉黄元御曰：肺主皮毛，心主血脉，脾主肌肉，肝主筋，肾主骨，损脉从上下，骨痿不起者，自肺而之肾也，至脉从下上，皮聚毛落者，自肾而之肺也。◉丁锦曰：此一节，指损至脉本原之久病，盖一损皮毛，病尚浅，五损于骨，病已深，然有由骨而复反皮毛必死，所以虚劳脉数不治。◉叶霖曰：此推究损脉病证也。一损损肺，肺主皮毛，肺损故皮聚而毛落也；二损损心，心主血脉，心损则血虚，故不能荣养脏腑也；三损损脾，脾纳五味而主肌肉，脾损失其运化之权，故肌肉消瘦也；四损损肝，肝主筋，肝损不克充其筋，故纵缓不能收持也；五损损肾，肾主骨，肾损故骨痿不能起于床也。从上下者，从肺损至肾，五脏俱尽，故死，肺在上也；从下上者，从肾损至肺，亦复五脏俱尽，故死，肾在下也。于收，滑氏云当作"脉之"二字；愚意尤不若丁氏之"反此者至之脉病也"为是。◉滕万卿曰：按此举损病一例，以该至脉之病，皆各候其所主部分，以知何脏之为病也，然损病始于皮聚，而终乎骨痿者，是顺境而易知焉，至病自骨痿至皮聚，则是逆境难见。何者？损病皮聚者，得病之始，骨痿病极之候，今以损之极，为至病之始，以损之始，为至之终，滑注无明解，初学不得无疑，曹氏脉歌云：损脉之病，过三则死，至脉之病亦然，可谓得此难言外之意者，盖所谓三者，指脾损，病过脾而下抵肝肾则死，至病亦过脾而上，至心肺则死。◉丹波元胤曰：〔吕〕从上下者，从肺损至肾，五脏俱尽，故死；肺在上也，从下上者，从肾损之肺，亦复五脏俱尽，故死也。〔虞〕至此推究损家病证，一损肺，二损心，三损脾，四损肝，五损肾，乃如第五难脉之轻重菽数。按皮聚者，皮肤皱腊失润，故毛脱也，不能荣于五脏六腑之荣字，古与营通，周运之义也，至于收病也，本义为误文，是，然脉经与经文同，则其伪亦久。吕注曰：收者，取也，经但载损家病，不载至家病，故损脉于此受病，非是至家病也，其言不免含糊。◉张山雷笺正：此节谓五脏之

病，有自下而上传，亦有自上而下传，或则由表及里，或则由里达表，泛而言之，固无不可，然必以脉迟者谓自上而下，自表而里，必以脉数者谓自下而上，自里而表，亦正难言，灵胎谓寒先中于表，热先中于里，果何所见而云然，此胶柱鼓瑟之故智，病变万状，活泼泼地，岂可如是之执一不通，此则古人举以为例，本非谓凡病者必一定如是，而为之注者，必呆板解之，得毋拘泥太过，其亦知病之传变，固有不遍五脏而已不可治者，又将何以说之耶。

14.3 治损之法奈何①？然：损其肺者，益其气②；损其心者，调其荣卫③；损其脾者，调其饮食，适其寒温④；损其肝者，缓其中⑤；损其肾者，益其精⑥。此治损之法也⑦。

①李驷曰：问治损脉法度如何？

②王九思曰：吕曰：肺主气，今损，故当以针药益其气也。丁曰：肺者，主其气，故损即补之以针，补其手太阴经中俞大渊穴也，以辛味佐不足，即是益其气也。◉李驷曰：形寒饮冷则伤肺，肺主气，既为形寒饮冷所损，当增益其气以治之。◉滕万卿曰：气虚者宜升提。

③王九思曰：吕曰：心者，荣卫之本，今损，当以针药调之。丁曰：心者，主荣卫，故损即补之以针，补其手少阴经中井，手厥阴经中井，是其母，手少冲，手中冲，亦是其母，以苦味佐之，此调其荣卫之现也。虞曰：心主血，血为忧愁，思虑伤于心，因兹致损，凡人血流据气，气动依血，宜调荣卫，节忧愁思虑以治之。◉李驷曰：忧愁思虑则伤心，心主血，既为忧愁思虑所损，当调荣卫以治之。◉滕万卿曰：血气者人之神宜调。

④王九思曰：吕曰：脾主饮食，今其气衰损，谷不消化，故当调适寒温也。丁曰：脾损则调其饮食，适其寒温。谓脾主意思，故顺其意思，饮食适其寒温也。虞曰：脾化水谷以生气血，今见脾损，饮食不为肌肉，宜调节饮食，无令伤脾也，适其寒温者，启玄子谓春凉食，夏冷食，秋温食，冬热食也。本经曰：饮食劳倦伤脾也。◉李驷曰：饮食劳倦则伤脾，脾经既伤，宜春凉食，夏冷食，冬热食，随天时寒温以节调饮食，则脾经顺矣。◉滕万卿曰：水谷由脾以营四脏。

⑤王九思曰：吕曰：肝主怒，其气急，故以针药以缓其中。丁曰：肝主怒，以甘缓其中，以土味和其肝，当补足厥阴合曲泉穴是也。虞曰：怒则气逆，脉乃强急，以凭方术，以缓其中。《素问·脏气法时论篇》曰：肝苦急，急食甘以缓之。又曰：宜食甘，粳米、牛肉、枣、葵，味皆甘，甘性缓也。◉李驷曰：恚怒气逆，上而不下，则伤肝，肝主怒，其气急，宜食甘以缓之，甘性缓，甘属脾土，土居中宫，以土味缓其中。

⑥李驷曰：久坐湿地，强力入水，则伤肾，肾主精，肾精既损，则以咸味补益其精气。

⑦王九思曰：吕曰：肾主精，今损，故以针药补益其精气。丁曰：益其精者，以咸味补之。当补足少阴经中复溜穴，是其母也。虞曰：耗用过多而致损肾，宜凭咸味以补精华。◉李驷曰：又总言损至病法度。◉滑寿曰：肺主气，心主血脉，肾主精，各以其所损而调治之。荣卫者，血脉之所资也。脾主受谷味，故损其脾者，调其饮食，适其寒温，如春夏食凉、食冷，秋冬食温、食热，及衣服起居，各当其时是也。肝主血，血虚则中不足，一云肝主怒，怒能伤肝，故损其肝者，缓其中。经曰：肝苦急，急食甘以缓之。缓

者，和也。◉徐大椿曰：肺主气，故益其气。荣卫者，血之所充，饮食寒温肌肉之所由生。缓中者，即觉所谓肝苦急，急食甘以缓之之义。精者，肾之所脏。盖病在何脏，则各随其所在而治之也。按言治损而不言治至者，盖损至之脉，虽有从上下、从下上之殊，而五者之病状则一。故言损至而治至之法亦备矣。◉黄元御曰：肝病者，木郁土贼，腹满里急，故宜缓其中。◉丁锦曰：曰益，曰调，曰适，曰缓，此四法包括已尽，不立方而方在其中，此但言治损，不言治至者，若到至脉已无治也，可不慎欤。◉叶霖曰：肺主气，肺损者，宜益其气。心主血脉，心损者，宜调其营卫，使血脉有所资也。脾受谷味而主肌肉，脾损者，宜调其饮食，适其寒温，俾健运不失其职。肝藏血而主怒，怒则伤肝，肝损者，宜缓其中，即经所谓肝苦急，急食甘以缓之之义。肾藏精而主骨，肾损者，宜益其精。盖病在何脏，则各随其所在而治之也。◉滕万卿曰：反此者至脉之治也。然则治损至之大法，在病不及脾之前，可知矣。又按《内经》论气血二虚，率主脾肾，《难经》举肺与肾，明分气血二因，而脾脏独为气血二病之彀率者，以发《经》之余蕴。肺曰益气，肺主皮毛，所谓气者，指外卫独行者，《经》曰：形不足者温之以气，是也。心曰调荣卫，心主血，输诸经脉中，从营往来，谓之并行，卫气亦心之化也，《经》曰：血气者，人之神是也，周仲立卫字为衍者，非也。脾曰调其饮食，适其寒温，脾已有损，则胃中水谷难化，故调熟菜白粥，易化以与之，且适其好寒好温情，莫强其所不好，为前所谓饮食不能为肌肤云尔，是治脾之要也。滑注，春夏食凉食寒等语，此平人养生之要也，而若病患有不好，则何以能为与之，岂非强乎？肝曰缓其中，中者志也。《礼》云虚中，《孟子》云热中，义与此同，皆指志言，肝志主怒也。缓者，以甘缓之。《经》曰：肝苦急，急食甘以缓之，是也。肾曰益其精，肾主水，受五脏六腑之精而藏之。《经》曰：精不足者补之以味，是也。◉丹波元胤曰：〔滑〕肺主气，心主血脉，肾主精，各以其所损而治之，荣卫者，血脉之所资也，肝主血，血虚则中不足，一云，肝主怒，怒能伤肝，故损其肝者，缓其中。经曰：肝苦急，急食甘以缓之。缓者，和也。按一说为是，虞丁注意亦尔，适其寒温，此衣服起居之谓，非重言饮食之义也。《经释》曰：言治损，而不言治至者，盖损至之脉，虽有从上下从下上之殊，而五者之病状则一，故言治损，而治至之法亦备矣。◉张山雷笺正：此节亦只言治五脏不足之大略耳，泛泛而言，未始说不过去，然使认作治损之法，守此数言，果能泛应曲当乎。

14.4 脉有一呼再至，一吸再至[①]；有一呼三至，一吸三至[②]；有一呼四至，一吸四至[③]；有一呼五至，一吸五至[④]；有一呼六至，一吸六至[⑤]；有一呼一至，一吸一至[⑥]，有再呼一至，再吸一至[⑦]；有呼吸再至[⑧]。脉来如此，何以别知其病也[⑨]？

然：脉来一呼再至，一吸再至，不大不小曰平[⑩]。一呼三至，一吸三至，为适得病[⑪]，前大后小，即头痛、目眩[⑫]；前小后大，即胸满、短气[⑬]。一呼四至，一吸四至，病欲甚[⑭]，脉洪大者，苦烦满[⑮]；沉细者，腹中痛[⑯]；滑者伤热[⑰]，涩者中雾露[⑱]。一呼五至，一吸五至，其人当困[⑲]，沉细夜加[⑳]，浮大昼加[㉑]，不大不小，虽困可治[㉒]，其有大小者为难治[㉓]。一呼六至，一吸六至，为死脉也[㉔]，沉细夜死[㉕]，浮大昼死[㉖]。一呼一至，一吸一至，名曰损[㉗]，人虽

能行[28]，犹当着床[29]，所以然者，血气皆不足故也[30]。再呼一至[31]，再吸一至[32]，名曰无魂，无魂者当死也[33]，人虽能行，名曰行尸[34]。

①王九思曰：虞曰：此重明前之至脉病证，乃如后说。◉李駉曰：一呼之间，脉凡二至；一吸之间，脉亦二至。

②李駉曰：一呼之间，脉凡三至；一吸之间，脉亦三至。

③李駉曰：一呼之间，脉凡四至；一吸之间，脉亦四至。

④李駉曰：一呼之间，脉凡五至；一吸之间，脉亦五至。

⑤李駉曰：一呼之间，脉凡六至；一吸之间，脉亦六至。

⑥李駉曰：一呼之间，脉当二至，今反一至；一吸之间，脉当二至，今反一至。

⑦李駉曰：再呼再吸，脉当八至，今反止得二至。

⑧王九思曰：虞曰：此重明损脉轻重生死，当如后说。◉李駉曰：注作一呼再至，一吸再至，是前四至平脉。注作呼吸之间止二至，是前二败脉。愚不明此句，请俟后贤。◉滕万卿曰：夺精，旧本有呼吸再至五字，滑注以为衍文，今削去。按第一节有三呼四呼之目，则于此节似有所阙，然观下文，言再呼一至曰无魂，当死，则于损病，不历三呼四呼之久而死者，明也。

⑨李駉曰：脉息之来如此，何以别辨疾病？◉滑寿曰：此再举损至之脉为问答也，盖前之损至，以五脏自病，得之于内者而言，此则以经络血气为邪所中之微甚，自外得之者而言也。其曰呼吸再至，即一呼一至，一吸一至之谓，疑衍文也。◉黄元御曰：损至之脉有轻重，则病亦不同，应有分别之法。◉丁锦曰：此复举至损之脉为问，是指近病而言，以起下文也。◉叶霖曰：上文统言五脏受病之次序，此再举损至之脉以求其病形也。滑氏曰：前之损至，以五脏自病，得之于内者而言，此则以经络血气，为邪所中之微甚，自外得之者而言也，其曰呼吸再至，即一呼一至，一吸一至之谓，疑衍文也。◉张山雷笺正：此以下复论损至脉之为病，滑谓前以五脏自病言，此为邪所中云，一是内因，一是外因，虽不为无见，然亦不可太泥。

⑩李駉曰：一呼而脉二至，一吸而脉二至，无太过，无不及，曰平和之脉。◉丁锦曰：此指一息四至之平脉，不大不小者，言不洪大不沉细也。

⑪王九思曰：虞曰：脉三至曰离经，反于常经，知病始得。◉李駉曰：一呼而脉三至，一吸而脉三至，其脉粗大，曰离经，为适然始得病。◉徐大椿曰：适得病，即上文离经之义，言仅为有病之脉也。

⑫王九思曰：虞曰：病在三阳。◉李駉曰：前大者，寸外大也，后小者，寸内小也，上部法天，主胸以上至头之上有疾，寸口乃上部，故头脑疼痛，眼目眩晕。

⑬王九思曰：丁曰：前大者，为寸外大也，后小者，寸内小也，寸前大则头痛目眩，寸后大者，胸满短气，《经》言寸部法天，主胸以上至头有疾故也。虞曰：病在三阴。◉李駉曰：前小者，寸外小也，后大者，寸内大也，主胸膈满塞，气息短促。◉徐大椿曰：前，指寸；后，指尺。前大后小，病气在阳，故头痛目眩；前小后大，病气在阴，故胸满短气。◉丁锦曰：此指一息六至之脉也。适，初也，言初得病也。前谓寸脉，后谓尺脉，寸大尺小者，邪在表也；寸小尺大者，邪在里也。

⑭王九思曰：虞曰：脉病反常经，法曰夺精之脉。脉大，法曰浑浑革至如涌泉者，病进欲甚之理明也。◉李駉曰：平脉止有四至，今一呼而脉四至，一吸而脉四至，共得八

至，脉倍常经，主病欲加进不安。◉徐大椿曰：病欲甚，盖夺精之义，言其病将深也。

⑮王九思曰：虞曰：病在三阳，阳盛烦满。◉李驷曰：八至之中，脉洪大者，病在三阳，阳盛烦躁痞满。

⑯王九思曰：虞曰：病在三阴，阴主于内，故腹中病也。◉李驷曰：八至中脉沉细，病在三阴，阴主于内，故腹肚疼痛。

⑰王九思曰：虞曰：脉动如徐前，却流利替替然，热盛于气，其脉滑也。◉李驷曰：八至中脉滑，中伤热毒。

⑱王九思曰：虞曰：涩脉状如刀刮竹，寒盛于血，故脉乃涩也。◉李驷曰：八至中脉涩，伤雾露寒气。◉徐大椿曰：洪大，为阳邪外越，故烦满；沉细为阴邪内陷，故腹痛；滑为血实，故为热；涩为伤湿，故中雾露。此又于一息四至之病分，别言之，亦举此为例，言仍当取所现脉象以别其病，欲令读者推广其义也。◉丁锦曰：此指一息八至之数脉也，欲甚将甚也，洪大而数者，邪在胸膈；沉细而数者，邪在腹中；滑数伤热邪，涩数中湿邪也。

⑲王九思曰：虞曰：脉一息十至，气血劳走不困，受为生死，如下说。◉李驷曰：一呼而脉五至，一吸而脉五至，气血劳走，其人必困。

⑳李驷曰：十至中脉沉细，主夜间疾加。

㉑王九思曰：虞曰：阴脉细沉，夜加可验；阳脉浮大，昼甚可知。◉李驷曰：十至中脉浮大，主昼间疾加。

㉒李驷曰：十至中既不浮大，又不沉细，虽困可疗治。

㉓王九思曰：虞曰：极大，阳大盛，必减；极小，阴水弱，必竭，故曰难治。◉李驷曰：十至脉极浮大，则火盛必灭，又脉极沉细，则水弱必竭。◉徐大椿曰：困者，近于死也。沉细属阴，故加于夜；浮大属阳，故加于昼。大，即浮大；小，即沉细。若不大不小，则昼夜不至于有加，故可治；有大小，则历昼夜而病益进，为难治也。不大不小，即《灵枢·禁服篇》所谓若引绳大小齐等之义，若更参差不伦，则难治矣。◉丁锦曰：此指一息十至之危脉也。困，病重也；沉细，阴将竭而夜重；浮大，阳将竭而昼重。所以不浮大，不沉细，虽重而可治也。

㉔王九思曰：虞曰：三倍于常，阳气乱极，故曰死也。

㉕王九思曰：虞曰：阴绝使然。

㉖王九思曰：虞曰：阳绝如是。◉徐大椿曰：死脉，即命绝之谓。◉黄元御曰：前谓寸，后谓尺。寸大尺小，浊气上逆，故头痛目眩；寸小尺大，清气下陷，肝脾不升，则肺胃不降，故胸满短气；脉洪大者，苦烦满，胆胃上逆而火升也（胆木化气相火）；沉细者，腹中痛，肝脾下陷而木贼也；滑者，伤热，温气内郁而肝病也。涩者，中雾露，寒气外袭而肺病也。夜为阴，昼为阳，沉细阴盛故夜加，浮大阳盛故昼加，甚者则死也。◉丁锦曰：此一息十二至之死脉也。以上四节，俱指近病而言也。

㉗王九思曰：虞曰：此损至离经之脉证。◉李驷曰：呼吸当四至，今止二至，名曰损脉。

㉘李驷曰：人虽能行步。

㉙李驷曰：犹当沉著床上卧病。

㉚李驷曰：其所以著床者，由于血气不足之故。◉徐大椿曰：言虽能行步，久当不起

于床也，血气不足，明所以得损脉之故。◉丁锦曰：此一息二至之脉也，人虽能行者，言初损肺，人必能行，因其能行而不治，则必渐及于心肝脾肾，血气俱损，而着床也。

㉛李驷曰：再呼再吸当八至，今止二至。

㉜李驷曰：疑此句见前注。

㉝李驷曰：呼多至少是魂魄已绝，魂属阳，阳主生，阳绝魂去，故知必死。

㉞王九思曰：虞曰：寻此至数，与前义相违，亦恐错简也。魂属阳，阳主生。今脉形如是减损，乃知阳绝，阳绝则魂去，故人死也。◉李驷曰：人虽能行步，名曰死尸在行。◉滑寿曰：一息四至，是谓平脉，一呼三至，一吸三至，是一息之间，脉六至，比之平人多二至，故曰适得病未甚也，然又以前大后小，前小后大而言病能也，前后非言寸尺，犹《十五难》前曲后居之前后，以始末言也，一呼四至，一吸四至，病欲甚矣。故脉洪大者，苦烦满，病在高也；沉细者，腹中痛，病在下也，各以其脉言之。滑为伤热者，热伤气而不伤血，血自有余，故脉滑也；涩为中雾露者，雾露之寒，伤人荣血，血受寒，故脉涩也。一呼五至，一吸五至，其人困矣。若脉更见浮大沉细，则各随昼夜而加剧，以浮大顺昼，阳也；沉细顺夜，阴也。若不见二者之脉，人虽困犹可治，小大即沉细浮大也，一呼六至，一吸六至，增之极也，故为死脉。沉细夜死，浮大昼死，阴遇阴，阳遇阳也。一呼一至，一吸一至，名曰损，以血气皆不足也。再呼一至，再吸一至，谓两息之间，脉再动，减之极也。《经》曰：形气有余，脉气不足者死，故曰无魂而当死也。◉徐大椿曰：无魂，言魂气已离也。行尸，言其人生道已绝，如尸之行也。◉黄元御曰：无魂，魂绝而神败也。◉丁锦曰：此一息一至之脉也，魂属真阳之气，阳气败绝，虽能行必死，故曰行尸。此二节复言损脉者，明损脉非起于一朝一夕，或有初起病，得似损非损之脉，恐人误认，故以下文结之。◉叶霖曰：一息四至，闰以太息五至，是为平脉。一呼三至，一吸三至，是一息之间有六七至，比之平人，较多两至，适得病而未甚，即上文离经之义也。前为寸，后谓尺，寸大尺小，病气在阳，为浊气上逆之候，故头痛目眩也。寸小尺大，病气在阴，为清气下陷，脾肝不升，肺胃不降，故胸满短气也。一呼四至，一吸四至，是一息之间有八九至，故病欲甚，即上文夺精之义也。脉洪大者，阳邪外越，为胆上逆而火升，故苦烦满也。沉细者，阴邪内陷，为肝脾下陷而土贼，故腹中痛也。滑乃血实，故为热，涩为伤湿，故曰中雾露，此又于病之微甚间分别言之，欲令学人取所现脉象，以别其病，而推展其义也。一呼五至，一吸五至，是一息之间，脉来十外至，则其人沉困，近于死矣。夜为阴，昼为阳，沉细阴盛，故加于夜；浮大阳盛，故加于昼。大即浮大，小即沉细，若不大不小，则昼夜不至有加，阴阳相等，故可治，若更参差不伦，则难治矣。一呼一至，一吸一至，是一息之间，脉来二三至为损，以气血皆亏，虽能行步，久当不起于床也。若再呼一至，再吸一至，迟之极矣，则其人魂气已离，生道已绝，如尸之行，故曰行尸。◉滕万卿曰：谓损脉夺精。旧本此下剩出“人虽能行名曰行尸”八字，疑是衍文，按此一说。滑氏曰：经络血气，为邪所中自外得之证，而与上节言五脏病者稍异焉，以余观之，则不然，何者？前已言呼而不言吸，举脉之动数，而不及形状，是乃申明其义，而谓不大不小，前大后小，前小后大，及洪大沉细滑涩等类，皆审其脉状者，可以见已。其所谓头痛目眩，胸满短气，苦烦满，腹中痛，及伤热中雾露等证，是乃举其病态，昭昭乎明矣。若夫伤热中雾露等症，盖一时自外兼加者，而所谓内伤挟外感是也耳。五脏之病，其根深，其发缓，旷日弥久，动涉岁月，非一朝一夕之谓也，故其间或有外邪触冒，则脉

从而变矣，滑氏因其有外邪之病，而谓与前节异，几乎粗已。盖前所言，则五脏部分之病，而唯见其概，此所言者，具述其详，一呼一至，名曰损，以下文理不属，似有阙漏，故不可强解，今窍括，姑其义云。◉丹波元胤曰：〔滑〕此再举损至之脉，为问答也，盖前之损至，以五脏自病，得之于内者而言，此则以经络血气，为邪所中之微甚，自外得之者而言也，其曰呼吸再至，即一呼一至，一吸一至之谓，疑衍文也。〔虞〕脉三至曰离经，反于常经，知病始得。脉病反常经，法曰夺精之脉；脉大，法曰浑浑革至如涌泉者，病进欲甚之理明也。阴脉细沉，夜加可验；阳脉浮大，昼加可知。魂属阳，阳主生，今脉形如是减损，乃知阳绝，阳绝则魂去，故人死也。〔滑〕前后，非言寸尺，犹十五难前曲后居之前后，以始末言也。〔徐〕前大后小，病气在阳，故头痛目眩；前小后大，病气在阴，故胸满短气；洪大为阳邪外越，故烦满；沉细为阴邪内陷，故腹痛；滑为血实，故为热，涩为伤湿，故中雾露。此又于一息四至之病，分别言之，困者近于死也，不大不小，则昼夜不至于有加，故可治，即《灵·禁服篇》所谓，若引绳大小齐等之义，若更参差不伦，则难治矣。行尸，言其人生道已绝，如尸之行也。按涩，脉难流利也，何于一息八至中而现之，盖此段涩字，《脉经》所谓一止复来之义，数中有时一结也，虞注为如刀刮竹之状，欠妥。《灵枢·本神篇》曰：随神往来者，谓之魂。《说文》曰：魂，阳气也，从鬼云声。◉张山雷笺正：此一节言诸脉所主之病。洄溪所说，多视伯仁为优，前大后小，前小后大，以寸尺两部言，何等明白。寸独大，则阳盛于上，故当头痛目眩；尺独大，则阴盛于里，故当胸满短气。脉理病情，天然桴应。伯仁乃谓为始末，试问何从索解，但本节一呼四至，一吸四至一段，明言呼吸八至，如果有此，已是坏极之脉，而仅言病欲甚，立论已不可通，然因后文更有所谓呼吸十至及呼吸十二至者，则不得不以呼吸八至为未甚，岂非勉强说说，何足为据？况乎呼吸八至，其速如何，尚安能更兼涩象？而此一段中，且有所谓涩者中雾露一句，尤其不可通者。然洄溪之注，竟改为一息四至四字，掩耳盗铃，欺人太甚，虽欲为本文回护，而多一层揜著之迹，益形其丑，一误再误，欲盖弥彰，何如质直言之之为愈乎？困者近于死，亦是曲说。须知呼吸十至，果是何等脉象，岂尚有可治之理？此皆经文之大不可训者，正不必如涂涂附，强为之饰非以文过矣。

14.5　上部有脉[①]，下部无脉，其人当吐[②]，不吐者死[③]。上部无脉，下部有脉，虽困无能为害[④]。所以然者，譬如人之有尺，树之有根[⑤]，枝叶虽枯槁，根本将自生[⑥]，脉有根本[⑦]，人有元气，故知不死[⑧]。

①李驷曰：寸口为上部，寸部有脉。

②李驷曰：尺脉为下部，尺部无脉。

③李驷曰：其人自当发其吐。

④李驷曰：不吐者是生气独绝于内也。◉徐大椿曰：吐，则气逆于上，故脉亦从而上，则下部之无乃因吐而然，非真离其根也。若不吐而无脉，则脉为真无而非气逆之故矣，故曰死。

⑤李驷曰：寸部无脉，尺部有脉，虽病困极，亦不为害。

⑥李驷曰：所以不为害者，人有尺脉，恰似树有根本。

⑦李驷曰：寸部如树枝叶，尺部如树根本，人既有尺脉，虽无寸部脉，亦终有可生。

⑧李驷曰：根本在尺部，尺部有脉，是脉有根本。

⑨王九思曰：丁曰：经言脉有从上下者，是谓五脏之气，不相荣养，致令有此损至也。五脏之气，随呼吸上下，递相荣养，其心肺主气，脉则随吸而荣其肾肝，其吸不能至肾至肝者，盖肾先损，则病骨痿也，其肾肝不荣于上，故先病其肺，病则皮聚毛落也，其损甚者皆死。一呼再至曰平，一呼三至，即是阳加于阴二倍也，适得病也。其脉洪大曰离经；前大者，谓寸外大也；后小者，谓寸内小也；前小者，寸外小也；后大者，寸内大也。前大后小，则头痛目眩；前小后大，即胸满短气。经曰：上部法天，以候胸以上至头。《素问》曰：寸外以前，主头角耳目，寸内以后，主胸中，关以上，主膈下胁旁，关内以后，主腹中，尺外以前，主脐下，尺内以后，主至足下，凡左右有此大小，随部言之。一呼四至，谓阳气加阴四倍，故曰夺精也；二呼一至者，是阴加于阳四倍，亦曰夺精。其浮大者，阳病甚，苦烦满也，加于滑者，伤于热极也；其沉细者，阴病甚，所以腹中痛也，加于涩者，中雾露所作也。一呼五至，一吸五至，沉细则夜甚，浮大则昼甚，其有内外大小者，游魂也，此不可疗，其数至愈增愈减者死。上部有脉，下部无脉，其人自当发吐，其不吐，是气独绝于内也，上部无脉，下部有脉，虽困无能为害者，谓神内守也。神昏如鱼掉尾者死。杨曰：上部寸口，下部尺中也。虞曰：此又明人禀父母之元气也。◉李駉曰：两肾之间动气，乃人所受父母之元气，尺部有脉，是人之元气不绝，故知不死。◉滑寿曰：譬如二字，当在人之有尺下，此又以脉之有无，明上下部之病也。纪氏曰：上部有脉，下部无脉，是邪实并于上，即当吐也。若无吐证，为上无邪而下气竭，故云当死。东垣李氏曰：下部无脉，此木郁也。饮食过饱，填塞于胸中太阴之分，而春阳之令不得上行故也，是为木郁。木郁则达之，谓吐之是也。谢氏曰：上部无脉，下部有脉者，阴气盛而阳气微，故虽困无能为害，上部无脉，如树枝之槁，下部有脉，如树之有根，惟其有根，可以望其生也。自明陈氏曰：至，进也，阳独盛而至数多也；损，减也，阴独盛而至数少也。至脉从下上，谓无阴而阳独行至于上，则阳亦绝而死矣。损脉从上下，谓无阳而阴独行至于下，则阴亦尽而死矣。《一难》言：寸口以决脏腑死生吉凶，谓气口为五脏主也。《四难》言：脾受谷味，其脉在中，是五脏皆以胃为主，其脉则主关上也。此难言人之有尺，譬如树之有根，脉有根本，人有元气，故知不死，则以尺为主也。此越人所错综其义，散见诸篇，以见寸关尺各有所归重云。◉徐大椿曰：按："譬如"二字，滑氏云：当在"有尺"下。脉者，根乎元气以运行者也，元气未坏，则脉自能渐生，其所以上部之无脉者，特因气血之偶有滞耳，病去则自复也。按上部有脉以下，又因上文损至之义而极言之，以见无脉之故，亦有两端，不可概定其死也。◉黄元御曰：饮食不消，停蓄中脘，阳遏不降，故上部有脉，下部无脉，当吐之则愈。若非吐证，而见此脉者，是根本败竭，法主死也。◉丁锦曰：此呼吸不至之脉也，上有下无，谓寸有尺无，因实邪一时闭塞，阻遏生气，吐则越其邪而升其气，不吐者死，谓不用吐法者死也。此条越人恐误认损脉，故谆之晰之。夫损脉者迟脉也，至脉者数脉也，不言迟数，而言损至者，盖以迟数之脉，统摄虚证实证，表证里证，无所不包，无法不备之总名也。如首节言，至脉始于一息四至，终于十二至，损脉始于一息二至，终于两息一至。此为本原证提纲而论也，至脉从下上，损脉从上下，明至脉从肾阴虚竭，而及于肺气尽；损脉从肺气虚寒，而及于肾阳竭也。二节明损脉之本原证起于肺，若失治必递及于心脾肝肾，其损脉必反而为至脉，因肾虚火燥，复由肾而递及肝脾心肺而死，故曰反此者，至之脉病也。三节明调治本原诸法，言损于肺者，益其气。盖损肺即损气也，气即命门之真气，真气损，则皮皱而

毛发枯，故曰皮聚而毛落，治之当益其气，益则补益之谓也，气虚即阳虚，补其阳气，则皮毛可以充实，若非理中桂附等类，何以补其阳，轻则补中益气等汤，庶可取用。若不明损脉之义，又何能明治损之法，及至脉数气喘发咳晡热，方云肺虚，然后补肺保气，终无成效矣，殊不知此是损脉失治，转到至脉不治之候也。又曰：损其心者，调其荣卫。盖损心即损血也，心为荣血之源，肺为卫气之本，既损肺而复损其心，其气血不能荣养五脏六腑，当调而治之，调者，取和调之义，有顾此兼彼之法，非比益之径行直遂也，如归脾汤、异功散、八珍汤、十全大补等汤，或六味八味等丸，消息病情，随宜投服，无不效也。若不明治损之义，必待脉数心烦，咽干口燥，惊惕不寐，方谓心虚，投之温补，必不受也，滋补必碍脾也，此亦损脉失治，转到至脉不治之候也。又曰：损其脾者，调其饮食，适其寒温。盖脾主中州，又主肌肉，消瘦则腠理不密，不论寒温，感邪最易，故曰适其寒温，中州失职，则运化无权，易泄易滞，不特参苓药在温补健脾，而于饮食，亦必节其饥饱，察其所宜，故曰调其饮食也。若不明至损之义，必待饥不能食，气急胀满，脉数双弦，方谓脾虚，用参芪而胀满愈加，投桂附而虚烦转甚，此亦因损脉失治，转到至脉不治之候也。又曰：损其肝者，缓其中。肝主筋，筋藉血，血虚则肝燥而筋纵，必大补心脾，使心能生血，脾能统血，归脾养荣等汤，宜早投也。若不明至损之义，必待血枯脉数，手足难运，方谓肝虚，然后议用前方，已无及也。又曰：损其肾者益其精。骨属肾，精亏则髓枯骨痿，必益其精而髓自充。《经》曰：精不足者，补之以味。味乃血肉浓味也，如鹿茸等类，兼地黄、人参、枸杞之属，俱能补精。若不明至损之义，必待真阴竭绝，虚火炎蒸，脉数心烦，不能起床，及投之以养阴必泄，进之以养阳必燥，此皆不能会悟此篇之精义也。至第四节，另以至损之脉为问者，别在五邪表里之症，不混于本原之证也。第五节言不洪大，不沉细，不病之平脉也。第六节言寸脉洪大，尺脉沉细，表证里证也。第七节言尺寸俱洪大，尺寸俱沉细，表热里热之证也，而又举洪大而滑者，必是伤热；沉细而涩者，必是中湿热也。第八节言尺寸沉细，必是里热而夜重；尺寸浮大，必是表热而昼重。又言不大不小，虽困可治者，此有邪退之机，重必转轻，而可治也。若愈浮大，愈沉细，此病进之机，而难治也。是即第九节之沉细夜死，浮大昼死也，自四节至九节，专以至脉提纲，明表里实邪之义也。第十节复叮咛损脉不可失治，如一息二至之脉，虽其人能行，必当早治，苟因其能行而不治，必至着床不起，其所以不起者，因血气皆不足故也。第十一节言一息二至失治，必至一息一至而不可治，或有能行，亦不过行尸耳，末节明急证无脉之义，恐其混于损脉也，盖言下部无尺脉，必因骤中有形之实邪，壅塞而可吐也，若上部无寸脉，或因偶中无形之虚邪，虽困无能为害也，而复归重于原气，总结全章之义也，中峰云，阅此论悟古人之治本原，大异于今人，古人治可治之损脉，今人治不治之至脉，可慨也夫。◉叶霖曰：上部寸口，下部尺中。上部有脉，下部无脉者，邪实于上，阳遏不降，吐则气逆于上，故脉亦从而上，则下部之无脉，乃因吐而然，非真离其根也，若无吐证，为上无邪而下气竭，故曰当死。上部无脉，下部有脉，虽困无害者，盖脉者根乎元气以运行者也，元气未伤，则脉自能渐生，其所以上部之无脉者，特因气血之偶有滞耳，病去则自复，故曰人之有尺，譬如树之有根也。此越人又因上文损至之义引申之，以见无脉之故，亦有两端，不可概定为死也。按：损脉者，迟脉也，至脉者，数脉也，曷不云乎迟数，而言损至者何也？盖迟数之脉，统摄寒热表里虚实，所包者广，越人恐后学之误会，故以一息四至，终于十二三至为至，始于一息二至，终于两息一至为损，明损脉从上而下，由肺气虚而及于肾阳竭，至脉从下而上，由肾阴虚而及于肺气尽。然损脉之本原，病起于肺，若失治必递及于心脾肝肾，其损脉必反而为至脉，因肾虚火燥，复由肾而递及肝脾心肺而死，故曰反此者至脉之病也。尝见虚寒之证，未传而现躁急之脉者，为不明治损之法，扶阳不早，延及阴气亦竭也。夫扶阳者，扶持胃脘之阳，更察五脏之损以益之，非徒执姜桂乌附之谓也。更有进者，近世医家，每以“虚劳”两字为怯病通称，不知虚损病自上而下，痨瘵病自下而上，以痨瘵法治虚损，多转泄泻，以虚损法治痨瘵，必致喘促，于此泾渭不分，能免于南辕北辙之相左乎？此皆不明损至之义也。越人既以损至之脉，明虚损痨瘵之治，恐急证无脉，后人不察，混入损脉，故又申明上部有脉，下部无脉，上部无脉，下部有脉之旨，而复归重于元气，以结此章之义。学者于此，尤宜三致意焉。◉丹波元胤曰：〔杨〕上部寸口，下部尺中也。〔滑〕纪氏曰：上部有脉下部无脉，是邪实并于上，即当吐也，若无吐证，为上无邪，而下气竭，故云当死。《一难》言寸口为五脏主也。《四难》以胃为主，其脉则主关上也。此难以尺为主也，此越人所以错综其义，散见诸篇，以见寸关尺，各有所归重云。〔徐〕上部无脉者，特因气血之偶有滞耳，病去则自复也。按元气者，人身所禀天真本原之气，所谓通天者生之本，是也。《六十六难》曰：脐下肾间动气者，人之生命也，十二经之根本也，故名曰原，三焦者，原气之别使也。《金匮要略》曰：腠者，三焦通会元真之处，为血气所注，是则元者，本原之谓也。《春秋繁露·王道篇》曰：春秋何贵乎元而言之，元者，始也，言本正也，道，王道也，王者，人之始也，王正则元气和顺。又《重政篇》曰：春秋变一谓之元，元，犹原也，其义以随大地终始也，故人唯有终始也，而生不必应四时之变，故元者为万物之本，杨雄解嘲曰，天者含元气。《白虎通》曰：地者，元气之所生，万物之祖也。《汉书·律历志》曰：太极元气，函三为一。极，中也。元，始也。《文选·东都赋》曰：降氤氲调元气。又《鲁灵光殿赋》曰：包阴阳之变化，含元气之氤氲，李善注，《春秋历命序》云：元气正则天地八卦孳。《后汉书·李固传》曰：北斗斟酌元气，运平四时。王充《论衡·幸偶篇》曰：俱禀元气，或独为人，或为禽兽。又《无形篇》曰：人禀元气于天，各受寿夭之命，以立长短之形，盖人之生也，与天地参，则所禀之气，其理一也。《内经》是谓真气，又谓生气者，生之所资始，而天所禀之气也，譬如二字，本义谓，当在人之有尺下，此说是矣，然脉经亦与经文同。◉张山雷笺正：人之气血，止有此数，有余于上，即不足于下，吐者气已上逆，故脉亦应之而上升，即令尺部之脉，亦随以升至尺前，而尺乃无脉，此岂可以无根之脉一例论者，若其人不吐，则气未上升，即不当不见尺脉，而亦上有下无，是为枝叶未害，本实先拨之兆，尚复何恃而不恐，纪氏旧注及灵胎《经释》，解之甚明，何以东垣李氏，误以下部无脉，认作食填太阴，假令果是太阴填塞，而脉为不显，亦当应之于关，不当应之于尺，又谓是春阳之令，不得上行，假令果是阳气不升而脉不见，又当应之于上，更不当应之于下，适与本文上下之义，背道而驰，又误解当吐二字，作为当用吐法，且谓是木郁达之之意，又与自己所说食填太阴一层，大相乖戾，须知食填是土郁，不是木郁，果是食填当吐，亦是土郁达之，不可谓是达木，种种谬戾，一误再误，竟将本文之明白通晓者，讲得一字不通，如此谈经，真是点金成铁，此公颟顸，已臻极步，不知伯仁何所取裁而备引之，适以疑误后学，不思之甚矣。

十 五 难

15.1　十五难曰：经言春脉弦[①]，夏脉钩[②]，秋脉毛[③]，冬脉石[④]，是王脉耶[⑤]，将病脉也[⑥]？然：弦、钩、毛、石者，四时之脉也[⑦]。春脉弦者，肝，东方木也[⑧]，万物始生，未有枝叶[⑨]，故其脉之来，濡弱而长，故曰弦[⑩]。夏脉钩者，心，南方火也[⑪]，万物之所茂，垂枝布叶，皆下曲如钩[⑫]，故其脉之来疾去迟，故曰钩[⑬]。秋脉毛者，肺，西方金也[⑭]，万物之所终，草木华叶，皆秋而落，其枝独在，若毫毛也[⑮]，故其脉之来，轻虚以浮，故曰毛[⑯]。冬脉石者，肾，北方水也[⑰]，万物之所藏也[⑱]，盛冬之时，水凝如石[⑲]，故其脉之来，沉濡而滑，故曰石[⑳]。此四时之脉也[㉑]。

①李驷曰：春天脉息如弓弦，筝弦之弦紧。

②李驷曰：夏天脉息如钩之曲。

③李驷曰：秋天脉息如毛轻浮。

④李驷曰：冬天脉息如石沉重。

⑤李驷曰：问是王盛之脉？

⑥李驷曰：问是疾病脉？◉徐大椿曰：经文见《素问·平人气象论》及《玉机真脏论》。

⑦李驷曰：弦，春王脉；钩，夏王脉；毛，秋王脉；石，冬王脉。皆非病脉。◉徐大椿曰：四时之脉，谓脉之应乎四时，即王脉也。

⑧李驷曰：春属东方甲乙肝木，其脉弦。

⑨李驷曰：万物根荄芽甲始生于春，未有枝叶之形见。

⑩王九思曰：吕曰：春，万物始生，未有枝叶，形状正直如弦，故脉法之也。丁曰：春脉弦者，微弦曰平，平者，谓有胃气，胃者，土也，能成于四方，间于四旁，故四时脉见弦、钩、毛、石，皆当微见，即是有胃气也。但独见四时之脉者，皆无胃气也。◉李驷曰：长者，形容其脉弦也，濡弱而长者，形容其脉微弦也，微弦者，谓有胃气也。◉徐大椿曰：濡弱而长，是弦之正象，否则即为太过不及之脉也。

⑪李驷曰：夏属南方丙丁心火，其脉钩。

⑫李驷曰：夏乃长养万物之时，万物至夏而盛，华叶散布，皆下曲如钩之形状。

⑬王九思曰：吕曰：心脉法火，曲如钩。又阳盛，其脉来疾，阴虚，脉去迟也。脉从下上至寸口疾，还尺中迟，寸口滑不泄，故令其脉环曲如钩。◉李驷曰：来疾者，阳盛也，寸口疾也；去迟者，阴虚也，尺中迟也。来疾者，形容其脉洪也，来疾去迟者，形容其微洪也，微洪者，谓有胃气也。◉徐大椿曰：来疾者，其来少急而劲；去迟者，其去少缓而弱。此所谓下曲如钩也。

⑭李驷曰：秋西方庚辛肺金，其脉毛。

⑮李駉曰：秋乃肃杀万物之时，草木花叶，至秋而落，惟有枝梗独存，若毫毛之少。

⑯王九思曰：吕曰：肺浮在上，其气主皮毛，故令其脉浮如毛也。◉李駉曰：脉浮于上，其气主皮毛，故其脉浮如毛。◉徐大椿曰：其枝独在若毫毛，言其四面无所辅而体又甚轻也。

⑰李駉曰：冬北方壬癸肾水，其脉石。

⑱李駉曰：万物至冬而伏藏。

⑲李駉曰：盛冬之时，天寒地冻，水凝结如石。

⑳王九思曰：吕曰：肾脉法水，水凝如石，又伏行温于骨髓，故其脉实牢如石也。◉李駉曰：沉者冬脉之正，沉濡而滑者，微沉之义，谓有胃气。

㉑李駉曰：总言四时脉息。◉滑寿：此《内经·平人气象》、《玉机真脏论》，参错其文而为篇也。春脉弦者，肝主筋，应筋之象；夏脉钩者，心主血脉，应血脉来去之象；秋脉毛者，肺主皮毛；冬脉石者，肾主骨，各应其象，兼以时物之象取义也。来疾去迟，刘立之曰：来者自骨肉之分而出于皮肤之际，气之升而上也；去者自皮肤之际而还骨肉之分，气之降而下也。◉徐大椿曰：冬气敛聚，故沉而濡滑，水之象也。按脏腑之与五行各有所属，而春夏秋脉皆以脉为喻者，盖惟木为因时迁变也。◉黄元御曰：《经》《素问·玉机真脏论》。◉丁锦曰：此章言四时之脉象，以起下文平脉病脉死脉之义。◉叶霖曰：《经》谓《素问·平人气象论》、《玉机真脏论》，此参错其文而为篇也。四时之脉，谓脉之应乎四时，即旺脉也。春脉弦者，肝为木而主筋，万物始生之初，其脉濡弱而长，是弦之正象，否则即为太过不及也。夏脉钩者，心属火而主血脉，其脉来疾者，其来少急而劲，气之升而上也；去迟者，其去少缓而弱，气之降而下也，此所谓下曲如钩也。秋脉毛者，肺属金而主皮毛，秋木凋零，其枝独在若毫毛，言其四面无所辅，而体又甚轻也。冬脉石者，肾属水而主骨，冬气敛聚，故沉而濡滑，水之象也。此四时之脉。如有变，谓逆四时而失其常度也。然脏腑之与五行，各有所属，而春夏秋冬脉，皆以木为喻者，盖惟木能因时变迁也。◉滕万卿曰：以上明弦钩毛石之名义。◉丹波元胤曰：〔滑〕此《内经·平人气象》，《玉机真脏论》，参错其文而为篇也，春脉弦者，肝主筋，应筋之象，夏脉钩者，心主血脉，应血脉来去之象，秋脉毛者，肺主皮毛，冬脉石者，肾主骨，各应其象，兼以时物之象取义也。来疾去迟，刘立之曰：来者，自骨肉之分，而出于皮肤之际，气之升而上也；去者，自皮肤之际，而还于骨肉之分，气之降而下也。〔徐〕来疾者，其来少急而劲，去迟者，其去少缓而弱，此所谓下曲如钩也，按脏腑之与五行，各有所属，而春夏秋脉，皆以木为喻者，唯木为因时迁变也。◉张山雷笺正：此节言四时当有之脉状，义与《素问·玉机真脏论》相似，而措辞寓意，多不如《素问》之稳惬。谓春气象木，脉当耎弱而长，是也，长以状木气之条达，耎弱以见胃气之冲和，然已不如《玉机真脏论》耎弱轻虚以滑，端直以长之完备，而又谓万物始生，未有枝叶，以为脉弦之拟义，宁不太嫌呆相。夏脉如钩，其义本未免晦涩，而曰万物所盛，垂枝布叶，下曲如钩，拟义亦不近情，不如《玉机真脏论》来盛去衰四字饶有意味。盖盛夏之令，阳极盛于外，故脉之来时气盛，以在表之阳吸力大也，而阴不充于中，故脉之去时气衰，以在里之阴吸力薄也。《难经》改为来疾去迟，语难虽类，而疾之与迟，不易辨矣。秋脉如毛，以初秋承盛夏之后，虽曰由阳渐入于阴，究竟阳气犹旺，阴气未盛，则脉状应之，亦不能遽形收敛，故仍如毛之传于皮。但较盛夏极旺之候，稍为轻虚，此所谓轻虚以浮故曰毛之真义

也。然曰万物之所终，草木华叶，皆秋而落，其枝独在，则岂是秋时应有之正义？古皆云秋收冬藏，胡可谓秋为万物之终。如秋令是终，则将置冬季于何等？且以华叶皆落，其枝独在，为毛字写照，亦是拟不于伦。冬脉曰石，亦言之太嫌过度，不如《玉机真脏论》冬脉如营，以营字状其营守在内之熨帖，且申之以水凝如石一句，则又失之坚实太甚。岂不闻《素问》已曰来如弹石，此为太过乎？且亦与下文沉耎而滑四字，不相桴应，何如《素问》气沉以抟之形容尽致也耶（气沉以抟，今本《素问》抟讹作搏，甚非平人无病应有之脉状，寿颐谓当作抟结，抟聚之抟，方能见得凝聚在中，而又不偏于刚劲，且与《难经》此节沉耎而滑之义，同符合撰，此必传写者无心之误，当订正之，说详拙编《脉学正义·第一卷》脉合四时本条）。各注家言之太略，何能为古书阐发奥义，吕氏旧注，尤其肤庸，读者试细心寻绎义理，当不以余言为河汉也。

15.2　如有变奈何①？然：春脉弦，反者为病。何谓反②？然：其气来实强，是谓太过，病在外③；气来虚微，是谓不及，病在内④。气来厌厌聂聂，如循榆叶曰平⑤；益实而滑，如循长竿曰病⑥；急而劲益强，如新张弓弦曰死⑦。春脉弦曰平⑧，弦多胃气少曰病⑨，但弦无胃气曰死⑩，春以胃气为本⑪。

①李驷曰：如脉息更变何如？◉徐大椿曰：变，谓失常也。◉张山雷笺正：上节止言四时应有之脉状，是以无病时言之，下文言太过不及，并平脉、病脉、死脉，分析言之，皆所以尽脉状之变态者也。

②王九思曰：丁曰：反者，为见秋脉如毛，是谓肝病。◉李驷曰：春脉当弦，若与弦脉相反，则为肝病。何谓之脉反？

③王九思曰：吕曰：实强者，阳气盛也。少阳当微弱，今更实强，谓太过。阳主表，故令其病在外也。丁曰：病在外者，是少阳，其脉微弦，今实强者，是胆有余，面青好怒，是肝木之外证也。◉李驷曰：春乃少阳用事之时，其脉微弦，是有胃气，今脉气之来实强，是为太过。实强者，阳太盛也，其病在外，外证善洁、面青、善怒。

④王九思曰：吕曰：厥阴之气养于筋，其脉弦。今更虚微，故曰不及，阴处中，故令其病在内。丁曰：病在内者，肝不足也。肝含血养筋，不足则筋缓，溲便难，是肝之内证也。虞曰：太过之脉，谓不至而至。不及之脉，谓脉息虚微。太过，眩冒颠疾，其不及，则令人胸痛，引背下，则两胁胀满也。◉李驷曰：厥阴之气养于筋，其脉弦，今更虚微，故曰不及。阴处中，故病在内证，四肢满闭，癃溲便难，转筋。◉徐大椿曰：太过属阳而发于表，故病在外；不及属阴而怯于中，故病在内。

⑤王九思曰：吕曰：春，少阳、厥阴俱合主，其脉之来，如春风吹榆叶，濡弱而调，故曰平脉也。◉李驷曰：春少阳、厥阴俱合，其脉之来，如春风吹榆叶，濡弱而调，故曰平脉。平者，谓有胃气。◉徐大椿曰：厌厌，《素问》王冰注：以为浮薄而虚也。按：《素问·平人气象论》云：平肝脉来，软弱招招，如揭长杆末梢，曰肝平。又云：平肺脉来，厌厌聂聂，如落榆荚，曰肺平。盖形容肺脉如毛之义，今引为肝平，恐不合。◉滕万卿曰：多胃气，下同。

⑥王九思曰：吕曰：此谓弦多胃气少也。丁曰：长而不软，故若循竿，是为病也。◉李驷曰：益实而滑者，太弦之谓，如循长竿者，长而不软也，此是弦多胃气少，故病。

◉徐大椿曰：此皆弦而太过之象。◉滕万卿曰：少胃气下同。

⑦王九思曰：吕曰：此谓但弦，无胃气也。丁曰：谓强急而紧细，故曰如新张弓弦也。◉李驷曰：紧急劲直强盛，恰似新张紧细之弓弦，此是但弦无胃气，故死。◉徐大椿曰：此则弦之至，即所谓真脏脉也。◉滕万卿曰：无胃气下同。

⑧李驷曰：微弦者，微似弦，非微而弦也。微弦者，一分胃气，二分弦气，俱动，为微弦。

⑨李驷曰：弦脉非微似弦，是胃气少也，疾病生焉。

⑩李驷曰：三分并是弦，而无胃气，为真脏见，必死。◉徐大椿曰：冲胃气，冲和之气也。微弦，胃气少。但弦，无胃气，即上文三者之象也。下文仿此。

⑪王九思曰：吕曰：胃主水谷，故人禀胃气。丁曰：胃者，水谷之海，五脏皆受气于谷，胃者主禀四方，故以胃气而为本也。◉李驷曰：五脏之气皆胃气和之，不得独用如至刚，不得独用，独用则折，和柔用之即固也。胃者，水谷之海，人受气于谷，谷入于胃，乃传与五脏六腑，故肝以胃气为本，余四脏并皆仿此。◉滑寿：春脉太过，则令人善忘，忽忽眩冒巅疾；不及，则令人胸痛引背，下则两胁胠满。夏脉太过，则令人身热而肤痛，为浸淫；不及，则令人烦心，上见咳唾，下为气泄。秋脉太过，则令人逆气而背痛，愠愠然；不及，则令喘，呼吸少气而咳，上气见血，下闻病音。冬脉太过，则令人解㑊，脊脉痛而少气，不欲言；不及则令人心悬如饥，䏚中清，脊中痛，少腹满，小便变。此岐伯之言也。越人之意，盖本诸此。变脉言气者，脉不自动，气使之然，且主胃气而言也。循，抚也，按也。春脉厌厌聂聂，如循榆叶，弦而和也。益实而滑，如循长竿，弦多也；急而劲益强，如新张弓弦，但弦也。◉黄元御曰：《素问·平人气象论》：平肺脉来，厌厌聂聂，如落榆荚，曰肺平。◉丁锦曰：自此节以下，俱形容脉神，全在会悟自得。此即脉法中千手千眼，后人着诀，盈千万言，恐未能道破一二也。脉因气行，气来即脉来也，下仿此。◉叶霖：春脉当微弦，其来濡弱而长，反是者为病。实强为太过，阳气盛而发于表也，故病在外，令人善忘眩冒巅疾。虚微为不及，阴气不足，而怯于中也，故病在内，令人胸痛引背，下则两胁胠满。厌厌聂聂，如循榆叶，乃微弦而有和缓胃气也，故曰平。益实而滑，如循长竿，乃弦多胃少也，故曰病。急而劲益强，如新张弓弦，乃但弦无胃气，即所谓真脏脉也，故曰死。◉丹波元胤曰：〔吕〕实强者，阳气盛也，少阳当微弱，今更实强，谓太过，阳主表，故今其病在外也。厥阴之气，养于筋，其脉弦，今更虚微，故曰不及，阴处中，故今其病在内也。如循长竿，谓弦多胃气少也。如新张弓弦，谓但强无胃气也。按《素问·平人气象论》曰：平肺脉来，厌厌聂聂，如落榆荚，曰肺平。次注，浮薄而虚者也。又曰：平肝脉来，软弱招招，如揭长竿末梢，曰肝平。与此段为异，弟坚日，厌厌聂聂，《圣惠方》作捐捐聂聂。《广韵》云：捐，于叶切，叶动貌。《说文》云：聂，木叶摇白也，按白，恐臼讹，臼，即貌省文。从木聂声。《尔雅》曰：木，虎桑。《释文》曰：木，郭音涉，本又作聂，并同。《尔雅》曰：榆，白粉，注，分，榆先生叶，却著荚，皮色白。《说文》曰：竿，竹挺也，从竹干声，王冰《素问次注》曰：劲，谓劲强，急之甚也。

15.3　夏脉钩，反者为病。何谓反[①]？然，其气来实强，是谓太过，病在外[②]；气来虚微，是谓不及，病在内[③]。其脉来累累如环，如循琅玕曰平[④]；

来而益数，如鸡举足者曰病[⑤]；前曲后居，如操带钩曰死[⑥]。夏脉微钩曰平[⑦]，钩多胃气少曰病[⑧]，但钩无胃气曰死[⑨]，夏以胃气为本[⑩]。

①王九思曰：丁曰：谓脉来石滑，如冬之脉，故曰反。◉李驷曰：夏脉当钩，若与钩相反，即为心病。何以谓之反？

②王九思曰：吕曰：实强者，太阳受气盛也，太阳者，浮散，今反实强，故曰太过也。丁曰：其外者，太阳、小肠为腑，故病在外，其面赤喜笑，是心火之外证也。◉李驷曰：浮而大散者，心也，今反实强，是为太过，外证面赤，口干，喜笑。

③王九思曰：吕曰：手少阴主血脉，其气尚平实，今反见虚微，故曰不及也。丁曰：少阴心，夏盛王，今反虚微，是谓不及，不及则病在内，喜笑其神不守。虞曰：少阴心脉，本平实，今反虚微，故曰不及也，太阳小肠，脉本浮大，今反实强，曰太过也，其太过不及之证，乃如下说。《玉机真脏论》曰：夏脉太过，其病身热而肤痛，为浸淫；其不及者，令人烦心，上见咳嗽，下为气泄也。◉李驷曰：夏心少阴盛王，今反虚微，是为不及，内证烦心，心痛，掌中热而死。

④王九思曰：吕曰：心满实，累累如人指循琅玕者，是金银镮钏之物劲也，此皆实之类也，故云平。丁曰：言心脉满实，累累如连珠，其言循琅玕者，谓琅玕是玉与珠类贯如环之象也。◉李驷曰：脉满而盛，微似珠形之中手，琅玕，珠之类也，故曰心平。◉徐大椿曰：如环，《素问》作如连珠，言其满盛也。琅玕，石似珠者。

⑤王九思曰：吕曰：心脉但当浮散，不当数也，鸡举足者，喻其数也。丁曰：心脉但当浮散，今又加其至数，即病，故喻其脉如鸡举足走也。◉李驷曰：心脉但当浮散，不当数也，今脉数如鸡举足之走，故曰心病。◉徐大椿曰：谓实而劲也。按：《素问·平人气象论》云：病心脉来，喘喘连属，其中微曲曰心病。又云实而盈数，如鸡举足曰脾病。今引为心病之脉，亦误。

⑥王九思曰：吕曰：后居谓之后直，如人革带之钩，前曲后直也，是谓但钩无胃气。丁曰：操者，执也，如手执革带，前钩曲无力也。后居，倨而不动劲有，故曰死也。◉李驷曰：前曲者，前钩曲无力也；后居者，倨而不动劲直也；操，执也，如执革带之钩。曰死。◉徐大椿曰：居，《素问》王冰注曰：不动也。带钩，曲而坚者也。

⑦李驷曰：夏脉微似钩，非微而钩，喜有胃气，故曰平脉。

⑧李驷曰：脉非微似钩，是胃气少也，故病。

⑨李驷曰：三分并是钩，而无胃气，为真脏见，死。

⑩王九思曰：吕曰：胃者，中州，主养于四脏也。◉李驷曰：平人之常气禀于胃，与春同。◉滑寿：夏脉累累如环，如循琅玕，钩而和也；如鸡举足，钩多而有力也；前曲后居，谓按之坚而搏，寻之实而据，但钩也。◉黄元御曰：《平人气象论》：实而益数，如鸡举足，曰脾病。◉叶霖：夏脉当微钩，来疾而去迟，反是者为病。实强者为太过，病在外，令人身热而肤痛为浸淫；虚微者为不及，病在内，令人烦心，上见咳唾，下为气泄。脉来累累如环，如循琅玕，乃微钩而有和缓胃气也，故曰平；来而益数，如鸡举足，乃钩多胃少也，故曰病；前曲后居，如操带钩，乃但钩无胃气也，故曰死。◉丹波元胤曰：〔吕〕实强者，太阳受气盛也，太阳浮散，今反实强，故曰太过也。手少阴主血脉，其气尚平实，今反见虚微，故曰不及也。心脉但当浮散，不当数也，鸡举足者，喻其数也，后居，谓之后直，如人革带之钩，前曲后直也，是谓但钩无胃气也。〔丁〕操者，执也，如

手执革带，前钩曲无力也。后居，倨而不动。劲有。故曰死也。按《素问·平人气象论》曰：病脾脉来，实而盈数，如鸡举足，曰脾病。与此段为异，《说文》曰：环，璧也，肉好若一，谓之环，从玉寰声。琅轩，似珠者，琅，从玉良声，轩，从玉干声，禹贡，邕州，球琳琅轩。《素问次注》曰：如循琅轩，言脉满而盛，微似珠形之中手。琅轩，珠之类也。居，不动也。操，执持也。鸡举足，谓如鸡走之举足也。

15.4　秋脉毛，反者为病。何谓反①？然：其气来实强，是谓太过，病在外②；气来虚微，是谓不及，病在内③。其脉来蔼蔼如车盖，按之益大曰平④；不上不下，如循鸡羽曰病⑤；按之消索，如风吹毛曰死⑥。秋脉微毛曰平⑦，毛多胃气少曰病⑧，但毛无胃气曰死⑨。秋以胃气为本⑩。

①李驷曰：秋脉当毛，若与毛相反，是为心病。何以谓之反?

②王九思曰：吕曰：肺脉者，当微毛，今更实强，故曰病在外。丁曰：外者，谓手阳明太阴也。故外证面白善嚏，悲愁不乐，皮毛干燥，此是肺金之外证也。◉李驷曰：秋脉当毛，今更实强，是为太过，外证面白喜嚏，悲愁不乐，欲哭。

③王九思曰：吕曰：肺脉轻，虚浮如毛。今按之益虚微，是无胃气，故病在内。丁曰：病在内者，手太阴肺也，其内证，喘咳，洒淅寒热。此是肺金之内证也。虞曰：太过不及，病如下说。《玉机真脏论》曰：秋脉太过，则令人逆气，而背痛愠愠然，秋脉不及，则令人喘，呼吸少气，上气见血，下闻病音。◉李驷曰：肺脉轻虚以浮，今按之益虚微，是无胃气，病证喘咳，洒淅寒热。

④王九思曰：吕曰：车盖乃小车之盖，轻浮蔼蔼然也。按之益大，有胃气，故曰平也。丁曰：如车之曲盖偃蔼之状，故曰平也。◉李驷曰：车盖乃小车之盖，轻浮蔼蔼然也。按之益大，有胃气，故曰平。◉徐大椿曰：车盖，言其浮大而虚也。按：《平人气象论》：平肺脉来，厌厌聂聂，如落榆荚，曰肺平。前已误为心平之脉，此二语则经所无也。按仲景《伤寒论·辨脉法》云：脉蔼蔼如车盖者，名曰阳结也。此又一义。

⑤王九思曰：吕曰：如循鸡羽者，是其气虚微，胃气少，故曰病。丁曰：手太阴肺金，乘夏余阳，故其脉上。又，其气当于下降，今不上不下，如循鸡羽者，但当涩涩然，故曰病也。◉李驷曰：肺金乘夏余阳，故其脉上，肺金之气属阴，其脉下，今不上不下，如循鹅羽涩涩然，故曰病。◉徐大椿曰：《素问》王冰注：谓中央坚而两旁虚。

⑥王九思曰：吕曰：此无胃气。丁曰：风吹毛者，飘腾不定无归之象，故曰如风吹毛而死也。◉李驷曰：风吹毛者，飘腾不定，无归之象，今按如消散之索，吹毛之风，此是但毛无胃气，故曰死。◉徐大椿曰：《素问》云：如物之浮，如风吹毛，曰肺死。王冰谓如物之浮，瞥瞥然如风吹毛，纷纷然也。盖皆轻虚飘乱之义。

⑦李驷曰：脉微似毛，非微而毛，一分胃气，二分毛气，俱动为微毛。

⑧李驷曰：毛非微似毛，是胃气少，故有病。

⑨李驷曰：三分并是毛，而无胃气，为真脏见，死。

⑩王九思曰：吕曰：四脏皆须禀胃气也。◉李驷曰：五脏皆禀于胃，胃者五脏之本也。脏气不能自致于手太阴，必因于胃气乃至于手太阴，胃气不能俱至于手太阴，故真脏之气独见。独见者，病胜脏也，故曰死。◉滑寿：秋脉蔼蔼如车盖，按之益大，微毛也；

不上不下，如循鸡羽，毛多也；按之萧索，如风吹毛，但毛也。◉黄元御曰：仲景脉法：脉蔼蔼如车盖者，名曰阳结也。◉叶霖：秋脉当微毛，其来轻虚以浮，反是者为病。实强者为太过，病在外，令人逆气而背痛愠愠然。虚微者为不及，病在内，令人喘，呼吸少气而咳，上气见血，下闻病音。脉来蔼蔼如车盖，按之益大者，以其轻软微毛，而有和缓胃气也，故曰平。不上不下，如循鸡羽，乃毛多胃少也，故曰病。按之萧索，如风吹毛，乃但毛无胃气也，故曰死。◉丹波元胤：〔吕〕车盖，乃小车之盖也，轻浮蔼蔼然也，按之益大，有胃气，故曰平也。〔丁〕不下不上，如循鸡羽者，但当涩涩然，故曰病也，风吹毛者，飘腾不定，无归之象，故曰死也。按：蔼蔼，轻盈浮大之义。《尔雅·释木》曰：贲，蔼。注：树实繁茂庵蔼也，庵蔼，即蔼蔼之双声。《周礼·考工记》曰：轸之方也，以象地也，盖之圜也，以象天也。《素问次注》曰：如循鸡羽者，谓中央坚，而两旁虚也，如风吹毛者，纷纷然也。

15.5　冬脉石，反者为病。何谓反①？然：其气来实强，是谓太过，病在外②；气来虚微，是谓不及，病在内③。脉来上大下兑④，濡滑如雀之喙曰平⑤；啄啄连属，其中微曲曰病⑥；来如解索，去如弹石曰死⑦。冬脉微石曰平⑧，石多胃气少曰病⑨，但石无胃气曰死⑩。冬以胃气为本⑪。胃者，水谷之海⑫，主禀四时⑬，皆以胃气为本⑭。是谓四时之变病⑮，死生之要会也⑯。脾者，中州也⑰，其平和不可得见⑱，衰乃见耳⑲。来如雀之啄⑳，如水之下漏㉑，是脾衰见也㉒。

①李駉曰：冬脉当沉如石，若与沉相反，是为肾病。何以谓之反？

②王九思曰：吕曰：冬脉当沉濡，今反实强，故曰太过。太过者，阳脉病，故言病在外也。丁曰：反者，冬得长夏之脉。长夏者，土也，胃土脉缓而微曲，故病也。在外者，是足太阳之经也，面黑善恐欠，是其肾水之外证也。◉李駉曰：冬脉当沉濡，今反实强，是为太过，外证面黑，善恐，欠。

③王九思曰：冬脉沉濡，今反虚微，故言不及。不及者，阴病在内也。丁曰：足少阴肾脉也，主水王冬，其脉沉濡而滑。今虚微少气，是谓不及，病在内。其内证，气逆，小腹急，痛泄如下重，此肾水内证也。虞曰：冬脉太过，则令人解㑊，谓似病不病也。春脉痛而少气不欲言也。冬脉不及，则令人心如悬，病饥，中清，脊中痛，少腹满，小便变也。◉李駉曰：冬脉沉涩，今反虚微，是为不及，病证逆气，小腹痛，急泄如下重，足胫寒而逆。

④滕万卿曰：上下二字疑古文误倒置。

⑤王九思曰：吕曰：上大者，足太阳，下兑者，足少阴，阴阳得所，为胃气强，故谓之平。雀啄，谓本大末兑也。丁曰：肾脉本性濡滑，今诊之，应手而大，去而小，故曰上大下兑，喻如雀啄，是谓平也。◉李駉曰：雀啄乃本大末兑也。上大者，足太阳应手而大也；下兑者，足少阴诊之去而小也。阴阳所得为胃气强，故曰平。◉徐大椿曰：雀啄，上大而末锐也。

⑥王九思曰：吕曰：啄啄者，不息，故谓之连属。其中微曲，是脾来乘肾，脉缓而曲，故病。丁曰：啄啄谓如雀，啄啄连连时止，肾衰之病也。◉李駉曰：啄啄者，不息，

故谓之连属。其中缓而微曲者，脾脉克肾，故病。◉徐大椿曰：啄啄连属，言搏手而数。其中微曲，言其象似钩也。按：《素问·平人气象论》云：喘喘累累如钩，按之而坚，曰肾平。来如引葛，按之益坚，曰肾病。至于如鸟之啄，乃脾之死脉。啄啄连属，其中微曲，乃心之病脉。不知何以错误如此。

⑦王九思曰：吕曰：解索谓虚缓无根本也，来迟去疾，故曰弹石也。丁曰：诊之应手如脱解之索，无力也，去疾而如弹石，是肾死也。◉李駉曰：脉来如解脱之索，虚缓无根本也，迟也，去如弹石之疾也，故死。◉徐大椿曰：解索，紧而散。弹石，促而坚也。《素问》云：发如夺索，辟辟如弹石，曰肾死。

⑧李駉曰：微石者，微似沉，非微而沉也，一分胃气，二分沉气，俱动为微沉。

⑨李駉曰：脉非微以沉，是胃气少，故病。

⑩李駉曰：三分并是沉，而无胃气，为真脏见，必死。

⑪李駉曰：与春同。◉滑寿：冬脉上大下兑，大小适均，石而和也，上下与来去同义，见前篇。啄啄连属，其中微曲，石多也；来如解索，去如弹石，但石也。大抵四时之脉，皆以胃气为本，故有胃气则生，胃气少则病，无胃气则死。于弦钩毛石中，每有和缓之体，为胃气也。此篇与《内经》中互有异同。冯氏曰：越人欲使脉之易晓，重立其义尔。按《内经》第二卷《平人气象论篇》云：平肝脉来，软弱招招，如揭长竿末梢；平肺脉来，厌厌聂聂，如落榆荚；平肾脉来，喘喘累累如钩，按之而坚。病肾脉来，如引葛之益坚；死肾脉如发夺索，辟辟如弹石，此为异也。◉黄元御曰：《平人气象论》：锐坚如乌之喙，曰脾死。喘喘连属，其中微曲，曰心病。◉丁锦曰：以上四时之平脉，即有胃气之脉也，病脉即少胃气之脉也，死脉即无胃气之脉也，欲明脉神精义，当于平脉中参悟。◉叶霖曰：冬脉当微石，其来沉濡而微坚，反是者为病。实强者为太过，病在外，令人解亦，脊脉痛而少气不欲言。虚微者为不及，病在内，令人心悬如饥，中清，脊中痛，少腹满，小便变。脉来上大下兑，濡滑如雀喙者，乃微石而有和缓胃气也，故曰平。啄啄连属，其中微曲，乃石多胃少也，故曰病。来如解索，去如弹石，乃但石无胃气也，故曰死。是四时之脉，皆以胃气为本，故有胃气则生，胃气少则病，无胃气则死也。按：《素问·平人气象论》曰：平肝脉来，软弱招招，如揭长竿末梢，曰肝平。平肺脉来，厌厌聂聂，如落榆荚，曰肺平。此两句，形容肝之平脉，濡柔和缓微弦之义；肺之平脉，浮薄轻虚微毛之义；此却以肺平引为肝平。又曰：病心脉来，喘喘连属，其中微曲，曰心病；实而盈数，如鸡举足，曰脾病。今以脾病引为心病。如乌之喙，脾之死脉，引为肾之平脉。若此多与经文有异。冯氏谓越人欲使脉之易晓，重立其义尔。然读是篇者，当与《素问》参观。◉滕万卿曰：按厌厌聂聂，若循榆叶者，上文所谓濡弱而长之谓也。形容如是者，专主胃气言之。诊脉之法，固医家之关键。苟非脉，则安能决病之虚实。《经》云：脉者血气之先。故古圣之于脉也，谆谆反复，比类象物，以传后世。且脉本无定体，随时更改。自非圣人，其孰能如是形容。下文所谓累累蔼蔼啄啄等字，不可忽诸。此段太过不及之病，详见《素问》，宜互参看。◉丹波元胤曰：〔吕〕雀喙，谓本大末兑也，啄啄者，不息，故谓之连属，解索，谓虚缓无根本也，来迟去疾，故曰弹石。〔丁〕解索，诊之应手如脱解之索，无力也。按《素问·平人气象论》曰：死脾脉来，锐坚如乌之喙。又曰：平肾脉来，喘喘累累如钩，按之而坚，曰肾平，病肾脉来，如引葛，按之益坚，曰肾病。又解索，作夺索。又曰：喘喘连属，其中微曲，为病心脉。次注，曲，谓中手而偃

曲也，如弹石，言促又坚也。考啄啄，据《内经》，当作喘喘。丁注，谓啄啄如雀啄，连连时止，恐不为是，盖《内经》有盛喘喘数等语，俱喻脉之数疾也。◉张山雷笺正：此节言四时脉状，太过不及，及平脉、病脉，并及无胃气真脏之脉，义与《素问·平人气象论》，字句虽不尽同，而寻绎大旨，彼此之形容状态，意亦未尝不约略相合，洄溪必谓《难经》谬误，总缘存一高视《内经》，薄视《难经》之意，固结胸中，议论遂未免偏执，然《难经》本节，亦自有晦涩难通之处，无可讳言，是宜平心静气以求其神，庶几有意味之可玩。若徒为意气之争，皆属无谓，周氏澄之，恒喜作模棱空泛话头，为《难经》护法，则必斥洄溪为轻率，真所谓楚则失矣而齐亦未为得者耳，四时之脉，皆以实强太过为病在外，主外因而言，外感六淫，是邪实而脉实也，以虚微不及为在内，主内因而言，内伤五脏，是正虚而脉虚也，厌厌聂聂，即以状其应指有余，而不偏于刚劲之态，故曰如循榆叶，射雉赋，表厌蹑以密致，注：厌蹑，重而密也，义与此厌厌聂聂相近，凡叠韵连语形容之辞，本无一定字形，及确实之说解者也。解索，盖言其散乱之意，故为死脉，徐谓紧而散，语不可通，紧之与散，义正相反，如何连贯得下。

⑫李驷曰：胃大一尺五寸，长二尺六寸，横屈受水谷三斗五升，其中常留谷二升，水一斗五升。◉徐大椿曰：水谷皆聚于胃，如海为众水所聚也。

⑬徐大椿曰：胃属土，土分王四季，故曰主禀四时。

⑭李驷曰：四时春夏秋冬，皆禀受胃气，以为根本。

⑮李驷曰：春弦多胃少，夏钩多胃少，秋毛多胃少，冬石多胃少，皆为四时之变病。

⑯王九思曰：虞曰：胃属土，土者，五也。万物归之，故曰水谷之海。一年王辰戌丑未，故曰主禀四时。谓弦、钩、毛、石，四时之经，皆得胃气为本，若胃气少则人病，若无胃气则人死。故曰四时变病，死生之要会也。万物非土孕育，则形质不成也，《易》曰：坤浓载物，德合无疆。◉李驷曰：五脏之气和于胃气即生，若真脏见必死。凡死生紧要都会之所，乃胃也。◉滑寿：胃属土，土之数五也，万物归之，故云水谷之海，而水火金木无不待是以生，故云主禀四时。禀，供也，给也。◉徐大椿曰：此总结上文四时之变也。◉丁锦曰：此言四时变病死生，皆藉胃气为主。◉叶霖曰：胃属土，位居中央，万物归之，故云水谷之海。旺于四时，水火金木，无不待是以生，为四时变病之要会，故云主禀四时也。◉张山雷笺正：食入于胃，故曰水谷之海。禀，读为仓廪之廪，犹言如仓廪之盖藏以待用耳，主廪二字，作一句读，旧注各家，皆连下四时为句，则不成句，抑亦不可解，且下文皆字无着落，尚复成何文理，《道藏》及日本活字本，皆字上添一故字，正以句读既误，亦知皆字为不可通，乃加一故字，欲以为承上起下，而不悟其仍不能成句，伯仁注以供给，而亦连下四时作一句，则以胃为供给四时，如何说得过去，《素问·皮部论》：廪于肠胃。王注，廪，积也，聚也。正与此胃者主禀，同一意义。

⑰李驷曰：注见《四难》。

⑱李驷曰：脾经平和之脉，寄王四季，故不可得而见。◉徐大椿曰：中州，言在四脏之中，四脏平和则脾脉在其中，故不可得见。

⑲李驷曰：脾经衰败，脉乃形见。

⑳李驷曰：上大下兑，濡滑为雀啄脉，此肾脉克脾经，是为不及。

㉑李驷曰：时动复往，为屋漏脉，肾来乘脾，是为太过。

㉒王九思曰：吕曰：脾寄王四季，故不言王言平和，脉不见，其衰病见耳。其脉见如

屋之漏，如雀之啄，如水之下漏，皆肾来乘脾，故使衰病。肝乘脾则死。肾不胜脾，故但病也。丁曰：脾者，成于四方，故平常不见，衰乃见，如雀之啄，如水之滴漏。虞曰：如水之漏，乃是脾脉太过，如雀之啄，是谓脾脉不及，太过则令人四肢不举，不及则令人九窍不通，故平和不可得见，衰乃见也。◉李驷曰：雀啄屋漏乃脾衰，而见此脉。◉滑寿：脾者中州，谓呼吸之间，脾受谷味，其脉在中也，其平和不得见，盖脾寄王于四季，不得独主于四时，四脏之脉平和，则脾脉在中矣，衰乃见者，雀啄屋漏，异乎常也。雀啄者，脉至坚锐而断续不定也。屋漏者，脉至缓散，动而复止也。◉徐大椿曰：雀啄，言其肾锐。水下漏，言其断续无常。按：《平人气象论》云：平脾脉来和柔，相离如鸡践地，曰脾平，则脾平之脉，亦可见也。惟《素问·玉机真脏论》云：脾者，土也，孤脏以灌四旁者也。善者不可见，恶者可见。其说或本此。又按：《平人气象论》云：如鸟之距，如屋之漏，如水之流，曰脾死。则雀啄屋漏，直是死脉，不特衰脉也。按：此一难，不过错引《素问·平人气象论》及《玉机真脏论》两篇语，不特无所发明，且与经文有相背处，反足生后学之疑，不知何以谬误至此。◉黄元御曰：主禀四时，四时所禀也。此篇引《玉机真脏》、《平人气象》二论，而语微颠倒。◉丁锦曰：此总结上文四时之脉，合五脏之义也。脾属土，而分旺于四季，则四时之平脉，皆属于脾，故不能另求脾土之平脉也，然脾之衰也，则有雀啄下漏之可见矣。◉叶霖曰：脾受谷味，在四脏之中，故不可见。盖脾寄旺于四季，不得独主于四时，四脏平和，则脾脉在中，衰乃始见。雀喙，言其坚锐而无冲和之气也。水下漏，言其断续无常，散动而复止也。此《素问·玉机真脏论》所谓脾者土也，孤脏以灌溉四旁者也，善者不可得见，恶者可见之义也。◉滕万卿曰：按此结上文。谓胃者水谷之海者，以诸脉皆主谷病也。谷气即胃气，故曰死生之要会也。脾之和平，不可得见者，以寄旺四脏脉中故也。雀啄屋漏，所谓真脏独见是也。胃谓生气，脾谓死脉，盖互文耳。夫脾胃者，一气也，运化水谷，二者相随为用。故承上文以谓生之徒，二者为之，死之徒，亦二者为之。学人察诸，此应上所问，一脉变为四时之答。◉丹波元胤曰：〔吕〕脾寄王四季，故不言王，言平和脉不见，其衰病则见耳。按《素问》次注曰，水流屋漏，言其至也。屋漏，谓时动复住。◉张山雷笺正：脾之平脉，与四时相禅代，如春则微弦，夏则微洪之类，不必自具一种形态，故曰善者不可得见，犹言平脉不自显见耳，《素问·平人气象论》谓如鸟之距，如屋之漏，如水之流，曰脾死。鸟距、屋漏，言其搏指不和。水流，言其怠缓无力，前二者是太过，后者是不及，皆为死脉，则《难经》所谓脾衰者，盖亦言其大坏之脉，非仅病脉已也。

十六难

16.1　十六难曰：脉有三部九候[①]，有阴阳[②]，有轻重[③]，有六十首[④]，一脉变为四时[⑤]，离圣久远[⑥]，各自是其法，何以别之[⑦]？

然：是其病，有内外证[⑧]。

①王九思曰：吕曰：三部者，寸、关、尺也。九候者，上部三候，中部三候，下部三候，三三如九也。丁曰：三部者，寸、关、尺也，九候者，浮、中、沉也。是《一难》之所演也。虞曰：三部法三才，故有天地人。三部之中，亦各有天地人，因而成九。上部天，以候头角，上部之人，以候耳目，上部之地，以候口齿。中部之天，以候肺，中部之人，以候心，中部之地，以候胸中之气。下部之天，以候肝，下部之人，以候脾胃，下部之地，以候肾。故曰三部九候也。◉李驷曰：三部者，寸、关、尺也；九候者，上部三候，中部三候，下部三候，三三如九也。

②王九思曰：吕曰：寸口者，阳脉见九分而浮，尺部者，阴脉见一寸而沉。丁曰：阴阳者，是二难，尺寸皆阴阳前后上下之法也。虞曰：三部之中，各有一阴一阳，来者为阳，去者为阴。察阳者，知病之所有，察阴者，知死生之期也。◉李驷曰：寸口者，阳脉见九分而浮；尺部者，阴脉见一寸而沉。

③王九思曰：吕曰：肺如三菽之重，是谓轻。肾脉，按之至骨，如十五菽之重，是谓重也。丁曰：轻重者，是五难言轻重之法也。虞曰：凡切阳脉，乃轻手取，谓阳脉浮也。切阴脉，乃重手取，谓阴脉沉也。故曰轻重也。◉李驷曰：阳脉浮，乃轻手取；阴脉沉，乃重手取。

④王九思曰：吕曰：首，头首也。盖三部从头者，脉辄有六十首。丁曰：六十首者，是十难经一脉变为十是也。虞曰：六十首者，乃一脉变为四时是也。谓春脉弦，夏脉钩，秋脉毛，冬脉石，季夏及四季脉缓，逐四时之休王，一脉变为五十二经，内成六十首也。◉李驷曰：凡切脉，始起于六脉，浮、沉、长、短、滑、涩，三阴三阳之脉也。今六十首合之为六十脉。

⑤王九思曰：吕曰：是手太阴之动，以决四时逆顺吉凶之法也。丁曰：《十五难》是言四时以胃气为本，况经脉十二经，谓脉随四时之变换，非手太阴也。虞曰：凡切脉，始起于六脉，谓浮、沉、长、短、滑、涩也，乃三阴三阳之脉也。六脉趣四时之变，故有二十四脉形焉。今六十首，乃备言手足三阴三阳，合之为十二脉，随弦、钩、毛、石变之为时经，合之为六十脉。故曰一脉变为四时。◉李驷曰：脉随四时之变换，详见《十难》中一脉为十变。◉徐大椿曰：三部九候，详《素问·三部九候论》。阴阳，详第四难。轻重，详第《五难》。六十首，见《素问·方盛衰论》，王冰注：谓其义不存，或谓即各王六十日之义。一脉变为四时，详《十五难》。但诸设难下，文俱无发明，疑有脱误。

⑥李駉曰：越人之时，去圣已久。

⑦王九思曰：吕曰：言三部是一法，九候是一法，阴阳是一法，轻重是一法，六十首是一法，言法象无多，难可分别。故言之此难也。丁曰：离圣人久远者，为越人时去圣逾远也。各自是其法者，为前所演其法也。故曰各自是其法也。◉李駉曰：言三部是一法，九候是一法，阴阳是一法，轻重是一法，言法象既多，难可分别。◉滑寿曰：谢氏曰：此篇问三部九候以下共六件，而本经并不答所问，似有缺文。今详三部九候，则十八难中第三章言之，当属此篇，错简在彼。阴阳见《四难》。轻重见五难。一脉变为四时，即《十五难》春弦、夏钩、秋毛、冬石也。六十首，按《内经·方盛衰篇》曰：圣人持诊之道，先后阴阳而持之，奇恒之势，乃六十首。王注谓奇恒六十首，今世不存，则失其传者，由来远矣。◉丹波元胤曰：〔滑〕谢氏曰：此篇，问三部九候以下共六件，而本经并不答所问，似有缺文。今详三部九候，则十八难中第三章言之，当属此篇，错文在彼。阴阳见《四难》。轻重见《五难》。一脉变为四时，即《十五难》，春弦夏钩秋毛冬石也。六十首，按《内经·方盛衰篇》曰：圣人持诊之道，先后阴阳而持之，奇恒之势，乃六十首。王注谓奇恒六十首，今世不存，则失其传者，由来远矣。

⑧王九思曰：吕曰：法象无多，或变为四时，难可分别，故以中外别其病，以名之难也。丁曰：是字当作视物之视。上文言视病之法，不与诊法同，故云别也。然字者，是越人自答之语也。言使人视其精明五色，循按察之左右，即知内外之证。故知是字当作视物字用，此是字传写之错误也。虞曰：一脏一腑，乃一表一里，腑之病主于外，故有外证，脏之病主于内，故有内证也。◉李駉曰：使人视其精明五色，循按察之，即知内外之证。昔以“是”字为误，改作“视”字。◉滑寿曰：此盖答辞，然与前问不相蒙，当别有问辞也。◉徐大椿曰：凡人所受伤为病，所以验其病者为证，盖病合而证分也。◉黄元御曰：三部九候，见《十八难》。阴阳，见《四难》。轻重，见《五难》。六十首，《素问·方盛衰论》：圣人持诊之道，先后阴阳而持之，奇恒之势，乃六十首，盖上古诊法也。一脉变为四时，即《十五难》春弦、夏钩、秋毛、冬石也。脉法不一，离圣久远，人各自是其法，何以别其是非长短也？是其病，有内外证，言凡病，但以内外之证验之，自得其真，不必拘拘于诸法也。◉丁锦曰：此越人谓去古轩岐既久，医者各执己见，各立成法，将何以别其是非耶。脉有三部，至变为四时，俱各立之成法也，谓不必别其孰是孰非，但以下文病之内外证，辨别脉之是非，则轩岐之旨，言言可据矣，即此可见轩岐而下，中流砥柱之书，惟此为最也，六十首古经名。◉叶霖曰：脉有三部九候，见后《十八难》。阴阳详第四难。轻重详第五难。六十首见《素问·方盛衰论》。王注谓奇恒六十首，今世不存。或谓即各旺六十日之义。一脉变为四时，即《十五难》春弦、夏钩、秋毛、冬石也。然脉法不一，离圣久远，各自是其法，何以别其是非长短也，是其病有内外证。言凡病但以内外之证验之，自得其真，不必拘于诸法也。◉滕万卿曰：按此问辞出旧本第《十六难》，然无答辞，疑是缺文乎，今考前后篇，推以移之于此。◉张山雷笺正：此难所答非所问，其为脱讹显然，丁氏旧注，全是节外生枝，与本文毫不相涉，谬赞两句，尤其可鄙，周澄之则惯作模棱空话，全不顾本章义理，究竟何若，徒多无谓芜辞，洄溪为病证两字，分析说解，其理甚是，但所谓病合证分，尚觉词不达意，微有语病，盖病者是总名，而所谓证者，则其病状之一端，堪为佐证者耳。丁氏注：谓是当作视，言视其精明五色，按察其左右，即知内

外之证。寿颐按：丁说虽奇，然未始不可姑备一说。

16.2 其病为之奈何①？

然：假令得肝脉②，其外证③善洁④、面青⑤、善怒⑥；其内证⑦脐左有动气，按之牢若痛⑧；其病四肢满、闭⑨淋、溲⑩便难⑪、转筋⑫。有是者肝也⑬，无是者非也⑭。

①李驷曰：其病如何？

②王九思曰：虞曰：肝脉弦软而长。◉李驷曰：肝脉弦软而长。◉徐大椿曰：五脏脉体，详十三难。

③李驷曰：在外证候。

④李驷曰：胆为清净之腑，故善洁。◉徐大椿曰：肝与胆合，胆为清净之腑，故善洁。

⑤李驷曰：肝色青，故面青。

⑥王九思曰：足少阳胆者，腑也，故有病则见于外也。又胆为清净之腑，故善洁也，主于外，见面青也。又胆为中正之官，主决断，故善怒也。◉李驷曰：胆为中正之官，主决断，肝在志为怒。◉徐大椿曰：《素问·阴阳应象大论》：肝在色为苍，在志为怒。

⑦李驷曰：在内证候。

⑧王九思曰：虞曰：五积之候，肝之积名曰肥气，在脐之左也。◉李驷曰：肝积名曰肥气，在脐之左，揣按之而牢痛。◉徐大椿曰：《素问·刺禁论》：肝于脐左，肝左之位也，动气真气不能藏而发现于外也。牢者，气结而坚。痛者，气郁而滞。

⑨王九思曰：虞曰：肝木脾土，脾主四肢，木病则土无所畏，故四肢闭满。《玉机真脏论》曰：脾太过，令人四肢不举，癃溲便难，转筋，有是者肝也，无是者非也。◉李驷曰：肝木脾土，脾主四肢，木病则土无所畏，故四肢满闭。◉徐大椿曰：满，闭塞也。盖肢节皆属于肝，《左氏传》云：风淫末疾。

⑩李驷曰：肝脉循于阴器，故癃，溲也，小便涩也。

⑪李驷曰：肝肾在下部，肝病则气逆于下，故大便艰难。◉徐大椿曰：《灵枢·经脉篇》云：足厥阴循阴股结于阴器，故病见于溲便也。

⑫李驷曰：肝含血以养筋，肝受病，则筋转。◉徐大椿曰：《灵枢·九针篇》云：肝主筋，故病筋也。

⑬李驷曰：有是病者是肝证。

⑭王九思曰：丁曰：肝者，东方木也，其治在左，应震。脐左有动气，按之牢若痛，其病四肢满闭者，谓肢节挛弹也。淋溲便难者，足厥阴上系舌本，下环于阴器，故淋溲便难也。其转筋者，谓肝含血以养筋，故病即转筋也。有此内外证，即肝也，无是者，非也。虞曰：癃，溲，谓小腑涩也。便难，大腑所注难也。谓肝脉循于阴器，故癃溲也。肝肾主下部，肝病则气逆，不行于下，故便难也。肝属木也，木曰曲直，筋乃象之，今肝病，故转筋也。吕曰：外证者，腑之候。胆者，清净之腑，故面青善洁。若衣被饮食不洁者，其人便欲怒。胆色青，故面青也。其内证者，肝之证。肝者，东方为青龙，在左方，故肝之证在脐左。◉李驷曰：无此病者非肝证。◉滑寿曰：得肝脉，诊得弦脉也。肝与胆

合，为清净之腑，故善洁。肝为将军之官，故善怒。善，犹喜好也。面青，肝之色也。此外证之色、脉情好也。脐左，肝之部也。按之牢者，若谓其动气，按之坚牢而不移，或痛也。冯氏曰：肝气膹郁，则四支满闭，传曰风淫末疾是也。厥阴脉，循阴器，肝病，故溲便难。转筋者，肝主筋也。此内证之部属及所主病也。◉徐大椿曰：是，指上文病证而言，如无此病证，则虽见肝脉而受病，实不在肝也。◉黄元御曰：肝脉弦，其色青，其志怒（凡物稍不如意则怒生，是为善洁）。其位在脐左，其主筋，其性疏泄。风木郁遏，疏泄不行，则腹满便闭，前后皆阻，四肢转筋也。◉丁锦曰：此诊得肝之病脉也，肝脏清净，故善洁。面青，肝之色也，善怒，肝之志也。肝属木而左，故脐左有动气，牢坚硬也。肝病肝气不行，故四肢满闭。淋溲，小便淋沥而不快也。便难，大便难也。转筋，筋急也。有肝之色，辨肝之证，是肝之脉也，下仿此。◉叶霖曰：得肝脉，诊得弦脉也，肝与胆合，为清净之腑，故善洁。青者木之色，肝属木，故面青。肝在志为怒，故善怒。此外证之色脉情好也。脐左为肝木左升之部，动气、真气不能藏而发现于外也。牢者，气结而坚。痛者，气郁而滞也。满，闭塞也，筋急则四肢满胀。《左氏传》云：风淫末疾者是也。厥阴脉循阴器，肝病故溲便难。转筋者，肝主筋，故病筋。此内证之部属及所主病也。◉丹波元胤曰：〔吕〕外证者，腑之候，胆者，清净之腑，故面青善洁，其内证者，肝之证。〔滑〕得肝脉，诊得弦脉也，肝为将军之官，故善怒。善，犹喜好也。脐左，肝之部也，按之牢若痛，谓其动气，按之坚牢而不移，或痛也。厥阴脉，循阴器，肝病，故溲便难。转筋者，肝主筋也。此段答辞，然与前问不相蒙，当别有问辞也。〔徐〕动气、真气不能藏，而发现于外也。牢者，气结而坚。痛者，气郁而滞。按：善字，滑解为得。《诗・鄘风・载驰章》：女子善怀，亦各有行。笺，善，犹多也。《汉书・沟洫志》曰：引洛水至商颜下，岸善崩。注：师古曰：善崩，言喜崩也。《经释》四肢满为句。是，盖筋急则觉四肢满胀也，诸家四肢满闭为句，丁读为挛弹之义，并非。癃，《补注》《本义》作淋。考癃，音犁针切，义与淋同。《史记・孝景本纪》：索隐日，隆虑，音林闾，避殇帝讳改之，据此癃字，亦避讳作淋。《本草经》、《内经》皆用癃字，其作淋者，盖后人所改。《素问・奇病论》曰：有癃者，一日数十溲，此不足也，《次注》癃，小便不得也。溲，小便也。《一切经音义》曰：声类云，淋，谓小便数，而难出也。溲字概称大小便，见于《史・仓公传》。然此段闭癃溲便难，唯言小便若闭若淋涩。虞注，谓癃溲，小腑涩也；便难，大腑所注难也，误。◉张山雷笺正：外证言其证状之显见于外者，内证则病证之在内者耳，本章五脏五节，所叙内外证候，灼然可见，而吕注犹能说到外为腑内为脏去，舍平正通达之路而不由，偏要弄得迂远晦涩，不可索解，似此注文，尚何可信，肝病善洁，义不可晓，恐有讹误，而各家注者，竟能以胆为清净之腑，而附会好洁之义，此乃八股家作搭截题文，钓渡钩挽之能手，初不意医理病理中，亦有此牵萝补屋手段，须知胆之为腑，本非无用之物，胆汁之生也有自，而用之以助消化食物，安得等之于清净无为，盖只见胆中有汁，误以为此汁常在，不生不灭，遂有此清净之号，而抑知其盈虚消长，固亦未尝有须臾之间断，何尝清净无为，恒如老僧之入定，更何可一转再转，遽执此清净两字，认作肝病好洁之确证，果尔，则《左氏传》称邾庄公卞急好洁，宜其怒不可遏，自投炉炭而不悟也。四肢满，当作支满，四字乃浅人所妄加，肢亦陋者之妄改也，是乃肝胆之气，失其条达，而胠胁胸腹，支撑膹胀之病，《素》《灵》两书，支满二字，数见不鲜，言其支撑胀满，今俗语则谓之撑紧，支之正字当作榰，《尔雅・释言》：榰，柱也，周语，天之所支，不可坏也。柱：支柱也，此支楮同字之证，即俗所谓撑柱之义。肝气作胀，其胸胁间时若有物支柱于中，而为之满，故曰支满，此与四支之支何涉，然浅者读之，则不识支满二字，义作何解，遂误认为四支之支，乃妄加四字，且改支作肢，而铸成大错矣，盍亦静而思之，四支如何而满，若曰四支胀肿，则与肝病何涉，《经脉篇》手厥阴之脉为病，有胸胁支满一症，上有胸胁二字，岂不明白了解，然为《难经》作注者，又能以风淫末疾附会之，真堪喷饭，高明如徐洄溪，亦曰：满，闭塞也，若以胸胁而言，则闭塞之训，未为不是，然又曰肢节皆属于肝，《左氏传》曰：风淫末疾。是洄溪亦以为四肢矣，请问四支何以能满，且支节属肝，又是闻所未闻。颐又按：支满为一句，闭淋为一句，溲便难又是一句，若如虞氏、冯氏等以四肢满闭为句，则四支非独能满，又且能闭，奇之又奇，曷不清夜一思之，四支而能闭塞，其形态究是何如耶，肝左肺右，以左升右降之气化而言，《刺禁论》所谓肝生于左，肺藏于右，义本如是。洄溪竟以左为肝位，谬矣。闭淋、溲便难、转筋诸证，则洄溪之说是也。

16.3　假令得心脉①，其外证面赤②、口干③、喜笑④；其内证脐上有动气⑤，按之牢若痛⑥；其病烦心、心痛，掌中热而啘⑦。有是者心也⑧，无是者非也⑨。

①李驷曰：心脉浮大而散。

②李驷曰：心色赤，故面赤。◉徐大椿曰：《素》：心在色为赤。

③李驷曰：心之脉络在舌下，心为热所困，故口干燥而不润。◉徐大椿曰：心气通于舌，火上炎则干也。

④王九思曰：丁曰：外证者，手太阳之脉为外经，故有病即见于外。其应火，故病即外热，口干，喜笑，是其外证也。虞曰：心脉浮大而散，心属火，火性炎上，故面亦口干也。心在声为笑也。◉李驷曰：心在声为笑。◉徐大椿曰：《素》：心在声为笑。

⑤徐大椿曰：脐上，心之位也。

⑥李驷曰：心积名曰伏梁，在脐上，按揣而牢痛。

⑦李驷曰：心为五脏之君，四脏有病，心主知之，尚有痛状，何况本经自病耶。常痛乃心包脉也，正心不受病，病则旦占夕死，夕占旦死。重明受病，则心包脉乃手厥阴之脉，出两手中指之端，下入掌心，屈名指取之，穴名劳宫穴，心包病，则掌中热而啘。◉徐大椿曰：《灵枢·经脉篇》云：手少阴之脉入掌内，故掌中热啘干呕也。《素问·至真要大论》：诸逆冲上，皆属于火。

⑧李驷曰：有此病是心证。

⑨王九思曰：丁曰：心者，南方火也，其位在离。故脐上有动气，其病烦心、心痛、掌中热而啘者，心病即烦痛，故啘。臂内掌中热而啘者，是其内证也。有其证者，心之病，无其证者，即非也。虞曰：心之积名曰伏梁，在脐上，火之生热，心为五脏之君，四脏有病，心主知之，尚有痛状，何况本经自病耶。常痛，乃心包脉也，正心不受病，病则旦占夕死，夕占旦死。重明受病，则心包络，乃手厥阴之脉，出两手中指之端，不入掌心，屈名指取之，穴名劳宫穴，心包病，则掌中热而啘心。吕曰：外证者，小肠手太阳脉为热，故令口干。阳主躁，故喜笑也。其内证者，心，心在前为朱雀，故证在脐上也。◉李驷曰：无此病者非心证。◉滑寿曰：掌中，手心主脉所过之处，盖真心不受邪，受邪

者手心主尔。哕，干呕也。心病则火盛，故哕。《经》曰：诸逆冲上，皆属于火。诸呕吐酸，皆属于热。◉黄元御曰：心脉钩，其色赤，其声笑，其位在脐上。啘，呕而无物，心烦作恶也。◉丁锦曰：此心色心病心脉也，心在上，故动气在上。啘音噎，张注有声无物。心中热，故发啘，则当于決切为是，俟考正。◉叶霖曰：得心脉，诊得钩脉也。心在色为赤，故面赤。心气通于舌，火上炎，故口干。心在声为笑，故喜笑。此外证之色脉情好也。脐上心之部动气，按之牢痛，心烦，乃心包络受邪，非真心病也，若心病，则旦占夕死，夕占旦死矣。手厥阴心包络之脉，行于掌心，故掌中热。啘，干呕也，心病火盛，故啘。此内证之部属，及所主病也。◉丹波元胤曰：〔滑〕掌中，手心主脉所过之处，盖真心不受邪，受邪者手心主尔。〔徐〕《素问》：心在色为赤，在声为笑，心气通于舌，故火上炎则干也。按先子曰，宛，即哕字，《灵枢·杂病篇》曰：哕，以草刺鼻嚏，嚏而已，肘后方作卒宛不止，可以证焉。又《灵枢·口问篇》曰：人之哕者，何气使然？岐伯曰：谷入于胃，胃气上注于肺，今有故寒气与新谷气，俱还入于胃，新故相乱，真邪相攻，气并相逆，复出于胃，故为哕。《说文》曰：哕，气牾也，从口岁声。本义以哕为干呕，非。◉张山雷笺正：此节言心脏为病，皆以火言，故外证为面赤口干，内证为烦心、心痛，掌中热者，手少阴经脉之分野也。啘，读为哕，即呃逆之呃，《说文》哕训气牾是也，伯仁必谓心不受邪，掌中是手心主脉，在古人附会心为君主，谬称包络相火，代君行事，最为可鄙，然使为人君者，果皆如此，则尽为秦二世、明熹宗之昏愚，而赵高、魏阉弄权用事之景象矣，以此谈医，那不魔高十丈。

16.4　假令得脾脉①，其外证面黄②、善噫③、善思④、善味⑤。其内证当脐有动气，按之牢若痛⑥。其病腹胀满⑦、食不消⑧，体重节痛⑨，怠堕嗜卧⑩，四肢不收⑪。有是者脾也⑫，无是者非也⑬。

①王九思曰：虞曰：脾脉中缓而大。◉李驷曰：脾脉中缓而大。

②王九思曰：丁曰：其外证面黄，阳明为胃之经，故见色黄，外之证也。虞曰：脾，土也。在变动为噫。◉李驷曰：脾色黄，故面黄。◉徐大椿曰：《素》：脾在色为黄。

③李驷曰：脾在变动为噫。◉徐大椿曰：噫，即嗳气。《灵枢·口问篇》云：寒气客于胃，厥逆从下上散，复出于胃，故为噫。脾与胃合，故病同也。

④王九思曰：虞曰：脾者在志为思也。◉李驷曰：脾者，在志为思也。◉徐大椿曰：《素》：脾在志为思。

⑤王九思曰：虞曰：脾主甘受味，故善味。◉李驷曰：脾主甘，甘受味。◉徐大椿曰：《素》：脾在窍为口，故主味。

⑥王九思曰：虞曰：脾之积名曰痞气，当脐之中。◉李驷曰：脾积名曰痞气，当脐之中，揣按而牢痛。◉徐大椿曰：当脐，脾位乎中也。

⑦徐大椿曰：《素问·金匮真言论》：腹为阴，阴中之至阴，脾也，故病在腹。

⑧李驷曰：湿气胜，令人膨胀，阳气在下，食乃不消。

⑨李驷曰：身体沉重，骨节疼痛。◉徐大椿曰：《素问·痿论》：阳明主束骨而利机关，脾与胃合，故亦主节。

⑩李驷曰：怠惰困倦，嗜好睡卧。◉徐大椿曰：劳倦亦属脾也。

⑪李驷曰：手足全无收拾。◉徐大椿曰：脾主四肢。

⑫李驷曰：有此病是脾证。

⑬王九思曰：丁曰：内证者，足太阴脾也。当脐有动气者，脾主中州也。其病腹满，食不消，体重节痛，怠惰嗜卧，四肢不收，皆为土，土静，故有此证。前注言外证面黄而不解余说者，为善噫。善味者，是脾也。今腹胀满，食不消，即是胃也。胃为水谷之海，病即食不消，体重节痛，怠惰嗜卧，四肢不收，皆是见外证也。今却言内证也，此经所说，文至不明，未敢尽注其说，以俟后贤。虞曰：湿气胜则令人膨胀，阳气在下，食乃不消，得主内，病则如是。脾属土，土性安静，故知是土主四肢，病乃四肢不收。吕曰：外证，足阳明胃脉之证。胃气实，谷气消，即多所思，欲饮食。胃气虚，食不消，气力虚羸，其人感思虑。内证者，脾也，脾在中央，故证当脐。脐者，又阴阳之中，故其脉在脾也。◉李驷曰：无此病非脾证。◉滑寿曰：《灵枢·口问篇》曰：噫者，寒气客于胃，厥逆从下上散，复出于胃，故为噫。《经》曰：脾主四肢。◉黄元御曰：脾脉代（脾脉缓，随四时更代，弦、钩、毛、石之中而有缓象，是即脾脉，脾不主时也），其色黄，其志思，其主味，其位当脐，其主四肢。脾为太阴湿土，湿旺脾郁，不能消化水谷，则腹满食停（脾郁腹满，则胃气上逆，而生哕噫），体重节痛（湿流关节，怠惰嗜卧，脾土困倦，则欲卧眠），四肢不收也。◉丁锦曰：此脾色脾脉脾病也，脾位居中，故动气当脐。◉叶霖曰：得脾脉，诊得缓脉也。脾属土，在色为黄，故面黄。噫，嗳气也。《灵枢·口问篇》曰：寒气客于胃，厥气从下上散，复出于胃，故为噫。脾与胃合，故同病也。脾在志为思，故善思。脾在窍为口，故善味。此外证之色脉情好也。脾位乎中，故动气当脐而牢痛也。脾主运行，运行不健，故腹满食不消也。脾主肌肉，故体重。阳明主束骨而利机关，脾与胃合，故主节痛。劳倦伤脾，湿旺脾郁，皆主怠惰嗜卧也。脾主四肢，故四肢不收。此内证之部属，及所主病也。◉丹波元胤曰：〔虞〕脾，土也，在变动为噫，在志为思，主甘受味，故善味。〔丁〕当脐有动气者，脾主中州也，其病腹满，食不消，体重节痛，怠惰四肢不收，即是胃也，胃为水谷之海，为土，土静，故有此证。〔滑〕《灵枢·口问篇》曰：噫者，寒气客于胃，厥逆从下上散，复出于胃，故为噫。《经》曰：脾主四肢。〔徐〕《素问·痿论》曰：阳明主束骨而利机关，脾与胃合，故亦主节。按《说文》曰：噫，饱食息也，从口意声。◉张山雷正：善味又可为一种病证，更是莫名其妙。

16.5　假令得肺脉①，其外证面白②、善嚏③、悲愁不乐④、欲哭⑤；其内证脐右有动气，按之牢若痛⑥；其病喘咳⑦、洒淅寒热⑧。有是者肺也⑨，无是者非也⑩。

①李驷曰：肺脉浮涩而短。

②李驷曰：肺色白，故面白。◉徐大椿曰：《素》：肺在色为白。

③李驷曰：鼻为清气道，中鼻属肺，肺受风寒，通鼻善嚏。◉徐大椿曰：《灵枢·口问篇》：阳气和利，满于心出于鼻，故嚏。肺气通于鼻，故善嚏也。

④李驷曰：悲者，肺之志也，肺主秋愁也。脾土肺金，脾为肺母，脾主歌，子病母忧，秋悲愁不乐。

⑤王九思曰：丁曰：其外证者，手阳明之经，大肠为肺之腑也，故善嚏，悲愁不乐，欲哭。此外之证也。虞曰：肺脉浮短而涩，面白，乃金之色也。肺主皮毛，皮毛外感寒，内合于肺，故嚏也。悲者，肺之志也。脾土肺金，脾为肺母，脾主歌，子病母忧，故不

乐。在声为哭。◉李驷曰：在声为哭。◉徐大椿曰：《素》：肺在志为忧，在声为哭。

⑥李驷曰：肺积名曰息贲，在脐之右，揣按之而牢固疼痛。◉徐大椿曰：《素，刺禁论》：肺藏于右。脐右，肺之位也。

⑦李驷曰：肺为五脏华盖，最喜清净，肺受风寒则气道涩，故喘急咳嗽。◉徐大椿曰：肺主气，气逆则喘咳。

⑧李驷曰：肺虚则洒淅寒，实则热而闷。◉徐大椿曰：肺主皮毛。

⑨李驷曰：有是病者是肺证。

⑩王九思曰：丁曰：其言内证者，手太阴之经，应西方金，在兑。故言脐右有动气也。其为喘嗽，洒淅寒热者，故知内证也。虞曰：肺之积，名曰息贲，在右胁下。肺主皮毛，今寒气外感于皮毛，内合于肺，则气道涩，故喘而咳。肺主气，外候于皮毛，肺虚则洒淅寒，肺实则热而闷，故云寒热也。吕曰：外证者，大肠脉也，乃手阳明之脉，为肺之腑。气通于鼻，故善嚏。肺主秋，秋，愁也。故其病悲哭。内证者，肺之证。肺主皮毛，有寒则洒淅咳嚏。肺在西方，为白虎，主右方，故证在脐右。◉李驷曰：无此病者非肺证。◉滑寿曰：岐伯曰：阳气和利，满于心，出于鼻，故为嚏。洒淅寒热，肺主皮毛也。◉黄元御曰：肺脉毛，其色白，其窍鼻，肺气逆冲，出于鼻窍，则为嚏。其志悲，其声哭，其位在脐右，其藏气，肺气阻逆，则生喘咳。其主皮毛，皮毛感伤，则生寒热。（洒淅，皮毛振悚。）◉丁锦曰：此肺色脉肺肺病也，右属肺，故动气在右，肺主皮毛，故寒热。◉叶霖曰：得肺脉，诊得毛脉也。肺在色为白，故面白。《灵枢·口问篇》曰：阳气和利，满于心，出于鼻，故嚏。肺气通于鼻，故善嚏。肺在志为忧，故悲愁不乐。在声为哭，故欲哭。此外证之色脉情好也。脐右为肺金右降之部，动气按之牢痛者，肺气结也。肺主气，气逆故病喘咳。肺主皮毛，故洒淅寒热。此内证之部属，及所主病也。◉丹波元胤曰：〔虞〕肺主皮毛，外感寒，内合于肺，故嚏也。悲者肺之志也，在声为哭，肺主气，外候皮毛，虚则洒淅恶寒，实则热而闷，故云寒热。〔徐〕《素问·刺禁论》曰：肺脏于右，脐右，肺之位也，肺主气，气逆则喘咳。按《灵枢·口问篇》曰：人嚏者，何气使然，岐伯云，阳气和利，满于心出于鼻，故为嚏。《说文》曰：嚏，悟解气也，从口嚏声。《诗》云：愿言则嚏。

16.6　假令得肾脉①，其外证面黑②、善恐③欠④；其内证齐下有动气，按之牢若痛⑤；其病逆气⑥、小腹急痛⑦、泄如下重⑧、足胫寒而逆⑨。有是者肾也⑩，无是者非也⑪。

①李驷曰：肾脉沉短以敦。

②李驷曰：肾色黑，故面黑。◉徐大椿曰：《素》：肾在色为黑。

③李驷曰：肾在志为恐。◉徐大椿曰：《素》：在志为恐。

④王九思曰：丁曰：其外证者，太阳膀胱之经，故为外经也。故有病则色黑，面黑喜恐欠也。虞曰：沉濡而滑，肾之脉也。黑色，肾之色也。在志曰恐，巨阳虚则欠。◉李驷曰：巨阳虚则欠。◉徐大椿曰：《灵枢·口问篇》：阴气积于下，阳气未尽，阳引而上，阴引而下，阴阳相引，故数欠。又云：肾主为欠。

⑤王九思曰：虞曰：肾之积，名曰贲豚，在脐下。◉李驷曰：肾积名曰奔豚，在脐之下，揣按之牢痛。◉徐大椿曰：肾居最下，脐下，肾之位也。

⑥李駉曰：肾气不足，伤于冲脉，故气逆。◉徐大椿曰：下气不藏则逆上。

⑦李駉曰：足少阴之脉循少腹，与足厥阴、足太阴三阴交于脐下。今肾病，故小腹痛。（编者按：李駉作“少腹急痛”。）◉徐大椿曰：肾治于下，故病在小腹。

⑧李駉曰：五泄之名，此名大瘕泄，里急后重，数至圊而不能便，茎中痛。徐大椿曰：滑氏云：如读为而。肾主二阴，下重，气下坠不收也。◉丁锦曰：泄如下重即泄而下重而如古通。

⑨李駉曰：足内踝上五寸，乃足少阴之动脉，故足胫寒而逆。◉徐大椿曰：《灵枢·经脉篇》：足少阴肾之脉，循内踝之后，别入跟中，以上踹内，故病如此。

⑩李駉曰：有是病者是肾证。

⑪王九思曰：丁曰：其内证者，肾王于冬，应北方，故在脐之下也。其病，逆气，少腹急痛，泄如下重，其泄者为大瘕，泄而里急后重也，此内之证也。虞曰：肾气不足，伤于冲脉，故气逆。肾者，足少阴之脉，循少腹，与足厥阴、足太阴三阴交于脐下，今病，故少腹急痛也。五泄之候，肾为后重泄。肾者，胃之关，今气虚，故为下重泄，谓食毕思急圊。足内踝上五寸间，乃足少阴之动脉，故足胫寒而逆。《通评虚实论》曰：气逆者，足寒也。吕曰：外证，足太阳膀胱脉也。其人善欠者，其人善恶寒，若胫寒，身体洒洒而寒，故善欠。肾与手少阳，俱主候心，故善恐。其内证者，肾王于冬，主北方玄武，故证在脐下。虞曰：经言是其病有内外证，推寻至此，惟肝脉平证，善洁二字是表证，心脉不见手太阳外证，脾脉中有善噫，是外证，肺脉亦无手阳明之证，肾脉中只有欠一字，是足太阳不足之证。五脏推之，《黄帝素问》并言皆只足脏之证也，越人言其外证者，取其形见于外也，吕氏所注，多不该经旨。◉李駉曰：无此病非肾证。◉滑寿曰：肾气不足则为恐，阴阳相引则为欠，泄而下重，少阴泄也。如读为而。◉黄元御曰：肾脉石，其色黑，其志恐，其性蛰藏。日暮阴隆，肾气上引，阳将蛰而未蛰，阴引而下，阳引而上，则为欠，欠者，开口呵气也。其位在脐下，木生于水，水寒不能生木，甲木上拔，则病逆气，乙木下冲，则小腹急痛，泄而下重。其主骨髓，骨髓失温，则足胫寒逆也。◉丁锦曰：此肾色肾脉肾病也，肾在下，故动气在下。欠者气相引也，泄如下重者，大便时，腰下沉而窘也。以上五条，言五脏脉色病之定体，证字病字俱有内外之义。◉叶霖曰：得肾脉，诊得石脉也。肾在色为黑，故面黑。肾在志为恐，故善恐。《灵枢·口问篇》曰：阴气积于下，阳气未尽，阳引而上，阴引而下，故数欠。是肾主欠。此外证之色脉情好也。肾居最下，脐下肾之位，肾气结，故动气按之牢痛。肾气不足，伤于冲脉，故病逆气。少阴之脉循少腹，故小腹急痛也。肾者胃之关，今气虚，故为下重泄，谓食毕即思圊也。《灵枢·经脉篇》曰：足少阴肾之脉，循内踝之后，别入跟中，以上腨内，故病足胫寒而逆。此内证之部属，及所主病也。“泄如下重”，“如”字滑氏易作“而”字，极是。◉滕万卿曰：按此篇所言内外证，非谓病证表里，即谓诊候内外也。何则？面青善洁善怒，岂止外证？四肢满，闭淋溲便难，转筋，岂止内证？余可类推。所谓外证者，医坐病患之侧，以为望闻也。内证者，亲逼病患，按腹诊脉，以为问切也。概而言之，肝曰面青善洁，心曰面赤口干，脾曰面黄善思善味，肺曰面白怨愁不乐，肾曰面黑善恐，是即望也。肝曰善怒，心曰善笑，脾曰善噫，肺曰善嚏，肾曰善欠，是即闻也。肝曰四肢满闭，心曰烦心心痛，脾曰腹胀满，肺曰喘咳寒热，肾曰逆气，小腹急痛，是即问也。肝曰脐左有动气，心曰脐上，脾曰当脐，肺曰脐右，肾曰脐下，是即切也。望闻问切之义，详见《第六十一

难》，但彼所言，则特举其义，以示医者，此则直对病患，以实其事焉，由之观之，所谓证者，言证据之证，而非言病证之证也，明矣。滑注随文解之，内外证之义，不审何义，读者察诸。◉丹波元胤曰：〔虞〕肾气不足，伤于冲脉，故气逆，少阴之脉循少腹，故少腹急痛也，肾者胃之关，今气虚，故为下重，泄，谓食毕思急圊。《通评虚实论》曰：气逆者，足寒也。〔滑〕如，读为而。〔徐〕《素问》：肾在志为恐。《灵枢·口问篇》曰：阴气积于下，阳气未尽，阳引而上，阴引而下，阴阳相引，故数欠。又云：肾主为欠。又《经脉篇》：足少阴肾之脉，循内踝之后，别入跟中，以上踹内，故足胫寒也。按《说文》曰：欠，张口气悟也，象气，从人上出之形。◉张山雷笺正：此章言五脏内外诸证，约略观之，未尝不确，然各种证情，亦甚不一，正未可呆呆株守，胶执不化，若肝之善洁，脾之善味，终是謷言，胡可为训，而注家尚能为之附会，则适以疑误后学而已。

十七难

17.1　十七难曰：经言病或有死[①]，或有不治自愈[②]，或连年月不已[③]，其死生存亡，可切脉而知之耶[④]？然：可尽知也[⑤]。

诊病若闭目不欲见人者[⑥]，脉当得肝脉强急而长[⑦]，而反得肺脉浮短而涩者，死也[⑧]。

①李驷曰：疾病或有死亡。

②李驷曰：或有疾病虽不治疗而自安愈。

③李驷曰：或疾病连岁月不得休已。◉徐大椿曰：此亦错引经语，非经之全文也。

④李驷曰：死生存亡，可以切脉而知之否？

⑤李驷曰：死生存亡，皆知于脉。◉滑寿：此篇所问者三，答云：可尽知也，而止答病之死证余无所见，当有阙漏。◉黄元御曰：经，《素问·脉要精微》、《平人气象》诸论。◉丁锦曰：此言或有死，即下文之相克脉，不治自愈，即《十三难》之相生脉，或连年月，即《五十五难》积聚病之相应脉，故曰可尽知也。◉叶霖曰：此引《素问·脉要精微论》、《平人气象论》语错杂言之，非经之全文也。所问三者，答曰可尽知也，而下文止答病之死证，余无所见，或有阙简欤？抑不治自愈，即《十三难》之相生脉；连年月不已，即《五十五难》之积聚病欤？未可知也，故俟参考。

⑥李驷曰：诊视疾病，若闭眼不爱见人，此是肝病。◉徐大椿曰：此肝病现证，肝与胆合，肝病则胆虚，故闭目不欲见人。

⑦王九思曰：丁曰：此是肝之病证，故脉强急而长。杨曰：强急犹弦急。虞曰：肝木之脉，弦软而长。今见强急，病乃如是。◉李驷曰：肝之本脉，弦软而长，今见强急，故有此病。◉徐大椿曰：此肝之本脉。◉滕万卿曰：本脏脉名曰从，从者当愈。

⑧王九思曰：丁曰：浮短涩者是肺脉，此者金当胜木，故知死也。杨曰：肝为木，肺为金，肝病得肺脉，真鬼来克，金胜木，故必死也。◉李驷曰：肝病得肺脉，真鬼来克，金胜木，故必死。◉滑寿：肝开窍于目，闭目不欲见人，肝病也。肝病见肺脉，金克木也。◉徐大椿曰：证属木，脉属金，为克贼也。◉黄元御曰：肝窍于目，闭目不欲见人，肝木陷也，故当得肝脉，而反得肺脉者，死，金克木也。◉丁锦曰：此节论金克木之脉，下四节，兼参证实脉虚，脉实证虚之义。◉叶霖曰：肝开窍于目，闭目不欲见人肝病也。然肝之病，脉当弦急而长，今以肝病而诊得浮短而涩之肺脉，乃金来克木也，故主死。◉滕万卿曰：相克脉名曰逆，逆者当死。◉丹波元胤曰：〔杨〕强急，犹弦急也。〔滑〕此篇所问者三，答云，可尽知也，止答病之死证，余无所见，当有阙漏。肝开窍于目，闭目不欲见人，肝病也，肝病见肺脉，金克木也。◉张山雷笺正：闭目不欲见人，谓为肝病，其理殊不可解，伯仁迳以开窍于目，强为附会，大是可嗤，果尔，则下条开目，何以又不是肝病耶。洄溪谓肝与胆合，肝病则胆虚，故闭目不欲见人，仍是勉强牵合，盖此等

经文，本无精义可求，何如存而不论为佳。

17.2　病若开目而渴，心下牢者①，脉当得紧实而数②，反得沉涩而微者，死也③。

①李驷曰：心之病证，开目而渴，心下牢固不开。◉徐大椿曰：此心病现证，心主热，热甚则开目而渴也。

②李驷曰：既有心病，当有心脉紧实而数。◉徐大椿曰：此心之本脉。◉滕万卿曰：阳病见阳脉吉。

③王九思曰：丁曰：心之病证，今反见肾脉，心火肾水，水来克火，故知死也。杨曰：心病得肾脉，水胜火，故死也。按之短实而数，有似切绳，谓之紧也。按之短小不动摇，若有若无，轻手乃得，重手不得，谓之微也。虞曰：病开目而渴，心下牢，脉又紧实而数，此曰阳病得阳脉，脉不相反，今见沉濡而微，谓阳病得阴脉，故曰死也。◉李驷曰：不得心脉，反得肾脉，濡沉而微，水来克火，阳病得阴脉，故必死。◉滑寿：病实而脉虚也。◉徐大椿曰：此肾之本脉，证属火，脉属水，为克贼也。◉丁锦曰：此肝心二经之病，应得紧实数之肝心脉，反得沉濡微之肾肺脉，则金水来克木火，故当死也。◉叶霖曰：开目而渴者，心主热，热甚则开目而渴也。心下牢者，心痛现证，是实邪也，当得紧实而数之脉，今见沉濡而微之肾脉，乃水来克火，况阳病而得阴脉，不死何待。◉滕万卿曰：阳病见阴脉凶。◉丹波元胤曰：〔丁〕心之病证，今反见肾脉，水来克火，故知死也。〔虞〕阳病得阴脉，故曰死也。〔徐〕心主热，甚则开目而渴也。◉张山雷笺正：虞注谓阳病阴脉，伯仁谓病实脉虚，约略言之，已极明白晓畅，而旧注杨氏、丁氏两家，皆谓心病而得肾脉，则心下牢已不可谓是心病，而开目与渴，更何以说到心病上去，总之拘泥五行相克，求其深而反致晦滞，大是无谓，而徐氏《经释》，偏能从而涂附之，陋矣。涩，徐本注曰一作濡，按日本人《佚存丛书》，王九思《集注》本作濡，而《脉经》、《千金方》则作滑，颐愚窃谓《难经》本节，原属无甚深义，则各本异同亦不足辨。

17.3　病若吐血①，复鼽衄血者②，脉当沉细，而反浮大而牢者③，死也④。

①李驷曰：口中吐血。

②李驷曰：鼽者，鼻中出血也；衄者，鼻流清涕也。已上皆肺病。

③李驷曰：血属阴，吐血衄血，脉得沉细，此为病脉相应。◉滕万卿曰：阴病见阴脉。

④王九思曰：丁曰：此者，肺脉之病证，今反见心脉，心火肺金，火来胜金，故知死也。虞曰：血属阴，吐血衄血，脉得沉细，此谓脉与病相应，今反浮大而牢，与病相反，故死也。◉李驷曰：不得肺脉，反得浮大而牢之心脉，病与脉相反，火来克金，故死。◉滑寿：脱血脉实，相反也。◉徐大椿曰：此又一义不以生“克言”，所谓病虚脉实，故死也。《灵枢·玉版篇》云：衄而不止，脉大，是三逆。即此义也。◉黄元御曰：吐血、衄血，肺胃上逆，收气不行也，而反得心脉者，死，火克金也。◉丁锦曰：肺主气，血为气配，凡吐衄必由于肺，必伤于气，则脉当沉细为顺，反得浮大牢之火脉，则火来克金，故死也。◉叶霖曰：失血，虚证也，其脉当沉细，而反见浮大牢实之脉，是阴病而得阳脉，病虚脉实，故主死。《灵枢·玉版篇》曰：衄而不止，脉大，是三逆。即此义也。

◉滕万卿曰：阴病见阳脉。◉丹波元胤曰：〔滑〕脱血脉实，相反也。〔徐〕此又一义，不以生克言，所谓病虚脉实，故死也。《灵枢·玉版篇》曰：衄而不止，脉大，此三逆。即此义也。按：《说文》曰：鼽，病寒鼻窒也，从鼻九声。《释名》曰：鼻塞曰鼽。鼽，久也，涕久不通，遂至窒塞也，《说文》又曰：衄，鼻出血也，从血丑声。◉张山雷笺正：大失血是虚证，故脉当沉细，如其浮大而牢，脉与病反，固非所宜，然当暴病之初，气火奔张，有升无降，脉来浮大有力，是其常态，果能投药得当，气降火潜，脉即安静，亦不可皆以为必死，惟在大吐大衄之后，失血已多，而脉仍实大，则势焰犹盛，根本不支，斯为危候，抑或脱血久病，脉反弦大刚劲，全无和缓态度，即为真脏脉，亦不可治，《难经》本条，仅泛泛言之，尚是粗率。

17.4　病若谵言妄语①，身当有热②，脉当洪大③，而手足厥逆，脉沉细而微者，死也④。

①李駉曰：谵言者，呢喃而语也；妄语者，言语狂妄也。

②李駉曰：热乘于心，言语无章，身当有热。

③李駉曰：身热脉大，脉病相应。◉滕万卿曰：实病见实脉未危。

④王九思曰：丁曰：此病是心病之证，今反手足厥，脉沉细而微者，是水胜火，即知死也。杨曰：按之迟但小，谓之细。虞曰：肺主声，心主言，今脉洪大，是知热乘于心，肺邪受之，故谵言妄语。肺主皮毛，今邪客于卫气，不得宣通，乃身热。夫如是，病与脉相应，今手足厥逆，脉沉细而微，阳病得阴脉，故云必死也。◉李駉曰：身当热而反手足厥冷，脉当洪大而反沉细，是阳病见阴脉，脉病相反，故死。◉滑寿：阳病见阴脉，相反也。◉徐大椿曰：此则病实脉虚也，手足厥冷兼证言之也。◉黄元御曰：谵言妄语，心火上炎也，故身当有热，脉当洪大，而反得肾脉者，水克火也，水胜火熄而谵言者，神败也，是以死。◉丁锦曰：证属阳，应得洪大属火之脉顺，若反得沉细属水之脉，则水来克火，故死也。是即阳病见阴脉者死，其理同也。◉叶霖曰：谵妄，热证也，身当有热，脉当洪大，今反见手足厥冷，脉来沉细而微，此病实脉虚也，故死。◉滕万卿曰：实病见虚脉危。◉丹波元胤曰：〔杨〕按之迟但小，谓之细。〔滑〕阳病见阴脉，相反也。按杨上善太素经注曰：谵语，多言也。◉张山雷笺正：谵言妄语，阳实证也，故当身热脉大，而肢厥脉微者死，然亦有闭塞太甚，热深厥深者，脉证亦复如是，甚且有脉伏而绝不可见者，亟与开通，脉可复与厥可回，阳明热实之候，似此者正多，胡可遽以为必死，此则当以其余之兼证参之，而亦不可一概论矣。

17.5　病若大腹而泄者①，脉当微细而涩②，反紧大而滑者，死也③。

①李駉曰：湿气胜则胀，脾不禁，故泄。

②李駉曰：既有脾证，当有此脉。◉滕万卿曰：虚病见虚脉。

③王九思曰：丁曰：此病脾土之证候，紧大滑者是肝，木来胜土，故知死也。此经不言肾，水之证，阙此一脏也。杨曰：凡此五者，病脉相反，故为必死。《经》云：五逆者死。此之谓也。虞曰：湿气胜则胀，脾不禁故泄，脉微细涩。病脉相承，紧大而滑，此曰相反。如此之候，其死明矣。◉李駉曰：不得脾脉，反得紧大而滑之肝脉，肝木克脾土，病脉相反，故必死。◉滑寿：泄而脉大，相反也。大腹，腹胀也。◉徐大椿曰：此亦病虚

脉实也。《灵枢·玉版篇》云：腹鸣而满，四肢清泄，其脉大，是二逆也。按：以上皆发明死病，其自愈、不已者未及，疑有缺文。◉黄元御曰：大腹而泄者，脾土湿陷而木贼也，微细而涩，肺脉也，而反得肝脉者，死，木克土也。◉丁锦曰：脾病则土虚，应得微细涩脉，微细涩心肺之脉也，火生土，土生金，则吉，反得紧大滑脉，紧大滑肝肾之脉也，木克土，水克火，故死也。以上言克制则死，以起下章关格克制之义。◉叶霖曰：大腹而泄者，脾湿下陷，脉当微细，而反见滑大之脉，是亦病虚脉实矣。《灵枢·玉版篇》曰：腹鸣而满，四肢清泄，其脉大，是二逆。即此义也。◉滕万卿曰：虚病见实脉，按此篇所问三件，而答止见死证一节，他无所见，疑是脱简。王文洁云：肝病见其本脏脉，则病自已，若见相克脉，乃死，余可类推。据王说，则自已之证，含蓄在其中。滑注云：第十八难所谓人病沉滞久积聚一条，当此篇连年月而不已之答，文错简在彼，今且从之。旧本第十六至十八难，各篇问答，殊不相蒙，疑是古经残缺，不然，则吕广重篇粗耳，今因滑氏诸家之说，移易正文，略其义尔。◉丹波元胤曰：〔滑〕泄而脉大，相反也，大腹，腹胀也。〔徐〕此亦病虚脉实也。《灵枢·玉版篇》曰：腹鸣而满，四支清泄，其脉大，是二逆也。◉张山雷笺正：泄为虚证，更加腹大，苟非脾肾皆备，何以致此，故脉以微细而涩为宜，若反紧大而滑，则非特证虚脉实，彼此不称，抑且有刚无柔，直是全无胃气之真脏脉矣，所以谓之死候，此与泛论泄泻下利者，病情确有不同，盖泄利固时有实证，脉之紧大而滑，未必皆不可治，惟既泄利而兼之腹大，则不可同日而语矣。《难经》此节，意味可玩，澄之氏所引仲景诸条，皆止论自利一证者，以与此节相较，离开大腹一层，甚非《难经》本旨，但谓诸书所言死证，未必尽不可治，出死入生，全在医者，措辞最为中肯，见得医家之责任綦重，彼夫一见危症，望而却步者，总是所学未到，不足以当大任耳。《脉经》引扁鹊语，惟此节与《难经》符合，而其余引《难经》者甚多，竟无一节冠以扁鹊二字，以《隋志》止称《黄帝八十一难》证之，可知魏晋六朝，确有此书，而亦确无出于扁鹊之说，何苦必以邃古旧书，强令越人据为私有，金山钱氏守山阁本序言，亦正未可厚非，而周氏犹必龂龂以争，终是眼孔太浅。

十八难

18.1　十八难曰：脉有三部[①]，部有四经[②]，手有太阴[③]阳明[④]，足有太阳[⑤]少阴[⑥]，为上下部[⑦]，何谓也[⑧]？

然：手太阴阳明金也[⑨]，足少阴太阳水也[⑩]，金生水[⑪]，水流下行而不能上，故在下部也[⑫]。足厥阴少阳[⑬]木也[⑭]，生手太阳少阴火[⑮]，火炎上行而不能下，故为上部[⑯]。手心主少阳火[⑰]，生足太阴阳明土[⑱]，土主中宫，故在中部也[⑲]。此皆五行子母更相生养者也[⑳]。

①李驷曰：寸、关、尺三处部位。

②李驷曰：各部之内，各有二经，六部之内，合为十二经。今止云四经者，是谓手太阳、阳明与足太阳、少阴，此四经法水火之性，各有纲纪，而不能变通上下，余八经在手生足，在足生手，所以经言部有四经也。◉徐大椿曰：三部，寸、关、尺也。四经，两手寸、关、尺各候一脏一腑也。

③李驷曰：肺。

④李驷曰：大肠。◉徐大椿曰：手太阴属肺，手阳明属大肠，皆诊于右寸。

⑤李驷曰：膀胱。

⑥李驷曰：肾。◉徐大椿曰：足太阳属膀胱，足少阴属肾，皆诊于左尺。

⑦李驷曰：肺为上部，肾为下部。◉徐大椿曰：右寸为上，左尺为下。

⑧李驷曰：其说如何？◉滑寿：此篇立问之意，谓人十二经脉，凡有三部，每部之中，有四经。今手有太阴阳明，足有太阳少阴，为上下部，何也？盖三部者，以寸关尺分上中下也，四经者，寸关尺两两相比，则每部各有四经矣。手之太阴阳明，足之太阳少阴，为上下部者，肺居右寸，肾居左尺，循环相资，肺高肾下，母子之相望也。《经》云：藏真高于肺，藏真下于肾，是也。◉丁锦曰：此以肺与大肠、膀胱与肾，上下之脏腑问者，以起下文，定十二经之脉位于两手六部也。◉叶霖曰：滑氏曰：此篇立问之意，谓人有十二经脉，凡有三部，每部之中有四经，今手有太阴、阳明，足有太阳、少阴，为上下部，何谓也？盖三部者，以寸关尺分上中下也，四经者，寸关尺两两相比，则每部各有四经矣。手之太阴、阳明，足之太阳、少阴，为上下部者，肺居右寸，肾居左尺，循环相资，肺高肾下，母子相望也。《经》云：脏真高于肺，脏真下于肾是也。◉张山雷笺正：手阳明为大肠之经，以经言之，则属于上，此非论大肠腑之为病也。

⑨李驷曰：此二经属肺与大肠，为金。

⑩李驷曰：此二经是肾与膀胱，属水。

⑪李驷曰：肺金在上而下，生下肾水。

⑫王九思曰：丁曰：夫脉有三部者，寸、关、尺也，若合两手言之，即六部也，每部之内，各有二经，六部之内，合为十二经。今此云四经者，是谓手太阳阳明，与足太阳少

阴，此四经者，法水火之性，各有纲纪，而不能变通上下，余八经在手生足，在足生手，所以经言部有四也。是右手寸口，肺与大肠应金，生左尺水也。足太阳少阴水，其性润下，故不能上生于手，而生左足厥阴、少阳木。此二部皆是足之经纪，所以言在下部也。是左尺水，生左关木。杨曰：手太阴，肺脉也，肺为诸脏上盖，其治在右方，故在右手上部也。手阳明，大肠脉，是肺之腑，故随肺居上部焉。足少阴肾脉，肾为水，肺之子，水流趋于肾。又，最居于下，故为左手下部也。足太阳膀胱，为肾之腑，故随肾居下部焉。《经》言脉有三部，部有四经者，谓总两手而言之也，两手各有三部，部各有二经，两手上部合四也，中下二部亦复如此，三四十二，则十二经也。肺金居上而下生肾水，故肺肾在左右手上下部也。◉李驷曰：水无有不下，水之性流下行也，不能逆上，故在下部。◉徐大椿曰：此言左右手循环相生者也。

⑬徐大椿曰：足厥阴属肝，少阳属胆，皆诊于左关。

⑭李驷曰：此二经是肝与胆，属木。

⑮李驷曰：此二经是心与小肠，属火，肝木能生之。◉徐大椿曰：手太阳属小肠，手少阴属心，皆诊于左寸。

⑯王九思曰：丁曰：手太阳、少阴，应左寸君火，火性炎上，不能下生足，而生手心主、少阳火，是生右尺相火也。杨曰：足厥阴，肝脉也。肝治在左方，故为左手之下部。足少阳胆者，为肝之腑，故随肝居下部也。手太阳小肠脉，为心之腑，故随心居上部焉。◉李驷曰：火性炎上，不能下生足，而生手心主少阳火，是生右尺相火也，故在上部。

⑰李驷曰：心为君火，此为相火，今此二经，是心包络、三焦。◉徐大椿曰：手心主，即手厥阴心包络也，手少阳属三焦，推本文之义则宜诊于右尺。

⑱李驷曰：此二经是脾与胃，属土，相火能生之。◉徐大椿曰：足太阴属脾，足阳明属胃，皆诊于右关。

⑲王九思曰：丁曰：是相火应其灰火也。中部者，右关也，生右寸金也。杨曰：手心主心包络脉也，手少阳，三焦脉也，故合为左手中部。足太阴，脾脉也，足阳明，胃脉也，故合为右手中部。此经作如此分别，若依《脉经》配二部，又与此不同也。虞曰：《经》言手心主、少阳火，生足太阴、阳明土，土主中宫，故在右手中部。惟只言火生土之意，不言手心主、少阳，在左手中部，惟只取其相生言之也。今明三部相生之意如此。右手尺中少阳火，生关上阳明土，关上阳明土，却生寸口太阴金，寸口太阴金，却生左手尺中少阴水，左手尺中少阴水，却生左手关上厥阴木，关上厥阴木，却生左手寸口少阴火，却又别心主火，故心主生足太阴阳明土也，此乃五行相生之意耳。又足厥阴与足太阴，何以居于左右两手关部中，胃脾太阴，脾脉居于中州，乃在右手关上也。又足厥阴木，木者根生于地，枝叶长于天，亦阴阳共焉，故亦在左中部也。◉李驷曰：土主中宫，故在中部。

⑳王九思曰：丁曰：言此皆五行更相生养者，是谓右寸金生左尺水，水生左关木，木生左寸君火，君火生右尺相火，相火生右关土，而后生右寸金，故言子母更相生养者也。◉李驷曰：右寸金生左尺水，水生左关木，木能生在寸君火，君火生右尺相火，相火生右关土，故曰子母相生。◉滑寿：手太阴阳明金，下生足太阳少阴水，水性下，故居下部。足少阴太阳水，生足厥阴少阳木，木生手少阴太阳火，及手心主火，火炎上行，是为上部。火生足太阴阳明土，土居中部，复生肺金，此五行子母更相生养者也。此盖因手太阴

阳明，足太阳少阴为上下部，道推广五行相生之大，越人亦以五脏生成之后，因其部分之高下而推言之，非谓未生之前，必待如是而后生成也，而又演为三部之说，即《四难》所谓心肺俱浮，肾肝俱沉，脾者中州之意，但彼直以脏言，此以经言而脏腑兼之，以上问答明《经》，此下二节，俱不相蒙，疑它经错简。◉徐大椿曰：以上释三部、四经上下之义，下文又论所主之病也。◉黄元御曰：脉有三部，寸、关、尺也。部有四经，两寸，心、肺、二肠；两关，肝、胆、脾、胃；两尺，肾、膀胱、心主、三焦也。手太阴肺阳明大肠，金也（右寸），生足少阴肾足太阳膀胱水（左尺），水流下行而不能上，故在下部。足厥阴肝少阳胆，木也（左关，其实肝脾见于左关，胆胃见于右关），生手太阳小肠手少阴心火（左寸），火炎上行而不能下，故为上部。手心主包络少阳三焦，火也（右尺），生足太阴脾足阳明胃土（右关），土主中宫，故在中部也。◉丁锦曰：两手寸口统属太阴，所以脉位从太阴起，手太阴，肺经也；手阳明，大肠经也。肺与大肠相为表里，俱属金，金位居西，肺位在上，所以当在右寸也。足少阴，肾经也；足太阳，膀胱经也。肾与膀胱相为表里，俱属水，水位居北，肾位在下，肺金生之，水流下而不能上，所以当在左尺也。足厥阴，肝经也；足少阳，胆经也。肝与胆相为表里，俱属木，木位居东，肝位在左，肾水生之，木不能远水，所以当在于左关也。手太阳，小肠经也；手少阴，心经也。心与小肠相为表里，俱属火，火位居南，心位在上，肝木生之，火炎上而不能下，所以当在左寸也。手心主，即手厥阴胞络也；手少阳，三焦也。二经相为表里，同命门俱属相火，君火在上，臣火在下，所以当在右尺也。足太阴脾经也，足阳明胃经也，脾与胃相为表里，俱属土，相火代君行令生之，土位居中，所以当在右关也。此皆五行子母相生者也，以脏腑分发脉位，是天造地设，后人各执偏见，持论纷纷，使学人难凭，如喻嘉言、李士材、张介宾相因而言大小肠配两寸为非，改配尺为是。又云，此非出于《难经》，乃高阳生伪诀。又云：二肠不洁之腑，不应配心肺清高之脏。又云：按《内经》上竟上者，胸喉中事也；下竟下者，少腹腰股膝胫足中事也。殊不知《素问》云：尺内两旁，则季胁也，尺外以候肾，尺里以候腹。中附上，左外以候肝，内以候膈；右外以候胃，内以候脾。上附上，右外以候肺，内以候胸中；左外以候心，内以候膻中等句，此候脉位之说也，亦并无二肠膀胱之定位，此《内经》专主五脏，以定脉位，而略于腑者，正见腑必随脏，脏必通腑也。至上竟上下竟下二句，是审病之所也。下文三部主疾，即是其义，何可借此牵扯，且人之脏腑，俱应五行，如大肠属庚金，肺属辛金，庚辛一气也；小肠属丙火，心属丁火，丙丁一气也。故越人定十二经之脉位，遵《内经》之手配手足配足，皆应五行一气之理，今以一脏腑分持于两手，岂非错乱五行乎，以右寸手阳明大肠改配左尺足少阴肾位，岂非混杂手足乎，若云二肠不洁之腑，不应配心肺清高之脏，则手太阳小肠之经，手阳明大肠之经，亦不应上至于头矣，余意三子之见，不过就脏腑高下而论，孰意越人已揭高下及不净之义于《四十难》，剖晰极明，岂诸公未见《难经》之全文耶，抑见之而不解耶，抑好奇而故为之驳耶，抑驳之而虑后人不服，而云高阳生之伪诀耶。◉叶霖曰：手太阴肺、手阳明大肠属金，皆诊于右寸，足少阴肾、足太阳膀胱属水，皆诊于左尺。金生水，水性流下，故在下部也。足厥阴肝、足少阳胆属木，皆诊于左关。手太阳小肠、手少阴心属火，皆诊于左寸。木生火，火性炎上，故在上部也。手厥阴心包络、手少阳三焦属相火，当候于右尺。足太阴脾、足阳明胃属土，当候于右关。火生土，土位居中，故在中部也。土复生金，此五行子母循环生养三部四经上下之义也。◉滕万卿：按此难见旧本第十八篇，以予观之，正似错简在彼，何则？此难所言，盖配列脏腑部位于寸关尺者，明矣。一二难始分三部，而未配脏腑脉位，至三四难，则既论平病死等脉。所谓阴阳相乘，及心肺俱浮，肾肝俱沉等语，当按何处以得之乎？故移是难于此，则知三部各立脏腑分发也，其分发之说，诸家纷纷，似不合于经意。予窃考寸关尺三部之诊，八十一篇中，唯有左得之右得之，及右手脉等语，而未尝闻有配列脏腑于左右尺寸之说，如其左寸心右寸肺等说，西晋王叔和为之嚆矢，唐宋元明诸家，咸从其旗号，愈穿愈凿，愈繁愈杂，至若取《素问》尺内两旁季胁云云一节，以为三部左右分发之义，则大失古义，岂非一犬吠虚，万犬传声邪？至明中叶赵继宗李时珍辈，厌其繁芜，略从简约。虽然，赵氏唯得土主中宫之旨，李氏唯通部有四维之义耳。宋王诚叔独谓以心肺俱浮，肾肝俱沉，脾在中州为正。至于他分两手部位，及脏腑脉，并时分见于尺寸，皆以为王氏《脉经》之非，可谓千古卓见矣！惜乎众口烁金，遂使脱锥之才，坐下客之列。余善其说之近乎古，故时举寓推毂之意云。◉丹波元胤曰：〔杨〕手太阴，肺脉也，肺为诸脏上盖，其治在右方，故在右手上部也。手阳明大肠脉，是肺之腑，故随肺居上部焉。足少阴肾脉，肾为水，肺之子，水流趋于肾，又最居于下，故为右手下部也。足太阳膀胱，为肾之腑，故随肾居下部焉。经言脉有三部，部有四经者，调物两手而言之也，两手各有三部，部各有二经，两手上部合四也，中下二部，亦复如此，三四十二，则十二经也。肺金居上，而下生肾水，故肺肾在左右手上下部也。足厥阴肝脉也，肝治在左方，故为左手之下部。足少阳胆者，为肝之腑，故随肝居下部也，手太阳小肠脉，为心之腑，故随心居上部焉。手心上胞络脉也，手少阳三焦脉也，故合为左手中部。足太阴脾脉也，足阳明胃脉也，故合为右手中部。此经作如此分别，若依脉经配三部，又与此不同也。〔徐〕此篇所论，六经部位，乃《素问·血气形志篇》，所谓足太阳与少阴为表里，少阳与厥阴为表里，阳明与太阴为表里，是为足阴阳也。手太阳与少明为表里，少阳与心主为表里，阳明与太阴为表里，是为手阴阳也，以此为据。接详经文，唯说以三部配六经之义，而非左右排位之谓也，然其言暧昧难识，姑举标注以解之，是复掠取王氏脉经之说，而为解者，其实叵以确据矣。◉张山雷笺正：谓火炎上而属之上部，水流下而属之下部，土则居中，以五行自然之情性而言，五脏合德，本是天造地设，不假强为，然说到五行相生上去，反觉多一层骈拇，盖上下之义，与五行相生，毫无关系，诸注家泥定原文，强为说解，徒觉枝枝节节，晦涩可厌。

18.2　脉有三部九候，各何所主之①？然：三部者，寸关尺也②。九候者，浮中沉也③。上部法天，主胸以上至头之有疾也④；中部法人，主膈以下至齐之有疾也⑤；下部法地⑥，主齐以下至足之有疾也⑦。审而刺之者也⑧。

①李驷曰：脉有三部九候，各于脏腑何所主之？

②李驷曰：寸口阳也，关部阴阳之中也，尺部阴也。

③王九思曰：丁曰：前顺五行而言之生养，即逆三部而反到，所以经别问各何所主也。杨曰：寸口，阳也；关中，部也；尺中，阴也。此三部各有浮、中、沉三候，三三九候也，故曰九。浮为阳，沉为阴，中者，胃气也。虞曰：一部之中有三候，浮者为腑，沉者为脏，中者，乃是中焦之脉也。假令寸口浮为腑，沉为脏，中为中焦，皆仿此用之。◉李驷曰：三部之中，各有三候，三三如九，故曰九候。浮为阳，沉为阴，中为胃气。浮

为腑，沉为脏，中为中焦之脉。◉徐大椿曰：三部各有浮、中、沉，故为九也。◉丁锦曰：此段以脉候病。

④王九思曰：丁曰：两手寸口，皆为上部，即寸外主头，寸内主胸中，是头皆一指下，前后言病，左右同法也。杨曰：所谓自膈以上为上焦也。◉李驷曰：两手寸口皆为上部，法天之在上。寸外主头，寸内主胸。◉徐大椿曰：此又不以经络，以部位言。

⑤王九思曰：丁曰：言左右两关也。第二指半指以前言膈下，半指之后主脐上，左右同。杨曰：所谓自膈以下为中焦也。◉李驷曰：中部乃两手关部第二指，半指以前主膈下，半指以后主脐上。

⑥徐大椿曰：此四字一作尺为下部，法而应乎地。

⑦王九思曰：丁曰：下部左右两尺，第三指半指之前主脐下有疾，半指之后，以候至足之有疾。杨曰：所谓自脐以下至足为下焦也。◉李驷曰：下部乃两手尺脉第三指。半指之前主脐下，半指之后主足。◉徐大椿曰：即《素问·脉要精微论》所云：上竟上者，胸、喉中事也；下竟下者，少腹、腰、股、膝、胫、足中事也。但其候脉法与此微别。

⑧王九思曰：丁曰：刺字当作次第之次，此是审三部各有内外，主从头至足之有疾也，故知刺字传文误也。杨曰：用针者，必当审详三部九候病之所在，然后各依其源而刺之也。◉李驷曰：审察三部从头至足之次第。虽原文"刺"字，今以丁之说为"次"字。◉滑寿曰：谢氏曰：此一节，当是《十六难》中答辞错简在此，而剩出"脉有三部九候，各何主之"十字。审而刺之，纪氏云：欲诊脉动而中病，不可不审，故曰：审而刺之。刺者，言其动而中也。陈万年传曰：刺候谓中其候，与此义同，或曰刺，针刺也，谓审其部而针刺之。◉徐大椿曰：谓审其病之上下而刺其所在，则针不误施也。《本义》谢氏谓此一节，当是《十六难》中答辞，与下文又不相属，其说近是。按：《素问·脉要精微论》：尺内两旁，则季胁也；尺外以候肾，尺里以候腹。中附上，左外以候肝，内以候膈；右外以候胃，内以候脾。上附上，右外以候肺，内以候胸中；左外以候心，内以候膻中。前以候前，后以候后。其诊法与《脉经》、《难经》俱互异。此篇所论六经部位，乃《素问·血气形志论》所谓足太阳与少阴为表里，少阳与厥阴为表里，阳明与太阴为表里，是为足阴阳也；手太阳与少阴为表里，少阳与心主为表里，阳明与太阴为表里，是为手之阴阳也。以此为据，而后世《脉经》、《脉诀》因之，但《素问》止言经络表里如此，并不指为诊脉之位，今乃以右尺诊心主、少阳，及第八难以肾为三焦之原，《三十九难》又谓命门气与肾通，皆互相证明也。按《素问·三部九候论》：三部，指上部、中部、下部。九候，谓上部天，两额之动脉；上部地，两颊之动脉；上部人，耳前之动脉。中部天，手太阴也；中部地，手阳明也；中部人，手少阴也。下部天，足厥阴也；下部地，足少阴也；下部人，足太阴也。今乃以寸关尺为三部，以浮中沉为九候，总无一合。盖《内经》诊脉之法，其途不一，而《难经》则专以寸口为断，于是将经中诊法，尽附会入之，此必别有传授，不可尽议其非。然既取经文，以发其义，自当悉本乎经也。◉黄元御曰：《素问·三部九候》法与此不同。◉丁锦曰：此段按上下部位针病。此言寸关尺三部，俱有浮中沉之三候，每部各三候，而为九候也。此则用药主治也，上中下三部，言人身上中下三停也，九候言每停分天地人三部，此则用针主治也，故用审而刺之者也，坊本误人为下部法而应乎地。◉叶霖曰：三部之中，各有浮中沉，是为九候。浮为阳，沉为阴，中者胃气也，所谓自膈以上为上焦也，自膈以下为中焦也，自脐以下至足为下焦也。

谢氏曰：此一节当是《十六难》中答辞，错简在此，而剩出“脉有三部九候，各何主之”十字。且“审而刺之”，杨氏云为审候病之所在而刺之，丁氏云当次第之次，纪氏则谓刺候之义。各有至理，姑存备参。◉滕万卿曰：按此一节，出旧本第十八难中“脉有三部九候，如何主之”十字，谢坚白以为衍文，然是特更端之辞，下编多见此例，则置亦无妨焉。《素问》分头面手足为天人地三部，每部候三穴，合为九候。而扁鹊便以寸关尺为三部，每部浮中沉，合为九候，义若相悖，然其致一也。盖扁鹊之意，于《内经》诸篇，率皆去繁就简，约示其义者，每每皆然。故在此篇，亦唯言两寸法天，心肺主之；两尺法地，肾肝主之；两关法人，脾心包主之。审而刺之，言分三部九候而针刺之。◉丹波元胤曰：〔杨〕寸口，阳也，关，中部也，尺中，阴也，此三部各有浮中沉三候，三三九候也，故曰九。浮为阳，沉为阴，中者胃气也，所谓自膈以上，为上焦也，自膈以下，为中焦也，自齐以下至足，为下焦也。〔谢〕此一节，当是十六难中答辞，错简在此，而剩出“脉有三部九候，各何主之”十字。按：杨注以后，以此段为左右三部，分配脏腑之义，然《内经》及《难经》，未尝有其说，盖出了《脉经两手六脉所主脏腑阴阳逆顺篇》，所引脉泛赞文，纪天锡《集注》，极辨其碎义难据，实为精当，《脉经》又有《分别三关境界脉候篇》曰：寸主射上焦，出头及皮毛竟手，关主中焦，腹及腰，尺主射下焦，少腹至足，义与此段同。刺字，杨注为针刺，丁注当作次字，纪氏为刺候之义，未知孰是。◉张山雷笺正：此节与上文问辞，全不相蒙，谢氏谓是十六难之错简，是也。《素问·脉要精微论》尺内两旁一节，虽未有寸关尺三部之名，而已以全身脏腑，及内外上下，分配于寸关尺三部之间，实与《难经》寸关尺三部分配，同一机轴，而《素问》之言，不如《难经》尤为明显，若《素问》之所谓三部九侯，则与寸关尺之三部各是一法，必不可混作一样观，而《难经》此节，竟借用三部九侯四字，而以寸关尺为三部，浮中沉为九候，分配全身，于理极是，然绝非《素问·三部九候》之本旨，周澄之谓自此寸口诊法，精而且备，辟千古之奥，亦是正论。徐洄溪谓《内经》诊脉之法，其途不一，而《难经》则专以寸口为断，于是将经中诊法，尽附会入之，此必别有传授者，是也。审而刺之，依本文作解，当以针刺为是，若以文义言，则丁氏改为次第之次，尤其明白晓畅，纪氏所说，迂曲之至，太觉无谓，凡为古书作注，当求浅显明白，取其辞达义尽而已足矣，殊不必过求新颖，强作精深之论。《脉要精微论》元本以候腹中，以候胸中，以候膻中，三句一律，义极浅显，周氏读为中附上，非也。

18.3　人病有沉滞久积聚，可切脉而知之耶①？然：诊在右胁有积气②，得肺脉结③，脉结甚则积甚④，结微则气微⑤。诊不得肺脉，而右胁有积气者何也⑥？然：肺脉虽不见，右手脉当沉伏⑦。

其外痼疾同法耶？将异也⑧？然：结者，脉来去时一止，无常数⑨，名曰结也⑩。伏者，脉行筋下也⑪。浮者，脉在肉上行也⑫。左右表里，法皆如此⑬。

假令脉结伏者，内无积聚⑭；脉浮结者，外无痼疾⑮；有积聚脉不结伏⑯，有痼疾脉不浮结⑰，为脉不应病。病不应脉，是为死病也⑱。

①李駉曰：问人有积聚之病，沉滞已久，可以脉知之否？◉滑寿曰：此下问答，亦未

详所属，或曰当是十七难中，或连年月不已答辞。◉张山雷笺正：此节问答，更与本章首节，毫不相合，必为错简无疑。

②李駉曰：诊视积聚气疾，生在右胁。◉徐大椿曰：积气，积聚之气也。

③李駉曰：结脉主块积肺脏，于右肺部脉结，故右胁有积。◉徐大椿曰：右胁，肺之部也。结，为积聚之脉。《素问·平人气象论》云：结而横有积矣。

④李駉曰：肺部脉结太甚，则右胁积亦甚。

⑤李駉曰：肺部结脉不甚，右胁积气亦微。◉滑寿曰：结为积聚之脉，肺脉见结，知右胁有积气，右胁肺部也，积气有微甚，脉从而应之。

⑥李駉曰：问肺藏于右，右胁有积，肺经一部却无结脉，是如何？

⑦王九思曰：丁曰：病久积聚，可切脉而知之者，五脏六腑，皆有积聚，今云右胁有积气，当肺脉见，如是脉不见，亦沉伏。详经之意，脉浮，行肉上，肾脉沉，行于筋下，其浮行于肉上而无常数而止者，名曰结也。其沉行于筋下时上，名曰伏也。伏者，脏病积也。浮结者，腑病聚也。两手三部，各有浮沉结伏而言病也，今经引肺脉一经于此言之也。杨曰：往来缓而时一止复来，谓之结也。脉结甚者，是诊脉之状也。结甚者，此结训积，犹言脉结甚则积甚，脉积微则积微，其言积隐也。虞曰：结脉主块积，其脉动而中止，小数有还反动，故曰结也。其积之大小，随诊言之也。杨曰：诊虽不得肺脉浮短而涩，但右手脉当沉伏，即右胁有积气矣，肺治在右也，极重指着骨乃得，故谓伏脉也。◉李駉曰：答：肺部虽无结脉，只要右手有沉伏脉，便是右胁积气。伏脉，脏病积也。浮结者，腑病聚也。◉滑寿曰：肺脉虽不见结，右手脉当见沉伏，沉伏亦积聚脉，右手所以候里也。◉徐大椿曰：沉伏，亦积气之脉。右手，统指三部言，则肺脉亦在其中，又右手气口脉所以候里也。◉叶霖曰：此病久积聚，可切脉而知之也。肺金右降，右胁，肺之部也，若右胁有积聚，则肺脉当结，结脉往来缓时一止复来，而无定数者是也，盖结为积聚之脉。《素问·平人气象论》曰：结而横，有积矣。然积有微甚，是以结甚则积甚，结微则气微也。设肺脉虽不见结，而右手脉当见沉伏，沉伏亦积聚脉，右手统三部言，则肺脉亦在其中。又右手气口所以候里也。◉丹波元胤曰：〔杨〕往来缓，而时一止复来，谓之结也，脉结甚者，是诊脉之状也，结甚者，此结训积，犹言脉结甚则积甚，脉结微则积微，其言稍隐也，极重指着骨乃得，故谓伏脉也。〔滑〕此下问答，亦未详所属，或曰，当是十七难中，或连年月不已答辞也。〔徐〕结为积聚之脉。《平人气象论》云：结而横，有积矣。沉伏亦积气之脉，右手统指三部言。

⑧李駉曰：问外有沉痼之疾，与右胁积气同诊视，法度或不同？◉滑寿曰：此承上文复问外之痼疾，与内之积聚法将同异。◉徐大椿曰：痼疾，凡肌肉筋骨间久留不去之病皆是，以其不在脏腑，故曰外。

⑨徐大椿曰：无常数，乃为结脉之象，若有常数者，或四十动一止，或三十动一止，乃代脉，主死，不但有积矣。盖结脉之所由生，以积聚在内，脉道不通，故其现脉如此。

⑩李駉曰：答：结脉来缓，时一止住，又无定数，谓之结。

⑪李駉曰：伏脉常行于筋下，要极重指着骨乃得。

⑫李駉曰：浮脉常浮行于肉上，按之不足，举之有余。

⑬李駉曰：左右者，左右胁也，表以观其腑病，里以观其脏病，其法度并皆如此。◉滑寿曰：结为积聚，伏脉行筋下主里，浮脉行肉上主表，所以异也。前举右胁为例，故

此云左右同法。◉徐大椿曰：言结伏则病在里，结浮则病在表，结在右，病亦在右，结在左，病亦在左，以此推之，则内外左右，积气痼疾，其结脉同而浮伏异也，故曰法皆如此。◉叶霖曰：此承上文，复问外之痼疾，与内之积聚，法将同异也。痼疾者，凡肌肉筋骨间久留不去之病皆是，以其不在脏腑，故曰外也。止无常数，结脉之象，若有常数，为代脉矣。盖结脉之所由生，以积聚在内，脉道不通，故现脉如此也。伏脉轻手寻之不见，重按以指推筋着骨，乃得其脉形潜隐于骨间者是也。言结伏则病在里，结浮则病在表，结在右，病亦在右，结在左，病亦在左。以此推之，则内外左右，积气痼疾，其结脉虽同，而浮伏异也，故曰法皆如此。◉张山雷笺正：内之积聚，外之痼疾，皆久留不去之病，病既久留，则脉道周流，自当结涩而不能滑爽，但诊得其脉，若结在沉候之里，即知是里之积气，若结在浮候之表，即知是在外之痼疾，内外左右，无不脉应指下，所谓有是证，必有是脉，一身气血，随在流露，无不毕现于寸关尺三部九候之中，此固事之所必至，而亦理之所当然者耳。寿颐按：《难经》此节，言结脉歇止，但谓来去时一止，无常数，是亦歇止无常之脉结，与歇止有常之脉代，判分彼此，正与仲景脉结代、心动悸者，炙甘草汤主之一节，同符合撰，可知自汉以前之脉学，固皆以止之有定无定辨结代，并不以止或数或迟辨促结，仲景《伤寒论》自序，所谓撰用《素问》、《九卷》、《八十一难》者，古圣真传，原来如是，据此可知叔和《脉经》，以促代两脉，相提并论者，必非古人真旨，杨玄操、李子野二家，注此节结字，犹以缓而一止为解，可谓知有叔和而不知有《难经》矣。

⑭李駉曰：伏脉乃里脉也，所以觇其内也，虽有结伏之脉，内无积聚之病，是病不应脉，必死。

⑮李駉曰：浮脉乃表脉也，所以觇其外也，虽有浮结之脉，外无沉痼之疾，亦是病不应脉，必死。

⑯李駉曰：有积聚之病，无结伏之脉，是脉不应病者，必死。

⑰李駉曰：有沉痼之病，无浮结之脉，亦是脉不应病。

⑱王九思曰：丁曰：人心有所思慕，脉亦结，心无所思，内外无病，其脉伏结。此者形不病而脉病，故知死矣。杨曰：脉与病不相应为逆者，难治，故曰是死病也。旧经注云：手心主、心包络脉也；手少阳，三焦脉也，故合为左手中部。足太阴，脾脉也，足阳明，胃脉也，故合为右手中部。此经作如此分别，若依《脉经》配三部，又与此不同也，旧经有此，前注牴牾，具列此图，以正其文。杨氏曰：手心主心包络脉，手少阳三焦脉也，故合为左手上部。足太阴脾脉也，足阳明胃脉也，故合为右手中部。此经作如此分别，若依脉经配三部，又与此不同。夫此法杨氏不能明其理，故言不同也。是师将三部反倒配合五行六气而言之，师谓此寸尺反倒，又问三部各何所主，《经》云：上部法天，主胸以上至头有疾；中部法人，主膈下至齐上有疾；下部法地，主齐以下至足有疾。故云审而次之者也。又王叔和将自左寸逆行言之曰：左心，小肠、肝、胆、肾；右肺、大肠、脾、胃、命。女人反此背看之，尺脉第三同断病。盖两尺反倒，同主脐以下至足有疾，故扁鹊云：审而次之，王叔和云用心仔细须寻趁。◉李駉曰：脉与病皆要相应，一不相应，皆死。◉滑寿曰：有是脉，无是病，有是病，无是脉，脉病不相应，故为死病也。◉徐大椿曰：病脉不相应，乃真气已离，血脉不相联属，故云死也。按：凡病与脉不相应者，皆为死证，不特积聚为然也。又按：人病以下至未，与前又不类，疑是五十二、五十五、五

十六等难内错简。◉黄元御曰：脏病曰积，腑病曰聚。◉丁锦曰：此承上文言积聚之脉，如右胁有积聚，应当右寸肺部得结脉，结之微甚，可以推积之微甚也，肺脉虽不见者，言肺部之结脉虽不见，然肺部必见沉伏之脉也。若外有痼疾，脉必浮结，内有积聚，脉必伏结。至论积疾五脏俱有，则肝心脾肾之脉，亦此法推之，故曰左右表里法皆如此。至脉不应病，病不应脉，此脏败而气不应也，所以必死。痼疾者，如瘿瘤疮瘘皆是也。◉叶霖曰：有是病必有是脉，内有积聚，脉宜伏结，外有痼疾，脉宜浮结。设见伏结浮结之脉，而无伏结浮结之证，见伏结浮结之证，而无伏结浮结之脉，谓之脉不应病，病不应脉也。夫病脉不相应，乃其气已离，血脉不相联属，故云死。然凡病与脉不相应者，皆为死候，不特积聚为然也。◉滕万卿曰：按此旧本第十八难，文义具前注末节然字下，古经脱内有积气云云十六字，近世浪华林见宜《难经》或问中，既已补入，今从之，（原在《十七难》末节）。◉丹波元胤曰：〔滑〕此承上文，复问外之痼病，与内之积聚，法将同异，结为积聚，伏脉行筋下，主里，浮行肉上，主表，所以异也，前举右胁为例，故此云左右同法，脉病不相应，故为死病也。〔徐〕人病以下至末，与前文不类，疑是五十二，五十五，五十六等难内错文。按：痼，即枯俗字。《说文》曰：枯，久病也，从疒古声。又通作固、锢。《礼·月令》曰：季冬之月行春令，则国有固疾。注：生不充性，有久疾也。《汉书·贾谊传》曰：失今不治，必为锢疾。

十 九 难

19.1 十九难曰：经言脉有逆[1]顺[2]，男女有恒[3]，而反者，何谓也[4]？

然：男子生于寅，寅为木，阳也[5]；女子生于申，申为金，阴也[6]。故男脉在关上[7]，女脉在关下[8]。是以男子尺脉恒弱[9]，女子尺脉恒盛[10]，是其常也[11]。反者，男得女脉，女得男脉也[12]。

①滕万卿曰：女脉寸弱尺盛。

②李駉曰：男女之脉，有逆有顺。逆顺者，阳抱阴生，阴抱阳生。◉滕万卿曰：男脉寸盛尺弱。

③滕万卿曰：男上盛女下盛有定位。

④李駉曰：男女各具有常之脉，而脉却相反，其说如何？◉滑寿曰：恒，胡登反，常也。脉有逆顺，据男女相比而言也。男脉在关上，女脉在关下；男子尺脉恒弱，女子尺脉恒盛，此男女之别也。逆顺云者，男之顺，女之逆也；女之顺，男不同也。虽然，在男女则各有常矣。反，谓反其常也。◉徐大椿曰：得其脉为顺，不得其脉为逆。恒，常也。谓各有一定之法也。反，谓上下之强弱相反。如下文所云也，经文无考。◉叶霖曰：恒，常也。反，谓上下相反也。此男女之脉，有一定恒常之法，得其脉为顺，不得其脉为逆，若强弱相反，则为何病。◉滕万卿曰：按：女脉为逆，男脉为顺。顺者属春夏生气，从下而上达；逆者属秋冬生气，从上而下行，此谓男女有常也。如滑注所言，则逆顺与反，其义不分，失问答之义，何者？此难所问，凡逆顺与反，自是二义，答辞亦分为二件，学人思诸。◉张山雷笺正：男尺恒弱，女尺恒盛，自《难经》有此一说，而后之医家，谁不依样葫芦，敷衍一遍，固已久为定论，又孰敢独出己见，谓为不然，然寿颐持脉已三十年，何以竟未见有女子尺脉恒盛者，盖尺脉所主，是在下焦，木本水源，自然宜藏而不宜露，如果两尺偏盛，则其人下焦龙相，拔扈飞扬，试为静以思之，尚复成何景象，须知男女形体，纵有不同，然禀受天地之气，父母之遗，原无所异，内而百骸脏腑，外而四支五官，何非同斯结构，则脉为血络，运动流行，必无丝毫偶异之理，安得谬谓相反，而中古之世，偏能为此异说者，盖缘误会男女之体，一阴一阳，彼此对待，因而谬谓六部脉状，亦当有绝端相反之事，遂尔向壁虚构，创此异议，初不知何缘而羼入于《八十一难》之中，然自汉以后，则学者见是《难经》之文，则又以为圣经贤传，必无后学置喙之理，于是随口读过，不复思索，乃使荒诞无稽之言，比于日月丽天，江河行地，竟无一人能悟出其怪谬者，寿颐敢犯千古之大不韪，振笔直书，一申谠论，止欲为脉理之学，昭其真相耳，纵有诮颐为离经背道者，颐亦甘受之而不辞。

⑤李駉曰：元气起于子，人之所生也。男从子左行三十之巳，从巳左行至寅为十月，十月而生男寅，为东方甲乙木。木，阳也。

⑥王九思曰：元气起于子，人之所生也。男从子左行三十，之巳，女从子右行二十，

俱至于巳，为夫妇，怀妊也。古者，男子三十，女年二十，然后行嫁娶，法于此也。十月而生男，从巳至寅左行为十月，故男行年起于丙寅。女从巳右行至申，为十月，故女行年起于壬申。所以男子生于寅，女子生于申。虞曰：经言男子生于寅，女子生于申，谓其父母之年会合于巳上。男左行十月，至寅而生，女右行十月，至申而生也。小运人言男一岁起于丙寅，女一岁起于壬申。《难经》不言起而言生，谓生下已为一岁矣。丙壬二干，水火也。水火为万物之父母。寅申二支，金木也，为生物成实之终始。木胞在申，金胞在寅，二气自胞相配。故用寅申也。金生于巳，巳与申合，故女子取申木。生于亥，亥与寅合，故男子取寅。所以男年十岁，顺行在亥。女年十岁，逆行亦在亥。男年十六天癸至，左行至巳。巳者，申之生气。女年十四天癸至，右行亦在巳，与男年同在本宫生气之位。阴阳相配，乃成夫妇之道，故有男女也。《上古天真论》曰：男二八而天癸至，精气溢泻，阴阳和，故能有子。杨氏言：男三十，行年在巳，方娶于此，非也。女二七天癸至，任脉通，冲脉盛，月事以时下，故能有子。杨氏言：女二十右行之巳方嫁，于此义非矣。杨氏之言，但合古礼行夫妇嫁娶之法，又与本经天癸之数相违也，况圣人于此《十九难》中，论男女配合之道，阴阳交会之所，言天癸之至数，知脉盛于上下，推之强弱，诊其有余不及，若止言三十而娶，二十而嫁，于本经诊治之道，凭何根据？◉李驷曰：女从子右行三十之巳，从巳右行至申为十月，十月而生女，申为西方庚辛金，阴也。◉徐大椿曰：此推本天地初生男女之理而言，以明脉之所以异也。◉丹波元胤曰：〔杨〕元气起于子，人之所生也，男从子左行三十，女从于右行二十，俱至于巳，为夫妇怀妊也，古者，男子三十，女年二十，然后行嫁娶，法于此也，十月而生男，从巳至寅，左行为十月，故男行年起于丙寅，女从巳右行至申，为十月，故女行年起于壬申，所以男子生于寅，女子生于申。〔滑〕此推本生物之初，而言男女阴阳也。按脉有逆顺，言脉有男之所顺，女之所逆，有女之所顺，男之所逆也，男女所生之理，虞注为男女天癸之数，规杨氏之言，反非。《淮南子·论训》曰：礼三十而娶。注：三十而娶者，阴阳未分时，俱生于子，男从子数，左行三十，立于巳，女从子数，右行二十年，亦立丁巳，合夫妇，故圣人因是制礼，使男三十而娶，女二十而嫁，其男子从巳数，左行十得寅，故人十月而生于寅，故男子数从寅起，女自巳数，右行得申，亦十月而生于申，故女子数从申生也。《说文》曰：包，象人裹妊，巳在中，象子未成形也，元气起于子，子，人所生也，男左行三十，女右行二十，俱立于巳，为夫妇。裹妊于巳，巳为子，十月而生，男起巳至寅，女起巳至申，故男年始寅，女年始申也，是可以证杨说，而经文实原古礼，演男女嫁娶之义者，可知矣。又《离骚经》曰：惟庚寅吾以降，章句云，寅为阳正，故男始生，而立于寅，庚为阴正，故女始生，而立于庚，是庚之与申虽不同，其为义则一也。

⑦李驷曰：关上为寸口，属阳，男子阳气，故脉在寸口常盛。

⑧李驷曰：关下为尺部，属阴，女子阴气盛，故脉在尺部常盛。◉徐大椿曰：关上属阳，得阳之体者应之；关下属阴，得阴之体者应之。

⑨李驷曰：男子之气始于少阳，极于太阳。少阳之至，乍大乍小，乍短乍长，为《易》复卦，一阳居于尺部。阳明之至，浮大而短，为《易》临卦，二阳居于关部。太阳之至，洪大而长，为《易》泰卦，三阳居于寸部。三阳从地长，故男子之脉，寸盛而尺弱。

⑩徐大椿曰：在关上则尺弱，在关下则尺盛也。

⑪王九思曰：丁曰：其言男子女人尺脉者，是阴阳之根本也。逆顺者，为阳抱阴生，阴抱阳生也。三阳始生于立春建寅，故曰男生于寅木，阳也。三阴生于立秋，七月建申，故言女生于申金，阴也。男子之气，始于少阳，极于太阳，所以男子尺脉恒弱而寸脉强也。女子之气，始于太阴，极于厥阴，女子尺脉浮而寸脉沉。故云男脉在关上，女脉在关下。此是男女逆顺有常而反也。杨曰：男子阳气盛，故尺脉弱；女子阴气盛，故尺脉强，此是其常性。◉李驷曰：女子之气，始于太阴，极于厥阴。太阴之至，紧大而长，为《易》姤卦，一阴居于寸部。少阴之至，紧细而微，为《易》遁卦，二阴居于关部。厥阴之至，沉短以敦，为《易》否卦，三阴居于尺部。三阴从天生，故女子之脉，寸沉而尺盛。◉滑寿曰：此推本生物之初，而言男女阴阳也。纪氏曰：生物之初，其本原皆始于子，子者万物之所以始也，自子推之，男左旋三十而至于巳，女右旋二十而至于巳，是男女婚嫁之数也。自巳而怀娠，男左旋十月而生于寅，寅为木，阳也；女右旋十月而生于申，申于金，阴也。谢氏曰：寅为木，木生火，又火生在寅，而性炎上，故男脉在关上。申为金，金生水，又水生于申，而性流下，故女脉在关下。愚谓阳之体轻清而升，天道也，故男脉在关上；阴之体重浊而降，地道也，故女脉在关下。此男女之常也。◉叶霖曰：此推本生物之初，而言男女阴阳也。杨氏曰：元气始于子，人之所生也。自子推之，男从左行三十，而至于巳；女从右行二十，而至于巳；为夫妇怀妊也。古者男子三十，女子二十，然后行嫁娶，法本于此。十月而生，男从巳左行十月至寅，故男行年起于丙寅。女从巳右行十月至申，故女行年起于壬申。所以男子生于寅，女子生于申也。谢氏曰：寅为阳木，木生火，火生于寅，其性炎上，故男脉在关上。申为阴金，金生水，水生于申，其性流下，故女脉在关下。男子阳气盛，故尺脉弱。女子阴气盛，故寸脉弱。此男女之常也。◉滕万卿曰：按此第一件之答辞，谓男女自然，有逆顺之分也。寅为木，阳也者，谓建寅月阳气始出于地，而万物生气，皆在于上。自寅至未，六支配于春夏，而皆阳也。申为金，阴也者，建申月阳气下降，而阴始用事，庶类之生气，皆入于地。自申至丑，六支配于秋冬，而皆阴也。寅申说，诸家泥矣，不可从也。◉丹波元胤曰：〔杨〕男子阳气盛，故尺脉弱，女子阴气盛，故尺脉强，此是其常性。〔谢〕寅为木，木生火，又火生于寅，而性炎上，故男脉在关上，申为金，金生水，又水生于申，而性流下，故女脉在关下。◉张山雷笺正：男生于寅，女生于申，以阴阳五行而言，似乎有玄妙匪常之奥，初非躁心人所易领悟者，考《汉书·律历志》，有人生自寅，成于申之语，注谓人功自正月至七月乃毕，则以农功而言，与吾人生理毫不相涉，至路史则有男十月毓于寅，女子十月毓于申之说，骤读之，竟不可知其作何隐语，今观《难经》杨氏、纪氏之注，始知古者自有此推算地支，左旋右旋之一说，要之皆是涂附五行之套语，试问于人生真理，何关毫末，而诸注家恬不知怪，其尤甚者，且能为女子尺脉浮而寸脉沉之奇语，斯其最堪骇咤者已。

⑫李驷曰：男子尺脉常弱，今反盛，女子尺脉常盛，今反弱。◉滑寿曰：男女异常，是之谓反。◉徐大椿曰：盛者反弱，弱者反盛也。◉黄元御曰：男子生于寅，女子生于申，男一岁起丙寅，顺行二岁丁卯，以阳生于子，子至寅而三阳成也。女一岁起壬申，逆行两岁辛未，以阴生于午，午至申而三阴成也。（命家起小运法）。寅木生火，火炎上，故男脉在关上，申金生水，水流下，故女脉在关下。是以男子尺脉恒弱，寸脉恒盛，女子尺脉恒盛，寸脉恒弱，是其常也。反者，男得女脉，寸弱而尺盛也，女得男脉，尺弱而寸

盛也。◉丁锦曰：此章言男女之脉，合阴阳之理，以别弱盛之常道。木数三也，故男子阳生于寅；金数四也，故女子阴生于申。男当阳旺者，旺于寸阳之位，故曰在关上；女当阴旺者，旺于尺阴之位，故曰在关下。若男寸弱，女寸盛，则病矣，义在下文，后人解男生于寅，女生于申，从胎元而论，皆因看板生字故也。◉叶霖曰：男得女脉，女得男脉，异乎恒常、谓之反。

19.2　其为病何如①？

然：男得女脉为不足，病在内②；左得之病在左③，右得之病在右④，随脉言之也⑤。女得男脉为太过⑥，病在四肢⑦；左得之病在左⑧，右得之病在右⑨，随脉言之，此之谓也⑩。

①李駉曰：问其病为何如？◉滑寿曰：问反之为病也。

②李駉曰：寸口曰阳，男子以阳为事，今阳脉不见于寸口，而反见尺部，尺部之脉，女子常盛，男子亦如是为不及。阴主内，故病内。◉徐大椿曰：男得阴脉，则阳陷于阴，故为不足。内，谓心腹之内。阳气入阴，则病见于阴位也。

③李駉曰：左手得女脉之盛，病则在身体之左。

④李駉曰：右手得女脉之盛，病则在身体之右。

⑤李駉曰：随所得之脉，言所受之病。◉徐大椿曰：此又以脉之左右，验病之左右也。

⑥李駉曰：女子尺脉本浮，更加见于寸，是谓太过。又女子以阴用事，寸脉常沉，却得浮脉。

⑦李駉曰：四肢为诸阳之本，女得男脉，为阳气盛，故病在四肢。◉徐大椿曰：女得阳脉，则阴越于阳，故为有余。四肢属乎阳，阴气从阳，则病见于阳位也。

⑧李駉曰：左手得男子之脉，病则在手足之左。

⑨李駉曰：右手得男子之脉，病则在手足之右。

⑩王九思曰：丁曰：男得女脉言不足者，是阴不足，即阳入乘之，故阳不见于寸口，而反见尺内。阴气主内，不足，故知病即在内。女得男脉为太过，病在四肢者，女子尺脉本浮，更加见于寸，是谓太过。阳主外，故病在四肢。随其脉左右言之，左得之，病在左，右得之，病在右也。杨曰：男得女脉为阴气盛，阴主内，故病在内。女得男脉为阳气盛，阳主四肢，故病在四肢也。虞曰：寸口曰阳，男以阳用事，今见阴脉反于天常，故病发于内。女以阴用事，今寸口却见阳脉，亦是反于天常，故病在四肢。《素问》曰：四肢为诸阳之本也。◉李駉曰：随脉断病。◉徐大椿曰：阳道全而阴道半，故阳得阴脉为不足，阴得阳脉为有余也。◉滑寿曰：其反常，故太过不及，在内在外之病见焉。◉黄元御曰：男得女脉，以阳而变阴，故为不足。阴盛于内，故病在内。女得男脉，以阴而变阳，故为太过。阳盛于四肢，故病在四肢。◉丁锦曰：此言阴阳反常之脉，谓男得女脉为不足者，寸脉弱阳气不足于内，故病在内也，左寸脉弱病在左，右寸脉弱病在右。若女得男脉为太过者，寸脉盛阳气有余于外，故病在四肢也。左寸脉盛病在左，右寸脉盛病在右矣。此章论病，只论寸脉，不论尺脉者何也？盖人之有尺，犹树之有根，欲其盛而不可得也。若男得女脉指尺盛，岂可谓之不足乎，女得男脉指尺弱，岂可谓之太过乎，旧注以男脉为

春夏，女脉为秋冬，与本文毫无干涉矣。◉叶霖曰：男得女脉者，寸脉当盛反弱，尺脉当弱反盛，为阴气盛，阳陷于阴，故为不足。阴主内，故病在内。阳气入阴，病见于阴位也。女得男脉者，寸脉当弱反盛，尺脉当盛反弱，为阳气盛，阴越于阳，故为有余。四肢属乎阳，阴气从阳，则病见于阳位也。左右者，以脉之左右，以验病之左右耳。徐氏曰：阳道全而阴道半，故阳得阴脉为不足，阴得阳脉为有余也。按：丁锦曰：人之有尺，犹树之有根，欲其盛而不可得也。若男得女脉指尺盛，岂可谓之不足乎？女得男脉指尺弱，岂可谓之太过乎？盖男得女脉为不足者，寸脉弱，阳气不足于内，故病在内也。女得男脉为太过者，寸脉盛，阳气有余于外，故病在四肢也。斯言也，似亦近理，而不可拘泥者也。夫尺为脉之根，宜盛不宜弱是矣。然阴虚火动，两尺洪而有力者，岂非不足乎？火炎于上，两寸洪而有力者，岂非太过乎？更有两寸豁大无力，宜大补者；两尺豁大无力，宜升阳散火者；寸脉大于尺脉，而俱有力，为阴虚阳盛宜下者；尺脉大于寸脉，而俱有力，为阳虚阴盛宜汗者。然脉之变，非一言能尽，岂可胶柱鼓瑟耶？越人示人以男女阴阳之体，内外不足太过之变，要在一隅三反耳，学者审诸。◉滕万卿曰：按此第二答，此篇太过不及，主心肺肾肝言，即气血之偏虚偏实也。所谓男得女脉，寸弱尺盛，譬犹春夏阳气不上腾，而滞于地下，则阴有余，阳不足。故病在内。内者，谓阴部有故也。女得男脉为太过，寸盛尺弱，谓阴不足，阳有余，犹秋冬阳不下降，而留于地上，故病在四肢，谓心肺部有事也。上左右，指脉位。下左右，指脏部言之。◉丹波元胤曰：〔杨〕男得女脉，为阴气盛，阴主内，故病在内。女得男脉，为阳气盛，主四肢，故病在四肢也。◉张山雷笺正：此段以不足太过为解，更是一片空话，于病理全无实际，杞宋无徵，观此益信，且谓男得女脉为不足，岂男子尺脉盛者，皆不足之证耶，女得男脉为太过，病在四肢，岂女子寸脉盛者，皆四肢为病耶？无理之尤，请读者静心思之，当不以颐言为诞妄也。

二十难

20.1　二十难曰：经言脉有伏匿①，伏匿于何脏，而言伏匿耶？然：谓阴阳更相乘，更相伏也②。脉居阴部，而反阳脉见者，为阳乘阴也③，脉虽时沉涩而短，此谓阳中伏阴也④。脉居阳部，而反阴脉见者，为阴乘阳也⑤，脉虽时浮滑而长，此谓阴中伏阳也⑥。

①李驷曰：伏匿于何处脏腑可以言伏匿？◉徐大椿曰：引经言无考。伏匿，谓不见于本位反藏匿于他部，而见其脉也。

②李驷曰：答：阴阳非独，寸为阳，尺为阴，肌肉上亦为阳部，肌肉下亦为阴部，或阳脉乘于阴部，或阴脉乘于阳部，或阳部伏阴脉，或阴部伏阳脉。◉徐大椿曰：言不拘于一脏也。

③王九思曰：丁曰：其部非独言寸为阳尺为阴也。若以前后言之，即寸为阳部，尺为阴部；若以上下言之，曰肌肉上为阳部，肌肉下为阴部。今阴虚不足，阳入乘之，故阴部见阳脉，其脉时见沉涩而短，此是阳中伏阴也。杨曰：谓尺中浮滑而长。◉李驷曰：李驷曰：尺部之内，肌肉之下，为阴部。尺中浮滑而长，为阴部见阳脉，阴虚不足，则阳入乘之，为阳覆，又阳乘阴部之脉。◉徐大椿曰：阳脉，即下文浮滑而长是也。

④李驷曰：尺中已浮滑而长，寸口、关中沉短而涩，此为阳中伏阴。◉徐大椿曰：言阳虽乘阴，而阴犹伏于阳内也。

⑤王九思曰：丁曰：寸口之内，肌肉之上，时见沉、涩、短也。杨曰：尺中已浮滑而长，又时时沉涩而短，故曰阳中伏阴，寸口关中沉短而涩也。◉李驷曰：寸口与肌肉之上为阳部，反见沉短而涩之阴脉，为阴脉乘阳部，为阴溢。◉徐大椿曰：阴脉，即上文沉涩而短是也。

⑥王九思曰：丁曰：寸口之内，肌肉之下，脉时见浮滑而长者，是阴中伏阳也。杨曰：寸关已沉短而涩，涩而时时浮滑而长，故曰阴中伏阳也。◉李驷曰：寸口、关中已沉涩而短，尺脉浮滑而长，为阴中伏阳。◉滑寿曰：居，犹在也，当也。阴部尺，阳部寸也。乘，犹乘车之乘，出于其上也。伏，犹伏兵之伏，隐于其中也。匿，藏也。丁氏曰：此非特言寸为阳，尺为阴，以上下言，则肌肉之上为阳部，肌肉之下为阴部，亦通。◉黄元御：阳脉而见阴来，谓之阳中伏阴，阴脉而见阳来，谓之阴中伏阳。◉丁锦曰：此章言阴阳相乘之中，又有相伏之义，如尺部而见浮滑长之脉，乃阳乘于阴也，于浮滑长脉之中，偶杂沉涩短之脉，此谓阳中伏阴也。寸部而见沉涩短之脉，乃阴乘阳也，于沉涩短脉之中，偶杂浮滑长之脉，此谓阴中伏阳也。此脉法之最细者，注中言其大纲，读者当会悟而推展之。◉叶霖曰：此言阴阳相乘中，又有伏匿之义也，经言无考。伏匿者，谓不见于本位，反脏于他部而见脉也。脉之阴阳，非独言寸为阳，尺为阴也，若以前后言之，即寸为阳部，尺为阴部，若以上下言之，肌肉上为阳部，肌肉下为阴部。阳乘阴者，尺中已浮

滑而长，又时时沉涩而短，故曰阳中伏阴，言阳虽乘阴，而阴犹伏于阳内也。阴乘阳者，寸关已沉短而涩，又时时浮滑而长，故曰阴中伏阳，言阴虽乘阳，而阳犹伏于阴中也。◉滕万卿曰：按伏匿字，出《素问·调神论》，然非脉名，滑注辨此篇伏匿，与《三难》复溢同异，然彼乃复溢对待而言，此则伏与乘相配而言，其义本异。所谓伏匿者，唯伏也。故云更相伏乘，是亦阴阳有余不足之义。接前篇言，然与前篇义有差别。所谓脉居阳部，而反阴脉见，则知阴部亦盛也，然则三部皆阴盛之脉，而其阴乘时阳仅见者，此伏阳也，将为重阴之渐，脉居阴部，反阳脉见，则知阳部亦盛也。阳中时仅见阴脉，此伏阴也，将为重阳之渐，凡狂癫之证，共是五脏偏虚偏实之所由生焉，其在外邪，亦有所偏，实则为狂为癫，可以见已。◉丹波元胤曰：〔杨〕阳乘阴，尺中已浮滑而长，又时时沉涩而短，故曰阳中伏阴也。寸关已沉短而涩，涩而时时浮滑而长，故曰阴中伏阳也。〔丁〕其部，非独言寸为阳尺为阴也，若以前后言之，即寸为阳部，尺为阴部，若以上下言之，曰肌肉上为阳部，肌肉下为阴部。〔滑〕居，犹在也，当也。乘，犹乘车之乘，出于其上也。伏，犹伏兵之伏，隐于其中也。匿，藏也。〔徐〕引经言无考，伏匿，谓不见于本位，反藏于他部，而见其脉也。◉张山雷笺正：此言阴阳伏匿之脉，乃阴阳互易其位者也，阳乘阴、阴乘阳之义，与第三难不同，彼则本部之脉独倍于常，而他部无脉，以部位言之，且但以尺寸定阴阳，是阴阳之偏盛而偏竭，故为必死之徵，此则他部应有之脉，见于此部，而阴阳互易，以形势言之，以尺寸定阴阳，亦可以浮沉定阴阳，是阴阳错杂而淆乱，则亦病脉之常，虽同是加乘之意，而形态气势，迥乎不同，不得以《难经》同谓之乘，而误作一例观，惟脉虽时沉，脉虽时浮之二虽字，义不可通，遂令四句文字，皆无从索解，推详其意，盖谓本见阳脉，而有时或沉涩以短，则为阳中伏阴，若本见阴脉，而有时或浮滑以长，则为阴中伏阳，虽字之下，盖有脱误，纵曰古人文字，间或有省字之法，然决不若是之晦涩不能成文，考《千金翼》则作虽阳脉时沉涩而短，虽阴脉时浮滑而长，乃始明白了解，可证今本《难经》之讹。

20.2　重阳者狂①，重阴者癫②；脱阳者见鬼③，脱阴者目盲④。

①李驷曰：脉浮滑而长，又加实数，是谓重阳，故狂言大事，自高自贤，狂越弃衣登高。

②李驷曰：尺中既沉短而涩，又盛实，是谓重阴，故病僵仆于地，闭目不醒，阴极阳复，良久却醒，名曰癫。◉徐大椿曰：此又因阴阳之伏匿而极言之，重阳、重阴，言不止伏匿，阴皆变为阳，阳皆变为阴也。狂者，阳疾；癫者，阴疾。邪气既盛至伤其神，故其病如此。《素问·病能论》云：有病怒狂者，……生于阳也。

③李驷曰：脱阳者，无阳气也，谓寸脉细微甚也，目中妄见，如睹鬼物。

④王九思曰：丁曰：重阳者狂，谓脉浮滑而长，加于实数，所以狂言大事，自高自贤，狂越弃衣。其脱阴者目盲，视物卒失，故言盲也。盲，犹荒也。重阴者癫，癫者，蹶也。其脱阳者，视其暗中见鬼。是故经言重阳者狂，重阴者癫，脱阳者见鬼，脱阴者目盲也。虞曰：寸口曰阳，又今重见阳脉三倍以上，故曰重阳。其病狂惑，自高贤智，登高而歌，弃衣而走，骂詈不避亲疏，故曰狂。尺中曰阴，而尺脉重见阴，故曰重阴。其为病也，名曰癫疾。谓僵仆于地，闭目不醒，阴极阳复，良久却醒，故曰癫也。今天吊之类是也。人之所禀者，阴与阳，阴阳平则权衡等，今阴气已脱，阳气独盛，五脏属阴，五脏行

气血溉灌，上荣于目，今阴气已脱，五脏之气不荣于目，故目盲无所见，故曰脱阴者目盲也。杨曰：重阳者，阳气并于上也，谓关以前既浮滑而长，兼实强，复喘数，是谓重阳也。重阴者，谓尺中既沉短而涩，而又盛实，是谓重阴。脱阳者，无阳气也，谓关以前细微甚也，故目中妄见而睹鬼物焉。脱阴者，谓尺中微细甚也，阴者，精气也，精气脱故盲，盲脱之言失也，谓亡失阴阳之气也。◉李驷曰：阴者，精气也，阴气已脱，五脏之气不营于目，故目盲无所视，若尺脉则微细甚。◉滑寿：此《五十九难》之文，错简在此。◉徐大椿曰：此又因重阴重阳而及之。鬼，属阴阳，既脱则纯乎阴，故见鬼；目得血而能视，阴既脱则血不营于目，故目盲，此则重阴重阳之反也。◉黄元御曰：重阳者狂，木火之阳旺也，重阴者癫，金水之阴旺也。心主喜，肝主怒，狂者木火有余，故多喜怒。肾主恐，肺主悲，癫者金水有余，故多悲恐。脱阳者阴旺，鬼，阴类也，故见之。肝窍于目，缘肝藏血，血舍魂，魂化神，魂神升发，而生光明，上开双窍，则为两目。阴者，阳之宅也，阴脱宅倾，神魂散亡，是以目盲，名曰脱阴，而实脱阴中之阳气也。◉丁锦曰：此承上文而言，若阳部而见阳脉，宜也，设阴部亦见阳脉，则谓重阳。阴部而见阴脉，宜也，设阳部亦见阴脉，则谓重阴。重阳则阴部失滋燥之权，阳邪飞越而狂矣，重阴则阳部失宣和之令，阴邪郁结而癫矣，人身之阴阳偏胜，则病偏极，而至于纯阴纯阳，并无伏匿之机，必至脱阳则见鬼，脱阴则目盲也。◉叶霖曰：此又因阴阳之伏匿而极言之。重阳重阴，言不止伏匿，而阴皆变为阳，阳皆变为阴也。狂者阳疾，癫者阴疾。重阳者狂，木火之阳旺也。重阴者癫，金水之阴旺也。心主喜，肝志怒，狂者木火有余，故多喜怒。肾志恐，肺主悲，癫者金水有余，故多悲恐。脱阳者阴旺，鬼，阴类也，故见之。脱阴者，肝窍于目，肝藏血，血舍魂，魂化神，魂神升发而生光明，上开双窍，则为两目。阴者阳之宅也，阴脱宅倾，神魂散亡，是以目盲，名虽阴脱，而实脱阴中之阳气也。◉滕万卿曰：按此篇滑注以为《五十九难》狂癫之文，错简出于此，以予观之，弗然，彼所论则脏气偏实之所生，病从内也，此即伤寒热病阳症阴症等所见，病从外也，故见鬼目盲乃死。彼所谓狂癫，正气自失，精神放散，不归本舍，历年之久，犹尚未已，岂有目盲见鬼之危急乎？学人察诸。◉丹波元胤曰：〔虞〕寸口曰阳，又今重见阳脉三倍以上，故曰重阳，其病狂惑，自高贤智，登高而歌，弃衣而走，骂詈不避亲疏，故曰狂。尺中曰阴，而尺脉重见阴，故曰重阴，其为病也，名曰癫疾，谓僵仆于地，闭目不醒，阴极阳复，良久却醒，故曰癫也。今天吊之类，是也。〔徐〕此又因阴阳之伏匿，而极言之，重阴重阳，言不止伏匿，阴皆变为阳，阳皆变为阴也，脱阳脱阴者，此又因重阳重阴而及之，鬼属阴，阳既脱，则纯乎阴，故见鬼，目得血而能视，阴既脱，则血不营于目，故曰盲，此则重阴重阳之反也。按本义，为《五十九难》之错文，然脉经文亦如是，则徐说为得。◉张山雷笺正：此四句确与上文不能衔接，滑谓《五十九难之》错简，貌视之，颇似巧合，然《五十九难》之文，描摹癫狂情状，一动一静，言其病态，固不可谓不确，然尚未断定其为一属于阳，而一属于阴，盖癫之与狂，其实本是一证，癫即顶巅之巅，其病在于脑之神经，而古人定此病名，原欲令人一望而知其病在巅顶，《内经》九卷，癫疾二字，数见不鲜，皆未尝与狂之为病，划分阴阳二证，而《素问·脉解篇》，太阳所谓甚则狂巅疾者，阳尽在上，而阴气从下，下虚上实，故狂巅疾也一节，尤其明白，太阳者，以阳气极盛言之，非十二经络之太阳，但阴气从下一句，甚属费解，盖有讹误，惟其阳盛而尽在于上，故气血冲脑，神经失其知觉，而为瞀乱昏狂，正与今西学家谓为脑神经病之理，同符合撰，《素问》明明谓之下虚上实，且以狂巅疾三字合而为名，是何可以二者判别其一阳一阴，划分冰炭？《厥论》：阳明之厥，巅疾走呼，面赤而热，妄见妄言，亦以阳盛言之，非阳明之经络，《通评虚实论》谓癫疾脉搏大滑，久自已，脉小坚急，死不治。王注亦言阳病而见阴脉，故死不治。《宣明五气篇》又言邪入于阳则狂，又曰搏阳则为巅疾（《灵枢·九针》论，亦曰邪入于阳则为狂，又曰邪入于阳，转则为癫疾。寿颐按：今本《灵枢》此篇，此间一大段，皆即《素问·宣明五气篇》原文，但字句小有不同，则所谓转则为癫疾者，转字盖即搏字之讹）。《灵枢·经脉篇》亦言足阳明之别，实则狂颠，此皆《内经》癫狂同为阳病之确据，所以《千金方》亦谓邪入于阳，传则为癫疾，此又后人之明知癫为阳病者，何以《难经》于此，独分别癫狂为一阴一阳，既非《内经》本旨，而又大背于病情之实在，此必浅者姑妄言之，遂令《脉经》本之，则曰阳附阴则癫，《病源候论》本之，则曰邪入于阴则为癫，其误盖自《难经》始，抑且《难经》本节，与上文万万不相承接，奈何伯仁欲以移入《五十九难》条中，反为伪书加之一重保障，洄溪徐老，亦复随声附和，皆是譫言，惟引《病能论》，有病怒狂者，生于阳也两句，确是狂为阳病之确证，然狂之为阳，信有徵矣，徐老何亦不能寻得癫为阴病之实据，而犹不悟重阴两字之剌谬耶？脱阳见鬼亦是臆说，若脱阴目盲之阴字，则又以阴液阴血而言，与上文阴阳之皆以脉论者，胡可混作一气说。

二十一难

21.1　二十一难曰：经言人形病脉不病曰生[①]，脉病形不病曰死[②]，何谓也[③]？然：人形病脉不病，非有不病者也[④]，谓息数不应脉数也[⑤]，此大法[⑥]。

①李驷曰：形病者，肌体羸瘦，手足不仁；脉不病者，脉息随呼吸上下，无太过不及。断之曰生。

②李驷曰：脉病者，诊诸至数，或不过，或不及，则人虽未病寒热等疾，纵不病亦死。

③王九思曰：丁曰：此者五脏各有所主也。肺主气，心主脉，脾主肌肉，肝主筋，肾主骨。其心肺主息脉，为通天气，邪不可中，邪中则息脉不相应，形虽不病，当知死矣。肾肝脾皆主其形，皆通地气，邪中则害其形，其脉不病者皆生，形脉皆病者不可理。此是五脏各主其形脉，故言大法也。◉李驷曰：生死之异，其说如何?

④李驷曰：人形体虽有病痛，而脉却未有节病，非是脉息不病所以如此。

⑤徐大椿曰：言非脉之真不病也。盖诊病以不病调病人，一呼二至，一吸二至，脉数之常，若其人既病，则呼吸不齐，不能与脉数相应，或脉迟，而其人之息适缓，或脉数，而其人之息适促，医者不能审之，遂以为无病，而实不然也，又或医者之息不能自调，与病者相应则迟数不辨，故误以为不病，亦通。经文无考。

⑥王九思曰：吕曰：形病者，谓五脏损，形体羸瘦，气微，脉反迟，与息不相应，其脉不相应，为形病也。脉病者，谓数诸至，脉已病，人虽未头痛寒热，方病不久，病病则死。虞曰：人形病脉不病者，谓形苦而志乐，或劳形于事，以致肌体瘦羸，脉息俱呼吸大小虽合常经，息数必违此大法，故曰形病脉不病也。脉病患不病者，其人必外多眷慕，内结想思，脉病形安，形乐志苦，以致伤，脉息反常，不及有余，乍迟乍数，及乎病而不死爰焉，故曰脉病患不病也。◉李驷曰：脉者，血也；息者，气也。脉不自动，为气使然，气之息数未与血之脉数相应而然耳。◉滑寿曰：周仲立曰：形体之中觉中憔悴，精神昏愦，食不知美，而脉得四时之从，无过不及之偏，是人病脉不病也。形体安和，而脉息乍大乍小，或至或损，弦紧浮滑沉涩不一，残贼冲和之气，是皆脉息不与形相应，乃脉病人不病也。仲景云：人病脉不病，名曰内虚，以无谷气，神虽困无苦。脉病人不病，名曰行尸，以无王气，卒眩仆不识人，短命则死。谢氏曰：按本经答文，词意不属，似有脱误。◉徐大椿曰：按：形病脉不病，乃邪之受伤犹浅，不能变乱气血，故生。脉病人不病，则邪气已深，伏而未发，血气先乱，故死。何等直截！此答辞甚不中款，疑有脱误。又按：《伤寒论·辨脉篇》：脉病人不病，名曰行尸，以无王气，卒眩仆不省人者，短命则死。人病脉不病，名曰内虚，以无谷气，虽困无苦，义亦明晓。◉黄元御曰：形病脉不病，非有不病，此以诊者息数不调，不应脉数也。◉丁锦曰：此章发明气血先后受病之义，以起下章之意也，言形病脉不病者，非脉不病也，盖病人之息数不与其脉数相符也。假令邪入于气，气属阳而应于表，则形先病而息先乱，脉必随后应之，非脉能不病也，谓形先病而

息数不应脉数也。假令邪入于血，血属阴而隐于里，则形后病而息后乱，然脉已病也，非形能不病，谓脉先病而脉数不应息数也。此即气血先后受病之大法也，曰生者，病在表腑也；曰死者，病在里脏也。坊本云，医者不能调息以应病者之脉数，真不经语也。◉叶霖曰：形病脉不病曰生者，人以脉为主，设其人形体羸瘦，精神困倦，不可谓之无病也。诊其脉，惟息数不应脉数，虽营卫有伤，而不见至损死绝之脉，虽病必生，必其脏腑无恙也。脉病形不病曰死者，设其人肌肉不减，饮食如常，不可谓之有病也。诊其脉，则代革频见，虽不病亦死，以其脏腑已坏，不可救药也。经言无考。仲景《辨脉篇》曰：脉病人不病，名曰行尸，以无王气，卒眩仆不省人者，短命则死。人病脉不病，名曰内虚，以无谷气，虽困无害。即此义欤！◉滕万卿曰：按此难形病脉病，审考其所答之辞。所谓息数不应脉数者，则其形病者，气息短促，形体颤摇，而虽脉有邪势，稍有胃气存焉，此形病虽甚，应不至死。如脉病而形不病，则形息共稳，而脉见虚豁，无胃气之和，是形病虽无已甚，然与脉反，不死何俟。盖此难所言，凡内伤之病，则其所发以渐，故所苦亦缓，而脉乃日恶一日，此脉病而人不病也。外邪之为病，息气动形，屈伸颠沛，然脉动实强，犹有胃气，此形病而脉不病也。滑注所引周氏之说，不可从矣，唯若仲景之说，乃为稳当。◉丹波元胤曰：〔周〕形体之中，觉见憔悴，精神昏愦，食不欠美，而脉得四时之从，无过不及之偏，是人病脉不病也。形体安和，而脉息乍小乍大，或至或损，弦紧浮滑沉涩不一，残贼冲和之气，是皆脉息不与形相应，乃脉病人不病也。仲景云：人病脉不病，名曰内虚，以无谷气神，虽困无苦。脉病人不病，名曰行尸，以无王气，卒眩仆不识人，短命则死。〔谢〕按本经答文，词意不属，似有脱误。◉张山雷笺正：形病脉不病，脉病形不病两层，周仲立、徐洄溪两家所释，已极明了，盖谓其人形体，虽有病态，而脉来安和，则气血自调，必非沉困之候。若其脉已不循常度，则其人脏腑阴阳，必有乖牾，纵使其时尚无病状发现，可决其不久必将病不可支，仲景所以谓之行尸者，即与此节互为发明，惟《难经》此节答辞，非有不病者也以下一十七字，义不可通，息数不应脉数六字，如何可以说得条鬯，此必传写有误，显然易知，而此大法三字，更不能成句，徐氏《经释》虽作两层说解，实皆附会牵强，而周氏澄之所说，尤其晦涩不成文字，盖此公每喜于不可索解之处，别求奇僻，创为特殊之见，多是玉卮无当，实是此公一癖，岂知平心思之，所说必不可通，周氏丛书，甚多此弊，寿颐不敏，何敢谬与赞同，但谓辨脉法以无谷神之无字，义当作有，则犹为近是耳。周仲立注中忺美之忺字音虚严切，扬子方言，青齐呼意所好为忺。

二十二难

22.1　二十二难曰：经言脉有是动①，有所生病②。一脉辄变为二病者，何也③？然：经言是动者，气也④；所生病者，血也⑤。邪在气，气为是动⑥；邪在血，血为所生病⑦。气主呴⑧之，血主濡之⑨。气留而不行者⑩，为气先病也⑪；血壅而不濡者⑫，为血后病也⑬。故先为是动，后所生病也⑭。

①王九思曰：虞曰：言反常之动也。◉李駉曰：有反常之动脉。

②王九思曰：虞曰：脉动反常，故云有所生病。◉李駉曰：动脉反常，病所由生。

③李駉曰：一脉之动，变为血气两般之病，如何？◉徐大椿曰：此亦非经之全文，乃约经语以成文者也。此脉字，指经脉言。是动所生病，见《灵枢·经脉篇》。二病，指经文是动以下所举之病，及所生病以下所举之病，有此二者之殊也。

④李駉曰：气为阳，阳为卫，邪中于阳，气先受热，形之于脉，名曰是动。

⑤王九思曰：虞曰：气病传血，此乃一脉变为二病。◉李駉曰：气病传血，血为阴，阴为荣，血壅不润，病生于后。◉徐大椿曰：言脉之动者，气为之，而所生病者，则血为之也。

⑥王九思曰：虞曰：脉动反常，邪在气也。◉李駉曰：阳为气，邪中于阳，气动于脉而反常。

⑦王九思曰：虞曰：气受邪，传之与血，故血为所生病。◉李駉曰：气先受邪，传之于血，血壅不行，病所由生。◉徐大椿曰：此又言气血之所以病，则皆因乎邪也。◉黄元御曰：经，《灵枢·经脉》也。◉丁锦曰：此章言血病必由于气病，气者血之帅也，脉者气之充也，气先病脉即应之，故经言是动者气也；血后病，病可验之，故曰所生病者血也。邪在气已见脉，邪在血又见于病，故有“一脉辄变为二病”之问也。下文详言所以气先病血后病之故。

⑧王九思曰：虞曰：呴之，气流行之貌也。◉李駉曰：呴者，吹嘘往来之象，气主流行而不息。

⑨王九思曰：丁曰：气主呴之。呴呴谓吹嘘往来之象。血主濡之，濡谓濡软也。气行则血行，气止则血止。虞曰：濡者，濡润之貌，言人身所禀者，气血也，气血通行，沮润人身，其为病也，乃如下说也。◉李駉曰：濡，润也，血润泽不枯。◉徐大椿曰：呴，煦也，熏蒸之义。濡，滋润之义。

⑩徐大椿曰：不能呴也。

⑪李駉曰：气血受热，则淖溢妄行，故曰是动，若贼风薄之，则留止而不行。

⑫徐大椿曰：壅，凝滞也。

⑬李駉曰：气传之于血，复受贼风，故血壅不濡而病。

⑭王九思曰：丁曰：人一身经脉，通行气血，或居一经脉中，气留不行，故血壅不

濡，其气先病，名曰是动；血壅不濡后病，名曰所生，此是一脉辄变为二病也。虞曰：上文言脉有是动，动为阳，谓气先受热，热亦传于血，气血皆受热，则津液妄行，是知脉有是动。此言留而不行，谓气血津液妄行，贼风薄之，故不行也。气传之与血，故血壅而不濡润，复受贼风，故血亦住而病也。杨曰：经言手太阴之脉，起于中焦，下络大肠，还循胃口，上膈属肺，从肺系横出腋下，循臑内，行少阴心主之前，下肘臂内，上骨下廉，入寸口，上循鱼际出大指之端。其支者，从腕后直出次指内廉出其端。是动则病，肺胀满，膨膨而喘咳，故缺盆中痛，甚则交两手而瞀，是为臂厥；是主肺所生病者，咳，上气喘，渴，心烦，胸满，臂内前廉痛，厥，掌中热，气盛有余，则肩臂痛也。汗出中风，小便数而欠，气虚则肩背痛，寒，少气不足以息，溺色变，略举此一经为例，余经皆可知也。凡人所以得主命者，气与血也。气为阳，阳为卫，血为阴，阴为荣，二气常流，所以无病也。邪中于阳，阳为气，故气先病，阳气在外故也。若在阳不治，则入于阴中，阴为血，故为血后病，血在内故也。气实则热，气虚则寒。血实则为寒，血虚则为热，阴阳之道理其然也。凡一脏之病，有虚有实，有寒有热，有内有外，皆须知脏腑之所在，识经络之流行，随其本原以求其疾，则病形可辨，而针药无失矣。如其不悉斯道，则虽命药投针，病难愈也。故黄帝曰：夫十二经脉者，所以调虚实，处百病，决生死，不可不通哉！此之谓也。虞曰：凡人血流据气，气动依血，凝留而不行，壅而不濡，是知为病也。◉李驷曰：气先动之于脉，然后血所生病。◉滑寿曰：呴，香句反。濡，平声。呴，煦也。气主呴之，谓气煦嘘往来，熏蒸于皮肤分肉也。血主濡之，谓血濡润筋骨，滑利关节，荣养脏腑也。此脉字，非尺寸之脉，乃十二经隧之脉也。此谓十二经隧之脉，每脉中辄有二病者，盖以有在气在血之分也。邪在气，气为是而动；邪在血，血为所生病。气留而不行为气病，血壅而不濡为血病。故先为是动，后所生病也。先后云者，抑气在外，血在内，外先受邪，则内亦从之而病欤。然邪亦有只在气，亦有径在血者，又不可以先后拘也。详见《灵枢经》第十篇。◉徐大椿曰：言邪之中人，必先伤乎气，而气病，然后及乎血，而血病，故云一脉变二病也。按：《经脉篇》是动诸病，乃本经之病；所生之病，则以类推，而旁及他经者，经文极明晓，并无气血分属之说。◉黄元御曰：气留则血滞，故气先病而血后病。◉丁锦曰：呴，煦也，犹蒸也。濡，犹润也。气先留而不行，然后血滞而不濡，故气先为是动于脉，而血后所生于病也。◉叶霖曰：脉谓十二经隧之脉，每脉中有二病者，有在气在血之分也。邪在气，气为是动；邪在血，血为所生病，是脉之动者气为之，而所生病者血为之也。气病传血，故曰一脉变为二病也。呴，煦也。气主呴之者，谓气煦嘘往来，薰蒸于皮肤分肉也。濡，润也。血主濡之者，谓血濡润筋骨，滑利关节，荣养脏腑也。然气留而不行，则血亦壅而不濡，气在外，血在内，外先受邪，则内亦从之而病，故曰先为是动，后所生病也。上第一卷，《一难》至《二十二难》，论脉。◉滕万卿曰：按《灵枢》第十篇，载每经是动所生二病。然或未知二病有何等之别，故此难因设问答，以明各病有阴阳中外之异焉。所谓是动者气也，所生病者血也。又云：气先病，血后病。此云气血，盖指荣卫为言。所谓是动者，卫病也邪在脉外；所生病者，荣病也，邪在脉中。譬如伤风是太阳之卫病，而主桂枝；伤寒是太阳之荣病，而主麻黄之类，大意以此推之，则知是动所生，俱皆为外邪冒经之病，而其谓先后者，亦有浅深之差，或以分外邪内伤二病等说，似不免牵合，但为荣卫二分，平易看过时为稳当。◉丹波元胤曰：〔虞〕气病传血，此乃一脉变为二病，脉动反常，邪在气，气受邪，传之与血，故血为所生病。呴之，气流行之貌也。濡者，濡润之貌，言人身所禀者，气血也，气血通行，沮润人身，其为病也若此。〔丁〕气主呴之，呴，谓吹嘘往来之象，人一身经脉通行，气血或居，一经脉中，气留不行，故血壅不濡，其气先病，名曰是动，血壅不濡，后病，名曰所生，此是一脉辄变为二病也。〔滑〕气主呴之，谓气煦嘘然来，熏蒸于皮肤分肉也，血主濡之，谓血濡润筋骨，滑利关节，荣养脏腑也。此脉字，非尺寸之脉，乃十二经隧之脉也，此谓十二经隧之脉，每脉中辄有二病者，盖以有在气在血之分也。〔徐〕此亦非经之全文，乃约经语，以成文者也。是动所生病，见《灵枢·经脉篇》，是动诸病，乃本经之病，所生之病，则以类推，而旁及他经者，经文井无气血分属之说。按自《一难》至此，论脉，是为第一篇。◉张山雷笺正：呴，通作昫。《说文》：昫，日出也，是温和之义，亦通作煦。《说文》：煦，蒸也，是熏蒸之义。《经脉篇》之是动及所生病，本不以气血分，洄溪之言颇是，细释《经脉篇》全文，大抵各经为病，多在本经循行所过之部位，而间亦有关于本脏腑者，何尝有气血两层可说，惟胃足阳明之脉一条，确有是主血所生病者之句，然下文诸病，仍是本经分野为多，血病一层，胡可泥死，且十二经络诸条，或言是主某脏所生病，或言是主津液血脉筋骨所生病云云，以病理按之，殊皆未确，是本篇之说，本不可以尽信，况乎三焦一条，又言是主气所生病者，而《难经》是条，特为分别气血两层，恐是臆见，不可拘执，即如徐洄溪谓所生诸病，旁及他经，说亦未必是。

二十三难

23.1　二十三难曰：手足三阴三阳[①]，脉之度数，可晓以不[②]？然：手三阳之脉[③]，从手走头[④]，长五尺，五六合三丈[⑤]。手三阴之脉，从手至胸中[⑥]，长三尺五寸，三六一丈八尺，五六三尺，合二丈一尺[⑦]。足三阳之脉，从足走头[⑧]，长八尺，六八四丈八尺[⑨]。足三阴之脉，从足至胸[⑩]，长六尺五寸，六六三丈六尺，五六三尺，合三丈九尺[⑪]。人两足跷脉，从足至目，长七尺五寸，二七一丈四尺，二五一尺，合一丈五尺[⑫]。督脉、任脉[⑬]，各长四尺五寸，二四八尺，二五一尺，合九尺[⑭]。凡脉长一十六丈二尺[⑮]，此所谓十二经脉长短之数也[⑯]。

①李驷曰：手三阴，手三阳，足三阴，足三阳。

②李驷曰：经脉丈尺法度、数目，可晓否？

③徐大椿曰：三阳，《灵枢·脉度篇》作六阳。

④徐大椿曰：手三阳之脉，皆从指末起而终于头。

⑤王九思曰：杨曰：一手有三阳，两手合为六阳，故曰：五六合三丈也。虞曰：手太阳之脉，自两手小指之端，循臂上行，至耳珠子前，长五尺，两手合一丈。手阳明之脉，起于两手大指次指之侧，上循臂，络于鼻，左之右，右之左，长五尺，两手合一丈。手少阳之脉，起于两手小指次指之端，上臂，终于耳前，长五尺，两手合一丈。故曰，五六合三丈也。◉李驷曰：李驷曰：手太阳之脉，自两手小指之端，循臂上行之耳珠子前，长五尺，两手合一丈。手阳明之脉，起于两手大指次指之侧，上循臂，终于鼻，左之右，右之左，长五尺，两手合一丈。手少阳之脉，起于两手小指次指之端，上臂，终于耳前，长五尺，两手合一丈。故云五六合三丈。◉徐大椿曰：五六，合两手言之也。

⑥徐大椿曰：手三阴之脉，亦从指末起而至胸中。

⑦王九思曰：杨曰：两手各有三阴，合为六阴，故曰三六一丈八尺。虞曰：手太阴之脉，起于中焦，下络大肠，还循胃口，属肺，出腋下，下肘，入寸口，上鱼际，出乎大指之端，长三尺五寸，两手合七尺。手少阴之脉，起于心中，出属心系，下络小肠，上肺，出腋下，循臂，出手小指之端，长三尺五寸，两手合七尺。手厥阴之脉，起于胸中，属心包，络三焦，出胁腋下，循臑，入肘下，出小指次指之端，长三尺五寸，两手合长七尺。故曰二丈一尺。◉李驷曰：手少阴之脉，起于心中，下络小肠，上肺，出腋下，循臂，出手小指之端，长三尺五寸，两手合七尺。手太阴之脉，起于中焦，下络大肠，还循胃口，属肺，出腋下，下肘，入寸口，上鱼际，出大指之端，长三尺五寸，两手合七尺。手厥阴之脉，起于胸中，属心包络、三焦，出胁腋下，循臑，入肘下，出小指次指之端，长三尺五寸，两手合七尺。故云二丈一尺。◉滕万卿曰：左右六经之度下同。

⑧徐大椿曰：足三阳，从足趾起至头。

⑨王九思曰：杨曰：两足各有三阳，故曰六八四丈八尺也。按此脉度数，七尺五寸，中人之形，而云长八尺，理则难解。然足之六阳，从足指而向上行，由其纡曲，故曰八尺也。虞曰：足太阳之脉，起于两足小指之侧，上循膝，交腘中，循背上头，下入目内眦，长八尺，两足上行，合一丈六尺。足阳明之脉，起于足大指次指之端，循足胫，上挟脐，左右各二寸，终于额角发际，长八尺，两足合一丈六尺。足少阳之脉，起于足小指次指之端，上循两膝外廉，入季胁，上循目外眦，长八尺，两足合一丈六尺，故曰四丈八尺也。◉李驷曰：足太阳之脉，起于两足小指之侧，上循膝，交腘中，循背，上头，下入目内眦，长八尺，两足上行合一丈六尺。足阳明之脉，起于足大指、次指之端，循足胫上，夹脐左右各二寸，终于额角发际，长八尺，两足合一丈六尺。足少阳之脉，起于足小指、次指之端，上循两膝外臁，入季胁，上循目外眦，长八尺，两足合一丈六尺，故云四丈八尺。

⑩徐大椿曰：足三阴，从足趾、足心起至胸。

⑪王九思曰：杨曰：两足各有三阴，故曰六六三丈六尺也。按足太阴少阴，皆至舌下，足厥阴至于顶上，今言至胸中者，盖据其相接之次也。虞曰：足太阴之脉，起于足大指内侧，循足胫内廉上，交出厥阴脉之前，上循入腹，属肝络胃，连舌本，长七尺五寸，两行合长一丈五尺。足厥阴之脉，起于足大指聚毛之上，循足跗上廉，去内踝一寸，上踝八寸，交出足太阴之后，循股，入阴毛，中环阴器，抵少腹，挟胃，属肝，络胆，循喉咙，入颃颡，连目系，出额，长六尺五寸，两行合长一丈三尺。足少阴之脉，起于足小指之下，斜趋足心，上腨股内，贯脊，属肾，络膀胱，贯肝，入肺，循喉咙，挟舌本，长六尺五寸，合长一丈三尺，故云三丈九尺。◉李驷曰：两足合有六阴，故云六六三丈六尺。足太阴之脉，起于足大指内侧，循足胫内臁上，交出厥阴脉之前，上循入腹，属脾络胃，连舌本，长七尺五寸，两行合一丈五尺。足厥阴之脉，起于足大指聚毛之上，循足跗上廉，去内踝一寸，上踝八寸，交出足太阴之后，循腹入阴毛中，环阴器，抵小腹，侠胃，属肝络胆，循喉咙，入颏颡，连目，出额，长六尺五寸，两行合长一丈三尺。足少阴之脉，起于足小指之下，斜趋足心，上腨股内，贯脊，属肾络膀胱，贯肝，入肺，循喉咙，侠舌本，长六尺五寸，合长一丈三尺。故云三丈九尺。

⑫王九思曰：杨曰：人长七尺五寸，而跷脉从踝至目，不得有七尺五寸也。今《经》言七尺五寸者，是脚脉上于头而行焉。言至目者，举其纲维也。虞曰：人有阴跷、阳跷二脉，两足合四脉。阳跷者，起于跟中，循外踝上行，入风池；阴跷者，亦起于跟中，乃是足少阴之别络也，自然骨之后，上内踝之上，直上循阴股，入阴，循腹上胸里，入缺盆，上出人迎之前，入烦，属目内眦，合太阳脉，长七尺五寸，两行合一丈五尺。准此推之，至目者，推尺是两足阴跷脉也，故经言从足至目，长七尺五寸，以合一丈五尺是也。◉李驷曰：人有阴跞阳跞二脉，两足合四脉。阳跞起于跟中，循外踝上行，入风池；阴跞亦起于跟中，是足少阴之别络，自然骨之后，上内踝之上，直上循阴股入阴，循腹上胸里，入缺盆，上出人迎之前，入项内廉，属目内眦，合太阳脉，长七尺五寸，两行合一丈五尺。◉徐大椿曰：跷脉属奇经。按跷脉有阴阳之分，左右共四脉，不知此何所指。又按阴跷为少阴之别，阳跷为太阴之别。《灵枢・脉度篇》论跷脉起止，专指阴跷言，而不及阳跷，则其长短之数乃阴跷之数也。故帝问跷脉有阴阳，何脉当其数？岐伯答曰：男子数其阳，女子数其阴。盖阳跷与阴跷虽有内外表里之殊，其长短大约相等也。

⑬徐大椿曰：亦属奇经。督脉在背，任脉在腹。详《素问·骨空论》。

⑭李駉曰：督脉起于下极之俞，并脊里入属于脑，长四尺五寸。任脉起于中极之下，以上毛际，循腹上关元，至咽喉，长四尺五寸。督任计之长九尺。

⑮李駉曰：手三阳脉三丈，手三阴脉二丈一尺，足三阳脉四丈八尺，足三阴脉三丈九尺，两足跻脉一丈五尺，督脉、任脉九尺，共计一十六丈二尺。

⑯王九思曰：丁曰：此篇云十二经脉长短，又言阴跷从足至目，又言督任二脉，何独不言阳跷？阳跷亦起于跟中，循外踝上入风池，亦长一丈五尺，言之则据经，丈尺有剩，不言有此阙漏，更俟后贤，其脉上云八尺者，其中庸之人，以省尺言之，皆得四尺，今尺者，非黍尺也，皆以同身寸之为尺大小言之，皆八尺。杨曰：督脉起于脊，上于头，下于面，至口齿缝，计则不止长四尺五寸，今言四尺五寸者，当取其上极于风府而言之也。手足各十二脉为二十四脉，并督任两跷四部，合为二十八脉，以应二十八宿，凡长一十六丈二尺，荣卫行周此数，则为一度也，故曰长短之数也。虞曰：经言督脉起于下极之俞，并于脊里，上至风府，入属于脑，长四尺五寸。任脉者，起于中极之下，以上毛际，循腹，上关元，至咽喉，长四尺五寸。督任计之，长合九尺也。以上十二经，合二十四脉，合长一十三丈八尺，兼之督、任、阴跷三脉，合长二丈四尺，共二十七脉，合长一十六丈二尺，以法三九之数，应漏水下二刻。杨氏言二十八脉，乃阳跷亦系其数，推之二跷四行，则尺寸有余也。杨氏言二十八脉，误矣。◉李駉曰：以上是十二经脉长短数目。◉滑寿曰：此《灵枢》廿七篇全文。三阴三阳，《灵枢》皆作六阴六阳，义尤明白。按经脉之流注，则手之三阳，从手走至头；手之三阴，从腹走至手；足之三阳，从头下走至足；足之三阴，从足上走入腹。此举经脉之度数，故皆自手足。言人两足跻脉，指阴跻也。阴跻脉，起于跟中，自然谷之后，上内踝之上，直上循阴股入阴，循腹，上胸里，行缺盆，出入迎之前，入颠内廉，属目内眦，合太阳脉，为足少阴之别络也。足三阳之脉，从足至头，长八尺。《考工记》亦云：人身长八尺，盖以同身尺寸言之。◉徐大椿曰：按以上皆《脉度篇》原文，全无发明。◉黄元御曰：此引《灵枢·脉度》文。◉丁锦曰：此章言脉起长短之数，即一难之二百七十息，脉行一度，共长十六丈二尺为一周，一日夜一万三千五百息，脉行五十周义同。◉叶霖曰：此言十二经脉及两跷督任之脉，析之合之，皆有度数可纪也。手有三阴，太阴肺，少阴心，厥阴心包络；足有三阴，太阴脾，少阴肾，厥阴肝；手有三阳，太阳小肠，阳明大肠，少阳三焦；足有三阳，太阳膀胱，阳明胃，少阳胆，为十二经也。经之流注，手三阳皆从手指末起而终于头，手三阴亦从手指末起而终至胸中，足三阳从足指起而至头，足三阴从足趾足心起而至胸，此举经脉之度数，故皆以手足言也。跷脉属奇经，有阴阳之分，左右足各有阳跷，即从足太阳申脉穴，由外上行至风池者是也。左右足各有阴跷，即从足少阴照海穴，由内踝上行至咽喉者是也。但《灵枢·脉度篇》论跷脉起止，专指阴跷言，而不及阳跷，则其长短之数，乃阴跷之数也。故帝问跷脉有阴阳，何脉当其数？岐伯答以男子数其阳，女子数其阴。盖阳跷与阴跷，虽有内外表里之殊，其长短则大约相等也。督脉任脉，亦属奇经。督脉起于肾中，由尻贯脊，入脑交巅，终于人中，统一身之阳。任脉起于少腹之内，出会阴，循脐腹，上喉咙，终于唇下之承浆，统一身之阴。此节引《灵枢·脉度篇》原文，以明脉即营气也。◉滕万卿曰：按十二经脉尺度，总计十三丈八尺。任督跷三脉，总二丈四尺。合十六丈二尺，即《一难》所谓昼夜五十周身，血气运行之度也。然又视《二十七难》奇经八脉，不拘

十二经云云者，与此互相反，所以不免于后人之疑焉。滑注无明解，予因考之。凡诸经络流行，本自一元气，虽有阴阳之分，多少之差，何有隔离阻绝，各异其流之理乎？且所谓十六丈二尺者，特举手足一体之大经脉而言之，且奇经之中，任督跷在《内经》而有定尺，其余阴阳维冲带，四奇长短之度，于《经》亦无所见，则知其绸缪大经，而余流所及，随省文耳，故知在尺度，则举任督跷以为定数，在流行，即阴阳维冲带，亦寓其中焉。滑注跷脉为阴跷，予谓不然。《经》云：男数其阳，女数其阴，当数者为经，不可数者为络，是其证也。然则跷脉在男女各有阴阳取舍之异可知已。◉丹波元胤曰：〔杨〕一手有三阳，两手合为六阳，故曰五六合三丈也。两手各有三阴，合为六阴，故曰三六一丈八尺。两足各有三阳，故曰六八四丈八尺。按此脉度数六尺五寸，中人之形，而云长八尺，理则难解，然足之六阳，从足指而向上行，由其纡曲，故曰八尺也。两足各有三阴，故曰六六三丈六尺也。按足太阴少阴，皆至舌下，足厥阴至于顶上，今言至胸中者，益据其相接之次也，督脉起于脊演，上于头，下于面，至口齿缝，计则不止长四尺五寸，今言四尺五寸者，当取上极于风府，而言之也。〔虞〕人有阴跷阳跷二脉，两足合四脉，阳跷者，起于跟中，循外踝，上行入风池；阴跷者，亦起于跟中，乃是足少阴之别络也，自然骨之后，上内踝之上，上出人迎之前，入颁内廉，属目内眦，合太阳脉，长七尺五寸，两行合一丈五尺，准此推之，至目者，是两足阴跷脉也。〔滑〕此《灵枢廿七篇》全文，三阴三阳，《灵枢》皆作大阴六阳，义尤明白。〔徐〕《灵枢・脉度篇》，论跷脉起止，专指阴跷言，而不及阳跷，则其长短之数，乃阴跷之数也。按：自《二十三难》，至《二十九难》论经络，是为第二篇。◉张山雷笺正：不读为否，平声，此节即《甲乙经》及《太素》之《脉度篇》全文，虽为邃古相承之旧，其实各经脉长短之数，决不如此，盖脉络循行，萦纡缭曲，非如直径之沟渠，岂有比而同之之理，即以手足十二经而言，《经脉篇》具详其循行起止，则三阴三阳，各有修短，即就妇孺而问之，当能共知其各各不同，而乃作为一例计算，真堪骇诧，且于奇经八脉，则偏举督、任、跻脉，而不及冲、带、二维，又将何以说之，况乎跻有阴阳，则两足明是四脉，兹乃计其二而遗其二，遂令后之人阴阳莫决，疑窦愈多，即或据《脉度篇》，男子数其阳，女子数其阴二句，以为止数其二，要之此节所计之跻脉，是阴是阳，本无真理，亦何必苦为推测，若督之与任，一则行身之背，自尾闾以上，直达顶巅，环过前囟，而终于上唇之兑端，一则行身之前，自会阴以上，而终于下唇之承浆，此二者之一长一短，虽质诸三尺孩提，亦必知其大有区别，而可谓之各长四尺五寸乎（杨注《太素》亦谓督脉之长，与任脉不同，然又谓任脉取其外循腹上行而络唇口者，督脉取其起于下极之下循行于脊上至风府者，以充四尺五寸之数，余不入数云云，终是尽信古书，曲为之说）。寿颐又按：跻有阴阳，而伯仁竟能直断此节指阴跻而非阳跻者，盖以《灵枢・脉度篇》言跻脉起止，专指阴跻，不及阳跻之故，然跻脉起止一节，《甲乙经》及《太素》皆别在《奇经八脉篇》中，各自标目，本不相涉，而今本《灵枢》乃并入一篇之中，断鹤续凫，本极无理，此是后人编次《灵枢》之陋，又何能仅以《灵枢》为据，以为两节同在一篇，而武断七尺五寸之跻脉，定属阴跻耶？周澄之以为伯仁之失是也，若徐洄溪《难经》之释，既谓跻脉有阴阳之分，左右共四脉，不知此何所指，又谓《脉度篇》论跻脉起止，有阴无阳，则长短之数，乃阴跻之数云云，模棱两可，亦无定见，然指定阴跻，则与伯仁同一见解，要知两跻既同在奇经八脉之列，安得有取此舍彼之理，总之经文本无理可言，又何怪乎诸注家之左支右绌耶。又按：本节末句，《甲乙》及《太素·脉度篇》俱作凡都合一十六丈二尺，此气之大经隧也，而《难经》乃改作此所谓十二经脉长短之数也，岂不知上文并及跻脉、督、任，已在十二经脉之外，而乃可以十二经脉为之总结，是尤其说不去者，苟非浅人点窜，何致如此之窒碍不通。

23.2 经脉十二①，络脉十五②，何始何穷也③？然：经脉者，行血气，通阴阳，以荣于身者也④。其始从中焦⑤，注手太阴、阳明⑥；阳明注足阳明、太阴⑦；太阴注手少阴、太阳⑧；太阳注足太阳、少阴⑨；少阴注手心主、少阳⑩；少阳注足少阳、厥阴⑪；厥阴复还注手太阴⑫。别络十五，皆因其原⑬，如环无端⑭，转相灌溉⑮，朝于寸口、人迎⑯，以处百病，而决死生也⑰。

①李駉曰：注见《一难》。

②李駉曰：每一经各有一络，十二经络之外，有阳络、阴络、脾之大络，共十五络。

③李駉曰：问经络所始所终去处？

④李駉曰：答：经者，径也。经脉者，流行血气，疏通阴阳之径路，以荣华一身。

⑤李駉曰：经络所始之地中焦，直两乳间，名膻中穴，亦名气海，言气从此而起。

⑥李駉曰：肺与大肠。◉徐大椿曰：荣出于中焦，故脉从中焦始。

⑦李駉曰：自大肠至胃与脾。

⑧李駉曰：自脾至心、小肠。

⑨李駉曰：自小肠至膀胱与肾。

⑩李駉曰：自肾至心包络、三焦。

⑪李駉曰：自三焦至胆与肝。

⑫李駉曰：血气至肝而终，明目，良时又复还始于肺。◉徐大椿曰：按：《灵枢·营气篇》论营气行次序如此，然止论营气非论脉也，经文更为详备，此则略举言之，以为脉之终始。盖以营行脉中，营气之行，即脉之行也，义亦可通。

⑬李駉曰：此十五络，皆因十二经为本原，以相流通。◉徐大椿曰：脉所注为原，《灵枢·九针十二原篇》云：原者，五脏之所以禀三百六十五节气味也。盖谓五脏之气皆会于此，而别络之气亦因乎此也。

⑭李駉曰：经脉终而复始，恰如环之圆转，无有端倪。

⑮李駉曰：经脉流转，更相溉灌于经络中。

⑯徐大椿曰：寸口，见第一难。人迎，即左手之寸口脉也。朝，如朝觐之朝，谓会聚于此，复禀气以出也。

⑰王九思曰：丁曰：此者天地阴阳一岁终始于二十四气。日月晓昏，终始于二十四时，人之荣卫行经络二十四条，故复会于寸口人迎，其言寸口者，手太阴脉口也，其穴名曰太渊，故脉会于太渊。其十二经、十五络，皆辅三焦而生，故始从中焦注手太阴、阳明，所以处百病，决死生也。杨曰：行手太阳讫，即注手阳明，行手阳明讫，即注足阳明，输转而行，余皆仿此也。虞曰：其始从中焦者，谓直两乳间，名曰膻中穴，亦名气海，言气从此而起注太阴肺也，肺行讫，传之与手阳明也。《素问》曰：膻中为臣使之官。谓胃化味为气，自此上传于肺也。杨曰：经脉十二，络脉十五，凡二十七气，以法三

九之数，天有九星，地有九州岛，人有九窍是也，其经络流行，皆朝会于寸口人迎，所以诊寸口人迎，则知其经络之病，死生之候矣。虞曰：厥阴还注手太阴，如此推寻丈尺，则前后经义相违，离圣久远，难为粗述。◉李驷曰：寸口者，脉之大会，手太阴之脉动也，故五脏六腑有病，皆见于气口，则可以断吉凶死生。况一岁阴阳升降，会于立春一日，阴阳晓昏，会于艮时，一身荣卫，还周会于手太阴，同天度一万三千五百息。据本经“朝于寸口、人迎”，则人迎在左手，属少阴，乃经脉朝会之地矣。愚并下文，改作“朝于寸部气口”，观书者试评之。◉滑寿曰：因者，随也。原者，始也。朝，犹朝会之朝。以，用也。因上文经脉之尺度而推言经络之行度也。直行者，谓之经；旁出者，谓之络，十二经有十二络，兼阳络阴络，脾之大络，为十五络也。谢氏曰：始从中焦者，盖谓饮食入口，藏于胃，其精微之化，注手太阴阳明，以次相传，至足厥阴，厥阴复还注手太阴也。络脉十五，皆随十二经脉之所始，转相灌溉，如环之无端，朝于寸口、人迎，以之处百病而决死生也。寸口人迎，古法以侠喉两旁动脉为人迎，至晋王叔和直以左手关前一分为人迎，右手关前一分为气口，后世宗之。愚谓昔人所以取人迎气口者，盖人迎为足阳明胃经，受谷气而养五脏者也。气口为手太阴肺经，朝百脉而平权衡者也。◉徐大椿曰：处，揆度也，即第一难独取寸口，以决死生之义。◉黄元御曰：经脉十二相注之次，见《灵枢·经脉》，别络十五别走之道，见《灵枢·经别》，络脉之行，皆与经脉同原，而别交他经，如环无端，转相灌溉，而悉朝于寸口、人迎（人迎，足阳明动脉，在喉旁）以处百病，而决死生也。◉丁锦曰：此节即一难之荣卫行阳二十五度，行阴亦二十五度，其注始于肺而终于肝，一日夜一周之义也。其络脉十五，不与十二经直行而注脏腑，乃各因十二经之原穴，傍行于十二经脉之外，流注于诸穴，循环不已，朝于寸口人迎之脉，以处百病之吉凶也，手足二字俱贯下，如手太阴阳明，即手太阴手阳明也，足阳明太阴，即足阳明足太阴也，诸穴之所，详六十六难。◉叶霖曰：上言经脉尺度，此又言经脉行度，而推论络脉随经脉以营运也。经有十二，始从中焦者，盖谓饮食入胃，其精微之化，注于手太阴阳明，以次相传，至足厥阴，厥阴复还注手太阴也。络脉十五，皆随十二经脉之所始，转相灌溉，如环之无端，朝会于寸口人迎，以处分百病，而决死生也。古法以结喉两旁动脉为人迎，越人独取寸口，直以左手关前一分为人迎，右手关前一分为气口，后世宗之。盖胃受谷气而养五脏，肺朝百脉而平权衡，胃为脉之根，肺为脉之干，胃脉大小强弱，未有不变见于寸口，寸口者，脉之大会，为肺之动脉，以根干相通故也。◉丹波元胤曰：〔滑〕因者，随也。原者，如也。朝，犹朝会之朝。以，用也。因上文经脉之尺度，而推言经络之行度也，直行者谓之经，旁出者谓之络，十二经有十二络，兼阳络、阴络，脾之大络，为十五络也。谢氏云：始从中焦者，盖谓饮食入口，藏于胃，其精微之化，注手太阴阳明，以次相传，至足厥阴，厥阴复还注手太阴也。寸口人迎，古法以侠喉两旁动脉，为人迎，至晋王叔和，直以左手关前一分为人迎，右手关前一分为气口，后世宗之，愚谓昔人所以取人迎气口者，盖人迎为足阳明胃经，受谷气而养五脏者也，气口为手太阴肺经，朝百脉而平权衡者也。〔徐〕脉所注为原，《灵枢·九针十二原篇》云：原者，五脏之所以禀三百六十五节气味也。按《灵枢·经脉篇》曰：经脉者，所以能决死生，处百病，调虚实，不可不通。《经释》：以处为揆度，未妥，盖处者，处分之谓也。《大戴礼·诸侯迁庙篇》曰：听其声，处其气，考其所为，观其所由，义与此同。荣，古与营通，即营周之义也。◉张山雷笺正：直行曰经，旁通曰络，故经脉止有十二，而络脉乃有十五，脉道周流，内遍脏腑，外达百骸，循环无端，其理亦复可通，但不可过于拘执，必谓寅时注手太阴，卯时注手阳明，以至亥注手少阳，子注足少阳，丑注足厥阴耳。所谓原者，盖以十二经之来源言之，伯仁谓原者，始也，立说甚允，经文皆因其原四字，其义极显，而灵胎乃谓脉所注为原，似从六阳经之原穴取义，要知六阳有原穴，而六阴经无之，不得谓别络十五，皆因其原，即徐氏引十二原篇，五脏所以禀三百六十五节气味一句，仍是原始之义，何以造出脉所注为原五字，随意杜撰，欺人太甚，岂不知十二经之所注为俞，与六阳经之所过为原，各是一义，灵胎盖误记而草率落墨，不知自检，亦太粗心矣。寿颐又按：灵胎以此节之人迎，谓即左手之寸口脉，甚是，盖结喉旁之所谓人迎，脉管甚巨，本是心房发血管上行之两大支，必不能与寸口之脉，等量而观，凡《素》《灵》中以人迎与气口对举者，皆是左为人迎，右为气口之义，叔和《脉经》以左右手分析定名，当有所受之，但此必合寸关尺三部而言，若《脉经》仅以系之于关前一分，则亦未可太泥，滑氏伯仁必以人迎为胃经，气口为肺经，尚是笃信好古之一蔽。

23.3　经云：明知终始，阴阳定矣①。何谓也②？然：终始者，脉之纪也③。寸口、人迎，阴阳之气通于朝使④，如环无端，故曰始也⑤。终者，三阴三阳之脉绝，绝则死。死各有形⑥，故曰终也⑦。

①李驷曰：阴阳之气，始于肺，终于肝。又别于阳者，知病从来；别于阴者，知死生之期。

②李驷曰：其说如何？◉徐大椿曰：见《灵枢·终始篇》。

③李驷曰：微妙在脉，不可不察，察之有经，从阴阳始，故脉之纪纲，实在乎始而终，终而始之阴阳。◉徐大椿曰：《终始篇》云：终始者，经脉为纪。

④徐大椿曰：朝见上，使，言相为用也。寸口为阴，人迎为阳。◉丁锦曰：喻朝使之臣往来无阻也。

⑤王九思曰：杨曰：经脉流行，应于天之度数，周而复始，故曰如环无端也。◉李驷曰：阴阳之气自早朝，艮时会于寸部气口，如环无端，周而复始，故曰始。据元文“寸口人迎”，愚僭改作“气口”。

⑥徐大椿曰：死形见下《二十四难》。

⑦王九思曰：杨曰：阴阳气绝，其候亦见于寸口人迎，见则死矣，其死各有形诊，故曰终也。丁曰：所言三阴三阳之脉绝，绝则死，死各有形，其义本经自解在《二十四难》中。◉李驷曰：足少阴气绝之形，在齿长而枯，肉濡而却。足太阴气绝之形，在肉满唇反。足厥阴气绝之形，在舌卷卵缩。手太阴气绝之形，在皮枯毛折。手少阴气绝之形，在面黑如梨。三阴气绝之形，在目眩目瞑；六阳气绝之形，在汗出如珠，故曰死各有形，终至死也。◉滑寿曰：谢氏曰：《灵枢经》第九篇曰：凡刺之道，毕于终始，明知终始，五脏为纪，阴阳定矣。又曰：不病者，脉口人迎应四时也。少气者，脉口人迎俱少，而不称尺寸也。此一节，因上文寸口人迎，处百病，决死生而推言之，谓欲晓知终始，于阴阳为能定之，盖以阳经取决于人迎，阴经取决于气口也。朝使者，朝谓气血如水潮，应时而灌溉。使，谓阴阳相为用也。始，如生物之始；终，如生物之穷。欲知生死，脉以候之。阴阳之气通于朝使，如环无端，则不病，一或不相朝使则病矣，况三阴三阳之脉绝乎，绝必死矣，其死之形状，具如下篇，尤宜参看。◉徐大椿曰：按：《灵枢·终始篇》云：凡刺

之道，毕于终始，明知终始，五脏为纪，阴阳定矣。下文云：阳受气于四末，阴受气于五脏，故泻者迎之，补者随之。此终始，盖指十二经之所起止，以迎随之而补泻焉，非谓气行为始，脉绝为终也。其《终始篇》，亦载十二经脉绝病形，与《素问·诊要经终论》同。此又一义，并非终始之终也，岂可因篇末有十二经经终病形，遂误以终始之终，为即此终耶？何其弗深思也！按：此节人迎，非指两经所言结喉旁之人迎脉也。第一难单举寸口，则两手脉俱在其中，此节兼举人迎，则右为寸口，左为人迎，正《脉经》、《脉诀》之所本也。◉黄元御曰：《灵枢·终始》：凡刺之道，毕于终始，明知终始，五脏为纪，阴阳定矣。朝，朝宗也。使，使道也，（即经隧也）。三阴三阳之脉绝则死，死各有形，故曰终，是谓十二经终。详见《灵枢·终始》（亦载《素问·诊要经终》）。◉丁锦曰：此一节承上决死生之义，而问脉之终始，以起下章脉绝之形，盖常言终始者，不过谓脉之纪也，今言死生之终始者，谓左右人迎寸口脉，阴阳之气，循环不已，人之生机皆始于此，故曰始也。三阴三阳之脉绝，人之生机皆终于此，故曰终也。但三阴三阳脉绝，形各不同，义在下章。◉叶霖曰：经，《灵枢·终始篇》也。此节承上文决死生之义，而问脉之终始，以起下节脉绝之形也。《终始篇》曰：凡刺之道，毕于终始，明知终始，五脏为纪，阴阳定矣。是谓欲知终始，于阴阳为能定之，盖以阳经取决于人迎，阴经取决于寸口也。朝，朝宗也。使，使道也。道即经隧之谓，始如生物之始，终如生病之穷，欲明生死，脉以候之，阴阳之气，循环不已，人之生机，皆始于此，故曰始也。三阴三阳之脉绝，人之生机，皆终于此，故曰终也。其三阴三阳脉绝之形状，具如下章。◉滕万卿曰：此所引经文二句，出《灵枢》。终始字，在《难经》寓死生意耳。◉丹波元胤曰：〔滑〕谢氏曰：《灵枢》第九篇云：凡刺之道，毕于终始，明知终始，五脏为纪，阴阳定矣。又曰：不病者，脉口人迎，应四时也。少气者，脉口人迎俱少，而不称尺寸也。此一节，因上文寸口人迎，处百病决死生，而推言之，谓欲晓知终始，于阴阳为能定之，盖以阳经取决于人迎，阴经取决于气口也。朝使者，朝，谓气血如水潮应时而灌溉。使，谓阴阳相为用也。始，如生物之始；终，如生物之穷。欲知生死，脉以候之，阴阳之气，通于朝使，如环无端，则不病，一或不相朝使，则病矣，况三阴三阳之脉绝乎，绝必死矣，其死之形状，则具如下篇。按《经释》曰：《灵枢·终始篇》云：终始者，经脉为纪。此终始，盖指十二经之所起止也，非谓气行为始，脉绝为终也。其《终始篇》篇末，亦载十二经脉绝病形，岂因此遂误以终站之终，为即此终耶。◉张山雷笺正：此节之所谓终始，在《针经》以针道言，《甲乙经》二卷，此篇之目，明是针道终始，则专指经络之起止，其义极显。《难经》是节，既谓终始者脉之纪也，则谓经脉起止，即是脉道纪纲，未尝不言明且清，何得又以如环无端谓之始，六经脉绝谓之终，须知既曰如环无端，则且无所谓始，而经络脉绝，是其人考终，尚何所用其针道，无端于经文中截取两句，解得如此不通，虽曰读古人书，可以断章取义，亦不应悖谬若是，此必浅者为之，无可讳言。洄溪识之，最是确论，盖周秦旧籍，羼杂改窜，固所时有，必不能为古书回护者，亦不可误认此是越人之书，而遽以归咎于越人。滑伯仁不知此理，所引谢氏旧说，敷衍本文，而以嗫嚅出之，陋矣，而阳经取决于人迎，阴经取决于寸口两句，尤其信口胡说。洄溪谓此节寸口人迎并举，乃指左为人迎，右为气口，是矣，惟谓两经所言之人迎，皆结喉旁之大脉，则殊不然，《素》《灵》中凡以人迎气口对举者，必非结喉旁之人迎，洄溪必谓《难经》此节，是《脉经》、《脉诀》所本，何所见而云然耶。

二十四难

24.1　二十四难曰：手足三阴三阳气已绝，何以为候[①]？可知其吉凶不[②]？然：足少阴气绝[③]，则骨枯[④]。少阴者，冬脉也[⑤]，伏行而温于骨髓[⑥]。故骨髓不温，则肉不著骨[⑦]；骨肉不相亲，则肉濡而却[⑧]；肉濡而却，故齿长而枯[⑨]，发无润泽[⑩]；无润泽者，骨先死[⑪]。戊日笃，己日死[⑫]。

①徐大椿曰：候，以证验之也。

②李駉曰：手三阴三阳，足三阴三阳，其气死绝，何者为证？可以知其吉凶生死否？

③丁锦曰：气绝即脉绝下仿此。

④李駉曰：答：足少阴肾之经，内荣骨髓，肾气死绝，则骨髓枯槁。◉徐大椿曰：以下皆言其候也。《素问·六节藏象论》云：肾其充在骨。

⑤李駉曰：足少阴肾乃冬之脉。

⑥李駉曰：肾气隐伏流行，骨髓自然温和。◉徐大椿曰：肾脉应冬，其气敛藏于内。

⑦李駉曰：骨髓无肾气以温养，故肉肌不着于骨。

⑧李駉曰：骨肉相离而不相亲，则肉濡滞而却缩。◉徐大椿曰：濡，滞也。经作软而却。却，退缩也。◉丁锦曰：濡，滞也。却，不就也。

⑨李駉曰：齿，骨之余，齿断之，肉结缩，故齿渐长而枯燥，谓齿干燥，色不泽。◉徐大椿曰：枯，经作垢。齿肉却，则龈上宣，故齿长枯不泽也。齿者，骨之余，故以此验之。

⑩李駉曰：脑者，髓之海，肾主骨髓；发者，脑之所养，故华在发。今骨髓既枯，故发不润。◉徐大椿曰：《六节藏象论》云：肾，其华在发。

⑪李駉曰：发无润泽是骨先死之证。

⑫王九思曰：丁曰：足少阴之经，肾脉也，属水，王冬，内荣于骨髓，外华于发，其气绝则齿本长，骨枯，发无润泽，故戊日笃而己日死也，此足少阴绝之形也。杨曰：足少阴，肾脉也，肾主冬，故云冬脉也，肾主内荣骨髓，故云伏行而温于骨髓也。肾气既绝，则不能荣骨髓，故肉濡而却。却，结缩也，谓齿龈之肉结缩，故齿渐长而枯燥也，谓齿干燥色不泽也。肾为津液之主，今无津液，故使发不润焉。戊己，土也。肾，水也。土能克水，故云戊日笃，己日死也。虞曰：阴阳有少壮，故有三阴三阳，以通气血，以养人身。是故三阴乃有离合，太阴为开，厥阴为阖，少阴为枢。开者，司动静之基。阖者，执禁固之权。枢者，主动转之微。三经不得相失，今足少阴肾脉已绝，是故一经相失，少阴不得为枢，动转之微不主矣，故曰死也。《诊要经终论》曰：少阴终者，面黑，齿长而垢，腹胀闭，上下不通而终矣。此之谓也。◉李駉曰：戊己，土也；肾，水也。土能克水，故云戊笃己死。◉滑寿曰：此下六节，与《灵枢》第十篇文，皆大同小异，濡读为软。肾其华在发，其充在骨，肾绝则不能充于骨，荣于发，肉濡而却，谓骨肉不相着而肉濡缩也。

戊己，土也。土胜水，故以其所胜之日笃而死矣。◉徐大椿曰：按《灵枢·经脉篇》与此章全文所异不过数字，而经文此句之下有“土胜水也”四字，尤明。◉黄元御曰：肾主骨，其荣发。戊笃己死，土胜水也。◉叶霖曰：此承上文手足三阴三阳气绝必有其候，引《灵枢·经脉篇》错杂言之也。足少阴，肾脉也。肾主冬，故云冬脉也。肾主内营骨髓，故云伏行而温于骨髓也。濡，软也。却，退缩也。肾气已绝，骨肉不相亲，则齿龈之肉结缩，故齿渐长而枯燥也。肾主脏精而化血，发者血之余，肾之精气绝，故发不润泽也。戊己，土也。肾，水也。土克水，故云戊日笃，己日死也。◉丹波元胤曰：〔杨〕足少阴，肾脉也，肾主冬，故云冬脉也，肾主内荣骨髓，放云伏行而温于骨髓也。却，结缩也，谓齿龈之肉结缩，而故齿渐长而枯燥，色不泽也。肾为津液之主，今无津液，故使发不润焉。戊己，土也。肾水也，土克水，故云戊日笃己日死也。〔滑〕此下六日，与《灵枢》第十篇文，皆大同小异，濡，读为软。〔徐〕却，退缩也。按：温，即温养之谓。濡，古软字，见于《素问·玉机真脏论·新校正》。却，杨为结缩，义与软字相乖。◉张山雷笺正：吉凶不之不字，读若否，平声，此章言五阴经气绝，本于《甲乙经·脉经篇》全文，而今本《灵枢》亦有之，字句各有小异，五经次序，亦复不同。按：《难经》此章，以足少阴气绝居首，盖从《甲乙经》来，温于骨髓，《甲乙》《灵枢》俱作濡骨髓（骨髓不温，《甲乙》《灵枢》俱作骨不濡，则脱随字），即血主濡之之意，以润泽为义，而《难经》作温，盖有温和燠休之意，于义为精，肉濡之濡，《甲乙》同，《灵枢》作软，此汉人作隶，以耎作，又或作需，乃致变体为濡，实即一字，与濡润、濡滞之濡，截然不同。伯仁谓濡读为輭，于实际未尝不是，然曰读为，则是以为借濡作輭，于六书条例，实无此通借之法，此伯仁不通小学之误。徐洄溪谓此濡字即滞字之义，非也，齿长而枯，《甲乙》《灵枢》枯皆作垢，于义为长，肉软而却，则肌肉缩，齿肉缩则齿根宣露，故齿为之长。齿者，骨之余，固肾之所主者，所以足少阴绝，其状如是。

24.2　足太阴气绝，则脉不荣其口唇①。口唇者，肌肉之本也②。脉不荣，则肌肉不滑泽③；肌肉不滑泽，则肉满④；肉满，则唇反⑤；唇反，则肉先死⑥。甲日笃，乙日死⑦。

①李骊曰：足太阴，脾之经，脾之合肉也，其荣唇也，脾气既绝，故血脉不荣口唇。◉徐大椿曰：口唇，经作肌肉。

②李骊曰：脾，其华在唇四白，其充在肌。口唇，肉之所终。脾气内养肌肉，外华于口唇。◉徐大椿曰：《六节藏象论》云：脾其华在唇四白，其充在肌。

③李骊曰：血脉不营，则肌肉粗涩不滑泽。

④李骊曰：肌肉粗涩不滑，则肿满无文。

⑤李骊曰：肉肿满，则唇反无文。◉徐大椿曰：满，浮肿也。肉肿，则唇亦肿，而反出于外也。按：《经脉篇》云：脉不营，则肌肉软，肌肉软则舌萎，人中满，人中满则唇反。极为明白，此云肉则难解矣。

⑥李骊曰：唇反无文，是肉先死之证。

⑦王九思曰：丁曰：足太阴经者，脾之脉也，属土，王季夏，其气内养肌肉，外华卫于口唇，其气绝则唇反肉满，故甲日笃，而乙日死也。此是足太阴绝之形也。杨曰：足太阴，脾脉也。脾主肌肉，其气既绝，故肌肉粗涩而唇反。甲乙，木也。脾，土也。木能克

土，故云甲日笃，乙日死也。虞曰：口唇，肉之所终，亦曰脾之华，今唇反色青，木贼土也，故曰死矣。阴阳之离合，乙太阴为开，谓司动静之基。今脉已绝，则动静之基乃失司存，故曰死也。《素问》曰：太阴终者，腹胀，闭不得息，善呕，呕则逆，逆则面赤也。◉李驷曰：甲乙，木也；脾，土也。木能克土，故云甲笃乙死。◉滑寿曰：脾，其华在唇四白，其充在肌，脾绝则肉满唇反也。肉满，谓肌肉不滑泽，而紧急䐜膹也。◉徐大椿曰：经文有"木胜土也"四字。◉黄元御曰：脾主肉，其荣唇，甲笃乙死，木胜土也。人中满，旧讹作肉满，依《灵枢》改。◉丁锦曰：足太阴脾也，脾主肌肉，所以诊脾脉，与肌肉相等，脾属土，甲乙属木，木克土，故死也。◉叶霖曰：足太阴，脾脉也。脾主肌肉，脾开窍于口，其华在唇四白，脉不营，则太阴之气绝，故肌肉不滑泽，肉满唇反也。甲乙，木也。脾，土也。木克土，故云甲日笃，乙日死也。◉丹波元胤曰：〔滑〕脾其华在唇四白，其充在肌，脾绝则肉满唇反也。肉满，谓肌肉不滑泽，而紧急眼睛也。

24.3　足厥阴气绝，则筋缩引卵与舌卷①。厥阴者，肝脉也②。肝者，筋之合也③。筋者，聚于阴器④而络于舌本⑤，故脉不营，则筋缩急⑥；筋缩急，即引卵与舌⑦；故舌卷卵缩，此筋先死⑧。庚日笃，辛日死⑨。

①李驷曰：足厥阴，肝之经，肝主筋，人之运动，皆筋力之所为，又上通于舌，下关于卵，肝气死绝，则诸筋缩急，舌卷卵缩。◉徐大椿曰：引，牵引也。《经脉篇》云：厥阴之脉循阴器。又云循喉咙之后，又云环唇内。《六节藏象论》云：肝，其华在爪，其充在筋。

②李驷曰：足厥阴属肝。

③李驷曰：肝之精气，主养筋也。

④李驷曰：阴毛中横骨上下之竖筋，谓之宗筋，故筋聚于阴器。

⑤李驷曰：肝之络脉出于舌根。◉徐大椿曰：《素问·厥论》：前阴者，宗筋之所聚。

⑥李驷曰：肝脉不营，则筋缩短而紧急。

⑦李驷曰：筋一缩急，卵舌卷缩。

⑧李驷曰：舌卷卵缩，是筋先死之证。

⑨王九思曰：丁曰：足厥阴经者，肝之脉也，属木，王春，气内养于筋，外则上系舌本，下环于阴器，其气绝，则舌卷卵缩，故庚日笃，而辛日死也。此足厥阴绝之形也。杨曰：足厥阴，肝脉也，肝主筋，其气既绝，故筋缩急而舌卷卵缩。庚辛，金也。肝，木也。金能克木，故云庚日笃而辛日死也。◉李驷曰：庚辛，金也；肝，木也。金能克木，故云庚笃辛死。◉滑寿曰：肝者，筋之合，其华在爪，其充在筋。筋者，聚于阴器而络于舌本。肝绝则筋缩引卵与舌也。王充《论衡》云：甲乙病者，生死之期，常之庚申。◉徐大椿曰：经文有"金胜木也"四字。◉黄元御曰：肝主筋，聚于阴器而终于舌本，庚笃辛死，金胜木也。◉丁锦曰：足厥阴肝也，肝应乎筋，所以诊肝脉与筋平，肝属木，庚辛属金，木受克，故死也。◉叶霖曰：足厥阴，肝脉也，其华在爪，其充在筋，其脉循阴器而络于舌本，脉不营则厥阴之气绝，故筋急舌卷而卵缩也。庚辛，金也。肝，木也。金克木，故云庚日笃，辛日死也。◉丹波元胤曰：按《素问·热论》曰：厥阴脉循阴器，而络于肝。次注：凡虚中而受物者，皆谓之器，其于礼外，则谓阴囊，其于身中所司，则

谓膀胱矣。◉张山雷笺正：此卵字，指男子阴丸而言，医经中固屡见之，而字书于卵字训诂，俱无此一义，则字书之缺典也。（后世医家者言，又有睾丸之名，睾读若高，当为皋字之变体，然皋字何以有此一解，以六书之例求之，殊不可晓，且亦字书所未收之义，是皆医学中之独有者。）

24.4　手太阴气绝，则皮毛焦①。太阴者，肺也②，行气温于皮毛者也③。气弗营，则皮毛焦④；皮毛焦，则津液去⑤；津液去，则皮节伤⑥；皮节伤，则皮枯毛折⑦；毛折者，则毛先死⑧。丙日笃，丁日死⑨。

①李駉曰：手太阴，肺之经，肺之合皮也，其荣毛也。肺气阴绝，则皮毛焦枯。◉徐大椿曰：《六节藏象论》云：肺，其华在毛，其充在皮。

②李駉曰：太阴属肺。

③李駉曰：肺之精气生养皮毛，使之气温。

④李駉曰：肺气不营，则皮毛焦。

⑤李駉曰：腠理发泄，汗出腠理，是谓津；液之渗于空窍，留而不行，是谓液。皮毛焦枯，津液皆去。

⑥李駉曰：津液皆去，则皮肤骨节皆伤损。

⑦李駉曰：皮节既伤，皮毛枯折。◉徐大椿曰：皮枯之皮，经文作爪。折，萎也。

⑧李駉曰：毛羽损折，是谓毛先死之证。

⑨王九思曰：丁曰：手太阴经者，肺之脉也，属金王秋，其气内主于气，外荣于皮毛，其气绝，则津液去，皮毛焦，故丙日笃，而丁日死也。杨曰：手太阴，肺脉也。肺主行气，故曰温皮毛。丙丁，火也。肺，金也。火能克金，故云丙日笃，丁日死也。虞曰：肺行卫气以养皮毛，今皮毛焦，则知火来烁金，皮枯毛折脉绝，其为离合，与足太阴同法也。◉李駉曰：丙丁，火也；肺，金也。火克金，故丙笃丁死。◉滑寿曰：肺者，气之本，其华在毛，其充在皮。肺绝则皮毛焦而津液去，皮节伤，以诸液皆会于节也。◉徐大椿曰：经文有“火胜金也”四字。◉黄元御曰：肺主皮，其荣毛。丙笃丁死，火胜金也。◉丁锦曰：手太阴肺也，肺主皮毛，所以诊肺脉与皮毛相得，肺属金，丙丁属火，金受克，故死也。◉叶霖曰：手太阴，肺脉也，其华在毛，其充在皮，脉不营，则皮毛焦。肺主气，气主薰肤泽毛，太阴气绝，故津液去，则皮枯毛折而节伤也。丙丁，火也。肺，金也。火克金，故云丙日笃，丁日死也。◉丹波元胤曰：〔滑〕肺者，气之本，其华在毛，其充在皮，肺绝则在毛焦，而津液去，皮节伤，以诸液皆会于节也。

24.5　手少阴气绝，则脉不通①，脉不通则血不流②，血不流则色泽去③，故面色黑如黧④，此血先死⑤。壬日笃，癸日死⑥。

①李駉曰：手少阴，心之经，心主脉。真心气绝，则血脉不通。

②李駉曰：心脉已绝，血乃不行。◉徐大椿曰：《六节藏象论》：心，其华在面，其充在血脉。

③李駉曰：血所以荣，荣华人身，有光华之色泽，血不流行，则身之颜色润泽皆去。

④徐大椿曰：黧黑黄色也。

⑤李駉曰：梨乃人所食之果，其色黄黑。心血既散，故面无血所养，有如梨之黄黑，此血先死之证。

⑥王九思曰：丁曰：手少阴经者，真心脉也，属君火，王夏，主于荣，通于脉也。其经非不言手厥阴心包络为主相火，相行君命，主通荣气。今真心气绝，则荣气不行，荣气不行，则血不流行，是以色泽去，故面黑如黧。壬日笃而癸日死，此者是病，非老惫也。梨字当作此黧字。杨曰：经云手三阴，今此惟释太阴少阴，而心主一经不言之，何也？然，心主者，心包络之脉也，少阴者，心脉也，二经同候于心，故言少阴绝则心主亦绝，其诊既同，故不别解也。本经云：面黑如漆柴，此云如梨，漆柴者，恒山苗也，其草色黄黑，无润泽，故以为喻。梨者，即人之所食之果也，亦取其黄黑焉。言人即无血，则色黄黑，似此二物无光华也。壬癸，水也。心，火也。水克火，故云壬日笃，癸日死也。虞曰：心主血，血乃为荣，荣华人身，故有光华之色。今脉已绝，血乃不行，故人色夭，面黑如梨，是知水来贼火，离合与足少阴同。◉李駉曰：壬癸，水也；心，火也。水克火，故心病则壬笃癸死。◉滑寿曰：心之合，脉也，其荣色也，其华在面，其充在血脉。心绝则脉不通，血不流，色泽去也。◉徐大椿曰：经文有"水胜火也"四字。◉黄元御曰：心主脉，其荣色。壬笃癸死，水胜火也。◉丁锦曰：手少阴心也，心在上而主血，所以诊心脉与血脉相得，心属火，壬癸属水，火受克，故死也。五行之中，必阳日笃而阴日死，乃见人之生机系乎阳，而命门真阳之义，不可不明也。手厥阴即心主胞络，与手少阴气绝同，故不另载。◉叶霖曰：手少阴，心脉也。心主血脉，其荣色也，其华在面。心气绝，则脉不通，血不流，而色泽去矣。面黑如黧，黧、黑黄色，而无润泽也，言心血不能营于面，则黄黑而无光华也。壬癸，水也。心，火也。水克火，故云壬日笃，癸日死也。按：手三阴，今释太阴、少阴，而独遗手厥阴者，何也？盖包络与心同候，言心气绝，则包络之气亦绝，其诊既同，不必别解，故《灵枢·经脉篇》亦无手厥阴之候也。◉滕万卿曰：此篇大意，凡诸经气血，因病经气将绝之候，而诸经脉，皆在肌肉中，其流深潜，何缘能得从外而候之邪，虽然，既已有斯理，则医者亦不可不知焉，唯其所主在肾，则以齿发为候，于脾乃以唇反为候，于肝乃舌卷卵缩是候，肺与心，则皮毛焦枯，面色黧黑，是外候之尤着明者，故字旁加圈，以示初学人尔。◉丹波元胤曰：〔杨〕《经》云手三阴，今此推释太阴少阴，而心主一经不言之，何也？然心主者，心包络之脉也，少阴者，心脉也，二经同候于心，故言少阴绝，则心主亦绝，其诊既同，故不别解也。本《经》云面黑如漆柴，此云如梨，漆柴者，恒山苗也，其草色黄黑无润泽，故以为喻。梨者，人所食之果也，亦取其黄黑焉，言人即无血则色黄黑，似此二物，无光华也。按《方言》曰：老燕代之北鄙，曰梨。郭璞注：言面色如冻梨，《尔雅正义》，孙炎云：耇，面如冻梨，色如浮垢，是杨注所本。丁注曰：梨字当作黧，误，考诸本草，恒山苗，未载涂柴名，不知何据。◉张山雷笺正：心为血脉之枢机，故手少阴气绝，则脉不通而血不流，以生理之真相而言，此节最为精切，正不必更引《素问》心之华在面，其充在血脉等句矣。

24.6　三阴气俱绝者，则目眩转、目瞑[①]。目瞑者为失志[②]，失志者，则志先死[③]，死即目瞑也[④]。

①李駉曰：三阴者，手足三阴也。眩，乱也；瞑，闭也。五脏之脉皆属三阴，皆会于目，三阴气绝，故目眩目瞑。◉徐大椿曰：《灵枢·大惑论》云：五脏六腑之精，皆上注

于目而为之精。前二十难云：脱阴者目盲，亦此义也。眩，经作系。

②李驷曰：人之五志皆属于阴，肝志怒，心志喜，脾志思，肾志恐，肺志忧。三阴已绝，五脏皆失其志，故无喜、怒、思、忧、恐，五志俱亡，故曰失志。◉徐大椿曰：《灵枢·大惑论》云：目者，五脏六腑之精也，荣卫魂魄之所常荣也，神气之所生也，故神劳则魂魄散，志意乱。

③李驷曰：阴阳相离，怅然失志。

④王九思曰：丁曰：所言三阴者，独是言足三阴也。足少阴者，肾也，肾藏精与志。足厥阴，肝也，肝藏魂，通于目。故绝则失志而乱，魂去目眩也。杨曰：三阴者，是手足三阴脉也，此五脏之脉也。五脏者，人之根本也，故三阴俱绝，则目瞑。瞑，闭也。言根绝于内，而华现于外，目者，人之光华也。眩，乱也，言目乱，不识人也。肾藏精与志，精气已竭，故曰失志也。三阴绝，皆止得一日半死也。虞曰：五脏之脉，皆属三阴，五脏之脉，皆会于目，今三阴俱绝，故目眩目瞑也。人之五志皆属于阴，谓肝志怒，心志喜，脾志思，肺志忧，肾志恐。今三阴已绝，五脏皆失其志，故无喜、怒、忧、思、恐，五志俱亡，故曰失志也。杨氏言失志，乃止言肾一脏也，本经曰：阴阳相离，则怅然失志，此之谓也。◉李驷曰：欲观五志之死，但观目眩乱。◉滑寿曰：三阴通手足经而言也，《灵枢》十篇作五阴气俱绝，则以手厥阴与手少阴同心经也，目眩转目瞑者，即所谓脱阴者目盲，此又其甚者也，故云目瞑者失志，而志先死也。四明陈氏曰：五脏阴气俱绝，则其志丧于内，故精气不注于目，不见人而死。◉徐大椿曰：经文作志先死则远一日半死矣。◉黄元御曰：五阴，五脏之阴也。五脏主藏五神，目瞑不见，神败光失也。◉丁锦曰：此三阴因厥阴同于心脏故不言六阴而六阴在内矣。前言五脏之气绝，则以五行日干相克之期应之，此言三阴绝，死不待日矣。目眩者，目眩乱而见不真也。转者，瞳反也。目瞑则无所见矣，志死则不知喜怒之类也。◉叶霖曰：三阴者，手足三阴脉，此五脏之脉也。五脏者，人之根本也。目眩者，眩乱而见之不真也。转者，目或反背，或朝上，或左右侧也。目瞑者，盲而无所见也。此三阴气绝，精神俱去之候。失志者，人之五志，各属一脏，肝志怒，心志喜，脾志思，肺志忧，肾志恐。今三阴已绝，五脏皆失其志，故无喜怒忧思恐，五志俱亡，故曰失志即死也。◉滕万卿曰：眩转目瞑，神志将乱夺精之兆。◉丹波元胤曰：〔杨〕三阴者，是手足三阴脉也，此五脏之脉也，五脏者，人之根本也，故三阴俱绝，则目瞑。瞑，闭也。〔虞〕人之五志，皆属于阴，今三阴已绝，五脏皆失其志，故无喜怒忧思恐，五志俱亡，故曰失志也。按眩转之眩，当是系讹，盖眩，或作玄，因讹系为玄，再转从目也，《灵枢·经脉篇》曰：五阴气俱绝，则目系转，转则目运。又《大惑论》曰：五脏六腑之精气，皆上注于目。又曰：脑转则引目系急，目系急，则目眩以转矣。再按：《辨正条例》曰：《注义》目眩为失志，今从之。《补注》作目瞑，据此，似旧作目系转目眩。◉张山雷笺正：三阴，《甲乙》、《脉经》、《灵枢》皆作五阴，是统五脏言之，于义为长，此《难经》传写之讹，乃浅人不知其义，而妄改之，不曰六阴者，伯仁、灵胎之说似是，观《经络篇》此节既曰五阴，且亦不数手厥阴经气绝症状，亦足证古人已有不重视手厥阴一经者，即曰有其举之，莫或废之，则心包一说，只可存而不论，洄溪所谓包络与心同候，一言已足以弊之，何以强为涂附者，犹必曰心君泰然不动，而包络相火，代君行事，则反重视包络，薄视心脏，喧宾夺主，几以为心之一脏，冥顽不灵，无所用之，岂复可与言生理之真耶。

24.7　六阳气俱绝者，则阴与阳相离①。阴阳相离，则腠理泄②。绝汗乃出③，大如贯珠，转出不流④，即气先死⑤。旦占夕死，夕占旦死⑥。

①李驷曰：六阳者，手足三阳也，手三阳通天气，曰阳；足三阳通地气，曰阴，天气阴阳否隔，故曰相离。◉徐大椿曰：阴不附于阳也。

②李驷曰：腠者，津液渗泄之所；理者，文理逢会之中。阴阳隔绝，则腠理开泄而不闭。

③徐大椿曰：《灵枢·终始篇》：大阳终者，绝皮乃绝汗，绝汗则终矣。◉滕万卿曰：津液已绝亡阳之候。

④李驷曰：腠理即汗空也，汗空既开，故汗出着肉如缀而不流散。◉徐大椿曰：此二句明绝汗之状，经文之所无也。

⑤李驷曰：汗出不流，是气先死之证。

⑥王九思曰：丁曰：所言六阳，是手足三阳也。后言阴与阳相离者，谓手三阳通天气，故曰阳也，足三阳通地气，故云阴也；天地阴阳否隔，所以言阴阳相离也。是故腠理泄，绝汗乃出，大如贯珠，故其死不移旦夕也。杨曰：此六阳气绝，不出日死，六阳气绝之状，今略条之。经云：太阳脉绝者，其绝也，戴眼，反折，瘛疭，其色白，绝汗乃出，出则终矣。少阳脉绝者，其绝也，耳聋，百节尽纵，目环绝系，绝系一日半死，其色青者乃死。阳明脉绝者，其绝也，口耳张、善惊、妄言、色黄、其上下经盛而不仁，则终矣。此是三阳绝之状也。前云六阳，今经曰三阳绝状者，手足诸阳脉绝，其绝状并同，所以不别出。阴与阳相离者，阴阳隔绝不相朝使也。腠理泄者，阳气已下，毛孔皆开，所以然也。绝汗，乃汗出如珠，言身体汗出着肉，如缀珠而不流散，故曰贯珠也。旦占夕死，夕占旦死者，正得半日也，惟少阳绝得一日半矣。虞曰：阴阳相离，气位隔绝，腠理开疏，汗乃大出。夫如是，则六阳皆绝，其死明矣。况三阳之脉，亦有离合，太阳为开，阳明为阖，少阳为枢。开者，司动静之基。阖者，执禁固之权。枢者，明转动之微。三经不得相失。今六阳已绝，失其动静之司，弛其禁固之枢，止其动转之微，三经相失，故曰死也。六阳者，《素问》曰：上下经乃成六也。◉李驷曰：凡得此证，而死不离当日。◉滑寿曰：汗出而不流者，阳绝故也。陈氏曰：六腑阳气俱绝，则气败于外，故津液脱而死。◉徐大椿曰：按：《灵枢·经脉篇》无三阳分候之法，止有总论六阳气绝一段。若《终始篇》及《素问·诊要经终论》俱有三阳绝候法，今既以三阴三阳为问，则当并引经文以证明之，尤为详备。又按：此篇直是《灵枢·经脉篇》原文，所易不过数字，并无发明。◉黄元御曰：六阳，六腑之阳也。阳主外卫，阳亡表泄，故出绝汗。此篇全引《灵枢·病传》文，（旧误在《经脉》中。）而字句微异。其讹舛之甚者，依《灵枢》正之。◉丁锦曰：前言三阴绝，死不待日，此言六阳绝，死不待时，乃见阳重于阴，气先死者，即命门真阳之气先死也。◉叶霖曰：六阳者，手足三阳也。阴与阳相离者，阴阳隔绝不相附也。夫阳气卫外，则腠理密；阳气绝，则腠理不固，阴不可独留，故毛孔皆开，阴气亦从腠理而泄矣。甚则绝汗出，大如贯珠者，言身体汗出著肉，如缀珠而不流散，故曰贯珠也。气属于阳，阳绝，故气先死也。按：《灵枢·经脉篇》无三阳分候之法，止有总论六阳气绝一节，若《终始篇》及《素问·诊要经终论》，俱载三阳绝候法，今既以三阴三阳为问，当引经文以证明之，补其未备。太阳之脉，其终也，戴眼反折，瘛疭，其色白，绝汗乃出，出则死矣。少阳终者，耳聋，百节皆纵，目睘绝系，绝系一日半死，其死也，色

先青白，乃死矣。阳明终者，口目动作，善惊妄言，色黄，其上下经盛而不仁，则终矣。此三阳脉绝之状也。夫太阳之气主皮毛，气绝于皮，故色白，而绝汗出也。少阳主骨，百节尽纵，则少阳之气绝。少阳属肾，肾脏志，目系绝者，志先死矣。阳明之脉，挟口入目，故口目动作，乃其经气欲绝也。善惊妄言，阳明之神气外出也。色黄，阳明之土气外脱也。上下经盛，胃气绝而无柔和之象也。肌肤不仁，则营卫之气绝矣。◉滕万卿曰：目瞑与绝汗出，此其外候也。此二绝与前每经之绝，其后大异者何？盖彼病以渐而终之候，此则暴病急死，诸经俱亡之兆。◉丹波元胤曰：〔丁〕六阳者，是手足三阳也。〔杨〕阴与阳相离者，阴阳隔绝，不相朝使也，腠理泄者，阳气已下，毛孔皆开，所以然也，绝汗者，乃汗出如珠，言身体汗出著肉，如缀珠而不流散，故曰贯珠也。按占亦诊候之义，《庄子·人间世》曰：匠石觉而诊其梦。释文司马彪云：诊，占梦也。◉张山雷笺正：腠理泄，《甲乙》、《灵枢》俱作腠理发泄，大如贯珠，转出不流，即气先死三句，《甲乙》、《脉经》俱有之，惟即字作则，而《灵枢》则无此三句，盖脱佚耳，阴阳相离而腠理自泄，绝汗自出，乃阴气绝于里，而孤阳无根，不能自摄，脱亡于外，洄溪谓阳不附于阴者，其皆如是，即所谓亡阳者是也。伯仁引陈氏说，以为六腑阳气，失之太泥。章首既以三阴三阳设问，而答辞止有五阴之绝五条，无三阳气绝之专条，然《素问·诊要经终论》俱有之，《甲乙经》亦采入第二卷《十二经脉络脉支别篇》中，意者《难经》旧本，或亦如《甲乙》之例，而传写脱之，遂致与章首所问，不相呼应，是固未可知也。

二十五难

二十五难曰：有十二经[①]，五脏六腑十一耳，其一经者，何等经也[②]？然：一经者，手少阴与心主别脉也[③]。心主与三焦为表里[④]，俱有名而无形[⑤]，故言经有十二也[⑥]。

①李驷曰：注见《一难》。

②李驷曰：总计五脏六府，共凑十一经，外一经不知是何经？◉徐大椿曰：《灵枢·九针论》：五脏：心藏神，肺藏魄，肝藏魂，脾藏意，肾藏精与志也。六腑：小肠、大肠、胃、胆、膀胱、三焦，主出纳水谷如腑库之司出入，故曰腑也。

③李驷曰：五脏各一脉，为十一脉，心有两脉，合为十二经。手少阴是真心脉，为君火手心主，是心包络脉，为相火。

④李驷曰：心主者，手厥阴也；三焦者，手少阳也。二经合为表里。◉徐大椿曰：《灵枢·九针论》：足阳明、太阴为表里，少阳、厥阴为表里，太阳、少阴为表里，手阳明、太阴为表里，少阳、心主为表里，太阳、少阴为表里。别脉，谓心主，本心之宫城，宜与心为表里，乃反别与三焦为表里，别为一经，故成十二经也。三焦：上焦、中焦、下焦也。

⑤李驷曰：心包络乃漫脂之外有细筋膜如丝，与心肺相连。三焦详见《三十一难》中，俱有其名无其形。

⑥王九思曰：丁曰：言少阴与心主别脉者，谓心与小肠为表里，心主与三焦为表里也。少阴是真心脉，为君火。心主者，共三焦相火，故别也。相行君命，故有心名无位也。杨曰：手少阴，真心脉也。手心主，心包络脉也。二脉俱是心脉，而少阴与小肠合，心主与三焦脉合。三焦有位而无形，心主有名而无脏，故二经为表里也。五脏六腑各一脉为十一脉，心有两脉，合成十二经焉。据此而言，六腑亦止五腑耳。虞曰：心主者，手厥阴脉也。三焦者，手少阳脉也。二经合为表里，乃合为十二经也。手厥阴心包络脉者，起于胸中，出属心包，下膈，历络三焦；其支者，循胸中，出胁下腋三寸，上抵腋下，下循臑内，行太阴少阴之间，入肘中，下臂，行两筋之间，入掌中，出中指之端，准此推之，心包外有经脉，出于中指；内相维络于三焦，归于少阴之经，配手厥阴之脉，手少阳脉者，出于手小指次指之端，上出次指之间，循手表腕，出臂外两骨之间，上贯肘，循臑外，上肩，交出足少阳之后，入缺盆布膻中，散络心包，下膈，循属三焦，准此推寻，乃与心包更相维络。三焦配手少阳，心包配手厥阴，二经俱外有流行经脉，内无脏腑，故配之为表里。诸家脉惟言命门与三焦为表里，在右手尺中，惟此经言，则三焦与心主为表里也。又左寸火，右寸金，左关木，右关土，左尺水，右尺火，左尺男，右尺女，可验之。经有夫妇对位，若三焦配命门为表里，则水火同位也。◉李驷曰：以手心主凑五脏六腑为十二经。◉滑寿曰：此篇问答，谓五脏六腑配手足之阴阳，但十一经耳，其一经者，则以

手少阴与心主各别为一脉，心主与三焦为表里，俱有名而无形。以此一经并五脏六府，共十二经也。谢氏曰：《难经》言手少阴心主与三焦者，凡八篇：《三十一难》，分豁三焦经脉，所始所终。《三十六难》言：肾之有两，左曰肾，右曰命门，初不以左右肾分两手尺脉。《三十八难》言三焦者，原气之别，主持诸气，复申言其有名无形。《三十九难》言命门者，精神之所舍，男子藏精，女子系胞，其气与肾通。又云：六腑止有五腑，三焦亦是一腑。《八难》、《六十二难》、《六十六难》三篇，言肾间动气者，人之生命，十二经之根本也，其名曰原，三焦则原气之别使也。通此篇参互观之，可见三焦列为六腑之义，唯其有名无形，故得与手心主合。心主为手厥阴，其经始于起胸中，终于循小指次指出其端，若手少阴则始于心中，终于循小指之内出其端。此手少阴与心主各别为一脉也。或问手厥阴经，曰心主，又曰心包络，何也？曰：君火以名，相火以位，手厥阴代君火行事，以用而言，故曰手心主。以经而言，则曰心包络，一经而二名，实相火也。虞庶云：诸家言命门为相火，与三焦相表里。按：《难经》止言手心主与三焦为表里，无命门三焦表里之说。夫左寸火，右寸金；左关木，右关土；左尺水，右尺火，职之部位，其义灼然。于乎！如虞氏此说，则手心主与三焦相为表里，而摄行君火明矣。《三十六难》谓命门其气与肾通，则亦不离乎肾也，其习坎之谓欤。手心主为火之闰位，命门则水之同气欤，命门不得为相火，三焦不与命门配亦明矣。虞氏之说，良有旨哉。诸家所以纷纷不决者，盖有惑于《金匮真言篇》，王注引正理论，谓三焦者，有名无形，上合手心主，下合右肾，遂有命门三焦表里之说。夫人之脏腑，一阴一阳，自有定耦，岂有一经两配之理哉？夫所谓上合手心主者，正言其为表里：下合右肾者，则以三焦为原气之别使而言之尔。知此则知命门与肾通，三焦无两配。而诸家之言，可不辨而自明矣。若夫诊脉部位，则手厥阴相火居右尺之分，而三焦同之。命门既与肾通，只当居左尺。而谢氏据《脉经》谓手厥阴与手少阴心脉同部，三焦脉上见寸口，中见于关，下焦与肾同也。前既云：初不以左右肾分两手尺脉矣，今如《脉经》所云，则右尺当何所候耶。◉徐大椿曰：按：言三焦为无形，已属未当，言手心主为无形，则断无是说。心主者，即心之包络，有脂膜以卫心者也，安得无形？其所以不得谓之脏者，盖心主代心行事，本无所藏，故不以脏名也。三焦辨，详《三十八难》。《难经》言手心主与三焦凡八，见第八、三十一、三十六、三十八、三十九、六十二、六十六及此篇，俱当参观。◉黄元御曰：心主，手厥阴心包络也，与手少阳三焦为表里。◉丁锦曰：胞络配一脏成十二经也。此章言心主与三焦为表里，俱有名而无形，后人因无形二字，不参经义，持论纷纭，不特议越人之错谬，而并议叔和附会之非，三千年来，未有定论，余每思《难经》去古未远，出诸家之最先，且字字必本《内经》，岂独于胞络三焦大关键处，反创异言而惑世耶，不得不即以《内经》合《难经》之义，而明辨之，如《内经》之言五脏俱载形色，五腑亦载丈尺，所盛水谷，亦载升斗，若胞络三焦有形，何独不明载其色，并尺寸升斗之数，乃见《难经》所言胞络者，以包字取义也，言三焦者，以三字取义也，如《灵》《素问·本输篇》曰：三焦者，中渎之腑，水道出焉，属膀胱，是孤之腑。《本藏篇》曰：密理厚皮，三焦膀胱厚。《决气篇》曰：上焦开发，宣五谷味，若雾露之溉，是谓气；中焦受气取汁，变化而赤，是谓血。《荣卫生会篇》曰：荣出于中焦，卫出于下焦。又曰：上焦如雾，中焦如沤，下焦如渎。《五癃津液别论》曰：三焦出气，以温肌肉，充皮肤。《灵枢·邪客篇》曰：心者，五脏六腑之大主，其脏坚固，邪勿能容，容之则心伤，心伤则神去而死矣，故谓邪之在于心者，皆在于心之胞络。以上《灵》《素》诸条，俱形容三焦统包五脏六腑，胞络独包心之义，夫所谓中渎之腑，是孤之腑，岂非因三焦能包乎外，而得此独尊之称乎？又谓密理浓皮，三焦厚，若周身皮肉之内，非三焦所托，何能厚薄相应乎？又谓上焦宣谷味，中焦受气取汁，变化而赤，岂非三焦能包各脏腑，而各脏腑俱藉三焦之气以宣化乎？又谓荣出中焦，卫出下焦，荣因谷味之精为血，卫得谷味之气为气，皆因于胃者也。然能使胃之变化者，岂非三焦统包乎外，而运其气乎？又谓如雾，如沤，如渎，能上主开发之令，中主变化之权，下主水道之职，岂非三焦包各脏腑之外，而尽为其统持乎？又谓出气以温肌肉充皮肤，则明指三焦托在皮肤肌肉里面之一层也。又谓诸邪之在于心者，皆在心之胞络，则明指胞络是护于心外之一层也。后人看书执着，将谓三焦若无形，何以水道出，何以有厚薄，何以若雾露，何以如雾如沤如渎，何以出气温肌肉，若胞络无形，何以诸邪皆在心之胞络，何独不悟夫，何以不载其色，何以不载其丈尺乎？殊不知胞络者，络于内而胞于外之一小囊也，既已名之曰胞络，不必又以大小尺寸状其形也。三焦者，托于外而护于内之一大囊也，不过三字极状其护之遍，以焦字极状其气之周，既已名之曰三焦，亦不必又以大小丈尺状其形也，而向之所疑者，从此可顿释矣，且以似脏别脏之小囊，配似腑外腑之大囊，亦天造地设之理。(《三十四难》称焦为外腑）越人谓无形二字，一见于此，再见于《三十四难》，自必考之至当，究之至确，何后人仅得《内经》之皮毛，即妄议前贤，多见其不知量也。◉叶霖曰：此节问答之意，谓五脏六腑配手足之阴阳，但十一经耳，其一经者，乃手少阴心脉，手心主包络脉也。二脉俱是心脉，而少阴与太阳合脉，心主与三焦合脉，各相表里而合为十二经也。其言包络三焦无形者，言其气也，然未免语病。《灵枢·本脏篇》曰：密理厚皮者，三焦膀胱厚，粗理薄皮者，三焦膀胱薄。果否无形，何以有厚薄之相应乎？《邪客篇》曰：心者，五脏六腑之大主，其脏坚固，邪勿能容，容之则心伤，心伤则神去而死矣。故诸邪之在于心者，皆在于心之包络，包络者，言包裹此心之膜也，若其无形，所指何物？是包络三焦之有形，不待辨自明矣。按：手厥阴心包络，即包心之脂膜，西医谓心外之夹膜者是也。其膜分内外二层：外层厚而坚密，上裹总回管脉管，下与膈膜之上层相粘；内层外连于外层，内粘于心，其脉与膈之脉管，肺之气食两管，而通贯于脑筋。心之脉络，亦从包络发出，以达周身，故经言膻中者，臣使之官也。手少阳三焦，为水中之阳，是为相火。经言少阳属肾者，属于肾中命门也，命门即肾系，由肾系下生脂膜，为三焦之根。西医所谓腹包膜，腹内腑统膜者，是也。其膜之原，肾系之，下裹膀胱，通两肾，包二肠及女子子宫，经核反折回，由尻骨之后上行腹壁膜，前至肝之上，膈膜之下，转向腹前，包肝裹胃，上层与膈膜之下层粘续。膈之上层，与心包络之下层相联，气脉通贯于肝之下，胃之上，又横出薄膜一层，以隔肝胃，即肝胃连膜也。心肺在此膜之上，不能包裹，所包各脏腑，肚腹之前，成一空囊，由肝胃连膜，后有一孔相通，透入空囊，名曰空窍。凡膈膜以下各脏腑之间，俱有此膜数层之折叠筋带，为缩其脏腑，以定其部位，并护行各处之血管脑筋，又枝生薄膜，网罗纵横，是由彼脏行于此脏，以通气血者也。凡诸连网膜油，皆三焦之物也。夫包络之脉，下膈，历络三焦上下，粘续其气，并出于肾，一游行于上中下三焦，而各有所归之部署；一入于心包络，而为君主之相。三焦起于七节之间，藏水中真火，为相火之宅，包络乃相火之脏，三焦乃相火之腑，包络三焦气化流行，皆相火之流行也，以似脏别脏之小囊，配似腑外腑之大囊，亦天造地设之理，不容妄议者也，若泥执无形，误矣。◉滕万卿曰：按此篇所发，示心包络亦为无形之脏，盖以十二经配五脏六腑，则一经无所系属，所以发问焉：心包者何？包络心脏如内郭，所以温养真心之阳也。三焦者，包罗熏陶诸脏之气，历络上下，如外郭然，故取俱无形者，以为脏腑表里。花溪虞氏之说，殊有理致，宜以参看。予别有说，今略于此。◉丹波元胤曰：〔杨〕手少阴，真心脉也，手心主，心包络脉也，二脉俱是心脉，而少阴与少阳合，心主与三焦脉合，三焦者，有位而无形，心主有名而无脏，故二经为表里也，五脏六腑，各一脉，为十一脉，心有两脉，合成十二经焉，据此而言，六腑亦止五腑耳。◉张山雷笺正：按三焦既为吾身上中下之三部，则诊脉之法，自当于寸关尺三部分候之，《脉要精微论》所谓上竟上者，胸喉中事，下竟下者，少腹腰股膝胫足中事也，其理极浅极显，《脉经》一卷，分别三关境界脉候所主一节，所谓寸主上焦，关主中焦，尺主下焦，简而能赅，名正言顺，即其两手六脉所主五脏六腑一节，亦曰心部在左手关前寸口，肺部在右手关前寸口，合于上焦，肝部在左手关上，脾部在右手关上，合于中焦，肾部在左手关后尺中，又曰肾部在右手关后尺中，合于下焦，亦极明白晓畅，不以肾与命门分析为二，并不以左右两尺分属左右两肾，尤为平正通达，以视所引脉法赞之肾与命门，俱出尺部二语，更为圆相，所最可异者。今本《脉经》于肾部在右手关后尺中一节之末，乃有左属肾，右为子户名，曰三焦之十一字，不伦不类，最不可通。乃考戴同父《脉诀刊误》，则曰《脉经》两尺，并属肾与膀胱，今《脉诀》以命门列右尺，通真子注，又以三焦为命门合，并属右尺，是不可以不辨云云，而不言《脉经》以三焦属于右尺，则以命门列于右尺者，自高阳生之《脉诀》始，而以三焦列于右尺者，自通真子之注《脉诀》始。此戴氏所见之《脉经》，右尺条中，必无左属肾，右为子户，名曰三焦等句，可为确证。同父又曰，肾有两枚，均为肾，尺内以候肾，同列左右尺，斯黄歧之正论。又谓《三因方》以右肾居右尺中，属手厥阴经，与三焦手少阳经合，则又差之甚矣。心主非右肾也，手厥阴虽与三焦经合，其起于心中，出属心包络，络于手小指次指，其经不行尺部之下也，何以列在右尺？戴氏《脉诀刊误》之言如此，然则欲以手厥阴经与手少阳经，同候于右手尺部者，其误实自宋之陈无择始，而今本《脉经》右尺条中，左属肾、右为子户、名曰三焦之十一字，又不知何人妄为窜入矣。同父所辨高阳生、通真子、陈无择三家诸说，皆最明白，且手厥阴、手少阳之经，皆是手经，更万无候于尺部之理，迨至滑伯仁之《诊家枢要》，则曰左尺肾膀胱脉所出，右尺命门三焦所出，乃始以肾与命门，分列于左右两尺，已大失叔和本旨，而三焦并列右尺，一仍陈无择之谬说，考伯仁《枢要》一书，大旨悉本《脉经》之旧，而此何以反与《脉经》大相刺谬，盖其所见之《脉经》，右尺条末，必已加以命门三焦等说，与今本相近，而与戴同父所见之本不同，因误信命门三焦诊在右尺之说，亦是叔和真本，乃附和之，而以左右两尺，一诊肾与膀胱，一诊命门三焦，遂开立齐、养葵辈，左尺肾水，右尺相火，强分阴阳之谬，且以为如此分配，原是叔和之旧，而叔和乃遭不白之冤，岂知叔和本文，原未有此，凡此沿讹袭谬，积非成是，其痕迹犹堪寻绎，岂非市虎成于三人，是乃医学中之最黑暗处。伯仁贤者，《难经本义》一编，要为古今《难经》注家之上乘，然似此沿讹之处，大足以贻误后学，颐亦决不敢阿私所好也。寿颐又按：肾脏属水，而真阳之窟宅，即寓其中。所谓生气之源者，即此肾间之动气，所以肾之真水，能生万物，若水中无火，则何以为生生之本，故圣人书卦，坎为水，以一阳居两阴之间，是即肾脏之真相。所谓以水为体，以火为用者，一脏中固具有此阴阳二气，然此二气又包含于两肾之中，亦如先天太极，阴阳未分，必不能析为两路，一水一火，《难经》左为肾、右为命门二句，原是奇谈，胡可为训，然尚未有左右两肾分属水火之说，盖亦有见先天太极之理，阳阴并包，元气氤氲，必无离而为二之理，否则一为澄清之寒水，非冷即冰，一为烈焰之猛火，非枯则烬，尚复成何景象，可见六朝以后，谬以两肾分诊两尺，而认为一水一火者，不通极矣。

二十六难

二十六难曰：经有十二，络有十五，余三络者，是何等络也①？然：有阳络，有阴络②，有脾之大络③。阳络者，阳跷之络也；阴络者，阴跷之络也④。故络有十五焉⑤。

①李駉曰：每一经各有一络，有十二经，止当有十二络，今云十五络，不知三络是何等络。◉徐大椿曰：《灵枢·九针十二原篇》云：经脉十二，络脉十五，凡二十七气以上下。

②李駉曰：阳跷经在左足外踝，络在右足内踝。阴跷经在右足内踝，络在左足外踝。

③李駉曰：脾之大络起自于脾，名曰大包穴，在脐下。◉徐大椿曰：《灵枢·经脉篇》：脾之大络，名曰大包，出渊液下三寸，布胸中。

④李駉曰：分明说阳络阴络之实。◉徐大椿曰：跷脉，详《二十三难》。

⑤王九思曰：丁曰：十二经，十五络者，谓每一经各有一络。其肝、心、肾，经在左即络右；其脾、肺、心包，经在右即络左。其阳跷，经在左足外踝，络在右足外踝。其阴跷，经在右足内踝，络在左足内踝。此者，是阴跷阳跷之络也。脾之大络者，脾象土，主中宫，王四季，分养四脏，故曰脾之大络，是名大包穴，在渊液下三寸，布胸中，出九肋间是也。杨曰：十二经各有一络，为十二络耳。今云十五络者，有阴阳之二络，脾之大络，合为十五络也。人有阴阳两跷，在两足内外，男子以足外者为经，足内者为络，女子以足内者为经，足外者为络，故有阴阳跷二络也。经云：男子数其阳，女子数其阴，当数者为经，不当数者为络，此之谓也。脾之大络，名曰大包。此则脾有二络也，凡经脉为里，支而横者为络，络之别者为孙也。◉李駉曰：分明说阳络阴络之实。◉滑寿曰：直行者谓之经，旁出者谓之络。经犹江汉之正流，络则沱潜之支派。每经皆有络，十二经有十二络，如手太阴属肺，络大肠，手阳明属大肠，络肺之类。今云络有十五者，以其有阳跷之络，阴跷之络，及脾之大络也。阳跷阴跷，见二十八难。谓之络者，盖奇经既不拘于十二经，直谓之络，亦可也。脾之大络，名曰大包，出渊液三寸，布胸胁，其动应衣，宗气也。四明陈氏曰：阳跷之络，统诸阳络；阴跷之络，统诸阴络。脾之大络，又总统阴阳诸络，由脾之能溉养五脏也。◉徐大椿曰：按：十五络，《灵枢·经脉篇》明指十二经之别与督任之别，及脾之大络，共十五络，皆有穴名及病形治法。此以二跷当之，未知何出。◉黄元御曰：十五络，见《灵枢·经别》。本以督脉之别、任脉之别与脾之大络，合为十五，不数阴阳二跷，与此不同。◉丁锦曰：此章总论经络以起下文之义，直行谓经，旁支曰络，络有十五，本文自明。◉叶霖曰：十二经有十二络，如手太阴络大肠，手阳明属大肠络肺之类。此云络有十五者，以阳跷之络统诸阳，阴跷之络统诸阴，又以脾之大络总统阴阳诸络也。按：《灵枢·经脉篇》，十二经别之外，以督脉之长强，任脉之尾翳，脾之大包，合为十五络。盖督脉统络诸阳，任脉统络诸阴，以为十二经络阴阳之纲领故也。若

阳跷为足太阳之别，阴跷为足少阴之别，不能统诸阴阳。越人取此，或别有见义，未可知也。然《素问·平人气象论》云：胃之大络，名曰虚里，贯膈络肺，出于左乳下，其动应衣，脉宗气也。虚里一穴，为胃之大络，若动甚则宗气泄矣，是亦不可不知也。夫十二经脉之血气与脉，皮肤之气血，皆生于胃腑水谷之精，而各走其道。经脉十二者，六脏六腑，手足三阴三阳之脉，乃营血营行，伏于分肉之内，始于手太阴肺，终于足厥阴肝，周而复始，以应呼吸漏下者也，即西医所谓运血之脉管也。其出于孙络皮肤者，随三焦出气，溢于孙络，以充肤热肉，澹渗毫毛，卫行于周身，即西医所谓之微丝血管也。由孙络行遍周身，溜于经别。经别者，脏腑之络脉也，与经脉交相逆顺而行，即西医所谓回血管也。人身经脉十二，络脉十五，二十七气出入，阴阳相贯，如环之无端。任脉统一身之阴以主出，督脉统一身之阳以主入，两跷即随经脉交相逆顺，而行之阳络阴络也。◉滕万卿曰：按：《灵枢》以任督配十二经之络，为十五络也，此难以阳跷阴跷代之者，何也？盖奇经比诸十二经，皆络也，故知任督外二跷所属穴，亦与诸络穴同治。《灵枢》十五络，有任督二脉，而无阴络阳络。盖任督者，诸经周流之所属而有专穴，故此难易之以阴阳二跷，充其数者。凡奇经八脉中，任督跷三者，既已系血气，营运五十周身之度，故易任督以跷脉者，实扩经之余义耳。◉丹波元胤曰：〔杨〕十二经，各有一络，为十二络耳，今云十五络者，有阴阳之二经，脾之大络，合为十五络也。按：阴阳二跷，见于《二十八难》。《灵枢·经脉篇》曰：脾之大络，名曰大包，出渊腋下三寸，布胸胁。◉张山雷笺正：十五络者，《经脉篇》各详穴名，并及其为病若何，即是阴阳表里两经交互贯通之处，有督之长强，任之尾翳，而无两跷，《难经》此节，乃不数督任，别以两跷当之，与《甲乙经》不符，故洄溪以为不知出于何书，盖督行身后，任行身前，督之长强，犹可谓前与任脉贯通，而任之尾翳，在鸠尾弊骨之下，似不可与督脉交互，若阴阳两跷之脉，则并发源于足跟中，一循内踝而上，一循外踝而上，彼此相对以行，自有互为贯注之理，故取此而舍督任。盖中古之时，各有所受之，亦是一家之言，固不可只知有彼而不知有此，惟参考经文，则督任别络，具有数条，任脉亦有上循脊里者，督脉亦有少腹直上者。（详后《二十八难笺》）正可见督任别络，未尝无交相灌注之明文，则两家之言，皆不可偏废，既不可执《甲乙》以绳《难经》此节，亦不可因《难经》此条而遽议《甲乙经》之短也。伯仁引经文其动应衣，宗气也二句，在《素问》是言胃之大络，名曰虚里，非脾之大包，盖伯仁误记，而草率笔之，未及订正者耳，宜删此七字为是。

二十七难

二十七难曰：脉有奇经八脉者，不拘于十二经，何也[①]？然：有阳维[②]，有阴维[③]，有阳跷[④]，有阴跷[⑤]，有冲[⑥]，有督[⑦]，有任[⑧]，有带之脉[⑨]。凡此八脉者，皆不拘于经，故曰奇经八脉[⑩]也。

经有十二，络有十五，凡二十七气[⑪]，相随上下[⑫]，何独不拘于经也[⑬]？然：圣人图设沟渠，通利水道，以备不然[⑭]。天雨降下，沟渠溢满[⑮]，当此之时，雱霈妄行[⑯]，圣人不能复图也[⑰]。此络脉满溢，诸经不能复拘也[⑱]。

①李驷曰：奇，斜也，零也，不偶之义。谓此八脉不系正经，阴阳而表里配合，别道奇行，故曰奇经。◉徐大椿曰：奇，读如奇偶之奇，谓无手足配偶，如十二经也。详下篇。

②李驷曰：维，持也，维持诸阳。

③李驷曰：维持诸阴。

④李驷曰：跷，捷疾也，健也。言此脉行步之机要，动足之所由。

⑤李驷曰：同上。

⑥李驷曰：冲脉，十二经脉之海。冲者，通也，言此脉下至于足，上至于头，通受十二经气血。

⑦李驷曰：督，都也，阳脉之都纲。

⑧李驷曰：任者，妊也，是人生养之本。

⑨李驷曰：带，束也，总束诸脉，使得调和。

⑩李驷曰：此八般脉与十二经不相拘制，别道而行，故曰奇经。◉滑寿曰：脉有奇常，十二经者，常脉也。奇经八脉，则不拘于十二经，故曰奇经。奇，对正而言，犹兵家之云奇正也。虞氏曰：奇者，奇零之奇，不偶之义。谓此八脉不系正经阴阳，无表里配合，别道奇行，故曰奇经也。此八脉者，督脉督于后，任脉任于前，冲脉为诸阳之海，阴阳维则维络于身，带脉束之如带，阳跷得之太阳之别，阴跷本诸少阴之别云。◉徐大椿曰：详见下篇。◉丁锦曰：凡此八脉，不受十二经之拘制，与络脉之义同，且十二经俱有脏腑配偶，独此八脉无偶，故曰奇经。◉叶霖曰：奇，音基，斜也，零也，不偶之义。维，维持也。跷，跷捷也。冲，直上也。督，总督诸阳也。任，统任诸阴也。带为诸脉之总束也。此八脉者，不系正经，无表里配合，别道奇行，故曰奇经也。◉张山雷笺正：奇经之奇，自来注家，读音不一。伯仁以为奇正之奇，他家亦有读为奇偶之奇（音羁）。谓十二经各有对偶，而奇经有无偶者，故谓之奇。然两跷两维，亦自有偶，寿颐谓奇正之奇，固未必是，而奇偶之奇，亦复不确。详《难经》此章之意，谓络脉满溢，诸经不能复拘，盖以八脉为十二经之绪余，则当读为奇零之奇，音亦如羁。

⑪李驷曰：总经络共二十七气。

⑫李驷曰：经络流行相随上下。◉徐大椿曰：出见前篇。

⑬李驷曰：问何缘与十二经不相拘制？

⑭李驷曰：答：地有二十四经水，配二十四经络。圣人又于二十四经水之外，再设沟渠，以喻奇经八脉。沟渠乃通利诸水之道路，以防备不测之用。◉徐大椿曰：不然，犹言不虞也。

⑮李驷曰：天降时雨，沟渠皆满。

⑯滕万卿曰：此一句旧本误在“当此之时”句下，今据《脉经》移此。

⑰李驷曰：当天雨雾霈之时，妄行于沟渠，圣人听其流行，皆不复图谋也。◉徐大椿曰：此以水道喻人身血脉之道。

⑱王九思曰：丁曰：前言十二经，十五络，二十七气相随上下，流通气血，相贯无有休息，今此八脉谓别道而行，故曰奇经八脉也，其所起言在后章。杨曰：奇，异也。此之八脉，与十二经不相拘制，别道而行，与正经有异，故曰奇经也。其数有八，故曰八脉也。虞曰：奇，音基也；奇，斜也；奇，零也，不偶之义。谓此八脉不系正经阴阳，无表里配合，别道奇行，故曰奇经也。所以经言八脉不拘于经，以此可验矣。杨氏言奇异之义，非也。◉李驷曰：奇经八脉充满盈溢，虽十二经不复拘制，听其别道而行。◉滑寿曰：经络之行，有常度矣。奇经八脉，则不能相从也，故以圣人图设沟渠为譬，以见络脉满溢，诸经不能复拘，而为此奇经也，然则奇经，盖络脉之满溢而为之者欤。或曰：此络脉三字，越人正指奇经而言也，既不拘于经，直谓之络脉，亦可也。此篇两节举八脉之名，及所以为奇经之义。◉徐大椿曰：言血脉充盛，十二经不足以容之，则溢出而为奇经，故奇经为十二经之别脉也。◉黄元御曰：十五络，见《灵枢·经别》。本以督脉之别、任脉之别与脾之大络，合为十五，不数阴阳二跷，与此不同。◉丁锦曰：此节误列《二十七难》之后，文理何由贯通，今录正，更觉丝丝入扣，上文言十五络，此言十二经，不能拘十五络，故以图设沟渠，喻十二经，圣人不能复图，十二经之气血满溢，归于经络，而不能复令络脉之气血，反于十二经也。◉叶霖曰：脉十二，络脉十五，二十七气，流行内外上下，皆有常度。此八脉不随十二经脉常度，别道而行，故越人设沟渠为喻，以见络脉满溢，诸经不能复拘，而为奇经，故奇经为十二经脉之别派。此两节举八脉之名，及所以明奇经之义也。◉滕万卿曰：按此八脉者，十二经之奇零，而有专穴者，唯任督二脉耳，余六脉，皆因正经属会穴为之主治，详见后篇。络脉满溢者，则上所谓十五络脉也。滑氏直以为奇经，非是。◉丹波元胤曰：〔虞〕奇，音基也；奇，斜也。零也，不偶之义。谓此八脉，不系正经阴阳，无表里配合，别道奇行，故曰奇经也，所以经言八脉不拘于经，以此可验矣，杨氏言奇异之义，非也。〔滑〕奇经者，络脉之满溢，而为之者欤？或曰：此络脉三字，越人正指奇经而言也，既不拘于经，直谓之络脉，亦可也。此篇两节，举八脉之名，及所以为奇经之义。〔徐〕言血脉充盛，十二经不足以容之，则溢出而为奇经，故奇经为十二经之别脉也。按：《说文》曰：图，画计难也，从囗从图，图，难意也。徐锴云：规画之也。沟，水渎广四尺，深四尺，从水冓声。渠，水所居，从水榘省声。滂，滂沛也，从水旁声。徐铉等云，今俗作滂霈，非是。◉张山雷笺正：此言十二经为经常之脉，而八脉则为十二经之奇零，故经脉满溢，以其余绪，为此奇经。然人身气血，随在贯通，同此经脉络脉，即是同此血管，岂有缓急先后，可为判别，而《难经》此节，竟能谓络脉满溢，诸经不能复拘云云，立论已极恍惚。一似必待经脉满溢，而后气血始能至于奇经者，岂是生理之真？读者须当活看，不可以辞害意。灵胎乃谓经脉充盛，十二经不足以容之，则溢出而为奇经。则苟其经脉不充盛，即不复有此奇经矣，岂可为训？总之《难经》原文，已有语病，且本节文义，亦未条达，不必为古人曲护。

二十八难

28.1　二十八难曰：其奇经八脉者，既不拘于十二经，皆何起何系也①？然：督脉者②，起于下极之俞③，并于脊里④，上至风府⑤，入属于脑⑥。任脉者⑦，起于中极之下⑧，以上至毛际⑨，循腹里⑩，上关元⑪，至咽喉⑫。冲脉者⑬，起于气冲⑭，并足阳明之经⑮，夹脐上行，至胸中而散也⑯。带脉者⑰，起于季胁⑱，回身一周⑲。阳跷脉者⑳，起于跟中㉑，循外踝㉒上行，入风池㉓。阴跷脉者㉔，亦起于跟中㉕，循内踝㉖上行，至咽喉㉗，交贯冲脉㉘。阳维、阴维者㉙，维络于身㉚，溢蓄不能环流灌溉诸经者也㉛。故阳维起于诸阳会也㉜，阴维起于诸阴交也㉝。比于圣人图设沟渠，沟渠满溢，流于深湖，故圣人不能拘通也㉞。而人脉隆盛，入于八脉，而不环周，故十二经亦不能拘之㉟。其受邪气，畜则肿热㊱，砭射之也㊲。

①李駉曰：八脉既与十二经不相拘制，始何所起，终何所继？◉徐大椿曰：继，续也。《脉经》作系。

②李駉曰：奇经一脉。

③李駉曰：长强穴在脊骶，是督脉所起。◉徐大椿曰：俞，即穴也。下极即长强穴，属督脉，在脊骶骨端。

④李駉曰：督脉结任脉之会，并于脊里。◉徐大椿曰：脊里，背脊中也。

⑤李駉曰：上至风府穴，在发上三寸。◉徐大椿曰：风府，属督脉，在项上入发际一寸，大筋内宛中。

⑥王九思曰：丁曰：督脉起于下极之俞者，长强穴在脊骶，肾脉络任脉络会之所，并于脊里上至风府，穴在发上一寸，督脉阳维所会，奇经之一脉也。吕曰：督脉者，阳脉之海也。杨曰：督之为言都也，是人阳脉之都纲。人脉比于水，故吕氏曰：阳脉之海，此为奇经之一脉也。下极者，长强也。虞曰：经言督脉起于下极，上入属于脑。吕氏曰：诸阳之海也。杨氏曰：阳脉之都纲，据其督脉流行，起自会阴穴，循脊中上行至大椎穴，与手足三阳之脉交会，上至喑门穴，与阳维会其所，上至百会穴，与太阳交会，下至于鼻柱下水沟穴，与手阳明交会，准此推之，实谓为诸阳之海，阳脉之都纲也。◉李駉曰：上入于脑。◉徐大椿曰：《灵枢·经脉篇》：督脉之别，名曰长强，挟膂，上项，散头上，下当肩胛左右，别走太阳，入贯膂。实则脊强，虚则头重。《素问·骨空论》：督脉者，起于少腹以下骨中央，女子入系廷孔，其孔，溺孔之端也，其络循阴器，合篡间，绕篡后，别绕臀至少阴，与巨阳中络者，合少阴上股内后廉，贯脊属肾，与太阳起于目内眦，上额交巅上，入络脑，还出，别下项，循肩髆内，侠脊抵腰中，入循膂，络肾；其男子循茎，下至篡，与女子等，其少腹直上者，贯脐中央，上贯心，入喉上颐环唇，上系两目之下中央。此生病从少腹上冲心而痛，不得前后，为冲疝。其女子不孕，癃痔遗溺嗌干。◉黄元

御曰：下极，篡后之屏翳穴，即会阴也。督行于背，自脊里而上风府（督脉穴名），入于脑中。◉丁锦曰：此承明八脉起止之义。下极，长强穴也，在脊骶骨端，风府穴在脑后发上三寸。盖督者，都也，能统诸阳脉行于背，为阳脉之都纲也。◉叶霖曰：此承明八脉起止之义。下极之俞，长强穴也，在脊骶骨端。风府穴在脑后发上，同身寸之三寸。盖督者都也，能统诸阳脉，行于背，为阳脉之都纲也。按：唐氏曰：督脉起于肾中，下至胞室，肾中天一所生之癸水，入于胞中，全在督脉导之使下也，督气至胞，任脉应之，则心胃之血，乃下会于胞中，此为督任相交，心肾相济，道家坎离水火交媾之乡，即在于此。督脉络阴器，循二阴之间，与任脉会于下也。贯脊上顶，交于人中，与任脉会于上也。今细察其脉，由鼻柱上脑，贯脊抵肾，由肾入胞中。据此道路观之，乃知督脉主阳，主生肾气。盖气生于天阳，吸入鼻孔，至脑门，下肺管，循背脊，而下入肾，又由肾入胞中，故吸入则胞中满也。吸入之气，实由鼻由脑由脊而下，故掩鼻张口，能出气而不能吸气。盖吸由脊下，非从鼻脑不能入也，呼由膈出，故张口能出气也。吸由脊下，督脉主之，知督脉所主，乃知气之所生化矣。◉丹波元胤曰：〔吕〕督脉者，阳脉之海也。〔杨〕下极者，长强也。〔徐〕继，续也。按《灵枢·经脉篇》曰：督脉之别，名曰长强，挟膂上项，散头上，下当肩胛，左右别走太阳，入贯膂。《脉经》曰：冲脉者，阴脉之海也，督脉者，阳脉之海也，又其叙八脉，与本经不同，始载二维，次跷脉，次冲脉，次督脉，次任脉，次带脉也，照之下文叙奇经之病，其次相同，且其所记，任冲二脉之起行，亦与本经不同，反合于下文。吕注：《甲乙经》：属于脑下。又云：上巅循额，至鼻柱，阳脉之海也。杨注以督为都纳之义，非。先子曰：督，古与叔通，其脉循脊上行，故以背缝名之。晋语曰：衣之偏叔之衣。注：叔在中，左右异，故云偏。《庄子·养生主论》曰：缘督以为经，释文。李颐云：督，中也。《说文》曰：叔，新衣声，一曰背缝，从衣叔声。《甲乙经》曰：风府，在项上一寸大筋内，长强，在脊骶端。

⑦李驷曰：奇经二脉。

⑧李驷曰：任脉当脐中而上行。中极者，穴名，在脐下四寸。中极之下者，曲骨穴，是任脉所起。◉徐大椿曰：中极穴，属任脉，在脐下四寸。中极之下，盖指会阴穴也。

⑨李驷曰：中极从少腹之内上行，而外极于毛际。◉徐大椿曰：前阴之上。

⑩徐大椿曰：即中极穴。

⑪李驷曰：循行于腹内，上至关元穴，在脐下三寸。◉徐大椿曰：关元穴，在脐下三寸。

⑫王九思曰：丁曰：中极者，穴名也，在脐下四寸。其中极之下者，曲骨穴也，是任脉所起。其循腹里，上关元，至咽喉者，天突穴也。是任脉之所会，奇经之二脉也。杨曰：任者，妊也。此是人之生养之本，故曰位中极之下，长强之上。此奇经之二脉也。虞曰：据《针经》推寻，任脉起于会阴穴，上毛际者，乃是曲骨穴，在少腹下毛际，与足厥阴会于此。上至关元，乃脐下二寸也，至咽喉，与阴维脉会也。《素问》曰：女子二七天癸至，任脉通，冲脉盛，月事以时下，故能有子也。故杨氏曰生养之本，良由此也。◉李驷曰：上至喉咽。◉徐大椿曰：《素问·骨空论》至咽喉之下有“上颐循面入目”六字。《灵枢·经脉篇》：任脉之别，名曰尾翳，下鸠尾，散于腹。实则腹皮痛，虚则痒搔。◉黄元御曰：中极，任脉穴名。任行于腹，自腹里而上关元（任脉穴名），升于头上。◉丁锦曰：脐下三寸关元穴。任者妊也，能统诸阴脉行于腹，为阴脉之妊养也。◉叶霖

曰：中极穴属任脉，在脐下，同身寸之四寸，言中极之下，盖指会阴穴也。由会阴循腹里而上行，至咽喉。任者，任也，能统诸阴脉而行于腹，乃阴脉之总任也。按：唐氏曰：督脉在背，总制诸阳，谓之曰督。任脉在腹，总统诸阴，谓之曰任。阴阳相贯，故任与督两脉必相交，下则交于前后阴之间，上则交于唇之上下也。以先后天论之，督在脊属肾，属先天，任在腹属胃，属后天。先天主气，下交胞中，后天主血，下交胞中，全在此二脉也。以水火论，督脉属气属水，任脉属血属火，是任脉当又属之心，心肾相交，水火既济，皆由于此，故任脉者，阴脉之海也。◉丹波元胤曰：〔丁〕中极者，穴名也，在脐下四寸，其中极之下者，曲骨穴也。按：先子曰：任，与衽通，其循腹里上行，犹衽之在于腹前也。《说文》曰：衽，衣金也，从衣壬声。又曰：金，交衽也，从衣金声。杨注：任者，妊也，此为人之生养之本，误。《甲乙经》曰：关元，在脐下三寸。王冰《素问·骨空论》注曰：言中极之下者，言从少腹之内上行，而外出于毛际而上，非谓本起于此也，何以言之？《针经》云：冲脉者，十二经之海，与少阴之络，起于肾下，出于气街，又云，冲脉任脉者，皆起于胞中，上循脊里，为经络之海，由此言之，则任脉冲脉，从少腹之内上行，至中极之下，气街之内，明矣。

⑬李駉曰：奇经三脉。

⑭徐大椿曰：足阳明经穴，在毛际两旁。

⑮李駉曰：气街在小腹毛中，两旁各二寸，是穴乃足阳明脉气所发。◉徐大椿曰：《素问·痿论》云：冲脉者，经脉之海，主渗灌溪谷，与阳明合于宗筋，阴阳总宗筋之会，会于气冲，而阳明为长，皆属于带脉，而络于督脉。

⑯王九思曰：吕曰：冲脉者，阴脉之海。丁曰：冲脉起于气冲，并足阳明之内，挟任脉之外，上行至胸中而散，皆起于两间。此者，是三焦行气之腑也。故吕氏云，一本曰冲者，此之谓也。杨曰：经云冲脉者，十二经之海也。如此则不独为阴脉之海，恐吕氏误焉。冲者，通也。言此脉下至于足，上至于头，通受十二经之气血，故曰冲焉。此奇经之三脉也。虞曰：《素问》曰：冲脉起于气街。《难经》曰：起于气冲。又《针经》穴中两存其名，冲，街之义，俱且通也。《素问》曰：并足少阴之经。《难经》却言并足阳明之经。况少阴之经，挟脐左右各五分，阳明之经，挟脐左右各二寸，气冲又是阳明脉气所发。如此推之，则冲脉自气冲起，在阳明、少阴二经之内，挟脐上行，其理明矣。大体督脉、任脉、冲脉此三脉，皆自会阴穴会合而起，一脉分为三岐，行于阴阳，部分不同，故名各异也。◉李駉曰：夹脐两旁而上行，散于胸中。◉徐大椿曰：一本有也字。按：气冲，《骨空论》作气街，即气冲别名也，并足阳明之经，《素问·骨空论》作并少阴之经。《灵枢·逆顺肥瘦论》云：冲脉者，五脏六腑之海也，五脏六腑皆禀焉。其上者，出于颃颡，渗诸阳，灌诸精。其下者，注少阴之大络，出于气街。虽阳明与少阴经文互异，然两经不甚相远，皆冲脉所过，义无害也。又《灵枢·五音五味篇》：冲脉、任脉皆起于胞中，上循背里，为经络之海也。◉黄元御曰：并足阳明之经，《素问·经络论》作少阴之经（旧本误在《骨空论》）。按：冲脉起于足阳明之气冲，上会横骨、大赫等十一穴，皆足少阴经也。◉丁锦曰：气冲，一名气街，穴在毛际两旁，督任脉始于气冲，一源而分三岐。督脉行于背，任脉行于腹，冲则直上，总领诸经之脉，故曰气海，并于胃之经，挟脐而上行。◉叶霖曰：冲脉为十二经之海，起于气冲，并阳明之脉，挟脐上行而至胸中。《素问·骨空论》言起于气街，并少阴之经，与此异。《灵枢·逆顺肥瘦篇》与此同。盖

冲脉起于胞中，为气血之海，乃呼吸之根。人之呼气，由气海循胸膈肺管而出于喉，故以冲为气街，盖指乎此。经文虽互异，而义无害也。按：人身阴阳原气，皆起于下，故《内经》以广明之后，即为太冲，太冲之地，属之少阴，少阴之前，乃为厥阴。其部为血海，常与太冲腾精气而上，灌溉阴阳，斯则人之元气精气，皆起于下也。由下而起，则分三道而上，其阳者，从少阴之后，行太阳夹脊中道，以总诸阳，名为督。其阴者，由前阴地道而上，行阳明之表，中以总统诸阴，其名为任。而中央一道，则脉起血海，腾精气而上，积于胸中为宗气，以司呼吸，其名为冲。是气则与阳明胃气，俱住中州，亦与血海之营气，俱行十二经脉者也。督脉任脉，皆起胞中，一行脊，一行腹，会于承浆。冲脉则由胸中上行，挟脐而会于咽喉，三脉同起于下极，一源而三歧，故轩岐不曰冲督任，而总其名曰太冲。是太冲者，以一身之精气升降言之，不独为血海言之也。夫胃中饮食之精汁，奉心化血，下入胞中，即由冲脉导之使下。故《内经》云：女子二七而天癸至，太冲脉盛，月事以时下也。是胞中为先天肾气，后天胃血交会之所，冲脉起于胞中，导先天肾气上行，以交于胃，导后天阴血下行，以交于肾，导气而上，导血而下，通于肾，丽于阳明，此冲脉之所司也。◉丹波元胤曰：〔杨〕经云，冲脉者，十二经之海也，如此则不独为阴脉之海，恐吕氏误矣，冲着，通也，言此脉，下至于足，上至于头，通受十二经之气血，故曰冲焉，此奇经之三脉也。〔虞〕《素问》云：冲脉起于气街。《难经》云：起于气冲。又《针经》穴中，两存其名。冲，街之义也。《素问》云：并足少阴之经，《难经》言：并足阳明之经，况少阴之经，夹脐左右各五分，阳明之经，夹脐左右各二寸，气冲又是阳明脉气所发，如此推之，则冲脉自气冲起，在阳明少阴二经之内，其理明矣，大体督脉任脉冲脉，此三脉，皆自会阴穴，会合而起，二脉分为三岐，行于阴阳，部分不同，故名各民也。按《灵枢·逆顺肥瘦篇》曰：夫冲脉者，五脏六腑之海也，五脏六腑皆禀焉。杨注称阴脉之海，是，而其以冲为通，未尽。《说文》曰：冲，通道也，从行童声。《春秋》云：及街以戈击之。又曰：街，四通道也，从行圭声。虞注：冲，街之义，此说为妥，盖此脉为十二经之所注，犹四通之路也。《甲乙经》曰：气冲，在归来下，鼠溪上一寸，动脉应手。

⑰李骃曰：奇经四脉。

⑱李骃曰：季胁在肋下，下接于髀骨之间，是带脉之所起。◉徐大椿曰：季胁，属足厥阴，章门穴之分。

⑲王九思曰：丁曰：季胁下一寸八分，是其带脉之穴也。回身一周，是奇经之四脉也。杨曰：带之为言束也。言总束诸脉，使得调柔也。季胁在肋下，下接于髋骨之间是也。回，绕也。绕身一周，犹如束带焉。此奇经之四脉也。◉李骃曰：回，绕也，绕身一周，犹如束带。◉徐大椿曰：谓周身围转，如人束带之状，以束诸脉也。《灵枢·经别篇》：足少阴之正至腘中，别走太阳而合，上至肾，当十四椎出属带脉。◉黄元御曰：回，绕也。◉丁锦曰：季胁，章门穴也，在小肋。回身一周，如束带也。◉叶霖曰：带脉起于季胁下，同身寸之一寸八分。带，束也。回，绕也。横围一周，前垂如带，总束诸脉，使上下有常，要约管束之，如人之束带然，故名带也。带脉之所从出，则贯肾系，是当属肾，女子系胞，赖其主持，盖其根结于命门也。环腰贯脐，居于身之中，又当属脾，故脾病则女子带下，以其属脾，而又下垂于胞中，故随带而下也。◉丹波元胤曰：〔杨〕带之为言，束也，言总束诸脉，使得调柔也。季胁，在肋下，下接于髋骨之间是也。回，

绕也，绕身一周，犹如束带。按《说文》曰：带，绅也，男子革革，妇人革丝，象系佩之形，佩必有巾，从巾。

⑳李駉曰：奇经五脉。

㉑李駉曰：自足跟起。

㉒李駉曰：循行足外踝骨中冲穴。

㉓王九思曰：丁曰：阳跷脉起于跟中，循外踝者，中冲穴也，上入风池穴者，项后发际陷中，是奇经之五脉也。杨曰：跷，捷疾也。言此脉是人行走之机要，动足之所由。故曰跷脉焉。此奇经之五脉也。李駉曰：上入风池穴，在项后发际陷中。◉黄元御曰：阳跷，足太阳之别，起于足太阳之申脉，循外踝上行，入于足少阳之风池也。◉丁锦曰：起自足跟，循足外踝上行入风池穴，其穴在后顶发际陷中。◉叶霖曰：阳跷脉起于足外踝申脉穴，而上行入于风池，风池穴在耳后，同身寸之半寸，属少阳胆经。跷者，捷也，主人行走之机，供步履之用也。

㉔李駉曰：奇经六脉。

㉕李駉曰：自足跟起。

㉖李駉曰：循行足内踝骨照海穴。

㉗李駉曰：上至于咽喉。

㉘王九思曰：丁曰：阴跷脉亦起跟中，循内踝者，照海穴也。上行至咽喉，交贯冲脉，其又至目下承泣穴，是阴跷脉始终也，是奇经之六脉也。杨曰：其义与阳跷同也。此奇经之六脉也。虞曰：阴跷者，起于足然骨之后，上内踝之上，循阴股入阴而循腹，上胸里，入缺盆，出人迎之前，入頄内廉，属目内眦，合于太阳、阳跷而上行。◉李駉曰：与冲脉交接贯通。◉黄元御曰：阴跷，足少阴之别，起于足少阴之照海，循内踝，上至咽喉，而交冲脉。◉丁锦曰：交贯冲脉者，与冲脉交接贯通也。◉叶霖曰：阴跷脉起于足内踝骨下之照海穴，而上行至咽喉，交贯冲脉，循頄入眦，与太阳阳跷脉会。按：两跷脉者，跷以矫举为义，乃络脉中之气血行身之侧，与少阳厥阴同性，两脉主筋，两跷亦主筋也。然其道不同，阴出阳而交于足太阳，阳入阴而交于足少阴，其气每从阴阳根柢和合，以为矫举，而上荣大会于目，故目之瞑开皆宜。其曰阴脉营其脏，阳脉营其腑者，入阴则营脏，入阳则营腑也。男女脉当其数者，男子阳用事，其跷在阳，故男子数断其阳。女子阴用事，其跷在阴，故女子数断其阴也。◉滕万卿曰：其上者出于颃颡。◉丹波元胤曰：〔丁〕阳跷脉，起于跟中，循外踝者，中冲穴也，上入风池穴者，顶后发际陷中，是奇经之五脉也，阴跷脉，亦起跟中，循内踝者，照海穴也，上行至咽喉，交贯冲脉，其又至目下承泣穴，是阴跷脉始终也，是奇经之六脉也。按：先子曰：跷，与履通。《史记·孟尝君传》曰：冯灌闻孟尝君好客，蹑履而见之。索隐，履，音脚，字亦作跷。又《虞卿传》曰：蹑跷担簦。徐广注：跷，革履也。盖跷脉起于跟中，故义取于此。或曰：跷即乔之义。《说文》曰，乔，绔纽也，从糸乔声。绔，胫衣也，从糸夸声。此说亦通。杨注：跷，捷疾也。是人行走之机要，动足之所由，误矣。《甲乙经》曰：风池在颞颥后，发际陷者中。

㉙李駉曰：是阴阳之纲维，主持阴阳之脉，此二脉乃奇经八脉。

㉚李駉曰：维持经络乎此身。

㉛李駉曰：二脉盈溢积畜，不能循环周流灌溉于十二经中。◉滕万卿曰：十二字旧本

误出故阳维云云前今移于此。

㉜李駉曰：阳维脉起于诸阳所会之地。

㉝王九思曰：丁曰：阳维者，维络诸阳，故曰阳维，起于诸阳会也。阴维者，维络诸阴，故曰阴维，起于诸阴交也。杨曰：维者，维持之义也。此脉为诸脉之纲维，故曰维脉也。此有阴阳二脉，为奇经八脉也。◉李駉曰：阴维脉起于诸阴所交之地。◉黄元御曰：阳维、阴维，维络于身，阳维主一身之表，起于诸阳会，足太阳之金门也。阴维主一身之里，起于诸阴交，足少阴之筑宾也。◉丁锦曰：溢蓄不能环流灌溢诸经，即上章入于八脉不还周之义，诸阳会在足外踝骨下陷中，穴名金门；诸阴交在足内踝上除踝三寸骨陷中，穴名筑宾。◉叶霖曰：阳维阴维，维络于身，为阴阳之纲维也。阳维发于足太阳之金门，以足少阳阳交为郄，与手足太阳及跷脉会于臑俞，与手足少阳会于天髎及会肩井，与足少阳会于阳白，上本神、临泣、正营、脑空，下至风池，与督脉会于风府、哑门，此阳维之起于诸阳之会也。阴维之郄曰筑宾，与足太阴会于腹哀、大横，又与足太阴厥阴会于腑舍、期门，又与任脉会于天突、廉泉。此阴维起于诸阴之交也。按：阳维主皮肤之气，行身之表，阴维主脂膜之气，行身之里，故病寒热内痛也。其起止，罗氏谓阴维以维于诸阴，阳维以维于诸阳，然而能为维者，必从乎阴阳之根柢，具盛气之发，而后能维。阳维从少阴至太阳，发足太阳之金门，而与手足少阳阳明五脉会于阳白。阴维从少阳斜至厥阴，发于足少阴之筑宾，至顶前而终。少阴少阳，为阴阳根柢之气，维于阳者，必从少阴以起之，是阴为阳根也。维于阴者，必从少阳而起之，是阳为阴致也。故二脉乃孙络中气血而入于络脉，为卫气纲领也。

㉞李駉曰：圣人设沟渠以通水道，沟渠满溢，然后流于深湖，虽圣人亦不复拘制。沟渠之流通也，譬如下文奇经八脉。

㉟李駉曰：人身经脉隆盛，入于奇经八脉，别道而行，虽十二经亦不拘制。

㊱李駉曰：八脉受外邪气，才一积畜，则成肿热。

㊲王九思曰：丁曰：凡八脉为病，皆砭射取之。杨曰：九州之内，有十二经水以流泄地气，人有十二经脉以应之，亦所以流灌身形之血气，奉以生身，故比之于沟渠也。虞曰：十二经隆盛，入于八脉而不环周，邪在八脉，肿热蓄积，故以砭石射刺之，故曰砭射之也。◉李駉曰：以砭石射刺之。◉滑寿曰：继《脉经》作系。督之为言都也，为阳脉之海，所以都纲乎阳脉也。其脉起下极之俞，由会阴历长强，循脊中行至大椎穴，与手足三阳脉之交会，上至哑门，与阳维会，至百会与太阳交会，下至鼻柱人中，与阳明交会。任脉起于中极之下，曲骨穴。任者，妊也，为人生养之本。冲脉起于气冲穴，至胸中而散，为阴脉之海。《内经》作并足少阴之经。按：冲脉行乎幽门，通谷而上，皆少阴也，当从《内经》。此督任冲三脉，皆起于会阴，盖一源而分三岐也。带脉起季胁下一寸八分，回身一周，犹束带然。阳跻脉，起于足跟中申脉穴，循外踝而行。阴跻脉，亦于跟中照海穴，循内踝而行。跻者，捷也。以二脉皆起于足，故取跻捷超越之义。阳维阴维，维络于身，为阴阳之纲维也。阳维所发，别于金门，以阳交为郄，与手足太阳及跻脉会于臑俞，与手足少阳会于天髎，及会肩井，与足少阳会于阳白，上本神、临泣、正营、脑空，下至风池，与督脉会于风府、哑门。此阳维之起于诸之会也。阴维之郄，曰筑宾，与足太阴会于腹哀、大横，又与足太阴厥阴会于府舍、期门，又与任脉会于天突、廉泉。此阴维起于诸阴之交也。溢畜不能环流灌溉诸经者也，十二字，当在十二经亦不能拘之之下，则

于此无所间，而于彼得相从矣。其受邪气畜云云十二字，谢氏则以为于本文上下当有缺文，然《脉经》无此，疑衍文也。或云当在《三十七难》，关格不得尽其命而死矣之下，因邪在六腑而言也。◉黄元御曰：八脉者，十二经之络脉也。经脉隆盛，入于八脉，则溢蓄于外，不能灌溉诸经，故经脉不能拘之，其受邪气感袭，则表阳蓄积，而生肿热，宜以砭石泻之也。◉丁锦曰：此节误列《二十八难》后。此言十二经亦不能拘八脉，故复以图设沟渠喻十二经，深湖喻八脉。圣人不能拘通者，言十二经脉之气血隆盛，入于八脉，而不能复令八脉之气血，反于十二经也，故其受邪亦不能通于诸经，所以蓄而为肿热也。砭射之，出其所蓄之血也。◉叶霖曰：比于者，譬喻之辞也。言奇经八脉所起所继如此，然不拘于十二经者，何哉？比如圣人设沟渠，所以通利水道也，沟渠满溢，则流入深湖。深湖者，卑平积水之所，故能拘制于沟渠而流通也。人身经脉隆盛，入于奇经，不能归还于十二经脉之中，邪气入于奇经，无从而出，郁滞不通，而为肿为热，惟用砭石以射之，则邪气因血以泄，病乃可已也。◉滕万卿曰：此言八脉流行，滑氏以曲骨穴为任脉所起者，非。所谓中极之下者，直指会阴言。若以曲骨为所起穴，则会阴不属任脉，而属何经乎？会阴为任脉所起。滑氏既于十四经而言，与此相反者何？冲脉据《内经》，则并足少阴经？滑氏根据违不决。予谓冲脉属足少阴，固其所也。然观其所发，乃在足阳明气冲穴，则此难所言，盖似发《内经》未发之旨，且冲脉之流行于少阴阳明二经之间，亦可以征矣。李濒湖既得二经之意，予亦从之。溢蓄云云十二字，滑氏移不能拘之之下，文理不正，故予改移于此。◉丹波元胤曰：〔杨〕维者，维持之义也，此脉为诸脉之纲维，故曰维脉也，此有阴阳二脉，为奇经八脉也。〔虞〕十二经隆盛，入于八脉，而不环周，邪在八脉，肿热畜积，故以砭石射刺之，故曰砭射之也。〔纪〕阳维者，维络于阳之脉，阴维者，维络于阴之脉，所以阴阳能相维者，经血满足，通达四旁，能维络于诸经也。〔徐〕按二维之脉，经无明文，其起止盖不可考，不环周，言不复归于十二经也。按：《素问·刺腰痛论》曰：阳维之脉，令人腰痛，痛上怫然肿，刺阳维之脉，脉与太阳合腨下间，去地一尺所。《次注》：太阳所生，与正经并行，而上至腨下，复与太阳合而上也。又曰，飞阳之脉，令人腰痛，痛上怫怫然，甚则悲以恐。《次注》：是阴维之脉也。又曰：刺飞阳之脉，在内踝上五寸，少阴之前，与阴维之会。《次注》：阴维之会，以三脉在此穴位也。是经文二维之称，他无所见，而其所会之穴，见于《甲乙经》。《说文》曰：湖，大陂也。从水胡声，扬州浸有五湖浸，川泽所仰以灌溉也，拘通，言不能拘止其所流通也。《本义》曰：溢畜不能环流灌溉诸经者也十二字，当在十二经亦不能拘之之下，则于此无所间，而于彼得相从矣。《经释》曰：维络于身之下，必有缺文，后人误以此二句，移入此处，故难通也。考《脉经》、《甲乙经》，并与经文同，则滑徐说，难以信据，而《脉经》以二经所起二句，冠于阳维阴维者上，殊觉文顺。《本义》又曰：其受邪气畜云十二字，谢氏以为于本文上下，当有缺文。然《脉经》无此，疑衍文也。或云，当在《三十七难》，关格不得尽其命而死矣之下，因邪在六腑而言也，此说似有理，然据虞注，其义亦？《经释》曰：奇经之脉，不能环周，故邪气无从而出，惟以砭石以射之，则邪气因血以泄，病乃已也。此说最为妥善。◉张山雷笺正：此章略举奇经八脉循行部位，与《素》《灵》经文，无甚出入，而亦无甚发明，所谓督脉起于下极之俞者，盖即指脊骶骨端之长强穴，故曰下极。《经脉篇》亦言督脉之别，名曰长强，侠膂上项，散头上，下当肩胛左右，别走太阳，入贯膂，实则脊强，虚则头重，义与此同。（寿颐按：督脉之正者，本自长强贯脊直上，此言侠膂上项，散头上，下当肩胛左右，别走太阳，则又自左右分支而行，盖督脉之别络，由长强而分，故谓之别。）《素问·骨空论》又曰：督脉者，起于少腹以下骨中央，女子入系廷孔，其孔，溺孔之端也，其络循阴器，合篡间，绕篡后，别绕臀，至少阴，与巨阳中络者，合少阴，上股内后廉，贯脊，属肾；与太阳起于目内眦，上额，交巅上，入络脑，还出，别下项，循肩髆内，侠脊，抵腰中，入循膂，络肾，其男子循茎下至篡，与女子等；其少腹直上者，贯脐中央，上贯心，入喉，上颐，环唇，上系两目之下中央。此生病从少腹上冲心而痛，不得前后，为冲疝；其女子不孕，癃痔遗溺嗌干。则亦是督脉之别络，非行于背中之直径，故有少腹直上，贯脐中央，贯心入喉，上颐环唇，许多曲折，盖督、任二脉，皆起于前后两阴之间，其源本合，故两经别脉，交会贯通。此《经脉篇》之十五络，所以于十二经外，并及督、任也，任脉起于中极之下，盖即会阴之穴，上至咽喉，即廉泉之穴，又上至承浆，则任脉之本经已毕。《素问·骨空论》至咽喉之下，有上颐循面入目六字，则亦其支络耳。《经脉篇》又谓任脉之别，名曰尾翳，下鸠尾，散于腹，实则腹皮痛，虚则痒搔，亦其支络也，冲脉起于气冲。《骨空论》作气街。寿颐按：冲之与街，盖本是一字，以形近而传写有异，但文义两通，遂致不可复正。徐氏《经释》乃谓气街即气冲之别名，实是臆说。寿颐窃谓若以冲脉从此发源言之，则当从气冲，于义为长。并足阳明之经，《骨空论》作并少阴之经，《甲乙经·奇经八脉篇》亦作少阴。（据《骨空论》宋校，谓《难经》、《甲乙经》作阳明，则今本《甲乙》之作并少阴者，又后人依《素问》而改之，宋人所见，不如是也。）《甲乙经》又曰：冲脉者，五脏六腑之海也，五脏六腑皆禀焉，其上者出于颃颡，渗诸阳，灌诸阴，其下者，注少阴之大络，出于气冲。（《灵枢·逆顺肥瘦论》本此，惟灌诸阴作灌诸精为异。寿颐按：以上句渗诸阳例之，则作灌诸阴为长，言冲脉上行，与六阴六阳，交相贯注，且与上文五脏六腑皆禀焉相呼应，今新刊《太素》亦作精，误与《灵枢》同，出于气冲，今《灵枢》、《太素》皆作气街。）寿颐按：阳明、少阴两经，一由气冲上腹，一由横骨上腹，皆侠脐两旁，冲脉亦由气冲而起，与阳明、少阴之经，并道上行，部位最近，故或以为并少阴，或以为并阳明，俱无不可。但据《甲乙经》及《外台》，足少阴经诸穴，自横骨大赫以上，直至幽门，共十一穴，皆言冲脉足少阴之会，是为冲脉与少阴并行之明证，而阳明诸穴，不言与冲脉会，则当以少阴为正。然《痿论》又曰：冲脉者，经脉之海也，主渗灌溪谷，与阳明合于宗筋，阴阳总宗筋之会，会于气街，而阳明为之长。则阳明、冲脉又自有会合之确据，总之脉道周流，本自互为灌注，无一不通，而气冲、横骨之间，又是阳明、少阴、冲、任脐集之位，则旁通极为迅疾，故可交互言之，正不必胶柱鼓瑟。徐洄溪亦曰：阳明、少阴两经，不甚相远，皆冲脉所过，义无害也。又《甲乙经·奇经八脉篇》曰：冲脉、任脉者，皆起于胞中，上循脊里，为经络之海，其浮而外者，循腹上行，会于咽喉，别而络唇口。（《灵枢·五音五味篇》本此，但作从腹右上行，必不可通，冲脉既侠任上行，则左右皆然，不可以为止在腹右。）则冲、任二脉之别，又或循行脊背，不仅行腹，正与督脉之少腹直上，贯脐中央，上贯心入喉，行于身前者，互为灌注，正可见督、任、冲脉三者，固是无一不通，读者尤不可食古不化，带脉起于季胁，即足厥阴经章门之穴，在季肋骨端，侧卧取肘尖尽处，即脐上二寸，旁开六寸，带脉之所发也，回身一周，如束带者然，故名带脉，所以约束诸脉者，《甲乙经》二卷《脉络支别篇》，谓足少阴之正，至腘中，别走太阳而合，上至肾，当十四椎，出属带脉，即此穴，属足少阳经，穴在季肋下一寸八分陷中，即章门穴下之一寸八分。（寿颐按：此节所谓足少阴之正，正字当作别字解，谓是足少阴之别络，故《甲乙》此篇之目，明言脉络支别，《甲乙》此节下有双行校语曰：《九墟》云：或以诸阴之别者，皆为正也，是其正字之说解，本节诸正字，皆以别络言，故《灵枢》亦谓之经别。《九墟》即《九灵》，古人亦称《九卷》，即古之所谓《针经》，后人《灵枢》一编，其原固本于《九灵》，今本《灵枢》，或以诸阴之别者皆为正也十一字，并入正文，而或字又讹为成字，乃不可索解。）阳跻起于跟中，即外踝骨下陷中申脉穴，属足太阳经。（《甲乙》、《外台》，并云阳跻所出。）《素问·缪刺论》谓邪客于足阳跻之脉，令人目痛，从内眦始，刺外踝之下半寸，即此穴也，阴跻起于跟中，即内踝骨下一寸照海穴，属足少阴经。（《甲乙》、《外台》，并云阴跻所生。）至咽喉，交贯冲脉，即《奇经八脉篇》所谓冲脉循腹上行，会于咽喉也，《甲乙·奇经八脉篇》又曰：跻脉者，少阴之别，起于然骨之后，上内踝之上，直上，循阴股，入阴，上循胸里，入缺盆，上循人迎之前，上入烦，属目内眦，合于太阳、阳跻而上行，气并相远，则为濡目，气不营，则目不合，亦言阴跻之络脉也。（《灵枢·脉度篇》本此，惟上循人迎，作上出人迎为异，又入烦作入鼽，则音虽同而义不可通，是传写之讹。）溢畜不能环流灌溉诸经者也十二字，与上文义不相属，必有讹误，伯仁谓当在十二经亦不能拘之之下，然义仍不可联属，滑说亦未必是，盖溢畜二字，已不可解，且与上下文皆不贯串，当以衍文之例删之，而不还周句亦不可解，洄溪谓不复归于十二经，其意盖谓十二经者，如环无端，周而复始，惟此奇经八脉，既在十二经之外，则不复归于十二经，其亦思同此血脉，那不全身贯注，岂有格而不入之理，徐老此说，如何可通，其受邪气以下十二字，与上文亦不联属，伯仁亦以为衍文，洵是斩绝葛藤之妙法，灵胎《经释》，谓邪气入于其中，则郁滞不通，而为肿为热，治之之法，用砭石以射之，则邪气因血以泄云云，亦徒望文生义而已。

二十九难

29.1　二十九难曰：奇经之为病何如①？然：阳维维于阳②，阴维维于阴③，阴阳不能自相维④，则怅然失志⑤，溶溶不能自收持⑥。阳维为病苦寒热⑦，阴维为病苦心痛⑧。阴跷为病⑨，阳缓而阴急⑩。阳跷为病⑪，阴缓而阳急⑫。冲之为病⑬，逆气而里急⑭。督之为病⑮，脊强而厥⑯。任之为病⑰，其内苦结⑱，男子为七疝⑲，女子为瘕聚⑳。带之为病㉑，腹满㉒，腰溶溶若坐水中㉓。此奇经八脉之为病也㉔。

①李驷曰：既问奇经之脉，当问奇经之病。

②李驷曰：阳维脉能维其诸阳。◉徐大椿曰：阳，阳经，身之表也。

③李驷曰：阴维脉能维其诸阴。◉徐大椿曰：阴，阴经，身之里也。

④李驷曰：阳不能主持诸阳，阴不能主持诸阴。

⑤李驷曰：怅然者，惊也，惊则失志恍惚。

⑥王九思曰：吕曰：怅然者，其人惊，惊即维脉缓，故令人身不能收持。惊则失志，善忘，恍惚也。丁曰：阳维、阴维者，是阴阳之纲维也，而主持阴阳之脉。今不能相维者，是阳不能主持诸阳，阴不能主持诸阴，故言怅然失志也。溶溶者，缓慢，所以不能收持也。◉李驷曰：溶溶者，缓慢，故不能收拾维持。◉徐大椿曰：溶溶，浮荡之貌。◉丁锦曰：此章明八脉病情之义，阳维维于阳，谓阳维脉能维络一身之阳脉；阴维维于阴，谓阴维脉能维络一身之阴脉。若病在二脉，则一身之阳脉阴脉不能自相维，觉神思不快，如怅然失志，四肢溶溶懈怠，如不能收持也。此言二脉合病，末节言二脉分病。

⑦李驷曰：阳维脉受病，阳为卫，故寒热。◉徐大椿曰：阳主外，阳气不和故生寒热也。◉丁锦曰：阳维之脉，维络于阳。阳为卫而主表，故其受邪为病，必苦寒热也。

⑧王九思曰：吕曰：阳为卫，故寒热。阴为荣，荣为血。血者心，故心痛也。丁曰：阳维主于诸阳之经，病则苦寒热。阴维主于诸阴之经，病则苦心痛也。◉李驷曰：阴维脉受病，阴为荣，荣为血，心生血，故痛。◉徐大椿曰：阴主内，心为少阴，阴气不和故心痛也。按《素问·刺腰痛论》曰：阳维之脉，令人腰痛，痛上怫然肿，刺阳维之脉，脉与太阳合腨下间，去地一尺所。飞扬之脉，令人腰痛，痛上拂拂然，甚则悲以恐，刺飞扬之脉，在内踝上五寸，少阴之前与阴维之会。◉丁锦曰：阴维之脉，维络于阴。阴为荣而主里，荣属血而主心也，其受邪为病，必苦心痛也。然亦有因寒，亦有因热。◉丹波元胤曰：〔吕〕怅然者，其人惊，惊即维脉缓，故令人身不能收持，惊则失志，善忘恍惚也。阳为卫，故寒热，阴为荣，荣为血，血者心，故心痛也。〔丁〕溶溶者，缓慢所以不能收持也。〔滑〕溶溶，无力貌。〔徐〕溶溶，浮荡之貌。按《说文》曰：溶，水盛也，从水容声。是与经旨不符，故举三说。《说文》又曰：怅，望恨也，从心长声。

⑨李驷曰：诸阴脉盛，散入阴跷，则阴跷病。

⑩李驷曰：缓急即虚实之义。阴跷在内踝，病则其脉从内踝上急，外踝上缓。又病足劲直而五络不通。◉徐大椿曰：言阳脉弛缓而阴脉结急也。◉丁锦曰：阴跷脉受邪，则阳跷缓纵，阴跷紧急也。阴跷起跟中，循内踝上行。

⑪李驷曰：诸阳脉盛，散入阳跷，则阳跷病。

⑫王九思曰：吕曰：阴跷在内踝上，病则其脉从内踝以上急，外踝以上缓也。阳跷在外踝上，病则其脉从外踝以上急，内踝以上缓也。丁曰：奇经八脉者，乃圣人图设沟渠之理，以备通水道焉。非自生其病，尽诸经隆盛而散入也。乃砭射取之，诸阳脉盛，散入阳跷，则阳跷病。诸阴脉盛，散入阴跷，则阴跷病。故阴跷、阳跷乃为病耳。其阴阳缓急者，即是虚实之义。阴跷为病，则阳缓而阴急，即病阴厥，足劲直而五络不通。阳跷为病，则阴缓而阳急，即狂走不卧死。跷者，健也。◉李驷曰：阳络在外踝，病，则其脉从外踝急，内踝上缓。又病狂走不卧。◉徐大椿曰：言阴脉弛缓而阳脉结急也。盖跷者跷捷之义，故其受病则脉绞急也。按《素问·缪刺论》曰：邪客于足阳跷之脉，令人目痛从内眦始，刺外踝之下半寸所。《灵枢·热病篇》曰：目中赤痛，从内眦始，取之阴跷。又《寒热病篇》曰：足太阳有通项入于脑者，正属目，本名曰眠系，头目痛取之，在项中两筋间，入脑乃别。阴跷、阳跷阴阳相交，阳入阴，阴出阳，交于目锐眦，阳气甚则瞋目，阴气甚则瞑目。以上诸证皆跷脉所过之地也。观前篇论跷脉起止之法自明。◉丁锦曰：阳跷脉受邪，则阴跷脉缓纵，阳跷脉紧急也。阳跷起跟中，循外踝上行。◉丹波元胤曰：〔滑〕两跷脉病，在阳刚阳结急，在阴则明结急，受病者急，不病者自和缓也。按《内经》，载从脉病证，《经释》详举之，今不赘。

⑬李驷曰：冲脉受病。

⑭王九思曰：丁曰：逆气，腹逆也。里急，腹痛也。吕曰：冲脉从关元，上至咽喉，故其脉为病，逆气而里急。虞曰：冲脉并足少阴之经，挟脐上行，病故逆气里急矣。巢氏《病源》曰：肾气不足，伤于冲脉，故逆气而里急。◉李驷曰：肾气不足，伤于冲脉，故逆气者，胀逆也，里急者，腹痛也。◉徐大椿曰：冲脉，从气冲至胸中，故其为病，气逆而里急也。按《素问·举痛论》曰：寒气客于冲脉，冲脉起于关元，随腹直上，寒气客则脉不通，脉不通则气因之，故喘动应手，即此意也。◉丁锦曰：冲脉起于气冲穴，又名气海，其受邪则气必逆，病必里急而作痛也。其所以受邪，亦因肾气不足，而邪能干之也。

⑮李驷曰：督脉受病。

⑯王九思曰：吕曰：督脉在脊，病则其脉急，故令其脊强也。丁曰：督脉起于下极之俞，行脊里，上入风池，病则脊强。◉李驷曰：督脉在脊，故脊强而厥逆。◉徐大椿曰：督脉行背，故脊强而厥。厥亦逆也。◉丁锦曰：脊，督脉所过之处也。督脉受邪病必脊痛而厥逆也。

⑰李驷曰：任脉受病。

⑱徐大椿曰：结，坚结凝滞也。任脉起胞门行腹，故为内结。

⑲李驷曰：气血虚弱，寒温不调，故其内苦结。男子七疝者，厥疝、盤疝、寒疝、癥疝、附疝、狼疝、气疝是也。◉徐大椿曰：七疝者，一厥、二盘、三寒、四、五附、六脉、七气，或云寒、水、筋、血、气、狐、也。

⑳王九思曰：吕曰：任脉起于胞门子户。故其脉结，为七疝瘕聚之病。丁曰：任脉起

胞门子户，循腹里，上关元，至咽喉。病则男子内结为七疝，女子为瘕聚。虞曰：任脉当少腹上行，故其内苦结。男子病七疝者，谓厥疝、盘疝、寒疝、症疝、咐疝、狼疝、气疝。此七病，由气血虚弱寒温不调致之也。女子病为瘕聚，瘕有八瘕，谓青瘕、黄瘕、燥瘕、血瘕、狐瘕、蛇瘕、鳖瘕、脂瘕。瘕者，谓假于物形是也。◉李駉曰：瘕者，假于物形也。八瘕者，蛇瘕、脂瘕、青瘕、黄瘕、燥瘕、血瘕、狐瘕、鳖瘕是也。◉徐大椿曰：瘕者，假物成形；聚者，凝聚不散也。盖男阳属气，女阴属血，故病亦殊也。《素问·骨空论》：任脉为病，男子内结七疝，女子带下瘕聚；冲脉为病，逆气里急；督脉为病，脊强反折。与此正同。◉丁锦曰：任脉起于中极小腹之下，故其受邪为病，俱在腹内也。

㉑李駉曰：带脉受病。

㉒李駉曰：腹肚膨满。

㉓王九思曰：吕曰：带脉者，回带人之身体。病则其腹缓，故令腰溶溶也。丁曰：带脉者，回带人之身，病则腰溶溶也。◉李駉曰：腰溶溶然缓慢，若坐于水中。◉徐大椿曰：带脉二穴，主治腰腹之疾。溶溶如坐水中，宽慢不收而畏寒也。◉丁锦曰：带脉起于季胁，回身如束带，故其受邪为病，在腰腹。若在水中句，解溶溶二字之神理。

㉔王九思曰：杨曰：一本云冲脉者，起于关元，循腹里，直上于咽喉中。任脉者，起于胞门子户，挟齐上行，至胸中。二本虽不同，亦俱有所据，并可依用，故并载之。吕氏注与经不同者，由此故也。虞曰：据《素问》言，冲脉起气街，挟脐上行，至胸中。任脉起于中极，谓当脐心上行也。以上吕杨氏所举，皆非也。◉李駉曰：此句总言八脉受病。◉滑寿曰：此言奇经之病也。阴不维于阴，则怅然失志，阳不能维于阳，则溶溶不能自收持。阳维行诸阳而主卫，卫为气，气居表，故苦寒热。阴维行诸阴而主荣，荣为血，血属心，故苦心痛。两跷脉病在阳，则阳结急；在阴则阴结急。受病者急，不病者自和缓也。冲脉从关元至咽喉，故逆气里急。督脉行背，故脊强而厥。任脉起胞门行腹，故病苦内结；男为七疝，女为瘕聚也。带脉回身一周，故病状如是。溶溶，无力貌。此各以其经脉所过而言之，自《二十七难》至此，义实相因，最宜通玩。◉徐大椿曰：按：此章以上，皆论脉法起止，及诊候之要。◉黄元御曰：阴跷行于骽里，病则外缓而内急。阳跷行于骽外，病则内缓而外急。冲行于身前，病则经气上冲，逆气而里急。督则行于身后，病则经脉失荣，脊强而身厥。任为诸阴之宗，阳根下潜，蛰藏于此，阳泄根拔，寒凝气结，男子则为七疝，女子则为瘕聚。带脉环腰如带，横束诸经，病则带脉不束，腹满，腰冷溶溶，若坐水中。阳维主一身之表，病则表伤而苦寒热。阴维主一身之里，病则里伤而苦心痛。盖阳维维于诸阳，阴维维于诸阴，若阴阳不能自相维，则怅然失志，溶溶不能自收持，表里渫越，丧其保障故也。◉丁锦曰：总结上文之意也，以上八脉之邪，大抵风寒湿乘虚集入而为病者居多，不可不察。八脉另列病因，经脉不能拘故也。◉叶霖曰：此节明奇经八脉之病情也。阳维维于阳，阴维维于阴，若阴阳不能相维，则怅然失志，神思不爽矣。溶溶，懈怠浮荡貌，言缓慢而不能收持也。阳为卫，阳气不和，故寒热。阴血化于心少阴，阴气不利，故心痛也。两跷脉为病，病在阳则阳脉结急，病在阴则阴脉结急，受病者急，不病者自和缓也。冲脉起于气冲，上至胸中，其为病气逆而里急，其所以受邪，亦因肾气不足而邪能干之也。督脉行身之背，督脉受邪，病必脊痛而厥逆也。任脉起胞门子户，而行于腹，故其脉结为七疝瘕聚之病也。带脉横围腰腹，故病则腹满，腰溶溶如坐水中，宽慢不收而畏寒也。曰此奇经八脉之为病者，以总结上文诊候之要也。按：经脉者，

脏腑血气之路径也，若者邪滞，则病生焉。此篇七难，专论经络，何以详于奇经，而略于正经，殊觉未备。今从《灵枢·经脉篇》，录其起止，指明经脉所过，以阐血气之迹，而知病起何经，庶不致盲人摸象也。手太阴肺经之脉，起于中焦，下络大肠，还循胃口，上膈属肺，从系横出腋下，循臑内下肘，循臂内至寸口，上鱼际，出大指之端。其支者，从腕后直由次指内廉而出其端。手阳明大肠，与肺为表里，其脉起于大指次指之端，循指上廉，出合谷两骨间，上入两筋中，循臂上廉，入肘外廉，上臑外至肩，出髃骨之前廉，而至肩背之上天柱骨间大椎会上，又下入缺盆，络肺下膈，属大肠。其支者，从缺盆上颈贯颊，入下齿中，还出挟口，交人中而上挟鼻孔。足阳明胃脉，起于鼻之交頞中，由眼下循鼻外，入上齿中，还出挟口环唇，下交承浆，却循颐后下廉，出大迎，循颊车，上耳前，过客主人，循发际，至额颅。其支者，从大迎前下人迎，循喉咙，入缺盆；下膈属胃络脾。其直者，从缺盆下乳内廉，挟气入气街中。其支者，起胃口，下循腹里，至气街，与直者合，以下髀关抵伏兔，下膝膑中，下循胫外廉，下足跗，入中指内间。又其支者，由下膝三寸而别，下入中指外间。又其支者，别跗上入大指间，出其端。足太阴脾与胃为表里，其脉起于足大指之端，循指内侧白肉际，过核骨后，上内踝前廉，至腨内，循胫骨后上膝股内前廉，入腹属脾络胃，又上膈挟咽，连舌本，散舌下。其支者，复从胃别上膈，注心中。手少阴心经之脉，起于心中，出属心系，下膈络小肠。其支者，从心系上挟咽，系目系。其直者，从心系却上肺，下出腋下，循臑内后廉，下肘内，由臂内后廉抵掌后锐骨之端，入掌内后廉，循小指之内出其端。手太阳小肠，与心为表里。其脉起于小指之端，循手外侧上腕，出踝中，直上循臂骨下廉，出肘内侧两筋之间，上循外后廉，出肩解，绕肩胛，交肩上，入缺盆，络心循咽下膈，抵胃属小肠。其支者，从缺盆循颈上颊，至目锐眦，却入耳中。又有支者，别颊上抵鼻，至目锐眦，斜络于颧。足太阳膀胱之脉，起于目内眦，上额交巅。其支者，从巅至耳上角。其直者，从巅入络脑，还出别下项，循肩髆内，挟脊抵腰中，入循膂，络肾属膀胱。其支者，从腰中下行，挟脊贯臀入腘中。又有支者，从髆内左右别下贯胛，挟脊内，过髀枢，循髀外，从后廉下合腘中，以下贯腨内，出外踝之后，循京骨，至小指外侧。足少阴肾，与膀胱为表里。其脉起于小指之下，斜走足心，出于然谷之下，循内踝之后，别入跟中，以上腨内，出腘内廉，上股内后廉，贯脊属肾，络膀胱。其直者，从肾上贯肝膈，入肺中，循喉咙，挟舌本。其支者，从肺出络心，注胸中。手厥阴心包络之脉，起于胸中，出属心包络，下膈历络三焦。其支者，循胸出胁，下腋三寸，上抵腋下，循臑内，下肘中，下臂行两筋之间，入掌中，循中指出其端。又有支者，别掌中，循小指次指出其端。手少阳三焦，与心包络为表里。其脉起于小指次指之端，上出两指间，循手表腕，出臂外两骨之间，上贯肘，循臑外，上肩，入缺盆，布膻中，散络心包，下膈，循属三焦。其支者，从膻中上出缺盆，上项，系耳后，直上出耳上角，以下颊至。又有支者，从耳后入耳中，出走耳前，过客主人前，交颊，至目锐眦。足少阳胆脉，起于目锐眦，上抵头角，下耳后，循颈，至肩上，入缺盆。其支者，从耳后入耳中，出走耳前，至目锐眦后。又有支者，别锐眦，下大迎，合手少阳脉抵于䪼，下加颊车，至颈，合缺盆，以下胸中，贯膈，络肝属胆，循胁里，出气街，绕毛际，横入髀厌中。其直者，从缺盆下腋循胸，过季胁，下合髀厌中。以下循髀阳，出膝外廉，至外辅骨之前，直下抵绝骨之端，下出外踝之前，循足跗上，出小指次指之间。其支者，别跗上，入大指之间，循大指岐骨内出其端，还贯爪甲，出三毛。足厥阴肝，与胆为表里。其脉起于大指丛毛之际，上循足跗上廉，去内踝一寸，上踝八寸，由太阴之后，上腘内廉，循股阴，入毛中，过阴器，抵小腹，挟胃属肝络胆，上贯膈，布胁肋，循喉咙之后，上入颃颡，连目系，上出额，与督脉会于巅。其支者，从目系下颊里，环唇内。又有支者，复从肝别贯膈，上注于肺，下行至中焦，挟中脘之分，复接于手太阴肺经，合督任两脉，以尽十六丈二尺之脉道，终而复始也。上第二卷，《二十三难》至《二十九难》，论经络。◉滕万卿曰：此篇具言八脉主病。二维失其维持，在阴则失志心痛，在阳则不能收持。及寒热两跷为病，其急者受邪而实，缓者少气而虚。任督为腹背中行，有血气之分，故其所苦如此。脊强内结，是其在阳在阴之异。冲脉者，十二经之海，邪客之则逆气特剧。带脉者，在季胁而横束诸脉，故有病焉，则弛纵而腰间溶溶。其经系足少阳，故阴中之阳失其守，则气少如坐水中。盖此八脉病形，在《内经》散出诸篇，若无统属，故越人并取发难。《二十七难》至此三篇，通言奇经，详且尽矣。◉丹波元胤曰：急，故令其脊强也，任脉起于胞门子户，故其脉结为七疝瘕聚之病。带脉者，回带人之身体，病则其腹缓，故令腰溶溶也。〔丁〕逆气，腹逆也，里急，腹痛也。〔虞〕瘕者，谓假于物形也。〔徐〕溶溶如坐水中，宽慢不收，而畏寒也。按《诸病源候论·虚劳里急候》曰：虚劳则肾气不足，伤于冲脉，冲脉为阴脉之海，起于关元，关元穴在脐下，随腹直上至咽喉，劳伤内损，故腹里拘急也。七疝，虞注：谓厥疝，盘疝，寒疝，徵疝，附疝，狼疝，气疝也。此称，《诸病源候论》所载。而《内经》有五脏风疝，及狐疝贵疝之七名，未知此所谓七疝否。自《二十三难》至此，论经络，是为第二篇。◉张山雷笺正：此章言八脉为病，亦杂引《素》《灵》之文为之。维者，维系之意，阳维维阳，阴维维阴，盖以此身之真阳真阴而言。阴阳不能维系，故怅然失志，阳气耗散而索索无生气也。溶溶不能自收持，阴液消亡而萎耎无力也。阳主外，表阳不固，则为寒热。阴主里，里阴不布，则为心痛。跷以跷捷为义，此脉有病，则失其跷捷之职。缓者，弛纵而不收。急者，拘挛而缩结。冲脉从气冲上行以至胸中，故为病气逆里结，与《素问·举痛论》之义正同。督脉行于脊膂，故病为脊强。任脉起于胞门，故病为内结疝瘕。疝之有七，隋唐以前，谓有厥疝、癥疝、寒疝、气疝、盤疝、肘疝、狼疝之名。（病形详巢氏《病源》，然未必精确，故不录。）至宋元以后，则曰寒疝、筋疝、水疝、气疝、血疝、𤸷疝、狐疝。要之疝以气言，皆气滞不行为病。瘕则假物成形，聚则聚积不散，皆血瘀凝结为病。灵胎谓男阳女阴，可说也。然竟谓男属气，女属血，故病亦殊，则男不容有血病，女不容有气病，何其执一不通至此。《素问·骨空论》亦言任脉为病，男子内结七疝，女子带下瘕聚。寿颐窃谓皆有语病，带脉在腰，围身一周，故带病则腰无约束，而阳气不振，乃宽纵而畏寒也。

三 十 难

30.1 三十难曰：荣气之行，常与卫气相随不[1]？然：经言人受气于谷[2]，谷入于胃[3]，乃传于五脏六腑[4]，五脏六腑皆受于气[5]。其清者为荣[6]，浊者为卫[7]，荣行脉中[8]，卫行脉外[9]，营周不息[10]，五十而复[11]大会[12]。阴阳相贯[13]，如环之无端[14]，故知荣卫相随也[15]。

①李駉曰：荣，华也，百骸九窍由此血气以荣华也；卫，护也，人慓悍之气行于经脉之外，昼行于身，夜行于脏，护卫身体也。问荣气与卫气相随不？◉徐大椿曰：相随，言相合而并行也。

②李駉曰：人无根株，饮食为命，故人受气于谷。

③李駉曰：胃者，水谷之海，胃为肺，所以谷入于胃。

④李駉曰：食气入胃，散精于肝，淫气于筋。食气入胃，浊气归心，淫精于脉。饮入于胃，游溢精气，上输于脾，脾气散精，上归于肺，下通膀胱。

⑤李駉曰：五脏六腑皆受谷气。◉徐大椿曰：言受谷气。

⑥李駉曰：胃化水，上传与心，生血，血为荣，故谷气清者为荣。

⑦李駉曰：胃化谷，为气，上传与肺，肺主气，气为卫，故谷气之浊者为卫。

⑧李駉曰：荣血属阴，阴主内，故荣行于血脉之中。

⑨李駉曰：卫气属阳，阳主外，故卫行于血脉之外。◉徐大椿曰：荣主血，故在脉之中；卫主气，故在脉之外。《素问·痹论》云：荣者，水谷之精气也，和调于五脏，洒陈于六腑，乃能入于脉也。卫者，水谷之悍气也，其气慓疾滑利，不能入于脉也。

⑩李駉曰：荣卫周流，曾无休息。

⑪徐大椿曰：五十，谓五十度也。详见第一难中。

⑫李駉曰：人一日一夜，荣卫五十周，明日艮时复大会于手太阴。

⑬李駉曰：阴阳更相贯串流通。

⑭李駉曰：如环无有端倪。

⑮王九思曰：丁曰：夫人之生，禀天真之气。后饮水谷食入胃，传于五脏六腑，化为精血。其精血各有清浊，其精中清者，归肺以助天真；其浊者，坚强骨髓。故血中之清者归心，荣养于神；血中之浊者，外华于肌肉；而清者行于脉内，浊者行于脉外。而卫者，卫护之义也。杨曰：营行作荣。荣者，荣华之义也。言人百骸九窍所以得荣华者，由此血气也。营者，经营也。言十二经脉常行不已，经纪人身，所以得长生也。二义皆通焉。卫者，护也。此是人之慓悍之气，行于经脉之外，昼行于身，夜行于脏，卫护人身，故曰卫气。凡人阴阳二气，皆会于头手足，流转无穷。故曰如环之无端也。心荣血，肺卫气，血流据气，气动依血，相凭而行。故知荣卫相随也。虞曰：经言人受气于谷，谷入胃，乃传与五脏六腑者，谓水谷入口，下至于胃，胃化谷为气，上传与肺，肺乃主气。气乃为卫，

胃化水上传与心，心乃生血，血乃为荣。气为表，行于脉外，血为里，行于脉内，二者相根据而行，故一日一夜五十周于身，复会于手太阴，如环之无端，转相溉灌也。经言清气为荣，浊气为卫，详此清浊之义，倒言之为正，恐传写误也。《阴阳应象论》曰：清阳实四肢，浊阴归六腑，即其义也。◉李驷曰：故知荣卫相与流行。◉滑寿曰：此篇与《灵枢》第十八篇岐伯之言同，但谷入于胃，乃传与五脏六腑，五脏六腑皆受于气，《灵枢》作谷入于胃，以传与肺，五脏六腑，皆以受气，为少殊尔。皆受于气之气，指水谷之气而言。五十而复大会，说见一难中。四明陈氏曰：荣，阴也，其行本迟，卫，阳也，其行本速。然而清者滑利，浊者慓悍，皆非涩滞之体，故凡为行于外，荣即从行于中，是知其行常得相随，共周其度。滹南王氏曰：清者，体之上也，阳也，火也。离中之一阴降，故午后一阴生，即心之生血也。故曰清气为荣。（天之清不降，天之浊能降，为六阴驱使之下也。云清气者，总离之体言之。）浊者，体之下也，阴也，水也。坎中之一阳升，故子后一阳生，即肾之生气也。故曰浊气为卫。（地之浊不升，地之清能升，为六阳举而使之上也。云浊气者，总坎之体言之。）经云：地气上为云，天气下为雨，雨出地气，云出天气，此之谓也。愚谓以用而言，则清气为荣者，浊中之清也。浊气为卫者，清中之浊也。以体而言，则清之用不离乎浊之体，浊之用不离乎清之体，故谓清气为荣，浊气为卫亦可也，谓荣浊卫清亦可也。纪氏亦云：《素问》曰：荣者，水谷之精气则清；卫者，水谷之悍气则浊。精气入于脉中则浊，悍气行于脉外则清。或问《三十二难》云：血为荣，气为卫。此则荣卫皆以气者何也？曰：经云荣者，水谷之精气。卫者水，谷之悍气。又云：清气为荣，浊气为卫。盖统而言之，则荣卫皆水谷之气所为，故悉以气言可也。析而言之，则荣为血而卫为气，固自有分矣。是故荣行脉中，卫行脉外，犹水泽之于川浍，风云之于太虚也。◉徐大椿曰：按：此段即《灵枢·营卫生会篇》中语。经文“谷入于胃”句下，有“以传于肺”四字，下文云五脏六腑皆以受气，义尤明白。今删去四字，则胃何以便入五脏六腑？此处关系最大，岂可少此一语，致乖脏腑传道之法？◉丁锦曰：此言荣卫相随不息之源，起于胃之谷气，其清者为荣，即谷味之精，乃阳中之阴，化血为荣，行于脉中；其浊者为卫，即谷味之气，乃阴中之阳，化气为卫，行于脉外。荣卫相随，周行脏腑之经脉，一日夜行五十度，复会于手太阴寸口。《荣卫生会篇》曰：荣出中焦，卫出下焦。◉叶霖曰：荣卫循行之义，已详一难中。此言荣卫相随不息之原，起于胃之谷气，其清者为荣，即谷味之精，乃阳中之阴也。血为荣，行于脉中，其浊者为卫，即谷味之气，乃阴中之阳，即所谓阳明悍气也，化气为卫，以卫护于脉外。《素问·痹论》云：营者，水谷之精气也，和调于五脏，洒陈于六腑，乃能入于脉也。卫气者，水谷之悍气也，其气慓疾滑利，不能入于脉也。亦即此义。但此节乃《灵枢·营卫生会篇》中语。惟《灵枢》作谷入于胃，以传于肺，五脏六腑，皆以受气，为少殊耳。然胃中水谷之精，为微丝液管吸至颈会管，过肺入心，化赤为血，以荣五脏六腑。经脉之中，删去以传于肺四字，便乖脏腑传道之义，关系匪轻，不可缺也。◉滕万卿曰：按此难问答，据《灵枢·荣卫生会篇》文，而明荣卫不相离之义。然谓卫气，其义不一，如《卫气篇》、《卫气行篇》，则谓独行之卫也，《生会篇》则谓并行之卫也。凡诸邪在脉外者，皆属此卫气之分，故曰荣行脉中，卫行脉外，各有其经所属之部分焉，不则，何以有中风是太阳卫病，以桂枝；伤寒是太阳荣病，以麻黄等语乎？若夫浮散之卫，则昼行诸阳，夜行诸阴。此难大意，专据一脉有二病之变，以明荣卫相随之义。前篇所谓是动所生二病，亦因是推之，则可矣。荣卫清浊之义，旧注详尽，其说盖血气互根之理尔。◉丹波元胤曰：〔杨〕卫者，护也，此是人之慓悍之气，行于经脉之外，昼行于身，夜行于脏，卫护人身，故曰卫气。凡人阴阳二气，皆会于头手足，流转无穷，故曰，如环之无端也。〔滑〕此篇与《灵枢》第十八篇，岐伯之言同，但谷入于胃，乃传与五脏六腑，五脏六腑，皆受于气。《灵枢》作谷入于胃，以传与肺，五脏六腑，皆以受气，为少殊尔。皆受于气之气，指水谷之气而言也。夫以用而言，则清气为荣者，浊中之清者也。浊气为卫者，清中之浊者也。以体而言，则清之用，不离乎浊之体，浊之用，不离乎清之体，故谓清气为荣，浊气为卫，亦可也，谓荣浊卫清，亦可也。纪氏亦云《素问》荣者水谷之精气，则清，卫者水谷之悍气，则浊，精气入于脉中则浊，悍气行于脉外则清。或问《三十二难》云，血为荣，气为卫，此则荣卫皆以气言者，何也？曰：《经》云：荣者水谷之精气，卫者水谷之悍气。又云：清气为荣，浊气为卫。盖统而言之，则荣卫皆水谷之气所为，故悉以气言可也。析而言之，则荣为血，而卫为气，固自有分，是故荣行脉中，卫行脉外，犹水泽之于川浍，风云之于太虚也。按自《三十难》，至《四十七难》，论脏腑，是为第三篇，○荣，营同，环周之义也，《灵枢》有《五十营篇》释人气通行之数，又《营气篇》曰：营气之道，内谷为宝，谷入于胃，乃传之肺，流溢于中，布散于外，精专者行于经隧，常营无已，终而复始。又《营卫生会篇》及此段，有荣周不息之语，其义并同。而查《说文》曰：营、市居也，从宫荧省声。据此与环周之义不叶，盖营，古读如环。《韩非子・五蠹篇》曰：苍颉之作书也，自环者谓之私，背私者谓之公。《说文》引《韩非》，作自营为厶，痛厶为公。《汉书・地理志》曰：临菑，名营丘，故齐诗云，于之营，遭我虔农之间兮。颜师古注：齐国风营诗之辞也，毛诗作还，齐诗作营，是其音通则义相藉者，营卫之营，亦与环同义。《灵枢・脉度篇》曰：跷脉者，合于太阳阳跷而上行，气并相还，则为濡目，气不荣，则目不合，是还与环通荣互用，则又可以证焉。杨注：荣者荣华，营者经营，并乖经旨。《说文》曰：卫，宿卫也，从韦从市从行，行，卫也，夫气之在外为护，谓之卫，在内周流，谓之营。《素问・痹论》曰：荣者，水谷之精气也，和调于五脏，洒陈于六腑，乃能入于脉也，故循脉上下，贯五脏络六腑也。卫者，水谷之悍气也，其气慓疾滑利，不能入于脉也，故循皮肤之中，分肉之间，熏于肓膜，出于胸腹。虞注：有清浊误写之说，不可从焉。◉张山雷笺正：荣卫之义，经文数见不鲜，虽立说未必一律，然其大旨，则荣即是血，卫即是气，荣以荣养为义，发育于全体之内，故以为在中，字亦作营，则有经营及保守二义，经营之义，以周流百体，滋长吾身而言，保守之义，以循行普遍，无有渗泄而言，皆是宅中之义。（营字本有保守一义，如军营之营，取其固守是也，血脉周于全身，无处不到，而必不渗泄一缕，是为营守之正旨，凡血之泄溢而可得见者，皆营守之失其职也，妇女月事时下，乃生理之常，故不为病，若所泄太过，则为崩漏之病，是亦营守之失其常度矣。）卫以护卫为义，固护于肌肤之表，故以为在外，而二者之原始，皆发生于胃中谷食之精华，则血乃生而气乃行，《素问・痹论》所谓营者水谷之精气，卫者水谷之悍气两语，已足尽其微妙，盖以营即是血，血为有形，原是食物之精液所化，故曰精气。而卫即是气，气虽无形，亦赖有谷食精华，充畅淫溢，然后气之遄行，乃得迅疾流利，故曰悍气。二者之行，遍于全身，原如鱼之与水，影之与形，恒无须臾可以相离之理，所谓血随气行，气为血帅者，荣卫相随，本是至当不易，而此节竟谓荣行脉中，卫行脉外，则以气血二者，离而析之，已非相随之正旨，果其脉中无气，将何以运行而周流不息，措辞未当，必不能为古人讳，且气是轻清，又安得反谓之浊，若谓营周不息，五十而复大会，又是第一难行阳二十五度、行阴二十五度之故智，一似营之与卫，各行一途，直至五十度而始大会者，则又岂得谓之相随，又曰阴阳相贯，如环无端，则又似一阴一阳，一营一卫，互相贯注者，岂血气之周流，乃一血一气，相间而行，有如此者，种种语病，皆不可解，盖有意过求其精微玄远，而失之穿凿，不可究诘，何如后世血随气行、气为血帅二语，简直言之之为愈乎。伯仁《本义》所引诸家之说，大都随文敷衍，信手拈来，毫无实际，故不备录，即如陈氏所谓荣行本迟，卫行本速，虽亦古人之恒言，然竟以血气二字，判分两路，岂不自堕于五里雾中，实则经文清荣浊卫，脉外脉中，皆是凿空之论，何有奥妙可言，而为之注者，必欲虚与委蛇，勉强敷佐，安得不支离恍惚，杳渺无凭，愈说愈幻耳，灵胎谓不如《灵枢·营卫生会篇》，有以传于肺四字，尤为明白，其实心营肺卫之说，盖即血管循环，往复心肺二脏之理，若谓心专主血，而不主气，肺专主气，而不主血，亦必说不过去，此节本说胃中谷气，为营卫气血之大源，则不言及肺，尚无大谬，灵胎之见，犹嫌拘执，若周澄之以为可证第一难行阳二十五度、行阴二十五度之理，则正不然，一日一夜五十度周身，本是古人推测之说，其实气血回环，一日一夜，断断不止五十度，且行阴行阳，何可分为两事，辨已详于第一难矣。《素问·痹论》谓荣者水谷之精气，和调于五脏，洒陈于六腑，乃能入于脉，卫者水谷之悍气，其气慓疾滑利，不能入于脉，意与此节同，而必不能合生理之真相，亦正如一丘之貉，试思脉中无气，血何能自行而周流不息，知其一不知其二，必非上古所固有，读者须当分别观之。

三十一难

31.1　三十一难曰：三焦者[①]，何禀[②]何生[③]？何始[④]何终[⑤]？其治常当何许[⑥]？可晓以不[⑦]？然：三焦者，水谷之道路[⑧]，气之所终始也[⑨]。上焦者，在心下，下膈[⑩]，在胃上口[⑪]，主内而不出[⑫]。其治在膻中[⑬]，玉堂下一寸六分，直两乳间陷者是[⑭]。中焦者，在胃中脘[⑮]，不上不下[⑯]，主腐熟水谷[⑰]。其治在脐旁[⑱]。下焦者[⑲]，当膀胱上口[⑳]，主分别清浊[㉑]，主出而不内[㉒]，以传道也[㉓]。其治在脐下[㉔]一寸[㉕]。故名曰三焦[㉖]，其腑在气街[㉗]。一本曰冲[㉘]。

①李驷曰：上焦、中焦、下焦。

②李驷曰：何所禀赋？

③李驷曰：何所发生？◉徐大椿曰：禀受也。

④李驷曰：始于何所？

⑤李驷曰：终于何所？◉徐大椿曰：言其经之起止也。

⑥李驷曰：治疗之法常在何所？

⑦李驷曰：可通晓此理否？◉徐大椿曰：治，犹县治之治，其所居之地也。

⑧李驷曰：三焦为决渎之官，水道出焉。水谷自上焦入，自下焦出。◉滕万卿曰：其气属诸腑。

⑨王九思曰：杨曰：焦，元也。天有三元之气，所以生成万物。人法天地，所以亦有三元之气，以养人身形。三焦皆有其位，而无正脏也。虞曰：天有三元，以统五运；人有三焦，以统五脏也。今依《黄庭经》配八卦属五脏法三焦，以明人之三焦法象三元也。心肺在上部，心法离卦，肺法兑卦、干卦，主上焦。干为天，所以肺行天气。脾胃在中部，脾胃属土，统坤卦，艮亦属土，艮为运气，主治中焦。肾肝在下部，肾法坎卦，肝法震卦、巽卦，主下焦，主通地气，行水道。夫如是，乃知坎、离、震、兑坤以法五脏，干、艮、巽乃法三焦，以合八卦变用。乃如下说。◉李驷曰：膻中为气海，又气海在脐下三寸，故知气之终始。◉徐大椿曰：此总释三焦之义，言其所禀所生在水谷，而其所始所终在气也。◉丁锦曰：此言三焦禀于胃之水谷，生于下文各属之穴，终始不息也。

⑩徐大椿曰：膈，隔也。心下有膜遮隔浊气谓之膈。

⑪李驷曰：此指上焦所在去处。

⑫李驷曰：主容纳水谷而不出。◉徐大椿曰：内，谓纳水谷也。◉滕万卿曰：饮食自咽入胃不妄出。

⑬滕万卿曰："玉堂下一寸六分直两乳间陷者"是十四字，疑是古来注语误入正文中者，故细书以别之。且膻中本处名，总称两乳间，岂拘任脉一穴乎？

⑭王九思曰：杨曰：自膈以上，名曰上焦，主出阳气，温于皮肤分肉之间，若雾露之溉焉。胃上口穴在鸠尾下二寸五分也。虞曰：膻中者，穴名也，直两乳中是穴，任脉气之

所发。《素问》曰：膻中为臣使之官，以主气布阴阳，气和志远，喜乐由生，谓布气也，故治其中矣。上焦主入水谷，内而不出，其为病止言冷热，虚则补其心，实则泻其肺，如此治者，万无一失。《灵枢经》曰：上焦如雾，谓行气如露溉灌诸经也。言胃气自膻中布气，与肺下溉灌诸脏。经曰：肺行天气。即此义也。◉李驷曰：膻中，穴名，直两乳中是穴。膻中为臣使之官，主气布阴阳，气和志达，喜乐由生。◉徐大椿曰：膻中穴，属任脉。下句是指膻中之所在，言在玉堂穴下一寸六分直当也。

⑮徐大椿曰：中脘穴，亦属任脉。

⑯李驷曰：此指中焦所在去处。

⑰李驷曰：主腐烂变化水谷，以为气血。

⑱王九思曰：杨曰：自脐以上，名曰中焦，变化水谷之味，生血以荣五脏六腑，及于身体。中脘穴在鸠尾下四寸也。虞曰：中焦乃脾胃也。中焦为病，止言冷热，虚则补其胃，实则泻其脾。如此治者，万无一失。《灵枢经》曰：中焦如沤，谓腐熟水谷也。其治在脐傍，脐傍左右各一寸，乃足阳明胃脉所发，挟脐乃天枢穴也。中焦主脾胃，故治在此经中，故曰脐傍也。◉李驷曰：脐傍左右各一寸，名天枢穴。◉徐大椿曰：脐旁，天枢穴也，属胃脉。◉滕万卿曰：总脐左右诸穴。

⑲徐大椿曰：一本有“在脐下”三字

⑳李驷曰：此指下焦所在去处。◉徐大椿曰：膀胱上口，阑门也。

㉑徐大椿曰：清者入于膀胱而为溺，浊者入于大肠而为滓秽。

㉒滕万卿曰：二便快通不秘涩。

㉓李驷曰：以上焦所纳水谷者，分而别之，清为小便，浊为大便，传导于其外。◉滕万卿曰：三字旧本误在“出而不入”之下，今移此。

㉔滕万卿曰：总小腹诸经穴旧本有一寸二字亦疑注语。

㉕王九思曰：杨曰：自脐以下，名曰下焦。脐下一寸，阴交穴也。主通利溲便以时下而传，故曰出而不内也。虞曰：下焦为病，止言冷热，虚则补其肾，实则泻其肝。如此治者，万无一失。《灵枢经》曰：下焦如渎。谓膀胱主水也。《素问》曰：三焦为决渎之官，水道出焉。脐下一寸，乃足三阴任脉之会，其治在兹，乃下纪也。◉李驷曰：名阴交穴。◉徐大椿曰：脐下一寸，名阴交穴，属任脉。

㉖李驷曰：又总言之。

㉗李驷曰：气街者，阴阳道路也，在少腹毛中各二寸是穴，乃足阳明脉气所发。足阳明胃化谷为气，故其腑在气街。◉徐大椿曰：腑，犹舍也，藏聚之义。言其气藏聚于此也。滑氏《本义》以此句为错简，非。按：《素问·骨空论》：冲脉起于气街。注云：足阳明经穴在毛际两旁是也。《灵枢·营卫生会篇》云：上焦，出于胃上口，并咽以上，贯膈而布胸中，走腋，循太阴之分而行，还至阳明，上至舌，下足阳明，常与营俱行于阳二十五独，行阴亦二十五度，一周也。故五十度而复会于手太阴矣。中焦，亦并胃中，出上焦之后，此所受气者，泌糟粕，蒸津液，化其精微，上注于肺脉，乃化而为血，以奉生身，莫贵于此，故独得行于精遂隧，命曰营气。下焦者，别回肠，注于膀胱而渗入焉。故水谷者，常并居于胃中，成糟粕而俱下于大肠而成下焦，渗而俱下，济泌别汁，循下焦而渗入膀胱焉。《素问·灵兰秘典论》云：三焦者，决渎之官，水道出焉。观此教条，义更明备。

㉘王九思曰：丁曰：《灵兰秘典论》曰：三焦者，决渎之官，引导阴阳水谷，故言三焦者，水谷之道路也。布气于胸中，故治在膻中穴也。其腑在气街而或曰冲者，二义俱通。言气街者，即阴阳道路也。言气冲者，气冲脉也。气冲者，十二经根本诸经行气之腑也，故言腑在气冲也。杨曰：气街者，气之道路也。三焦既是行气之主，故云腑在气街。街，衢也。衢者，四达之道焉。一本曰冲，此非扁鹊之语，盖吕氏再录之言，别本有此言，于义不可用也。虞曰：气街在少腹毛中两旁各二寸。是穴，乃足阳明脉气所发，言其三焦主三元之气，其腑在气街，其气街者，针经本名气冲，冲者，通与四达之义不殊，两存之亦可也。以气街为腑者，何也？谓足阳明胃，化谷为气，三焦又主三元之气，故以气街为腑也。◉李驷曰：此非扁鹊之语，盖吕氏再录之，云别本有此言也。气冲者，十二经根本，诸经行气之腑，此义亦通。◉滑寿曰：人身之腑脏，有形有状，有禀有生。如肝禀气于木，生于水。心禀气于火，生于木之类，莫不皆然。唯三焦既无形状，而所禀所生则元气与胃气而已。故云水谷之道路，气之所终始也。上焦其治在膻中，中焦其治在脐傍天枢穴，下焦其治在脐下一寸阴交穴。治，犹司也，犹郡县治之治，谓三焦处所也。或云治作平声读，谓三焦有病，当各治其处，盖刺法也。三焦相火也，火能腐熟万物，焦从火，亦腐物之气，命名取义，或有在于此欤。《灵枢》第十八篇曰：上焦出于胃上口，并咽以上，贯鬲而布胸中，走腋，循太阴之分而行，还至阳明，上至舌下。足阳明常与荣卫俱行于阳二十五度，行于阴亦二十五度，一周也。故五十度而复大会于手太阴矣。中焦亦傍胃口，出上焦之后，此所受气者，泌糟粕，蒸津液，化其精微，上注于肺脉，乃化而为血，以养生身，莫贵于此，故独得行于经隧，命曰营气。下焦者，别回肠，注于膀胱，而渗入焉。故水谷者，常并居于胃中，成糟粕而俱下于大小肠，而成下焦，渗而俱下，济泌别汁，循下焦而渗入膀胱焉。谢氏曰：详《灵枢》本文，则三焦有名无形，尤可见矣。古益袁氏曰：所谓三焦者，于鬲膜脂膏之内，五脏五腑之隙，水谷流化之关，其气融会于其间，熏蒸鬲膜，发达皮肤分肉，运行四旁，曰上中下，各随所属部分而名之，实元气之别使也。是故虽无其形，倚内外之形而得名；虽无其实，合内外之实而为位者也。愚按其腑在气街一句，疑错简，或衍。三焦自属诸腑，其经为手少阳与手心主配，且各有治所，不应又有腑也。◉黄元御曰：此引《灵枢·营卫生会》文。营自平旦起于手太阴之气口，五十度而复会于气口，卫气自平旦起于足太阳之睛明，五十度而复会于睛明，本不同道，曰相随者，言其并行于经中也。若宗气，则与营气相随耳。胸中大气曰宗气。义详《灵枢》《营气》、《卫气》诸篇。◉丁锦曰：腑，犹根也。气卫即气卫也，此即三焦之源也。此节本文自明，膻中玉堂穴，经穴篇详载治属也。（编者按：丁锦作“腑在气卫”。）◉叶霖曰：前节举五脏六腑，禀水谷荣卫之气，而相资养，为论脏腑之首条，此因三焦之气化，论其发用之理也。夫三焦者，禀原气以资始，合胃气以资生，上达胸中而为用，往来通贯，宣布无穷，造化出纳，作水谷之道路，为气之所终始也。上焦在膈膜之下者，以其上层与膈膜下层粘属也，其气自下而上，散于胸中，分布薰蒸于皮肤腠理，故在胃上口，主纳而不令出，其治在膻中穴，属任脉，在玉堂下，同身寸之一寸六分陷者中，任脉气所发也。中焦在胃中脘，以其包肝裹胃也，其治在气旁之天枢，胃脉之穴也，其用在胃之中脘，中脘者，乃十二经所起所会，阴阳肉完之处，故曰脘也。下焦者，当膀胱上口，乃阑门之分，盖由此清者入于膀胱而为气为溺，浊者入于大肠而为滓为秽，故主出而不纳，以传道也，其治在脐下任脉之阴交穴。《素问·灵兰秘典论》曰：三焦者，决渎之官，水道

出焉，即指此也。其所在气街者，气街在毛际两旁，足阳明经穴，乃三焦之根，原气所之处，即由肾系所生之脂膜也。夫三焦属相火之宅，火之性自下而上，故《素问·经脉别论》曰：饮入于胃，游溢精气，上输于脾，此指中焦也。脾气散精，上归于肺，此指上焦也。通调水道，下输膀胱，此指下焦也。然论上中下三焦之气，何以独重乎饮，不知气乃水之所化也。膀胱之水，借吸入之天阳，引心火至下焦，薰蒸化而为气以上达，为津为液为汗，此火交于水，化气之理，即乾阳入坤阴，随阳气上腾而为云为雨之义也。若夫三焦之形质，详见于《二十五难》，可参互观之。◉滕万卿曰：言十二经皆以俞为原，则手足俞原亦为三焦主治之穴，可知也。按《内经》言三焦者多端，或由宗营卫之所化而言之，或缘内外经脉之所属而言之，又或连膀胱言之。及言其理之横直浓薄者，率皆因其有名而无形故也。盖此篇虽发问于禀生始终，然其所主专在位与治。盖饮食常凭其气，而出入运化，以养生气之原。故云水谷之道路，气之所终始也。上焦之主内而不出者，此其职也。失职则噎鬲胸满，随时便生。中焦之不上不下者，辗磨水谷，此其职也。失职则翻胃腹胀痞积，往往而成。下焦之出而不纳者，泌水液，转糟粕，此其职也。失职则癃闭秘结溺数泻痢等证，立而蜂起。故其为主治也，膻中齐旁及齐下，是由其位为治矣。然三焦之治，岂止三处乎？故下文云：其腑在气街，所谓气街者，三焦之所行，诸十二经之俞原是也。《灵枢·卫气篇》曰：知六腑之气街者，能知解结契绍于门户。又曰：胸气有街，腹气有街，头气有街，胫气有街。又《动输篇》曰：四末阴阳之会者，此气之大络也。四街者，气之径路也。滑注以足阳明经有气街穴，故疑为衍文，坐不深察故尔。其腑在气街一句，非误非衍，所谓腑者，指气腑言，即气穴是也。《素问》有气腑一篇，可以征已。明吴文炳《辨真》云：气街足阳明之气冲。是亦一义也。◉丹波元胤曰：〔杨〕自膈以上，名曰上焦，主出阳气，温于皮肤分肉之间，若雾露之溉焉，胃上口，穴在鸠尾下二寸五分也，自齐以上，名曰中焦，变化水谷之味，生血以营五脏六腑，及于身体，中脘，在鸠尾下四寸也，自齐以下，名曰下焦，齐下一寸，阴交穴也，主通利溲便，以时下而传，故曰出而不内也，气街者，气之道路也，三焦既是行气之主，故云腑在气街。街，衢也，衢者，四达之道焉，一本曰冲，此非扁鹊之语，盖吕氏再录之言，别本有此言，于义不可用也。〔虞〕中焦，其治在脐傍左右各一寸，乃足阳明胃脉所发，夹脐，乃天枢穴也，中焦主脾胃，故治在此经中，故曰脐傍也，三焦其腑在气街，针经本名气冲，冲者通，与四达之义不殊，两存之可也。〔纪〕三焦者，禀原气以资始，合胃气以资生，上达胸中而为用，往来通贯，宣布无穷，造化出内，作水谷之道路，为气之所终始也。《灵枢经》云：上焦如雾，中焦如沤，下焦如渎。且如上焦者，其气自下而上散于胸中，分布薰蒸于皮肤腠理，在胃上口，主内物而不令出，中焦者，其治在脐旁，其用在胃中脘，中脘者，乃十二经所起所会，阴阳完之处，故曰脘也。《素问》云，三焦者，为决渎之官，其腑在气街者，乃原气所脏之处也，夫三焦者，焦字从火从隹，乃火之？物也，火之性自下而上，今三焦始于原气，用于中脘，散于膻中，亦如火自下而上也。故《素问》云，饮入于胃，游溢精气，上输于脾，此指中焦也，脾胃散精，上归于肺，此指上焦也，通调水道，下输膀胱，此指下焦也。然脾肺膀胱，既为脏腑，而又谓三焦，人以是知之。盖内有所蕴，则曰玄府，气达于外，则曰三焦，名之为焦者，皆得火而发也，如此则见三焦上下，为水谷之道路，作气之终始也。《证义》云：人受水谷，皆纳于胃，谷气从胃，而纳于三焦，三焦始传于肺，而遍于十二经，则三焦之腑在胃中，明矣，是不在气街也。天锡言：三焦为原气之别使，主发用气街之气，合水谷之气，而达于四旁，通十二经络，是腑在气街也明矣，证义之言，不合本经之意。〔滑〕治，犹司也，犹郡县治之治，谓三焦治所也。〔徐〕膀胱上口，阑门也，清者入于膀胱，而为溺，浊者入于大肠，而为滓秽，腑犹舍，脏聚之义也。按《白虎通》曰：三焦者，包络腑也，水谷之道路，气之所终始也，故上焦若窍，中焦若编，下焦若渎，此段经文，原于《灵枢·营卫生会篇》，而与《素问·六节藏象论》、《灵枢·本脏篇》所言，有名有状之三焦，《素问·灵兰秘典论》、《灵枢·本输篇》所言，专指下焦气化之三焦，《灵枢·经脉篇》，《三十八难》所言，手少阳三焦经脉气所行之三焦，固自不同。盖所谓有名无状者，是也。《甲乙经》曰：玉堂，一名玉英，在紫宫下一寸六分陷者中，任脉气所发。膻中，一名元儿，在玉堂下一寸六分陷者中，任脉气所发。《说文》曰，脘，胃腑也，从肉完声，读若患。前段举五脏六腑，禀水谷荣卫之气，而相资养，为论脏腑之首条，因及三焦之气，论其发用之理，以次之也。《本义》，以其腑在气街句为衍，非。纪注辨之明晰。◉张山雷笺正：此章专言三焦之功用，统上中下三部，合而言之，以谷食之输化，为其所禀所生，又以气字为上中下三者之线索，则此身上下，可以包涵在内，见得三焦输化，至为重要，而后三焦二字，庶可厕诸脏腑之列，以为十二经络中之一大纲，盖此身自有生以后，固非谷食不生活，而维气之周流，确为全体之主宰，从此着想，持论不可谓不当此盖推测三焦命名之义，本谓食物精华，实为滋长百骸之根本，则上脘之受盛，中脘之消化，以至二便之排泄，无一非重要关键，而原夫食物之所以能受，所以能化，以及滓秽所以能泄之理，又惟身中元阳大气，足以敷布而斡旋之，爰取少火生气之义，以配少阳相火，又与少阳一经，名义适为巧合，以见无火不熟，无火不化，而亦无火不行之理，名之曰焦，其旨如是，然原夫上之受盛，中之育化，下之排泄，仍是胃肠固有之功能，究非别有三焦一物，为其纲领，故必以上中下三者分析言之，益可见三焦之名，统括胸腹全部，皆在其中，又可为二十五难有名无形一句，作为精确之诠解，观其指定三焦所在部位，曰上焦在胃上口，主纳而不出，中焦在胃中脘，主熟腐水谷，下焦当膀胱上口，主分别清浊，出而不纳，虽似分别三者，各司其职，其实上即胃之纳谷熟腐，中即肠之吸收精液，下即二便之去路，岂胃上口之间，别有一上焦，胃中脘之间，别有一中焦，膀胱上口之间，别有一下焦在乎，其治，犹言其处，亦以指示其大略之部位，非谓膻中、天枢、阴交诸穴，果即是纳食消食，通调二便之主宰，伯仁以治字作处所解，甚是，而又谓或以为刺法治病，则想像言之，古人本无是说，伯仁所引《灵枢·营卫生会篇》文，《甲乙经》在《营卫三焦篇》中，所谓上焦出胃上口，中焦亦并胃中，下焦别回肠注膀胱，下于大肠。（滑氏《本义》原本，并胃中作傍胃口，下于大肠作下于大小肠，皆误，兹依《甲乙》、《灵枢》改。）大旨与《难经》此章，同以受盛、消化、排泄三事，分属三焦，无甚区别，但《甲乙》此节行阴行阳，及循下焦而渗入等句，大有语病，不可拘执。（行阴行阳，辨已详第一难笺，循下焦而渗入膀胱之误，说见下。）腑在气冲之义，则徐洄溪所解甚是，盖气冲即冲脉发源之处，是为吾身元气之根，三焦皆以元气而能运化，则气所聚处，固以下焦为其发源之地，聚在气冲，自有至理，故经又谓营出于中焦，卫出于下焦，又谓三焦为元气之别使，但《难经》此节，竟谓膀胱上口，分别清浊，主出而不纳，颇似二便分途，即在此膀胱之上口，不知溺之上流，来于两肾输溺之管，而直达膀胱，本与小肠无涉，则《难经》是说，殊非生理之真，不如《素问》肾为胃关，关门不利则聚水一节，确能识得水道之发源于肾，可见为此说者，已隐隐有膀胱上承小肠之意，然犹未显而言之也，迨徐氏灵胎为《难经》作注，遂直谓膀胱上口，即是阑门，复于分别清浊句下注曰：清者入于膀胱而为溺，浊者入于大肠而为滓秽，则阑门之下，必有二道，一注膀胱，一注大肠，即为二便分道之处，岂不知阑门之称，本以小肠下口、大肠上口之承接处言之，大小二肠，衔接无间，并非别有口，一可通膀胱，不独吾国向无异说，即英医合信氏《全体新论》，亦曰大肠上回，与小肠横接，名曰阑门。在彼向承用中学旧名，乃灵胎于此，竟能说成小肠下口有二，宁非亘古未有之奇闻，然其所以敢于创此异说者，亦何莫非《难经》经文，有以道其先路，然此非独《难经》一家之误也，《甲乙经》一卷《营卫三焦篇》，亦曰下焦者，别于回肠，注于膀胱而渗入焉，故水谷者，常并居于胃中，成糟粕，而俱下于大肠，而为下焦，渗而俱下，渗泄别汁，循下焦而渗入膀胱也。此即今本《灵枢》之《营卫生会篇》，又《太素》十二卷，（篇目已佚）皆与此同，惟而为下焦，作而成下焦，渗泄别汁，作济泌别汁为异。寿颐按：济泌二字，义颇费解，故从《甲乙》，然既曰渗而俱下，又曰渗泄别汁，循下焦而渗入膀胱，三句连用三渗字，以文义而言，可谓不通已极，总之为此说者，全未知膀胱之溺，何自而来，模模糊糊，凭空结撰，固不得以医学经文而曲为之解者也。）其意亦以为由回肠而注入膀胱，然既曰注于膀胱，又曰渗入，究之注为贯注，渗为渗漏，二字之义，判然不同，而乃并作一句，如何说得过去，疑是疑非，眩人耳目，即此一句，尚何有研究之价值可言，乃又曰成糟粕而俱下于大肠，而为下焦，乃渗泄别汁，循下焦而渗入膀胱，则又似膀胱之溺，由大肠渗入，若以《甲乙》此说与灵胎《难经》之注合而读之，则膀胱中之溺，既由回肠而注入，又由大肠而渗入，且又由小肠而注入，膀胱则一，而溺之来路，则愈说而愈多，何其幻而善变，一至于此。寿颐按：此与《素问》肾为胃关一节，能知关门不利为聚水之病源者，必非同时文字，《难经》此条，实不可信，故《全体新论》亦谓《难经》以膀胱上口即为小肠下口，水液由是渗入者非。寿颐按：近人之言三焦者，以唐容川之说，最为盛行，大旨谓三焦即是油膜，其意即从经文循下焦而渗入膀胱等句误人，盖容川既知膀胱上源，小便有输入之管，其来自肾，而自肾以上，水由何道，则学者多未能明言其所以然，容川有见于畜类两肾，藏在板油之中，而板油则每与大小肠外黏连之油膜，处处联贯，意想所能及者，两肾输溺之管，上流既无正轨，则水之所以聚者，苟非由油膜中渗注而来，更从何处可至两肾，而《内经》则既有下焦者别回肠、注膀胱而渗入之明文，又以循下焦而渗入膀胱，重言以申明之，则肾肠之间，止此无数油膜，彼此联属，指为渗水入肾，即在此间，又谁敢以为不确，是说也，较之金元以降，侈谈膀胱上口下口，或有或无，争辩不休。尽属臆说者，固觉稍稍有据，似乎中西学理，且可因此沟通，是以近三十年之著书立说者，无不听命于容川笔下，随声附和，并为一谈，于是古之所谓三焦两字，至今日而认作油膜，几若铁案已成，悬之国门，不能增损一字。其实唐氏之说，乃从元人袁坤厚氏旧说，仿佛为之，仍是理想作用，但袁谓膈膜脂膏之内，五脏五腑之隙云云，统上中下三部而言，浑漠无垠，本非专指一处，所以读者尚以为无甚疑窦，乃唐则认定油膜即是三焦，须知膈上心肺之部，全无油膜缠绕，与膈下绝然不同，胡可提出油膜一件，认作三焦代表，则仍是自弄聪明，指鹿为马之故智而已，何如以上中下三部分析言之，依《营卫生会篇》约略指定，按部序班，庶几各有实在之可徵乎。

三十二难

32.1　三十二难曰：五脏俱等[①]，而心肺独在膈上者，何也[②]？然：心者血，肺者气。血为荣，气为卫[③]。相随上下，谓之荣卫[④]。通行经络，荣周于外[⑤]，故令心、肺在膈上也[⑥]。

①李駉曰：五脏俱在腹肚中。

②李駉曰：心肺独在胸膈之上者，如何？◉徐大椿曰：在膈上，言其位独高，处于胸膈之上也。

③李駉曰：心为帝王，高居远视，心生血，血为荣。肺为华盖，亦位居高，肺生气，气为卫。◉徐大椿曰：《素问·五脏生成论》云：诸血者皆属于心，诸气者皆属于肺。盖荣行脉中，故血为荣；卫行脉外，故气为卫。

④李駉曰：血流据气，气动依血，或上或下，相随而行。◉徐大椿曰：上下，谓五十度周于身也。说见第一难中。

⑤李駉曰：流通往来于十二经十五络中，周遍而不穷。◉徐大椿曰：通行经络，言十二经无所不通而周行于脏腑之外也。

⑥王九思曰：丁曰：心肺主通天气，故在膈上。杨曰：自脐以上通为阳。自脐以下通为阴。故经曰：腰以上为天，腰以下为地。天阳地阴，即其义也。今心肺既居膈上而行荣卫，故云荣周于外。虞曰：心为帝王，高居远视，肺为华盖，位亦居膈。心主血，血为荣。肺主气，气为卫。血流据气，气动依血，血气相根据而行，故心肺居在上焦也。◉李駉曰：心肺乃血气之主，又通天气，故在膈上。◉滑寿曰：心荣肺卫，通行经络，营周于外，犹天道之运于上也。鬲者，隔也。凡人心下有鬲膜与脊胁周回相著，所以遮隔浊气，不使上熏于心肺也。四明陈氏曰：此特言其位之高下耳。若以五脏德化论之，则尤有说焉。心肺既能以血气生育人身，则此身之父母也。以父母之尊，亦自然居于上矣。《内经》曰：鬲肓之上，中有父母，此之谓也。◉徐大椿曰：荣卫为一身之统摄，而心肺主之，故独居膈上，以宰之也。◉黄元御曰：在脏腑曰气血，在经络曰营卫。◉丁锦曰：此谓心肺乃气血之主，故居膈上，以别气血为荣卫，周于身者出也。下章详言荣卫之源。◉叶霖曰：《素问·五脏生成篇》曰：诸血皆属于心，诸气皆属于肺。是心主血，血为荣，肺主气，气为卫，血流据气，气动依血，营卫相随，通行经络，周于身外，犹天道之运于上，故居鬲上也。鬲，膈膜也。凡人心肺之下，诸脏之上，有膈膜一层，薄如细网，随呼吸以升降，遮隔浊气，不使上薰于心肺也。首节明血气之用，此节言血气之体，以见人身脏腑，皆赖血气之荣养也。◉滕万卿曰：按此篇所述，五脏同辈等列，而心肺独在鬲上，脾肝肾三脏，皆在鬲下。上焉则清阳之处，下焉则浊阴之地，此乃心肺独似有贵焉。夫心者生化荣血，肺者营运卫气，一身气血，率皆赖于二脏之运化，则其所职最重。故心肺之所贵者无他，唯在血与气耳。《素问》曰：鬲肓之上，中有父母。所谓父母者，指气

血言。则此篇主意，权舆乎此。盖虽五脏为一身之主，神气之舍，然其所以为病，皆因血气虚实。且药有气味，亦唯不过疗气血耳。气血生化，则精神魂魄寓其中。然则医之治病，专在气血之分，岂拘拘于脏象乎？故《素问》又曰：血气者，人之神，不可不谨养。则此之谓也。◉丹波元胤曰：〔滑〕心荣肺卫，通行经络，营周于外，犹天道之运于上也。鬲者，隔也。凡人心下有鬲膜，与脊胁周同相著，所以遮隔浊气，不使上熏于心肺也。〔徐〕《素问·五脏生成论》云：诸血者皆属于心，诸气者皆属于肺。盖营行脉中，故血为营，卫行脉外，故气为卫。◉张山雷笺正：心主血，肺主气，二者为全体之纲领，所以统率内外百骸，为此身之主宰，所以位居于上，然此仅以理想言之，生理之功用，不当作如是说。陈氏父母之喻，亦不足以发明心肺之生理，惟经言鬲肓之上，中有父母，其意未尝不以心肺两脏拟为父母之可贵。寿颐谓心肺二脏，肺包心外，心处肺中，发血回血，交互循环，而血行一周，已为炭气所侵，色紫不红，其血已浊，必由肺中经过，呼出浊气，吸入清气，复归心脏，又为清洁之血，心之与肺，关系至密，独在鬲上，即所以利于呼吸，造物神妙，意在斯乎。

三十三难

33.1　三十三难曰：肝青象木①，肺白象金②。肝得水而沉③，木得水而浮④；肺得水而浮⑤，金得水而沉⑥。其意何也⑦？然：肝者，非为纯木也⑧，乙角也⑨，庚之柔⑩。大言阴与阳⑪，小言夫与妇⑫。释其微阳⑬，而吸其微阴之气⑭，其意乐金⑮，又行阴道多⑯，故令肝得水而沉也⑰。肺者，非为纯金也⑱，辛商也⑲，丙之柔⑳。大言阴与阳㉑，小言夫与妇㉒。释其微阴㉓，婚而就火㉔，其意乐火㉕，又行阳道多㉖，故令㉗肺得水而浮也㉘。肺熟而复沉㉙，肝熟而复浮者，何也㉚？故知辛当归庚㉛，乙当归甲也㉜。

①李驷曰：肝色青，象东方甲乙木。

②李驷曰：肺色白，象西庚辛金。

③王九思曰：丁曰：五行既定，即有刚柔，配合夫妇，柔纳其刚。今经举肝青象木，木性本浮，今肝得水沉者，谓又怀金性也。又，木七月受气，正月临官，行其阴道多，是故肝得水而沉也。杨曰：四方皆一阴一阳，东方甲乙木。甲为阳，乙为阴，余皆如此。又，甲为木，乙为草，丙为火，丁为灰，戊为土，己为粪，庚为金，辛为石，壬为水，癸为池。又，乙带金气，丁带水气，己带木气，辛带火气，癸带土气。皆五行王相配偶，故言肝者，非为纯木也。阳交错故也。木生于亥而王于卯，故云行阴道多。东方甲乙木，畏西方庚辛金，故释其妹乙，嫁庚为妇。故曰庚之柔，柔阴也。乙带金气以归，故令肝得水而沉也。虞曰：乙与庚合，从夫之性，故得水而沉也。◉李驷曰：肝遇水即沉。

④李驷曰：木乃肝之气，遇水反浮而不沉。

⑤王九思曰：丁曰：肺白象金。金性本沉，今肺反浮，谓辛纳火性。又正月受气，七月临官，行其阳道多，是故肺得水而浮也。杨曰：金生于巳，王于酉，故云行阳道多。西方庚辛金，畏南方丙丁火，故释其妹辛，嫁为丙妇，故曰丙之柔，辛带火气以归，故令肺得水而浮也。虞曰：丙与辛合，随夫之性，炎上而浮，故云也。◉李驷曰：肺遇水即浮。

⑥李驷曰：金乃肺之气，遇水反沉而不浮。

⑦李驷曰：肝木肺金，沉浮如何？◉徐大椿曰：肝居肺下，故曰得水而沉；肺居肝上，故曰得水而浮。言肝既属木，则当浮而反沉，肺既属金，则当沉而反浮，与金木之本体不类，故设问也。

⑧李驷曰：东方甲乙木，肝属木，非纯禀木之气。

⑨李驷曰：甲为阳，乙为阴，乙带金气。角，木音也。木为阳，金为阴，阴阳交错。◉徐大椿曰：木属阳，乙为阴，木志在从金，故曰非纯角于五音亦属木。

⑩李驷曰：东方甲乙木，畏西方庚辛金。乙嫁庚为妇，庚为阳，乙为阴，柔阴也。◉徐大椿曰：庚为阳金，乙与庚合刚柔相配，则乙之刚，为庚，庚之柔为乙也。

⑪李驷曰：以肝木之大者言之，莫若阴阳，甲为阳，乙为阴。

⑫李驷曰：以肝木之小者言之，莫若夫妇。甲乙木畏庚辛金，故释其妹乙嫁庚为妇，乙为妇阴，庚为夫阳。◉徐大椿曰：大而言之，即天地之阴阳；小而言之，即人伦之夫妇，其理一也。

⑬李驷曰：甲为阳，释去甲之气。

⑭李驷曰：乙为阴，又怀金性，吸受乙阴之气。

⑮李驷曰：肝之意思，喜乐金性。◉徐大椿曰：妇，有从夫之义。乙为阴木，故曰微阳。乐金，谓乐从乎金也。

⑯李驷曰：木七月受气，十月长生。自七月至十二月，多是阴道。正月临官，二月帝旺，方是阳道。◉徐大椿曰：肝属足厥阴经，位乎膈下，故曰行阴道多。◉丁锦曰：庚金居阴道。◉滕万卿曰：足厥阴多血少气。

⑰李驷曰：乙与庚合，从夫之性，故肝得水而沉也。◉徐大椿曰：得水而沉，言得其滋养，与下文得热正相反。又金性本沉，亦有从夫之义。

⑱李驷曰：西方庚辛金，肺属金，非纯金气。

⑲李驷曰：庚为阳，辛为阴，辛带火性。商，金音也。火为阳，金为阴，阴阳交错。◉徐大椿曰：金属阴，辛为阴，金志在从火，故曰非纯商于五音亦属金。

⑳李驷曰：西方庚辛金，畏南方丙丁火。辛嫁丙为妇，丙为阳，辛为阴，柔阴也。◉徐大椿曰：丙与辛合。

㉑李驷曰：以肺金之大者言之，莫若阴阳，庚为阳，辛为阴。

㉒李驷曰：以肺金之小者言之，莫若夫妇。庚辛金畏丙丁火，故释其妹辛嫁丙为妇，辛为妇阴，丙为夫阳，

㉓李驷曰：辛为阴，释夫微阴之气。◉徐大椿曰：辛为阴金，故曰微阴。

㉔李驷曰：辛金就丙火为婚姻。◉徐大椿曰：婚，犹婚嫁之婚，言嫁于火也。

㉕李驷曰：肺金之意，喜乐火性。

㉖李驷曰：金正月受气，四月长生。自正月至六月，多是行阳道。至七月临官，八月帝旺，乃是行阴道。◉徐大椿曰：肺属手太阴经，位乎膈上，故曰行阳道多。◉丁锦曰：丙火居阳道。◉滕万卿曰：手太阴多气少血。

㉗徐大椿曰：一本无令字。

㉘李驷曰：丙与辛合，从夫之性，故肺遇水而浮。◉徐大椿曰：火性本浮，亦从乎夫也。◉丁锦曰：此章言阴阳互根，五行交合之理。凡人身不外乎阴阳，交则生，不交则病，离则死。越人特举肝肺而言者，肝主血，而肺主气，此又以气血为一身阴阳之主也。学者既透此章之义，则前后八十一难之经义，无不可以神会而贯也，即据五行之理，无非在阴阳交合，如天干甲乙丙丁戊为阳道，己庚辛壬癸为阴道，此十干对分而为交合之阴阳也。又甲乙木，丙丁火，戊己土，庚辛金，壬癸水，上一字属阳属阴，此五行各分，为交合之阴阳也。又五音，附五行，如宫土商金角木徵火羽水，各因十干之阴阳，而分太少，此五音附十干，而为交合之阴阳也。又人之五脏属阴五行，而其中之文合，又寓阳五行，此脏腑各有交合之阴阳也。明乎阴阳交合之义，然后可以畅达此章之理矣。如经云，肝非纯木，乙角也，庚之柔，言肝乃乙角之阴木也，然又非纯木，乙与庚合，故其中寓庚金，庚属阳而乙属阴，故乙木乃庚金之柔也。大而言之，即阴与阳，小而言之，如夫与妇也。又云，释其微阳，而吸其微阴之气，其意乐，释犹开也，吸犹收也。乙木，二月之木也，

阳气未盛，故曰微阳；庚金，七月之金也，七月阴气未盛，故曰微阴。开乙木之微阳，收庚金微阴之气，则木不燥而乐矣。又云，金又行阴道多，故令肝得水而沉也，言庚虽阳金，而其所居之位，在十干中之阴道，故肝亦随阴道而沉，如妇之有夫也。又云，肺非纯金，辛商也，丙之柔，言肺乃辛商之阴金也。然又非纯金，丙与辛合，其中寓丙火，丙属阳，而辛属阴，故辛金乃丙火之柔也。大而言之，即阴与阳，小而言之，如夫与妇也。又云，释其微阴，婚而就火，其意乐，言辛金八月之金也，八月阴气尚微，故曰微阴。开辛金之微阴，婚而就火，如就婚于丙火也，辛金之阴，得丙火之阳，则不寒而乐矣。又云，火又行阳道多，故肺得水而浮也，言丙火所居之位，在十干中之阳道，故肺亦随阳道而浮，亦如妇之随夫也。举肺肝二脏而推，则五脏六腑之阴阳交合，无不可以会悟矣。

㉙李驷曰：肺生浮而熟沉。

㉚李驷曰：肝生沉而复浮。◉徐大椿曰：肺气热，则清气下坠；肝气热，则相火上升。

㉛李驷曰：庚，纯金性，辛，带火性，故肺生则浮。至肺熟而复沉者，是知辛带火性，复还庚金之性。

㉜王九思曰：丁曰：皆归本性也。杨曰：肝生沉而熟浮，肺生浮而熟沉，此是死则归本之义，熟喻死矣。如人夫妇有死亡者，未有子息，各归其本，极阴变阳，寒盛生热，壅久成通，聚而必散，故其然也。义之反复，故浮沉改变也。◉李驷曰：甲，纯木性，乙，带金性，故肝生则沉。至肝熟而复浮者，是知乙带金性，复还甲木之性。◉滑寿曰：四明陈氏曰：肝属甲乙木，应角音而重浊。析而言之，则甲为木之阳，乙为木之阴。合而言之，则皆阳也。以其属少阳，而位于人身之阴分，故为阴中之阳。夫阳者，必合阴，甲乙之阴阳，本自为配合，而乙与庚通刚柔之道，乙乃合甲之微阳，而反乐金，故吸受庚金微阴之气，为之夫妇。木之性本浮，以其受金之气，而居阴道，故得水而沉也。及熟之，则所受金之气去，乙复归之甲，而木之本体，自然还浮也。肺属庚辛金，应商音而轻清。析而言之，则庚为金之阳，辛为金之阴。合而言之，则皆阴也，以其属太阴而位于人身之阳分，故为阳中之阴。夫阴者必合阳，庚辛之阴阳，本自为配合，而辛与丙通刚柔之道，辛乃合庚之微阴，而反乐夫火。故就丙火之阳为之夫妇。金之性本沉，以其受火之气，炎上而居阳道，故得水而浮也。及熟之，则所受火之气乃去，辛复归之庚，而金之本体自然还沉也。古益袁氏曰：肝为阴木，乙也。肺为阴金，辛也。角商各其音也。乙与庚合，丙与辛合，夫妇也，故皆暂舍其本性而随夫之气习，以见阴阳相感之义焉。况肝位鬲下，肺居鬲上，上阳下阴，所行之道，性随而分，故木浮而反肖金之沉，金沉而反肖火之上行而浮也。凡物极则反，及其经制化变革，则归根复命焉。是以肝肺熟，而各肖其木金之本性矣。纪氏曰：肝为阴中之阳，阴性尚多，不随于木，故得水而沉也。肺为阳中之阴，阳性尚多，不随于金，故得水而浮也。此乃言其大者耳。若言其小，则乙庚丙辛，夫妇之道也。及其熟而沉浮反者，各归所属，见其本性故也。周氏曰：肝畜血，血，阴也，多血少气，体凝中窒，虽有脉络内经，非玲珑空虚之比，故得水而沉也。及其熟也，濡而润者，转为干燥，凝而窒者，变为通虚，宜其浮也。肺主气，气，阳也，多气少血，体四垂而轻泛，孔窍玲珑，脉络旁达，故得水而浮也。熟则体皆揪敛，孔窍窒实，轻舒者变而紧缩，宜其沉也。斯物理之当然，与五行造化默相符合耳。谢氏曰：此因物之性而推其理也。愚谓肝为阳，阴中之阳也，阴性尚多，故曰微阳。其居在下，行阴道也。肺为阴，阳中之阴

也，阳性尚多，故曰微阴。其居在上，行阳道也。熟则无所乐而反其本矣。何也？物熟而相交之气散也。◉徐大椿曰：肝得热，则微阴不足以相吸；肺得热，则亢阳适见其可畏，则阴木与阳木，阴金与阳金，自为配偶而复其本体浮沉之性也。◉黄元御曰：乙与庚合，其意乐金，又自水位上升，是行于阴道多也，故肝得水沉。辛与丙合，其意乐火，又自火位下降，是行于阳道多也，故肺得水浮。及至肺热而复沉，肝热而复浮，则是辛金终当归庚，乙木终当归甲也。◉丁锦曰：此言阴阳之离也，熟犹纯也，辛归庚，则纯金，丙与辛不合而离矣。甲归乙，则纯木，乙与庚不合而离矣。离则亢，亢则死矣。中峰云：此章历来注释不明，皆因点读多讹，如张注点庚之柔大言，阴与阳小言，马注点其意乐金，其意乐火，使一篇精义，处处茫然，今则首明阴阳互根，五行交合之理，便觉通篇一贯，不解自明，千古难明之义，一旦恍然，不亦快哉。◉叶霖曰：此言阴阳互根，五行化合之理。人身不外乎阴阳，交则生，不交则病，离则死。越人特举肝肺而言者，肝藏魂，肺藏魄，魂魄为一身阴阳之主宰也。以十干合脏腑，甲阳木应胆，乙阴木应肝，丙阳火应小肠，丁阴火应心，戊阳土应胃，己阴土应脾，庚阳金应大肠，辛阴金应肺，壬阳水应膀胱，癸阴水应肾。若以五音配五行，宫土、商金、角木、征火、羽水，各因十干之阴阳，而分太少也。肝属乙木，得水当浮，何以反沉？然：肝虽乙木，乙与庚合，庚为阳金，金性本沉，妇当从夫，其意乐金，而失木之本性，故得水反沉也。肺属辛金，金得水当沉，何以反浮？然：肺虽辛金，辛与丙合，丙为阳火，火性炎上，妇当从夫，其意乐火，而失金之本性，故得水反浮也。生则生气旺，故能化合，熟则生气尽，故不能化合。所以肝熟而复浮，肺熟而复沉，各归其本性也。大而言之，即天地之阴阳，小而言之，即人伦之夫妇，其理一也。夫肝属足厥阴经，位于膈下，故行阴道多也。肺属手太阴经，位于膈上，故行阳道多也。今举肝肺类推，则脏腑阴阳之化合，从可会通矣。按：十干者，甲、乙、丙、丁、戊、己、庚、辛、壬、癸也。五行化合者，甲己化土，乙庚化金，丙辛化水，丁壬化木，戊癸化火也。化合之义，未有明其所以然者，请详言之。术士佥谓逢龙则化，盖甲己之年，首丙寅月，次丁卯，次戊辰。辰为龙，龙善变化，戊为阳土，此一年之运，皆当属土。汪双池非之，言寅月三阳出于地上，是地气始升也，化气当自寅月始，如甲己之年，首丙寅月，丙火生土，故甲己化土。化气者，化其所生之气也，余可类推，斯说颇为近理，然于化合之义，究不能明。或谓经曰丹天之气，经于牛女戊分，黅天之气，经于心尾己分，苍天之气，经于危室柳鬼，素天之气，经于亢氐毕昴，玄天之气，经于张翼娄胃，其戊己分者，则奎壁角轸也。五天五行之守气，各有所横，以加于宿度，临于十干之上。如黅气于心尾己分，心尾当甲，角轸当己，故土位甲己也，以下皆然。此言似近理而实非，盖天动而虚，其气圆通，而初无定气，其临御五行，自有本然当然之则，而初非有守气以期之也。况所谓化气者，逢合则化，不逢合则不化。五天之气，虽应五行，而于化合之理，无所取义，未可执也。萧吉《五行大义》引季氏《阴说》曰：木八畏庚九，故以妹乙妻庚，庚气在秋，和以木气，是以荠麦当秋而生，所谓妻来之义。火七畏壬六，故以妹丁妻壬，壬得火热气，故款冬当冬而华。金九畏丙七，故以妹辛妻丙，丙得金气，故首夏靡草荠麦死。故夏至之后，三庚为伏，以畏火也。土五畏甲八，故以妹己妻甲，土带阴阳，合以雌嫁木，故能生物也。水六畏土，故以妹癸妻戊，五行相和，是其合也。张行成《翼元》云：天元五运之数，以坤元主土，配中央作五行之化源，自土至火，以次相生，然十干配五行，多不类者，盖有相克之变量在其中也。甲木克己土为妻，生庚金为一变。

乙庚次甲己，故乙庚为金运。庚金克乙木，生丙火，丙火克辛金，生壬水，自乙庚之金生壬水，凡两变。丙辛次乙庚，故丙辛为水运。丙火克辛金，生壬水，壬水克丁火，生戊土，戊土克癸水，生甲木，自丙辛之水生甲木，凡三变。丁壬次丙辛，故丁壬为水运。壬水克丁火，生戊土，戊土克癸水，生甲木，甲木克己土，生庚金，庚金克乙木，生丙火，自丁壬之木生丙火，凡四变。戊癸次丁壬，故戊癸为火运。戊土克癸水，生甲木，甲木克己土，生庚金，庚金克乙木，生丙火，丙火克辛金，生壬水，壬水克丁火，生戊土，自戊癸之火生戊土，凡五变。甲己又次戊癸，故甲己复为土运。于是戊己会于中央也，此说皆尽五行生克之妙，然阴阳之理，以和为洽，夫妇之道，非胁可成，究未若罗淡生《内经博议》引申《天元玉册》之义晓畅也，岐伯述《天元玉册》曰：太虚寥廓，肇基化元，万物资始，五运终天，布气真灵，总统坤元。夫肇基化元而布气真灵，乃云总统于坤元，是坤元为万物之母也。坤元既为万物之母，而总统之，则天亦必有以先用之也。天之十干，以戊己居中宫，而先用水火，然后成于金木，岂非总统坤元，而以土为首之义乎？是以天之御化，首以土为甲，而甲遂为土，仍顺布五行于乙丙丁戊之上，而以本气化之，土生金，以金加于乙，金生水，水加丙，水生木，木加丁，木生火，火加戊，五行毕再传，而土加于己，故甲己合也。金加庚，故乙庚合也。水加辛，故丙辛合也。木加壬，故丁壬合也。火加癸，故戊癸合也。此因合而化，一定之理，有不可移易者也。然本气之阴阳，仍有不能从化，而根据之以为用者，如加阳干为气有余，加阴干为气不足，此又因值年以佐用也。◉滕万卿曰：按此篇问答，阅览《内经》，无有明据。审其设问之辞，以肺肝二脏，倒置其位发难。所谓肺者象金，其体当沉；肝者象木，其体当浮。凡五行之性，木火属阳，金水属阴。火性炎上，故心居上部；水性润下，故肾居下部，是理之当然也。然木质当浮，反沉在下；金体当沉，反浮在上，似非木金之性，是其所以发难焉。窃考其所以倒置，即脏腑刚柔之事也。所谓刚柔者，夫妇之道也。假令甲乙庚辛，即肝胆肺大肠。腑为阳，兄之行也；脏为阴，妹之行也。甲乙本自同气，故乙木感于异气，其意乐庚金。庚辛本自同性，故辛金配于异性，婚而就火。腑属阳，夫之道也；脏属阴，妇之道也。故曰：大言阴与阳，小言夫与妇。阴道阳道，谓肺主气在上，肝藏血在下。且在各经，亦复如此。肝肺熟之“熟”，滑注以为散失之义。王氏评林为相离也。盖草木实熟，则离谢枝茎之意欤，姑且从之。肝肺若不易地，则心肾阴阳，共为偏胜。何以致五脏之和平乎？是故肺之在上，象阳中之阴，以为心之辅弼。肝之在下，象阴中之阳，以为肾之匡佐。阴阳相交，而脏气自全。此越人之旨，岂非阐发轩岐之蕴奥邪。◉丹波元胤曰：〔滑〕纪氏云：肝为明中之阳，阴性尚多，不随于木，故得水而沉也；肺为阳中之阴，阳性尚多，不随于金，故得水而浮也。此乃言其大者耳，若言其小，则乙庚丙辛，夫妇之道也，及其熟而沉浮反者，各归所居，见其本性故也。陈氏云：肝属甲乙木，应角音而重浊，析而言之，则甲为木之阳，乙为木之阴，合而言之，则皆阳也，以其属少阳，而位于人身之阴分，故为阴中之阳，夫阳者必合阴，甲乙之阴阳，本自为配合，而乙与庚通，刚柔之道，乙乃释甲之微阳，而反乐金，故吸受庚金微阴之气，为之夫妇，木之性本浮，以其受金之气，而居阴道，故得水而沉也，及熟之，则所受金之气去，乙复归之甲，而木之本体，自然还浮也。肺属庚辛金，应商音而轻清，析而言之，则庚为金之阳，辛为金之阴，合而言之，则皆阴也，以其属太阴，而位于人身之阳分，故为阳中之阴，夫阴者必合阳，庚辛之阴阳，本自为配合，而辛与丙通，刚柔之道，辛乃合庚之微阴，而反乐夫火，故就丙火之阳，为之夫妇，金之性本沉，以其受火之气炎上，而居阳道，故得水而浮也。及熟之，则所受火之气乃去，辛复归之庚，而金之本体，自然还沉也，愚谓肝为阳，阴中之阳也，阴性尚多，故曰微阳，其居在下，行阴道也，肺为阴，阳中之阴也，阳性尚多，故曰微阴，其居在上，行阳道也，熟则无所乐，而反其本矣，何也，物熟而相交之气散也。按：《白虎通》曰：木所以浮，金所以沉，何？子生于母之义。肝所以沉，肺所以浮，何？有知者尊其母也。又《五行大义》引《白虎通》曰：甲木畏金，以乙妻庚，受庚之化，木法其本，直甲故浮，肝法其化，直乙故沉，庚金畏火，以辛妻丙，受内之化，金法其本，直庚故沉，肺法其化，直辛故浮。（今本《白虎通》，失载。）◉张山雷笺正：此言肝于五行，比德于木，则木之气疏达，理当浮而在上，何以肝之部位，反沉而在下，肺于五行，比德于金，则金之性静肃，理当沉而在下，何以肺之部位，反浮而在上，此以五行之本质而言，固一疑窦，发问之理，颇为新颖，然谓肝得水而沉，肺得水而浮，则得水二字，反觉无谓，答辞则以肝肺之情性为解，体用各有至理，不专在金木二字上着想，肝之体用，不仅在合德于木一层，故曰非为纯木，即以木而言，于五音为角，角之音重以浊，已有沉而在下之义，又木旺于春，由阴而初出于阳，阴气尚盛，阳气犹微，为阴中之少阳，故曰微阳，又曰阴道多，是为沉而在下之真旨，况肝之为脏，体本沉重，此其所以沉而居下者也。肺之体用，不仅在于合德于金之一层，即以金而言，于五音为商，商之音轻以清，已有浮而在上之义，又金旺于秋，由阳而初入于阴，阳气尚盛，阴气犹微，为阳中之少阴，故曰微阴，又曰阳道多，是为浮而在上之真旨，况肺之为脏，体本轻清，此其所以浮而居上者也，陈氏注谓肺属太阴，太当作少，此误以手太阴经当之，亦从《素问·四气调神大论》及《六节藏象论》之误本也。（《四气调神论》：逆秋气则太阴不收。《六节藏象论》：肺为阳中之太阴，通于秋气。两太阴皆少阴之误，此以阴阳盛衰之义为太少，与手太阴之经脉无涉，宋人校《素问》，于《六节藏象论》。据《甲乙》、《太素》，已云太阴当作少阴，而于《四气调神大论》，则亦未校正，寿颐于拙编《脉学正义》四时脉象诸条，辨之详矣。）惟《难经》本节，必谓肝木得金而沉，肺金得火而浮，立说太觉迂远，乃以乙庚丙辛，强为牵合，比之阴阳夫妇，穿凿附会，岂是肺肝二脏自然之情性，所以诸家注文，亦无一不牵强晦滞，毫不可晓。兹姑录伯仁《本义》，聊见一斑，而余子碌碌，更不足道，若肺熟、肝熟之两熟字，则皆当作热，此盖传写之误，显而易见，盖肺有热则清肃之令不行，故失其轻扬之本性，而为沉重，肝有热则木火之焰上灼，故失其沉潜之本性，而反升浮，其理极为易晓。徐灵胎注，谓肺气热则清气下坠，肝气热则相火上升，立说亦甚简明，而滑氏所引各注，则皆依熟字强为之说者。

三十四难

34.1 三十四难曰：五脏各有声、色、臭、味、液[①]，皆可晓知以不[②]？然：《十变》[③]言，肝色青[④]，其臭臊[⑤]，其味酸[⑥]，其声呼[⑦]，其液泣[⑧]；心色赤[⑨]，其臭焦[⑩]，其味苦[⑪]，其声言[⑫]，其液汗[⑬]；脾色黄[⑭]，其臭香[⑮]，其味甘[⑯]，其声歌[⑰]，其液涎[⑱]；肺色白[⑲]，其臭腥[⑳]，其味辛[㉑]，其声哭[㉒]，其液涕[㉓]；肾色黑[㉔]，其臭腐[㉕]，其味咸[㉖]，其声呻[㉗]，其液唾[㉘]。是五脏声、色、臭、味、液也[㉙]。

①滕万卿曰：旧本脱液字今从滑氏补之。

②李駉曰：肝、心、脾、肺、肾，皆有声音，皆有颜色，皆有香臭，皆有滋味，可晓知此理否？

③李駉曰：论五脏止有五变，合脏腑则有十变。◉滕万卿曰：古书篇目，今《内经》无所见。

④王九思曰：虞曰：五色之变在于木也。五脏五色，由肝木之气更相溉灌，故各从其类见其色。《黄庭经》云：肝者，木之精，震之气，其色青，位居东方。◉李駉曰：五色之变，在乎木也，五脏五色，由肝木之气更相溉灌，故各从其类见其色。肝者，木之精，震之气，其色青，位居东方。◉徐大椿曰：此亦本五行而言也。青者，木之色也。《十变》未详。◉滕万卿曰：大敦井。

⑤王九思曰：虞曰：得火之变，故其臭则臊也。◉李駉曰：得火之变，故其臭则臊。◉徐大椿曰：木之气也。◉滕万卿曰：曲泉合。

⑥王九思曰：虞曰：土受木味则酸。《洪范》曰：曲直作酸。酸，取其收敛也。◉李駉曰：土受木味则酸，曲直作酸。酸，取其收敛也。◉徐大椿曰：木之味也。◉滕万卿曰：中封经。

⑦王九思曰：虞曰：金木相配，发声为呼。呼亦啸也。◉李駉曰：金木相配，发声为呼。◉徐大椿曰：呼，引而长，亦木之象也。◉滕万卿曰：大冲俞。

⑧王九思曰：虞曰：泣则言泪也。此乃水行气，溉灌于子，故生泣也。◉李駉曰：水行气溉灌于子，故生泣也。◉徐大椿曰：肝窍于目，故为泣。◉滕万卿曰：行间荥。

⑨王九思曰：虞曰：木之布色，在火乃赤也。◉李駉曰：木之布色，在火赤也。◉徐大椿曰：火之色也。◉滕万卿曰：少府荥。

⑩王九思曰：虞曰：五臭之变在于火。五脏五臭，火盛则焦苦出焉，故曰其臭焦也。◉李駉曰：五臭之变在乎火，五脏五臭，火盛则焦苦出焉。◉徐大椿曰：火之气也。◉滕万卿曰：少冲井。

⑪王九思曰：虞曰：火性炎上，故生焦苦，故《洪范》云：炎上作苦。本经云：脾主甘，受味，火由土受之，则味苦，取其燥泄也。◉李駉曰：脾主甘，受味火，由土受

之，则炎上作苦。苦，取其燥泄也。◉徐大椿曰：火之味也。◉滕万卿曰：少海合。

⑫王九思曰：虞曰：金火相当，夫妇相见，发声为言。《素问》云笑。◉李駉曰：金火相当，夫妇相见，发声为言。◉徐大椿曰：言，散而扬，为火之象。按《素问·阴阳应象大论》作在声为笑。◉滕万卿曰：灵道经。

⑬王九思曰：虞曰：水火交泰，蒸而成汗。◉李駉曰：水火交泰，蒸而成汗。◉徐大椿曰：汗者血之慓，心主血，故为汗。◉滕万卿曰：神门俞。

⑭王九思曰：虞曰：脾土在中央，其色黄，此乃木之布色，在土乃黄也。◉李駉曰：木之布色，在土乃黄。◉徐大椿曰：土之色也。◉滕万卿曰：大白俞。

⑮王九思曰：虞曰：火之化土，其臭则香也。◉李駉曰：火之化土，其臭乃香。◉徐大椿曰：土之气也。◉滕万卿曰：大都荥。

⑯王九思曰：虞曰：脾土，味甘，甘能受味以取宽缓，行五味以养五脏，各从其数以配其味，在本性则甘，故《洪范》云：稼穑作甘也。◉李駉曰：脾土味甘，甘能受味，以取宽缓，行五味以养五脏，各从其类，以配其味，在本脏则甘。◉徐大椿曰：土之味也。◉滕万卿曰：隐白井。

⑰王九思曰：虞曰：金土相生，母子相见，发声为歌。◉李駉曰：金土相生，母子相见，发声为歌。◉徐大椿曰：歌缓而敦，为土之象。◉滕万卿曰：阴陵泉合。

⑱王九思曰：虞曰：水之行液，在脾成涎。◉李駉曰：水行液，在脾为涎。◉徐大椿曰：脾窍于口，故为涎。◉滕万卿曰：商丘经。

⑲王九思曰：虞曰：木之布色，在肺乃白也。◉李駉曰：木之布色，至肺乃白。◉徐大椿曰：金之色也。◉滕万卿曰：经渠经。

⑳王九思曰：虞曰：火之变，在金则腥也。◉李駉曰：火之变，在金则腥。◉徐大椿曰：金之气也。◉滕万卿曰：太渊俞。

㉑王九思曰：虞曰：土之受味，在肺为辛，辛取其散润也。◉李駉曰：土之受味主肺，为辛。辛，取其散润也。◉徐大椿曰：金之味也。◉滕万卿曰：鱼际荥。

㉒王九思曰：虞曰：凡五音之发在于金，金发五音以出五脏，各从其类以发其声。在本性为哭者，谓肺属金。金，商也。商，伤也。主于秋。秋，愁也。故在志则悲哭，此之谓也。◉李駉曰：五音之发在乎金，金发五音，以出五脏，各从其类，以发其声。金在本性为哭，谓肺属金。金，商也；秋，愁也。在志则愁哭。◉徐大椿曰：哭，悲而激，为金之象。◉滕万卿曰：少商井。

㉓王九思曰：虞曰：水之行液，在肺成涕。◉李駉曰：水之行液，在肺或涕。◉徐大椿曰：肺窍于鼻，故为涕。◉滕万卿曰：尺泽合。

㉔王九思曰：虞曰：水之布色，在肾，乃黑，《淮南子》云：水者，积阴之气而成水也。取其积阴，故其色乃黑。◉李駉曰：木之布色，在肾乃黑。◉徐大椿曰：水之色也。◉滕万卿曰：阴谷合。

㉕王九思曰：虞曰：火主臭，在水为腐臭也。启玄子云：因水变为腐也。◉李駉曰：火主臭，在水为臭腐。◉徐大椿曰：水之气也。◉滕万卿曰：复溜经。

㉖王九思曰：虞曰：土之受味，在水作咸。咸，取其柔耎也。◉李駉曰：土之受味在水，则润下作咸。咸，取其柔软也。◉徐大椿曰：水之味也。◉滕万卿曰：太溪俞。

㉗王九思曰：虞曰：子之见母，乃发娇呻之声也。◉李駉曰：子之见母，乃发娇呻之

声。◉徐大椿曰：呻沉而咽，为水之象。◉滕万卿曰：然谷荥。

㉘王九思曰：虞曰：凡五液皆出于水，水行五液，分灌五脏，故诸脏各有液也，在本宫则为唾也。◉李駉曰：口液皆出于水，水行五液，分灌五脏，故诸脏各有液，在本宫则为唾。◉徐大椿曰：肾窍于舌下，故为唾。◉滕万卿曰：涌泉井。

㉙王九思曰：丁曰：其言五声、五色、五味、五音、五液，此者是五脏递相荣养，过此则病也。杨曰：五脏相通，各有五，五五合为二十五，以相生养也。◉李駉曰：总言五声、五色、五音、五液递相荣养。◉滑寿曰：此五脏之用也。声色臭味下久液字。肝色青，臭臊，木化也，呼出木也。味酸，曲直作酸也。液泣，通乎目也。心色赤，臭焦，火化也，言扬火也。味苦，炎上作苦也。液汗，心主血，汗为血之属也。脾色黄，臭香，土化也，歌缓土也。一云脾神好乐，故其声主歌。味甘，稼穑作甘也。液涎，通乎口也。肺色白，臭腥，金化也，哭惨金也。味辛，从革作辛也。液涕，通乎鼻也。肾色黑，臭腐，水化也。呻，吟诵也，象水之声，味咸，润下作咸也。液唾，水之属也。四明陈氏曰：肾位远，非呻之则气不得及于息，故声之呻者，自肾出也。然肺主声，肺主色，心主臭，脾主味，肾主液。五脏错综，互相有之，故云十变也。◉徐大椿曰：按：发难言声、色、臭、味，而答词增出其液一条，即为赘语。若《灵枢·九针篇》《素问·宣明五气论》有五并、五恶、五禁、五主等语，又俱遗去，既无发明，而问答又不相应，何也？又按：五脏之声，《灵枢·九针篇》《素问·宣明五气论》俱云心噫、肺咳、肝语、脾吞、肾欠，而此则为呼、言、歌、哭、呻，则本之《素问·阴阳应象大论》。盖彼以病之所发言，此以情之所发言，其理一也。读经者皆当推测其义，如此则无不贯矣。◉黄元御曰：肝主五色，心主五臭，脾主五味，肺主五声，肾主五液。◉丁锦曰：此以声色臭味，起下章之意，本文义自明。◉叶霖曰：此本五行而言五脏之用也。肝属木，青者，木之色也；臊者，木之气也；酸者，曲直作酸，木之味也；其声呼者，声引而长，亦木之气也；其液泣者、肝开窍于目，故为泣也。心属火，赤者，火之色也；焦者，火之气也；苦者，炎上作苦，火之味也；其声言者，言散而扬，火之象也；其液汗者，心主血，汗为血之标也。脾属土，黄者，土之色也；香者，土之气也；其味甘者，稼穑作甘，土之味也；其声歌者，歌缓而敦，土之象也，或云脾神好乐，故其声主歌；其液涎者，脾开窍于口，故为涎也。肺属金，白者，金之色也；腥者、金之气也；辛者，辛从革，金之味也；其声哭者，哭悲而激惨，金之象也；其液涕者，肺开窍于鼻，故为涕也。肾属水，黑者，水之色也；腐者，水之气也；咸者，润下作咸，水之味也，其声呻者，呻沉而咽，为水之象也，又肾位远，非呻之气不得及于息，故声之呻者，自肾出也；其液唾者、肾开窍于舌下，故为唾也。十变，陈氏谓肺主声，肝主色，心主臭，脾主味，肾主液，五脏错综，互相有之，故云十变也。按：徐氏曰：五脏之声，《灵枢·九针论》《素问·宣明五气篇》俱云心噫、肺咳、肝语、脾吞、肾欠，此则为呼言歌哭呻，乃本之《素问·阴阳应象大论》，盖彼以病之所发言，此以情之所发言，其理一也。读经当推测其义，如此则无不贯矣。◉滕万卿曰：按以声色臭味液，配当五脏，其义有二焉。如第四十九篇所言五邪病，谓肺主五声，肝主五色，心主五臭，脾主五味，肾主五液，综合言之。如此篇，则五物分发于各脏，交错言之。凡脏有五，病或一脏独病，或二三脏并病，各缘其所主五物，以知病从何脏传来，古之义也。盖审其治病之旨，则五色皆治其经本行，五臭治其母行，五味治其所不胜行，五声治其所胜行，五液治其子行。十变者，疑是《内经》古篇目，而今则亡矣。

◉丹波元胤曰：〔滑〕此五脏之用也，声色臭味下，欠液字，肝色青臭臊，木化也，呼，出木也，味酸，曲直作酸也，液泣，通乎目也。心色赤臭焦，火化也，言，阳火也，味苦，炎上作苦也，液汗，心主血，汗为血之属也。脾色黄臭香，土化也，歌，缓土也，一云，脾神好乐，故其声主歌，味甘，稼穑作甘也，液涎，通于口也。肺色白臭腥，金化也，哭，惨金也，味辛，从革作辛也，液涕，通乎鼻也。肾色黑臭腐，水化也，呻，吟诵也，象水之声，味咸，润下作咸也，液唾，水之属也。四明陈氏云：肾位远，非呻之，则气不得及于息，故声之呻者，自肾出也，然肺主声，肝主色，心主臭，脾主味，肾主液，五脏错综，互相有之。〔徐〕此又本五行而言也，十变未详，五脏之声，《灵枢·九针篇》，《素问·宣明五气篇》，俱云心噫，肺咳，肝语，脾吞，肾欠而此则为呼言歌哭呻，则本之《素问·阴阳应象大论》，盖彼以病之所发言，此以情之所发言，其理一也。按《说文》曰：臊，豕膏臭也，从肉喿声。无声出涕，曰泣，从水第声。次，慕欲口液也，从欠从水。《玉篇》曰：次，或作涎。又《说文》曰：涕，泣也，从水弟声。洟，鼻液也，从水夷声。据此，此段涕字，似当作洟，然《素问·宣明五气篇》曰：五脏化液，心为汗，肺为涕，肝为泪，脾为涎，肾为唾。又《解精微论》曰：髓者，骨之充也，故脑渗为涕。又曰：涕之与泣者，譬如人之兄弟，急则但死，生则俱生，是皆以涕为鼻液，则未必可改作也。◉张山雷笺正：此章问止声色臭味，而答则多出一液，故滑谓声色臭味下脱一液字，寿颐则谓连类及之，亦无不可，不必问辞中之果有脱字也，且声色臭味，四字为句，本是成语，若加一液字，句法反觉不妥，灵胎竟谓答词增出一条，即为赘语，未免寻瘢索垢矣。十变二字，于本节颇属无谓，当是衍文。四明陈氏谓肺主声，肝主色云云，古无此说，且谓五脏错综，互相有之，更非经旨，须知声色臭味，经意固以为各有所主，必不能交互错综者也。心之声，《素问·阴阳应象大论》作在声为笑，盖笑以发舒喜气，固属心气发皇之声，言则寻常之言论耳，于心何与，伯仁谓言为扬，本是杜撰，古无此义，灵胎又附和之，谓言散而扬，为火之象，更属牵强，五脏之声，《素问·宣明五气篇》与阴阳论不同，一则以五脏有病之声而言，一则以五脏无病，自然之情性而言，其理确自各别，灵胎之说是也。涕本训泣，目之液也，鼻之液，当作洟，然经文固有以涕作洟者，《礼记》内则不敢唾涕，父母唾涕不见，皆以涕字作洟字读，良由汉人作隶，从弟从夷之字，往往无别，所谓讹误，尚不在古文通假之例。

34.2　五脏有七神，各何所藏耶[①]？然：脏者，人之神气所舍藏也[②]。故肝藏魂[③]，肺藏魄[④]，心藏神[⑤]，脾藏意[⑥]与智[⑦]，肾藏精[⑧]与志也[⑨]。

①李驷曰：问五脏有七神，各脏其神气？◉徐大椿曰：五脏藏七神者，脾与肾兼两神也。见下文。

②李驷曰：答：舍，宅也；藏，宿也。人之神气，各藏于脏。

③李驷曰：随神而往来者谓之魂，肝藏魂，神气之辅弼也。◉徐大椿曰：肝属阳，魂亦属阳。《灵枢·本神篇》云：随神往来者谓之魂，谓知觉之灵处也。◉滕万卿曰：随心往来。

④李驷曰：并精而出入者谓之魄，肺藏魄，精气之匡辅也。◉徐大椿曰：肺属阴，魄亦属阴。《本神篇》云：并精而出入者谓之魄，谓运动之能处也。◉滕万卿曰：并精出入。

⑤李駉曰：心者，神明之舍，心藏神，精气之化成也。◉徐大椿曰：《本神篇》云：两精相搏谓之神，谓阴阳合体之妙机也。《素问·灵兰秘典论》云：心者，君主之官，神明出焉。◉滕万卿曰：两精相搏。

⑥滕万卿曰：心之发。

⑦王九思曰：虞曰：心有所忆谓之意，水从其夫，故有智也。◉李駉曰：心有所忆谓之意，意主所思，是非之心，智之端也，智主所记。◉徐大椿曰：《本神篇》云：心有所忆谓之意，……因虑而处物谓之智，盖脾主思故也。《素问·刺法篇》云：脾为谏议之官，智周出焉。◉滕万卿曰：志之化。

⑧滕万卿曰：两神相搏。

⑨王九思曰：丁曰：五脏七神者，《宣明五气篇》注云：心藏神，精气之化成也。肺藏魄，精气之匡辅也。《灵枢经》云：并精而出入者谓之魄。肝藏魂，神气之辅弼也。《灵枢经》曰：随神而往来者谓之魂。脾藏意与智，意主所思，智主其记。肾藏精与志，专意而不移者也。《灵枢经》曰：意之所在谓之志。又云：其精者谓之志也。虞曰：气之所化谓之精，意之所存谓之志。杨曰：肝、心、肺各一神，脾、肾各二神，五脏合有七神。◉李駉曰：两神相搏，合而成形，谓之精，在心为志。志者，心之所之。◉滑寿曰：脏者，藏也，人之神气藏于内焉。魂者，神明之辅弼也，随神往来谓之魂。魄者，精气之匡佐也，并精而出入者谓之魄。神者，精气之化成也。两精相薄谓之神。脾主思，故藏意与智。肾者，作强之官，伎巧出焉，故藏精与志也。此因五脏之用，而言五脏之神，是故五用著于外，七神蕴于内也。◉徐大椿曰：《本神篇》云：初生之来谓之精，……意之所存谓之志。《素问·灵兰秘典论》云：肾者，作强之官，伎巧出焉。按：《灵枢·九针篇》：心藏神，肺藏魄，肝藏魂，脾藏意，肾藏精与志也。《素问·调经论》云：心藏神，肺藏气，肝藏血，脾藏肉，肾藏志，而此成形，与此颇异。若七神二字，经文无见答语，既无所发明，至以肾之精，亦谓之神，恐未安。◉黄元御曰：魂魄神意智精志，是谓七神。◉丁锦曰：其义本文自明。◉叶霖曰：五脏言有七神者，脾与肾兼两神也。脏者，脏也，言人之神气藏于内焉。肝藏魂者，魂乃阳之精，气之灵也。人身气为阳，血为阴，阳无阴不附，气无血不留，肝主血而内含阳气，是之谓魂。究魂之根源，则生于坎水之一阳，推魂之功用，则发为乾金之元气。不藏于肺而藏于肝者，阳潜于阴也，不藏于肾而藏于肝者，阴出于阳也。昼则魂游目而为视，夜则魂归于肝而为寐。《灵枢·本神篇》云：随神往来谓之魂，言其知觉之灵处也。肺藏魄者，魄乃阴之精，形之灵也。肝主血，本阴也，而藏阳魂，阳潜于阴也。肺主气，本阳也，而藏阴魄，阴生于阳也。人之初生，耳目心识，手足运动，啼呼为声，皆魄之灵也。百合病恍惚不宁，魄受扰也。魇魇中恶，魄气掩也。《本神篇》云：并精而出入者谓之魄，言其运动之能处也。心藏神者，神主知觉，明照万事之义也。夫神为何物，乃肾中之精气，而上归于心，合为离卦，中含坎水之象，惟其阴精内含，阳精外护，心藏之火，所以光明朗润，而能烛物。盖神即心火，得肾阴济之，而心湛然，神明出焉。心血不足则神烦，风痰入心则神昏。《本神篇》云：两精相搏谓之神，言其阴阳合体之妙机也。脾藏意与智者，脾主守中，故能记忆，又主运用，故能周虑。《本神篇》云：心有所忆谓之意，因虑而处物谓之知，盖脾主思故也。肾藏精与志者，心之所存谓之志，神生于精，志生于心，亦心肾交济之义。按：志者，专意而不移也。志本心之作用，而脏于肾者，阳脏于阴中也。肾主精，为五脏之本，精生髓为百骸之

主，精髓充足，伎巧出焉，志之用也。《本神篇》云：初生之来谓之精，意之所存谓之志，亦此义也。◉滕万卿曰：肾间原气，神与精，对阴阳之体；魂与魄，配血气之因。故神精主体，魂魄主动。魂动则神气能阅七窍，各不失其职，所谓随神往来是也。魄运则精气周布支体，以知把抓痛痒，所谓并精出入是也。故人寐而魂魄各归其脏，则视听不务，痛痒不识，神精俱静，则坎离守位，水火既济，当得长生久视。故摄养之道，在心焉则曰收，曰内观；在肾焉，则曰八益，曰封藏。是所以使神精守静者。然脾寓意与智，意者心之发也，智者志之化也。《素问》云：肾者伎巧出焉。谓智之主也，脾者中州，心肾二气之枢，故藏意与智。肾又言志者，即肾间原气是也。脾肾各有二神者，盖由脾乃生化荣卫之本，肾乃阴中含蓄真元之气故尔。◉丹波元胤曰：〔杨〕肝心肺各一神，脾肾各二神，五脏合有七神。按《灵枢·本神篇》曰，生之来，谓之精，两精相搏，谓之神，随神往来者，谓之魂，并精而出入者，谓之魄，所以任物者，谓之心，心有所忆，谓之意，意之所存，谓之志，因虑而处物，谓之智。《说文》：魂，阳气也，从鬼云声；魄，阴神也，从鬼白声。《昭公七年左传》曰：子产云：人生始化白魄，既生魄阳曰魂，用物精多，则魂魄强，是以有精爽，至于神明。又《二十五年左传》曰：乐祁云：心之精爽，是谓魂魄。注：魄，形也，阳，神明也。《正义》云：初人之生也，始变化为形，形之神者，名之曰魂。魂魄，神灵之名，附形之灵为魄，附气之神为魂也。附形之灵者，谓初生之时，耳目心识，手足运动，啼呼为声，此则魄之灵也。附气之神者，谓精神性识，渐有所知，此则附气之神也。《五行大义》曰：《老子经》及《素问》云：心藏神者，神以神明照为义，言心能明了万事。神是身之君，象火。肾藏精者，精灵睿知为称，亦是精智气。肾水智巧，故精脏焉，魂藏肝，魄藏肺者，魂既属天，天为阳，阳主善，尚左，居肝，在东方木位，魄既属地，地气为阴，阴主恶，尚右，故居肺，在西方金位。◉张山雷笺正：所谓神者，本以神化不测，莫名其妙为义，子舆氏所谓圣而不可知之谓神者，原属悬拟之词，恍惚杳冥，不可思议，夫岂得以迹象求之，若曰五脏而有神，则亦以其运用无形，莫可推测，具有神化作用，斯不得不谓之神灵，而乃曰心之神为何，肺之神为何，无非于空虚冥漠之中，探索此无臭无声之妙，读者亦须心领神悟，方能识得此中化境，如欲胶柱鼓瑟，分别五脏以问其神之是何形容，有何功用，则本灵虚也而以呆相言之，亦何用此徒读父书之笨伯为，故五脏所藏。《素问·宣明五气篇》已与《调经论》不同，而《灵枢》之《九针篇》，则即直录《宣明五气》全文，而加一志字，《难经》此节，则又多一智字，实则所谓魂神意魄精者，皆以精神化育，浑而言之，于五脏体用，本非各主一脏，果有何等关系，断不能分属五脏，各主其主，只有此一灵之不昧，乌得有色相可言。《难经》此节，谓脏者，人之神气所舍藏，一句足以赅之（此节《甲乙经》之第一篇《精神五藏论》）。所谓生之来谓之精，两精相搏谓之神，随神往来谓之魂，并精出入谓之魄，心有所忆谓之意，意有所存谓之志，因虑而处物谓之智，皆是空空洞洞，浑漠无垠，岂可谓如此说解，果得真诠，伯仁此节之注，说得极其圆融，最为妥惬，而灵胎乃谓七神二字，经无所见，又嫌《难经》于此，无所发明，不知神本虚灵，何有定数，五之可也，即七之亦何必不可，而此中灵明作用，果如何而始可谓之发明，即如灵胎之注，魂曰知觉之灵处，犹可说也，而魄曰运动之能处，已觉不可思议，且于神之一句，则曰阴阳合体之妙机，似此奇语，正不知须菩提于意云何，尚何足以言发明耶。灵胎谓魂属阳，魄属阴，此以记言魂升魄降之故，而以为一阳一阴，似可说也，然记之所谓魂魄，却与医经之所谓魂魄异，彼以人之灵气为魂，形体为魄，故曰人死则魂升而魄降，是即吴季子所谓骨肉归复于土，而魂起无不之之理，魂升属阳，魄降属阴，本是至当不易，若医经之所谓魂魄，则皆以灵气而言，则此之魄字，必非体魄，无可疑者，岂得亦以为阴，彼此两者，魄字同，而其所以为魄，则绝然不同，安可牵强合一，妄为比附，若以肺藏魄之魄，谓即经学家体魄之魄，则且以其人之体，藏之其人肺中，岂不闹出绝大之笑话，然灵胎意中，则未尝不以此之魂魄，为即经学家之所谓魂魄也，其误尚奚待辨耶。灵胎此注，又谓肝属阳，肺属阴，又一大误，不必远求，即以上文《三十三难》证之可矣，彼非明言肝是微阳而行阴道多，肺是微阴而行阳道多乎，灵胎注语，亦复相同，则肝为阴而肺为阳，岂不彰明皎著，不意一转瞬间，而二藏阴阳，两得其反，变化神速，竟至于此，要知为古书作注，必须放开眼界，悟其会归，成竹在胸，而后立言可法，即推之他处，亦可无扞格之虞。

三十五难

35.1　三十五难曰：五脏各有所①，腑皆相近②，而心、肺独去大肠、小肠远者③，何也④？然：经言心荣、肺卫⑤，通行阳气⑥，故居在上⑦；大肠、小肠，传阴气而下⑧，故居在下⑨。所以相去而远也⑩。

①李駉曰：所者，所止之地也，五脏各有其所。

②李駉曰：胃近于脾，胆近于肝，膀胱近于肾。

③李駉曰：心肺在膈上，大肠小肠在下，皆以远而不相近。

④李駉曰：或近或远如何？◉徐大椿曰：肝之腑，胆。脾之腑，胃。肾之腑，膀胱。其位皆相近。心之腑小肠，肺之腑大肠，皆相远也。

⑤徐大椿曰：血为荣，心主血，故荣属心；气为卫，肺主气，故卫属肺。

⑥徐大椿曰：阳气，即荣卫之气。《灵枢·营卫生会篇》云：行阴二十五度，行阳二十五度是也。

⑦李駉曰：上部法天，天为阳，心肺在膈上。心主血，血为荣；肺主气，气为阳。阳浮于上，心肺通行阳气，故在上。◉徐大椿曰：谓其位最高。

⑧徐大椿曰：阴气，浊气也，谓秽滓所归也。

⑨李駉曰：下部法地，为阴，大肠小肠皆在膈下，传导送下阴气，故居于下部。◉徐大椿曰：谓其位至下。

⑩王九思曰：丁曰：《经》言诸腑皆阳，清净之处者，为手足三阳，为行气之腑，故言清净之处也。今大肠、小肠、胃、膀胱为传化之腑，故言非也。杨曰：谓是非者、言诸腑各别其所传化，此为是也。◉李駉曰：心肺以通阳气，大肠小肠以通阴气，所以相去而远也。◉滑寿曰：心荣肺卫，行阳气而居上；大肠小肠，传阴气而居下，不得不相远也。◉徐大椿曰：所司不同，所以经虽相合而位则相远也。◉黄元御曰：心肺行其精华，故居于上，二肠传其糟粕，故居于下，因而相去之远也。◉丁锦曰：后人议大小肠与心肺高下相殊，不应配两寸，与此章之问词同。而越人引经，早已晰其所以远之之理。言心主荣而肺主卫，皆有通行清阳之职，理当在上。大小肠皆有传泻浊阴之职，故在下。其相去虽远，而脏腑阴阳之气，无分远近也，故下文复明小肠者心之腑，大肠者肺之腑，而又明脏腑同色之理，以足其义也。◉叶霖曰：肝之腑胆，脾之腑胃，肾之腑膀胱，其位皆相近。心之腑小肠，肺之腑大肠，何以皆相远？盖血为营而心主血，故营属心，气为卫而肺主气，故卫属肺，心荣肺卫，行阳气而居上，大肠小肠，传阴气而居下，所司不同，其经虽相合，而位则相远矣。◉滕万卿曰：比他腑，则去其脏位霄壤。按：此一节，因前篇所谓心肺独在鬲上，再发难。余三脏腑皆相近，而心肺之腑，甚相远者何。盖心肺主血气，以行十二经络，不居至高之位，则何缘致令于一身哉！大小肠虽为其腑，然其所职者，传送糟粕，泌别水液，不居至下之地，则何能导气于二阴哉！各由其贵贱，而位有崇卑者如

此。所谓阴阳二气，即指血气与二便，非气为阳，血为阴之谓也。◉张山雷笺正：脏之与腑，莫不各有自然之功用。旧学诠解，或凭理想，未尽确实，近今西学东渐，借助他山，藉以攻错，始觉中古一脏一腑，相为表里之说，固自有不可拘泥者。惟肝之与胆，本属一体，自然联络，且其为病，亦无可区别。若肾与膀胱，则溺道来源，又是直接关系。可见旧学以此二者，联为表里，自有确据，若夫脾之与胃，向者皆谓脾为胃磨，部居切近，颇有可信。但证以西学之所谓消化器官，则吾国旧说，独未计及甜肉一部，似乎古之所谓脾者，原是包赅甜肉在内，甜肉之汁，确有消化食物莫大作用。此中古之说太略，而彼之考验，较为精详，若心肺之与二肠，部位既已悬殊，且四者之体用，又似马牛其风，不能相及。而古人竟以心与小肠、肺与大肠，联为一表一里，究竟其理安在？殊不可晓。《难经》此条，举以设问，盖已有见于此，未免怀疑，良由周秦之世，学说新颖，多有自抒所见，不肯随声附和，人云亦云者。见得心肺至高，二肠最下，既无一线贯注之理，更安有联属可言？此中疑窦，自可研究。然答语仅以阳气阴气，勉强敷衍，仍不足以发明生理之真，亦甚无谓。寿颐则谓心为血液之总枢，而血管终日运行，彻内彻外，无须臾之或间，即所以荣养百体。则固有之血，自当渐以消耗，苟非有新生之血，时时补益之，则脉管之中，又何能长此而无亏缺。惟新血来源，即是食物之精液。试问此之精液，果从何道输入？吾国古籍，虽无明文，而西国学者，明言小肠膜内，有无数吸液细管，渐以上行，并入血管，此则心与小肠自然之密切关系。而古人谓之互为表里，宁非即是此理？惟肺与大肠，则寿颐尝深思而犹未悟其理，意者古人或自有取义，特书缺有间，今已不复可知，而后世之所谓庚金辛金，则似无理义可循者也。

35.2　又诸腑者，皆阳也，清净之处[①]。今大肠、小肠，胃与膀胱，皆受不净，其意何也[②]？然：诸腑者，谓是，非也[③]。《经》言小肠者，受盛之腑[④]也；大肠者，传泻行道之腑[⑤]也；胆者，清净之腑[⑥]也；胃者，水谷之腑[⑦]也；膀胱者，津液之腑[⑧]也。一腑犹无两名，故知非也[⑨]。小肠者，心之腑[⑩]；大肠者，肺之腑[⑪]；胆者，肝之腑[⑫]；胃者，脾之腑[⑬]；膀胱者，肾之腑[⑭]。

小肠谓赤肠[⑮]，大肠谓白肠[⑯]，胆者谓青肠[⑰]，胃者谓黄肠[⑱]，膀胱者谓黑肠[⑲]，下焦之所治也[⑳]。

①李驷曰：六腑皆为阳，阳为气，手足三阳为行气之腑，阳最清净，则言清净之处。

②李驷曰：大肠传送水谷之不净，小肠受盛水谷之不净，胃容纳水谷之不净，膀胱贮藏津液之不净，独胆为清净，其意如何？◉滑寿曰：又问诸腑既皆阳也，则当为清净之处，何故大肠小肠胃与膀胱皆受不净耶？◉徐大椿曰：谓阳宜清净，而反受秽浊，独不及胆者，胆无施受故也。◉叶霖曰：又问阳宜清净，而诸腑皆阳也，则当为清净之处，然大肠小肠，胃与膀胱，反受秽浊，独不及胆，何也？盖胆无所受故也。◉张山雷笺正：此节盖谓阳者当受清气，阴者当受浊气，诸腑既皆为阳，则当清而不浊，故以反受不净为疑，此似专为胆之清净，而故设疑问。其实脏腑全体，胥有运行之作用，何有清净之可言？似此设问，本已无谓，且谓肠、胃、膀胱，皆受不净，则又以洁净立言，更与生理何涉，灵胎谓胆无施受，尚是臆说，其意以为胆汁既无作用，且无盈虚，故遂认为无施无受。今据

西学者言，肝则生胆汁为其功用，而胆汁则入小肠以助消化，明明自有生长，自有运用，岂得谓为无施无受？然此是新学家言，本非古人之所知，固不可专以责灵胎也。

③王九思曰：小肠为腑，此为非也，何为如此？然，小肠者，虽配心为表，其治则别，其气则通，其气虽通，其所主又异，所以虽曰心病，而无心别位，故曰非也。◉李駉曰：谓是非者，言诸腑各别有所传，此为是也。小肠为腑，此为非也。何为如此？然：小肠虽配心为表，其治则别，其气则通，其气虽通，其所主又异，所以虽曰心气，而无心别位，故曰非也。◉徐大椿曰：言诸腑虽属阳，而非皆清净之处也。

④李駉曰：承奉胃司，受盛糟粕，受已复化，传入大肠。◉徐大椿曰：《素问·灵兰秘典》：小肠者，受盛之官，化物出焉。言受胃之物，化其渣滓也。

⑤李駉曰：大肠能传泻，不洁之物，以为流行之道路。◉徐大椿曰：《素》：大肠者，传道之官，变化出焉。

⑥李駉曰：胆在肝之短叶间，肝气通于目，目和则知白黑，胆为肝之腑，最喜清静。◉徐大椿曰：《素》：胆者，中正之官，决断出焉。盖胆无受、无泻，助肝以决谋虑而已，所以谓之清净之腑也。

⑦李駉曰：胃为仓廪之官，又为肺主，水谷皆聚焉。◉徐大椿曰：《素》：脾胃者，仓廪之官，五味出焉。

⑧王九思曰：杨曰：此各有此传也。◉李駉曰：津液发泄，汗出腠理，是为津；液之渗于空窍，留而不行，是为液。膀胱，津液居焉。◉徐大椿曰：《素》：膀胱者，州都之官，津液藏焉。此五脏之腑也。

⑨李駉曰：每二腑止有一名，何有两名，言两名者非。◉徐大椿曰：言诸腑各有名，如上文所云，皆实指其受秽浊者也。惟胆名为清净，故不受秽浊，若余腑亦名清净，则有两名矣。按：此又与问意不准对者。问谓阳宜清净，何以反受不净？非谓其名何以不称清净也。今止约举经文，以明其不清净之实，与诸腑属阳之义，仍未分晓。当云脏腑之分阴阳，不以清浊言，而以动静内外言，故阴反清而阳反浊，如此则其义晓然矣。◉滕万卿曰："小肠者，心之腑；大肠者，肺之腑；胆者，肝之腑，胃者，脾之腑，膀胱者；肾之腑。以上二十八字，与后一节文异义同，疑是旧注误入正文者，故今细书以别之。◉丹波元胤曰：〔滑〕谓诸腑为清净之处者，其说非也，今大肠小肠，胃与膀胱，各有受任，则非阳之清净矣，各为五脏之腑，固不得而两名也，盖诸腑，体为阳，而用则阴，经所谓浊阴归六腑，是也，云诸腑皆阳，清净之处，唯胆足以当之耳。〔徐〕通行阳气，即营卫之气，《灵枢·营卫生会篇》云，行阳二十五度，行阴二十五度，是也，阴气，浊气也，谓秽滓所归也。按：诸腑者，谓是，非也，言清净之处，谓诸腑为皆是者，则非也，唯胆之一腑为尔耳，杨注谓是非者，言诸腑各别其所传化，此为是也，小肠为腑，此为非也，是殆为强解，《素问·金匮真言论》曰，言人身之脏腑中阴阳，则脏者为阴，腑者为阳，《灵枢·本输篇》曰，肺合大肠，大肠者，传道之腑，心合小肠，小肠者，受盛之腑，肝合胆，胆者，中精之腑，脾合胃，胃者，五谷之腑，肾合膀胱，膀胱者，津液之腑也。

⑩李駉曰：小肠乃心脏之腑。

⑪李駉曰：大肠乃肺脏之腑。

⑫李駉曰：胆乃肝脏之腑。

⑬李駉曰：胃乃脾脏之腑。

⑭王九思曰：杨曰：此是小肠与心通气也，余并同矣。◉李駉曰：膀胱乃肾脏之腑。◉滑寿曰：谓诸腑为清净之处者，其说非也。今大肠小肠、胃与膀胱，各有受任，则非阳之清净矣。各为五脏之腑，固不得而两名也。盖诸腑体为阳而用则阴，经所谓浊阴归六腑是也。云诸腑皆阳，清净之处，唯胆足以当之。◉徐大椿曰：《灵枢·本输篇》云：肺合大肠，……心合小肠，……肝合胆，……脾合胃，……肾合膀胱，此之谓也。◉叶霖曰：言诸腑虽属于阳，而非皆清净之腑也。《素问·灵兰秘典论》曰：小肠者，受盛之官，化物出焉。盛音承，贮也。言受胃之物，化其渣滓，故云受盛之腑也。又曰：大肠者，传道之官，变化出焉。言小肠中物，至此精汁已尽，变化为糟粕而出，故云行道之腑也。又曰：胆者，中正之官，决断出焉。胆无受而有泻，故云清净之腑也。又曰：脾胃者，仓廪之官，五味出焉。言胃主纳谷，脾主消谷，二者相合，统称仓廪之官，故云水谷之腑也。又曰：膀胱者，州都之官，津液藏焉，气化则能出矣。言膀胱之水，能化而为气，由冲任直上，化津化液化汗，故云津液之腑也。诸腑各有名，如上文所云，皆实指受秽浊者也。盖诸体为阳，而用则为阴，经所谓浊阴归六腑也。惟胆名清净，故不受秽浊，若余腑亦名清净，则有两名矣。《灵枢·本输篇》曰：肺合大肠，心合小肠，肝合胆，脾合胃，肾合膀胱，此其义也。按：西医言小肠紧接于胃之下口，由幽门起至阑门止，约长二丈，通体皆是脂膜相连，中有微丝管，其胆之苦汁，胰之甜汁，均由微丝管注入小肠，化食物，而所化之精汁，由众液管从膜中吸至颈会管，过肺入心，化赤为血，而达各脏。经言小肠者，受盛之官，化物出焉者，实指小肠之气化也。其附小肠之脂膜，即三焦之物，而又属之脾。小肠又系心之腑，其相通之道，即由微丝管从三焦上膈，至包络而达心，心遗热于小肠，则化物不出，为痢为淋，脾阴不足，则中焦不能受盛、为膈食便结，三焦相火不足，不能蒸化水谷，则为溏泻矣。大肠由阑门接小肠起，至肛门止，约长五尺余，小肠中物，至此精汁已尽化，变为糟粕而出。《经》言大肠者，传道之官，变化出焉者，指大肠能传道糟粕也。然大肠所以能传道者，以其为肺之腑，肺气下达，故能传道，是以大便秘结，有升举肺气之法也。胆附肝右叶之旁，中贮苦汁，其汁乃下部回血入肝所化，人食后小肠饱满，上逼胆囊，使其汁流入小肠之内，以榨化食物，而利传渣滓，此西医之言也。不知胆汁色青而属阳，本得肝阴所生之气化，有是气乃有是汁耳。若以汁论，胆汁多者，胆大而无畏惧；若以气论，则胆火旺者，亦无畏惧。太过者，不得乎中，则失其正，故有敢为横暴之事；不及者，不得乎中，则失其正，故常存惧怯之心。经言胆者中正之官，决断出焉。谓气不刚不柔，得成中正，而临事自有决断也。以肝胆二者合论，肝之阳，藏于阴，故主谋；胆之阳，出于阴，故主断。若夫泻而不受，故名清净之腑也。胃居膈下，其形纡曲如袋，其纹密，故食物易入难出，上连食管，下接小肠，周遭多细穴，以生津汁，食物经胃津融和，略似浓粥，即出胃之下口幽门，而至小肠头，与胆之苦青汁，胰之甜白汁会合，榨出精液，经众液管吸至颈，即过肺入心，化赤为血。胰者，附脾之物，脾统血，胰中之甜白汁，乃脾血得脾阳之气化而成。《经》言脾胃者，仓廪之官，五味出焉。盖胃纳谷，脾消谷，二者相合，而后成功，故可统称仓廪也。然胆汁化食，戴元礼入肝之说，有由来矣。膀胱居两跨骨内正中，即阴交骨里，体圆如盘，舒缩自如，下口与前阴相连，上口有小孔甚细，为下焦之脂膜遮闭，饮入之水，由胃下幽门之上小窍，散布下焦网膜，渗入为溺，无溺则缩，溺至则舒，溺多则涨。西医但知膀胱藏溺，而不知水入膀胱，化气上行，则为津液，所剩余质，乃下出而为溺。《经》言膀胱者，州都之官，津液藏

焉，气化则能出矣。其言气化则能出者，谓出津液，非出溺也。“气化”二字，前于《八难》肾间动气论中，已约略言之，今再详陈其义。夫气者，乃火交于水所化，观十二辟卦，乾阳入坤阴，而化为气，气升为云为雨，人与天地参，其阴阳之理一也。盖人心主火，人鼻吸入之气，乃天阳也。亦属火，从鼻入肺，历心系，引心火，循脊背之膂筋，下入肾系，又从肾系以达下焦气海。气海者何：即三焦之根，位居脐下，《经》谓胞室，王清任谓之气腑者是也。凡人吸入之天阳，合心火下至胞室，则蒸动膀胱之水，化气上腾，其气透出膀胱，入于胞室，上循脐旁，由冲任上膈入脾，而还出于口，随呼而出，上出之气，着漆石则为露珠，在口舌脏腑之中，则为津液，又外出于皮毛，以薰肤润肌而为汗，所谓气化则津液能出者此也。老人溺多，化气少而水质多，壮者溺少，化气多而水质少也。吸入从脊，督脉主之，呼出从膈，任脉主之，吸入阳也，火交于水也，呼出阴也，气即是水也。火不足以蒸水，则津液不升，气不得化，水不足以济火，则津液干枯，小水不下，故曰膀胱者，津液之腑也。◉张山雷笺正：此节答辞，更是无谓之至，而“诸腑者谓是非也”，及“一腑犹无两名，故知非也”两句尤其不成文字，竟不知其命意何若？此等古籍，止可存而不论，又何能强为说解，妄费有用之心思。伯仁谓清净之腑，惟胆足以当之，终是古人之见，亦无庸再为辨驳，灵胎于此注曰，胆无受无泻，助肝以决谋虑而已，亦是臆说。《全体新论》已谓《素问》以胆为中正之官，决断出焉，实未知胆之为用，又谓勇果关乎胆大，乃相传之误。若谓膀胱为津液之腑，则寿颐以为大有语病，盖所谓津液者，液中含有滋养之意，如食物精华，化为血液，方可以津液为名，而膀胱之溺，直是清澈之废料，何足当之？《素问》亦谓“膀胱者，州都之官，津液藏焉”。立说皆有可议，不得不谓古书之未尽妥惬者。

⑮李驷曰：心色赤，故小肠为赤肠以象之。

⑯李驷曰：肺色白，故大肠为白肠。

⑰李驷曰：肝色青，故胆为青肠。

⑱李驷曰：脾色黄，故胃为黄肠。

⑲徐大椿曰：此以五行之色名其肠，以为配五脏之征也。盖皆名为肠，则俱受秽浊，所以明不净之故也。

⑳王九思曰：丁曰：皆谓随五脏之色相配而言也。杨曰：肠者，取其积贮热治之义也，故以名之。然六腑五脏之正色也。◉李驷曰：肾色黑，故膀胱为黑肠，居于下焦。◉滑寿曰：此以五脏之色，分别五腑，而皆以肠名之也。下焦所治一句，属膀胱，谓膀胱当下焦所治，主分别清浊也。◉徐大椿曰：《灵枢·营卫生会篇》云：水谷者，当并居于胃中成糟粕而俱下于大肠，而成下焦，渗而俱下，济泌别汁，循下焦而渗入膀胱焉，故五腑皆下焦之气所治也。◉黄元御曰：谓是非也，谓其如是则非也。《经》：《素问·十二脏相使》。王冰改为《灵兰秘典》。据《内经》所言，清净之腑，唯有胆也。其余皆受水谷，而传渣滓，何得清净！一腑并无两名，经之所言，即今之所称，故知此谓非也。盖腑者，五脏之腑库也。诸腑皆谓之肠，是肠则传导糟粕而下，悉属下焦所治，下为浊阴，故受不净也。◉丁锦曰：后人议大小肠不洁之腑，不应配心肺清高之脏，与此节问词同，而越人亦早已晰其义矣，谓诸腑皆阳是也，谓诸腑名清净非也，故《内经》惟言胆者清净之腑也，其四腑亦各有名，犹无两名之可混，乃知清净独指胆。且四腑俱下焦所属，各有受盛传道之职，乌可以清净名之哉然腑脏之相配不因清浊，故复言小肠者心之腑云云，以明其

一定不可移也。◉叶霖曰：此以五行五脏之色，以分别五腑，皆名为肠，则俱受秽浊，所以明不净之故也，下焦之所治者，《灵枢·营卫生会篇》曰：水谷者，常并居于胃中，成糟粕而俱下于大肠，而成下焦，渗而俱下，济泌别汁，循下焦而渗入膀胱焉。故五腑皆下焦之气所治也。◉滕万卿曰：此节采摘《素问·十二官论》中六腑之职掌，以设难。而其所主，专在清净二字，何者？《素问》既云“胆者中正之腑”，此难乃谓清静之腑，审其所以为问答之意，则六腑皆可以为清净之处。然举各腑所掌言，一腑犹无两名，而清净之名，专归诸胆，则十一脏取决于胆之谓邪。然则清净之名，诸腑之所禀，而非独胆也。然寓诸胆者，盖有深意存焉。窃考六腑皆水谷之道路，而胃实则肠虚，肠满则胃虚，其所常有者，唯谷与糟粕耳，何清净之有？故胆独统之。岂非诸腑取决于胆乎？是故不受水谷之浊秽，而盛清汁也，可以见已。小肠谓赤肠云云一节，实是古言。何以知之？五腑皆以肠名，故云尔。下焦之所治也一句，滑注以属膀胱，非是。盖自胃而下，皆以为下焦所治，故属诸腑为可。◉丹波元胤曰：〔杨〕肠者，取其积贮熟治之义也，故以名之。〔滑〕此以五脏之色，分别五腑，而皆以肠名之也。〔徐〕《灵枢·营卫生会篇》云，水谷者，尝并居胃中，成糟粕，而俱下于大肠，而成下焦，渗而俱下，济泌别汁，循下焦，而渗入膀胱焉，故至腑，皆下焦之气所治也。按：《本义》曰：“下焦所治”一句，属膀胱。此说不可从。◉张山雷笺正：此又以五者皆谓之肠，而以五行之色分系之，尤其怪不可识，是愈弄愈奇，愈说愈怪矣。末句下焦所治，伯仁虽谓专属膀胱，然寻绎文义，竟是合上五句，而以此为总结。可见此章文字，不伦不类，至为谫陋，本无义理可求，奈何为之注者，犹必勉强敷衍耶。

三十六难

36.1　三十六难曰：脏各有一耳①，肾独有两者②，何也③？然：肾两者，非皆肾也④。其左者为肾。右者为命门⑤。命门者⑥，谓神精之所舍⑦，原气之所系也⑧；男子以藏精⑨，女子以系胞⑩。故知肾有一也⑪。

①李駉曰：肝、脾、肺、心，各有一枚。

②滕万卿曰：犹两轮之两相顺为用

③李駉曰：肾有两枚，是如何？◉徐大椿曰：两，谓左右各一也。

④李駉曰：肾有两枚，非皆是肾，一枚是肾，一枚命门。◉徐大椿曰：谓一为肾，一则非肾也。

⑤李駉曰：以男子言之，左是肾，右是命门。

⑥李駉曰：为人生命之门。又右尺为相火，行君火之命令。◉滕万卿曰：此与上"命门"字同而旨异。上则姑别属右肾，此则其位暗寓两肾中间。

⑦李駉曰：命门有穴，在背十四椎节中。又有志室二穴，在十四椎节下，两傍各三寸。有神守于命门，不令邪入志室。舍，宅也，神精居之。◉徐大椿曰：舍，藏也。言一身之精神皆藏于此也。

⑧李駉曰：原者，元也，元气起于子。子者，坎之方位。坎者即父母之元气，乾为天，为父，坤为地，为母。今坎之初六六三，乃坤之初六六三也，坎之九二，乃乾之九二也，谓乾坤交于六三、九二，而成坎卦，所以原气寄系于肾。◉徐大椿曰：原气，即元气，言根柢乎此也。

⑨李駉曰：五脏六腑，精气淫溢，而渗灌于肾，肾脏受而藏之。五脏各有精，随用而灌于肾，肾为都会关司之所，身之精藏焉。

⑩徐大椿曰：精，施化之具；胞，受孕之处。此乃性命之原，先天之所由主，故曰命门也。

⑪王九思曰：丁曰：命门者诸神精之所舍，原气之所系也。故男子藏精，女子系胞也，是知肾有一也。其言命门者，非右尺也，为人之生命之门也。肾属水，故知以其右尺，为相火行君火之命，今亦名命门，即非肾之命门也。盖同名而异义也。杨曰：肾虽有两而非一肾，故《脉经》曰：左手尺中为肾脉，右手尺中为神门脉。此其义也。肾者，人生之根本。神门者，元气之宗始。故云精神之所舍也。神门，亦命门也。虞曰：《经》云右为命门，元气之所系也。《脉经》言与三焦为表里，三焦又主三元之气。准此推之，三焦自命门之所起也，属手少阳火，配心包手厥阴火为表里，其理明矣。◉李駉曰：本句无注文？◉滑寿曰：肾之有两者，以左者为肾，右者为命门也。男子于此而藏精，受五脏六腑之精而藏之也；女子于此而系胞，是得精而能施化，胞者受胎之所也。原气，谓脐下肾间动气，人之生命，十二经之根本也。此篇言非皆肾也，《三十九难》亦言左为肾，右

为命门，而又云其气与肾通，是肾之两者，其实则一尔。故《项氏家说》引沙随程可久曰，北方常配二物，故惟坎加，刁于物为龟为蛇，于方为朔为北，于大玄为罔为冥。《难经》曰：脏有一，而肾独两，此之谓也。此通《三十八》、《三十九难》诸篇，前后参考，其义乃尽。◉徐大椿曰：其一为命门而非肾，则肾止有一耳。按：《灵》《素》并无右肾为命门之说，惟《灵枢·根结篇》云：太阳根于至阴，结于命门。命门者，目也。《灵枢·卫气篇》亦云：命门者，目也。《素问·阴阳离合论》云：太阳根于至阴，结于命门，名曰阴中之阳。经文所云止也。又《灵枢·大惑论》云：五脏六腑之精气，皆上注于目，而为之精。此目之所以称命门之义也。若肾之有两，则皆名为肾，不得名为命门。盖肾为牝脏，其数偶，故北方玄武，亦有龟蛇二物。龟为阴中之阴，蛇为阴中之阳，即是道也。但右主肾中之火，左主肾中之水，各有所司耳。若命门之说，则《黄庭经》所谓“后有幽阙前命门”，意颇相近。而注家又以命门为脐，则其说亦不足引据。愚谓命门之义，惟冲脉之根柢足以当之。《素问·举痛论》云：冲脉起于关元，关元穴在脐下三寸。《灵枢·逆顺肥瘦论》云：冲脉者，五脏六腑之海，其下者，注少阴之大络，出于气街。《海论》又以冲脉为血海，此其位适当两肾之中，真可称为命之门，其气虽与肾通，然不得以右肾当之也。◉黄元御曰：火降于右，水升于左，故左者为肾，右者为命门。命门者，神根于此，精藏于中，是一身原气之所系也。男子以之藏精，女子以之系胞，《素问·腹中论》胞络者，系于肾是也。◉丁锦曰：火降于右，水升于左，故左者为肾，右者为命门。命门者，神根于此，精藏于中，是一身原气之所系也。男子以之藏精，女子以之系胞，《素问·腹中论》胞络者，系于肾是也。◉叶霖曰：肾有两枚，左右各一，一主水，一主火，应乎升降之机也。命门者，以其为三焦之根，十二经元气之海，脏精施化之具，系胞受孕之处，为人生命之原，故曰命门也。《灵枢·根结篇》《素问·阴阳离合论》所谓太阳根起于至阴，结于命门。命门者，目也。此指太阳经终于睛明，睛明所夹之处为脑心，乃至命之穴，故曰命门，与此义不同。然实指右肾为命门，恐未尽是，以气脉论之，水升于左，火降于右，左右者，阴阳之道路，升降之枢机，越人诊脉独取寸口，以左尺候水，右尺候火，故左名肾，右名命门，其义或取乎此。按：西医言肾形如豆，色紫质坚，颇类猪羊之肾，左右两枚，长约三寸，阔约寸半，厚约七八分，其重约三两至四两。人高肾大，人矮肾小，位在脊骨十二节间，周围三焦脂膜包裹，肾中有油膜一条，贯于脊骨，名为肾系，下通网膜，又有气管由肺而下，附脊循行，下入肾系，而透入网膜，达于丹田下焦之原。夫两肾属水，中间肾系属火，即命门也。《素问·刺禁论》云：七节之旁，中有小心者，即指命门言也。人与天地参，命门与太极相似，太极生两仪，两仪生四象，四象生八卦，八卦生六十四卦；自命门生两肾，两肾生六脏六腑，六脏六腑生四肢百骸之类。故人之交媾，未有精聚，先有火会，是火为先天之本始，水为天一之真元，肾中之火，名曰相火，即坎中龙雷之火也。是一阳陷于二阴之中，乃成乎离，而位乎坎，即两肾有命门之义也。命门乃三焦之根，为相火之宅，相火布于三焦，即由命门始也。陈无择谓有脂状如手大，正与膀胱相对，有白脉自中出，夹脊而上贯于脑者，亦指三焦肾系而言也。越人独取寸口诊候，此相火生脾土，命脉寄夫右尺，故作左为肾，右为命门以解之，亦水升于左，火降于右之义也。◉滕万卿曰：按分肾为左右脏，《内经》无明文。且命门在《灵》《素》，则指为目也，或以名太阳睛明穴。又《素问·十二官论》中，有分心与包络为二脏，而未见肾有左右之分。又有后篇，言肾有两枚语。因考此篇大意，分肾为两脏，以配六脏之数。其意以谓凡心既且二脏象，则肾亦有含蓄一原气于左右阴精中间。故左为肾，右为命门，实知一脏中寓阴阳二气焉。然则其分左右之名，亦偶然耳。何则？“命门者，诸神精之所舍”云云数语，全迁其位于中间者，明矣。由是观之，虽肾有两枚，然其气相通。固一水脏，唯使后人知阴中有命门之阳已。然则《灵枢》谓目者指其标，此难特举其本，以示《内经》未发之旨尔。◉丹波元胤曰：〔滑〕肾之有两者，以左者为肾，右者为命门也，男子于此而藏精，受五脏六腑之精而藏之也，女子于此而系胞，是得精而能施化，胞则受胎之所也，原气，谓脐下肾间动气，人之生命，十二经之根本也，此篇言非皆肾也，《三十九难》亦言“左为肾，右为命门”，而又云“其气与肾通”，是肾之两者，其实则一尔。〔徐〕《灵》《素》并无右肾为命门之说，《灵枢·根结篇》云：太阳根于至阴，结于命门，“命门者，目也。”《灵枢·卫气篇》亦云：命门者，目也。《素问·阴阳离合论》云：太阳根于至阴，结于命门，名曰阴中之阳。经文所云止此。按：《五行大义》曰：《八十一问》云：‘脏各有一，肾独两者，何也？’左者肾，右者命门，命门者，精神之所会也。问云：前解肾阴故双，今言左肾右命门，此岂不自乖张乎？答曰：命门与肾，名异形同。水脏则体质不殊，故双；主阴数为名，则左右两别，故各有所主，犹如三焦膀胱俱水腑，不妨两号，此说实得经旨。《素问·上古天真论》曰：肾者主水，受五脏六腑之精而脏之，故五脏盛乃能泻，是男子所言脏精也，先子曰，女子系胞之胞，指子宫言焉。然《说文》曰：胞，儿生裹也，从肉从包。《汉书·外戚传》颜师古注曰：胞，谓胎之衣也，即胞衣之义，非子宫也。唯《素问·五脏别论》曰：“脑髓骨脉胆女子胞，此六者，地气之所生也”；《气厥论》曰：“胞移热于膀胱，则癃溺血”《灵枢·五音五味篇》曰：“冲脉任脉，皆起于胞中”云者，与此段同义。而古又与“脬”通，见《灵枢·五味论》、《史仓公传》。◉张山雷笺正：肾虽有两，其体其用，究无分别。《难经》于此，独以左右分析言之，盖出于周秦之世，学说分歧，好为新颖，藉以自树一帜，此亦当时风气使然，固不必尽合于化育原理。然谓命门为精神之所舍，原气之所系，则仍以为此是吾身精气神之根柢，固亦与肾无所区别。《三十九难》且谓其气与肾通，是虽别立命门之名，而肾中水火阴阳，并未劈分为二，于生理尚无甚大悖，不意后人因此，遂生左水右火之议。自谓从《难经》得来，其实《难经》数节，何有是说？此所谓李斯学荀卿而又甚者，歧之又岐，当亦为古人所不及料。伯仁此节本义，亦未说到水火分配左右，犹有斟酌，若灵胎据《素》《灵》以驳命门非肾，立说固自有征，其实彼此各是一义。《难经》之为此说者，初非以此之命门，比附《素》《灵》，肾为牝脏，其说是也。北方龟蛇，借以取象，原无不可，然必谓左水右火，已非《难经》本旨，而又以《黄庭经》为证，则左道旁门，即从《难经》附会为之，岂可为据？考西学家言生殖器官，女子有子宫，而阳精则聚于外肾，且与内肾竟无关系，可知男子藏精女子系胞之说，本是理想之辞。至今日已当置之杞宋无征之例，则所谓命门者，不过悬拟言之，原非确有此一物，而灵胎必欲求其处以实之，亦只见其穿凿附会耳。

三十七难

37.1　三十七难曰：五脏之气，于何发起①，通于何许②，可晓以不③？然：五脏者，当上关于九窍也④。故肺气通于鼻⑤，鼻和则知香臭矣⑥；肝气通于目⑦，目和则知黑白矣⑧；脾气通于口⑨，口和则知谷味矣⑩；心气通于舌⑪，舌和则知五味矣⑫；肾气通于耳⑬，耳和则知五音矣⑭。

五脏不和，则九窍不通⑮；六腑不和，则留结为痈⑯。

①李駉曰：五脏之气，起于何处？

②李駉曰：又通于何处？◉徐大椿曰：发起，言其本之所出。通，言其气之所注也。

③李駉曰：可晓此理否？

④李駉曰：耳、目、口、鼻、前阴、后阴，为九窍，阳窍七，阴窍二，五脏关焉。◉徐大椿曰窍皆在上，故曰上关，谓其气与九窍通也。◉滕万卿曰：灵枢作七为是。

⑤李駉曰：鼻者，肺之窍，肺精气通焉。

⑥李駉曰：五脏入鼻，藏于心肺，心肺有病，鼻为之不利，肺和则鼻和，鼻和则知香臭。

⑦李駉曰：目者，肝之窍，肝精气通焉。

⑧李駉曰：精明者，所以视万物，别白黑，审短长。以长为短，以白为黑，则精衰矣。今肝之精气通于目，目和则知白黑。

⑨李駉曰：口者，脾之窍，脾精气通焉。

⑩李駉曰：人莫不饮食也，鲜能知味。脾胃乃水谷之海，脾胃和，则知谷滋味。

⑪李駉曰：舌者，心之窍，心精气通焉。

⑫李駉曰：辛、甘、酸、苦、咸为五味，心和则舌和，舌和则能知五味。◉徐大椿曰：舌主辨味，故和则能知五味；口主纳谷，故和则能辨五谷。按：此段乃《灵枢·脉度篇》全文，止易数字，而病百出矣。《经》云：五脏常内阅于上七窍也，谓鼻二窍，目二窍，耳二窍，口与舌虽分而实合为一窍，共为七窍。若九窍则当合二阴窍为言，盖肾又通于二阴也。今除二阴而曰九窍，即口与舌分为二窍，亦止八窍，不得名九窍也。又鼻和、目和五项，经作肺和、肝和，盖脏气和，则七窍应以见上关之故。若云鼻和、目和，则七窍岂能自和？此又与发问之意不相顾矣。

⑬李駉曰：耳者，肾之窍，肾精气通焉。

⑭王九思曰：杨曰：七窍者、五脏之门户，脏气平调，则门户和利矣。◉李駉曰：宫、商、角、徵、羽为五音，肾和则耳和，耳和则能知五音。◉丁锦曰：此章承上而言阴脉荣于五脏之义。九窍者，目二耳二鼻二口一舌一喉一也。◉叶霖曰：此节乃《灵枢·脉度篇》文，稍有增易，大意谓五脏和则七窍通，不和则七窍不通。《经》言上开七窍，此言九窍，当是简误。若洁古认真九窍，添“三焦之气通于喉，喉和则声鸣矣”二

句，未免蛇足。谢氏曰：本篇问五脏之气，于何发起，通于何许，答文止言五脏通九窍之义，而不及五脏之起发，恐有缺文。◉张山雷笺正：此节本《甲乙经·一卷·五脏六腑官篇》之文，但今本《甲乙》，文同《难经》，而无“五脏常上关于七窍”一句，不如《灵枢》为长，灵胎讥之是也。此盖《甲乙经》旧本，已有缺文，而传写者且依《难经》以改《甲乙》，致令《甲乙》之文，乃与《灵枢》不类，当依《灵枢》订正为是。

⑮王九思曰：杨曰：五脏失和于内，九窍壅塞于外也。今上有七窍而云九者，二窍幽隐，所以不言，肾气上通于耳，下通于二阴，故云九窍也。◉李駉曰：五脏不和者，邪气不得外泄，故九窍壅塞不通。◉徐大椿曰：不通，谓气不得上达而失其官也。

⑯王九思曰：丁曰：不和者，为腑与脏不和者，邪气不得外泄，则害其九窍；六腑不得内通，则留结为痈。凡人脏腑阴阳和，即如水之流不得息也，如环之无端，莫知其纪，周而复始也。杨曰：六腑，阳气也，阳气不和，则结痈肿之属，故云为痈也。邪乘气来，先游于腑也。◉李駉曰：六腑阳气也，阳气不得内通，故停留结聚，以为痈疽。◉滑寿曰：谢氏曰：本篇问五脏之气于何发起，通于何许？答文止言五脏通九窍之义，而不及五脏之发起，恐有缺文。愚按：五脏发起，当如《二十三难》流注之说，上阅九窍。《灵枢》作七窍者是，下同。此二句，结上起下之辞。五脏阴也，阴不和则病于内；六腑阳也，阳不和则病于外。◉徐大椿曰：五脏，神气之所舍，故不和则止九窍不通而已。六腑，则血气滓秽之所出入，故不和则有形之物积聚而为痈也。◉黄元御曰：尝内阅于上七窍也，旧讹作当上阅于九窍也，以《灵枢》改正之。（张洁古认真，九窍添三焦之气通于喉，喉和则声鸣矣二句，谬妄不通。）◉丁锦曰：此亦承上章阳脉荣于六腑之义，言六腑属阳，邪在阳，则六腑不和，不和则气滞，而为聚为痈矣。下文又以脏腑并言之，以明其所以不和之故也。（聚字《灵枢》作痈字）◉叶霖曰：五脏神气之所舍，不和则气不得上达，故七窍不通。若六腑不和，则血气留滞于皮腠，有形之物，积聚而为痈矣。此结上起下之辞也。◉滕万卿曰：统言形体所发诸肿。◉丹波元胤曰：〔滑〕谢氏云，本篇问五脏之气，于何发起，通于何许，答文止言五脏通九窍之义，而不及五脏之发起，恐有缺文。愚按：五脏发起，当如《二十三难》流注之义，上关九窍。《灵枢》作七窍者是，后二句，结上起下之辞。五脏阴也，阴不和则病于内；六腑阳也，阳不和则病于外。〔徐〕此段，乃《灵枢·脉度篇》全文，止易数字。《经》云：五脏常内关于上七窍也。按：《五行大义》曰：五脏候在五官。口舌二管，共在一处，余不共者，口是脾候，脾，土也，舌是心候，心，火也，共处者，土寄治于火乡也。舌在口内者，火于五行不常见也，须之则有，不用则隐，如舌在口内，开口即见，闭口则藏。又心为身之主贵，故在内也。又曰，肝主目者，肝，木脏也，木是阳，东方显明之地，眼目亦光显照了，故通乎目。肾主耳者，肾，水脏，水，阴也，北方阴暗之地，耳能听声，声是阴微之象，故通乎耳。以鼻应肺者，鼻以空虚纳气，肺亦虚而受气故也。《素问·阴阳应象大论》曰“心主舌”，又曰“在窍为舌”。次注：舌所以司辨五味也。《金匮真言论》云：“南方赤色，入通于心，开窍于耳。”寻其为窍，则舌义便乖，以其主味，故云舌也。◉张山雷笺正：此承上而言，故曰脏不和则窍不通，固可说也。然又因脏而连及于腑，即节外生枝，殊属无谓，亦与设问不相照顾。且腑不和而留为痈，更是信手拈来，岂有当于生理病理？试问六腑为痈，为内痈乎？抑外痈乎？岂凡为痈疡者，皆属六腑之病乎？伯仁之解，已是望文生义，随意敷衍，而灵胎更说得离奇，语气之间，似乎脏不和之为病犹轻，而腑不和之为病反

重，尤其堕入五里雾中。

37.2 邪在六腑，则阳脉不和①；阳脉不和，则气留之②；气留之，则阳脉盛矣③。邪在五脏，则阴脉不和④；阴脉不和，则血留之⑤；血留之，则阴脉盛矣⑥。阴气太盛，则阳气不得相营也，故曰格⑦。阳气太盛，则阴气不得相营也，故曰关⑧。阴阳俱盛，不得相营也，故曰关格⑨。关格者，不得尽其命而死矣⑩。

①李駉曰：六腑属阳，肌肉上为阳脉，邪气游于六腑，则肌肉上之脉不和。◉徐大椿曰：阳脉，手足三阳之脉也。

②李駉曰：阳为气，主外，肌肉上脉不和，则邪气停留于皮肤而不散。

③李駉曰：邪气停留，则阳脉偏盛。◉徐大椿曰：气属阳故也。

④李駉曰：五脏属阴，肌肉下为阴脉，邪气在于五脏，则肌肉下脉不和。

⑤李駉曰：阴为血，主内，肌肉下脉不和，则血邪停留于肉理。

⑥李駉曰：血邪一留，则阴脉偏盛。◉徐大椿曰：血属阴故也。不和者其邪在内，盛则脉之见乎外者也。按：此段亦《灵枢·脉度篇》原文，但经文阳脉盛、阴脉盛，二“脉”字作“气”字，此处易作“脉”字。本《素问·六节藏象论篇》“人迎一盛，病在少阳；二盛，病在太阳；三盛，病在阳明；四盛以上为格阳。寸口一盛，病在厥阴；二盛，病在少阴；三盛，病在太阴；四盛以上为关阴。人迎与寸口俱盛四倍以上为关格”。诸语并合，成文亦颇简到。

⑦李駉曰：格，拒也，内格则外脉不得入，所以偏阴独盛，则阳气不得营，名曰格拒。

⑧李駉曰：关，闭也。外关则内脉不得出，所以偏阳独盛，则阴气不得营也，名曰关。

⑨李駉曰：内外不相济，是为关格。人之所有者，气血也，气为阳，血为阴，或俱盛，或俱虚，或更盛，或更虚，皆为病也。◉徐大椿曰：荣，和泽也。关者，闭绝之义。格者，捍拒之义。

⑩王九思曰：丁曰：内外不相济，是为关格，故知死矣。杨曰：人之所有者，气与血也，气为阳，血为阴，阴阳俱盛，或俱虚，或更盛，或更虚，皆为病也。◉滑寿曰：此与《灵枢》十七篇文大同小异。或云《二十八难》“其受邪气，畜则肿热，砭射之也”十二字当为此章之结语。盖阴阳之气太盛，而至于关格者必死。若但受邪气，畜则宜砭射之。其者，指物之辞，因上文六腑不和，及邪在六腑而言之也。◉徐大椿曰：言阴阳之气相睽，虽元气未尽，亦必至死，不能尽其天年也。按：此篇自首至此，皆《灵枢·脉度篇》原文，而止易数字，既无发明，又将关格二字阴阳倒置，开千古之疑案，不知传写之误，抑真越人之擅易经文也。《脉度篇》曰：阴气太盛，阳气不能营，故曰关；阳气太盛，阴气不能营，故曰格。《素问·六节藏象论》曰：人迎四盛以上为格阳，寸口四盛以上为关阴。《灵枢·终始篇》又云：人迎四盛且大且数，名曰溢阳，溢阳为外格；脉口四盛且大且数，名曰溢阴，溢阴为内关。经文凿凿，并无以阴盛为格，阳盛为关，而越人故违之，何也？又仲景《伤寒论》云：寸口脉浮而大，浮为虚，大为实。在尺为关，在寸为格。

尺亦属阴，寸亦属阳，此关格虽与经文微别，然其配阴阳亦本《内经》，此又一征也。◉黄元御曰：气无独行而不相荣者，其不相荣者，邪客之也。阴盛格阳于外，曰格，阳盛关阴于内，曰关。此篇全引《灵枢·脉度》文。◉丁锦曰：阳邪中于六腑，则阳脉不和，不和则气壅而邪实，邪实则不和之脉转而盛矣。阴邪中于五脏，则阴脉不和，阴脉不和，则血滞而邪实，邪实则不和之脉转而盛矣。阴阳之脉俱盛，则必至于关格而死矣。此章即《灵枢·脉度篇》所载，但《灵枢》云“五脏当内关于上七窍”，此云“当内关于九窍”，《灵枢》鼻为一窍而无喉，此则鼻为二窍而添喉，要知越人补《内经》之缺，因三焦系统五脏六腑之大腑，喉系统出纳之大窍，况得此则声色臭味全矣。至于“邪在六腑”一节，与《内经》无异，但其中关格二字，与《内经》相反，今阅古本与《内经》相同，乃知错简，今录正，故记之。关格之脉，从来议论最多，或云脉，或云病，使后学难凭。今录《素问》及仲景之文，并存参考。盖关阴格阳之脉，专论脉理阴阳，并非论病，如《内经》之“帝问脏象如何？岐伯曰：心者生之本”云云。“凡十一脏取决于胆也。故人迎一盛病在少阳，二盛病在太阳，三盛病在阳明，四盛已上为格阳。”张介宾指喉间动脉为人迎，两手之脉俱为寸口，恐未合经旨。观“十一脏取决于胆，故人迎一盛病在少阳”句，知胆经正在左关，当以左人迎右寸口为是，人迎一盛二盛三盛，则三阳俱盛矣，然阳极必阴，四盛已上者，左人迎之阳位，势必越于右寸口之阴位也，故曰格阳，即《十八难》阳乘阴也。又曰：“寸口一盛，病在厥阴，二盛病在少阴，三盛病在太阴，四盛已上为关阴，夫寸口一盛二盛三盛，则三阴俱盛矣。”然阴极必阳，四盛已上者，右寸口之阴位，势必越于左人迎之阳位也，故曰关阴，即《十八难》阴乘阳也。又曰：“人迎与寸口俱盛四倍以上为关格，关格之脉，不能极于天地之精气则死矣。”人迎与寸口俱盛，即两手之脉俱盛四倍已上也，方可合称关格之死脉也。若一手或格阳或关阴，则未必列于死脉明矣，曰盛者，即仲景所谓浮而大也，此以左右脉主阴阳之论也。“帝曰：脉反四时，阴阳不相应，奈何？岐伯曰：反四时者，有余为精，不足为消，应太过不足为精，应不足有余为消，阴阳不相应，病名为关格。”精者，夺精也；消者，形消也。四时以春夏为阳，秋冬为阴，言春夏阳当太过之时，得不足之阴脉，则精夺矣；秋冬阳当不足之时，得有余之阳脉，则形消矣。此之谓阴阳不相应，病名为关格，此又以四时之阴阳，合脉之有余不足而论也。又仲景曰：“寸口脉浮而大，浮为虚，大为实”。虚指正虚，实指邪实。又曰：“在尺曰关，在寸曰格”，申明在尺沉至寸为关，在寸浮至尺为格。此又以尺寸脉主关阴格阳而论也。又曰：“关则不得小便，格则吐逆”，此无非注明关阴之脉病在下，格阳之脉病在上，乃见关与格分而言之，不过病耳，非死脉也。今《难经》以五脏为阴，六腑为阳，血为阴，气为阳，尺为阴，寸为阳，沉为阴，浮为阳，阴阳之义，无所不包，关格之义，无微不显。后人关格是病，又以霍乱症强名关格，不过偶见仲景有吐逆不得小便二语，不悟全文，隔靴搔痒，殊不知仲景以二病申明关阴格阳之义，未尝以二症立关格之名也。◉叶霖曰：阳邪中于六腑，则阳脉不和，阳脉不和，则气壅而邪实，邪实则不和之脉转而盛矣。阴邪中于五脏，则阴脉不和，阴脉不和，则血滞而邪实，邪实则不和之脉转而盛矣。阴阳之脉俱盛，则成关格之证死矣。此亦《灵枢·脉度篇》文，惟“关格”二字，与经文相反，当是错简。若夫覆溢关格之脉证，可与《三难》参观。按：《灵枢·脉度篇》曰：阴气太盛，阳气不能荣，故曰关。阳气太盛，阴气不能荣，故曰格。《终始篇》曰：人迎四盛，且大且数，名曰溢阳，溢阳为外格。脉口四盛，且大且数，名曰溢阴，溢阴为内关。《素问・六节藏象论》曰：人迎四盛以上为格阳，寸口四盛以上为关阴。仲景《伤寒论》云：寸口脉浮而大，浮为虚，大为实，在尺为关，在寸为格。斯皆以阴气盛为关，阳气盛为格，故知此节"关格"二字倒置，为错简也。◉丹波元胤曰：〔徐〕此篇自首至此，皆《灵枢・脉度篇》原文，而将"关格"二字，阴阳倒置。《脉度篇》云：阴气太盛，阳气不能营，故曰关。阳气太盛，阴气不能营，故曰格。《素问・六节藏象论》云：人迎四盛以上为格阳，寸口四盛以上为关阴。《灵枢・终始篇》云：人迎四盛，且大且数，名曰溢阳，溢阳为外格。脉口四盛，且大且数，名日溢阴，溢阴为内关。经文并无以阴盛为格，阳盛为关者，不知传写之误，抑越人之易经文也。◉张山雷笺正：此亦《甲乙经》一卷之文，惟阳脉盛、阴脉盛之两"盛"字，《甲乙》及《灵枢》俱作"气"字，当以阳气盛、阴气盛为长。徐灵胎谓本于《素问・六节藏象论》，人迎一盛二盛三盛四盛诸语，并合成文，推测之辞，亦颇有理。寿颐谓《素问・六节脏象篇》之论关格，泛言阴阳之偏盛偏衰竭，理极自然，原无可议。(《灵枢・终始篇》则本于《甲乙经》之《针道终始篇》，与《素问》大略相似，盖即从《素问》而衍之。）而《甲乙》此篇，乃以阳盛属之六腑，阴盛属之五脏，则大有语病。须知阴阳二字，本极活泼，原不能呆板指定，固执不通。脏阴腑阳之说，止以脏者不泻，腑主流通，以其体用而言，似有一动一静之别，因以阴阳二义，立之准则，示以范围，尚无大碍。其实气血运行，百骸毕贯，若脏若腑，何从歧异？后人谓为脏里腑表，已觉过于拘执，窒碍甚多。若以腑脏为病言之，则温凉寒热，虚实阴阳，固是万有不齐，惟变所适，而乃可谓邪在六腑，则为阳盛，邪在五脏，则为阴盛，岂非胶柱鼓瑟，知其一而不知其二？且可谓邪在腑者，必阳脉不和，而气留之，邪在脏者，必阴脉不和，而血留之，无处不落边际，古今中外，安得有此病情病理？但观其所谓关格二者，一阴一阳，颇与《素问》约略相似。其实《素问》止言阴盛阳盛，何尝比附脏腑，强分彼此？《甲乙》此节，必说不去有脱文乎？乃从来为《灵》《难》两经作注者，无不随文敷衍，而皆见不及此。若夫关格之名，以字义言之，则关者关闭不通，格者格拒不纳，其意相同，本无区别。止以阴阳二者，一则偏盛而造乎其极，一则偏绝而荡焉无存，所以断为必死，毫无疑义，并非阳盛者必名曰格，阴盛者必名曰关。即以仲景所谓关则不得小便，格则吐逆二句，而换言之曰格则不得小便，关则吐逆，于文义何尝不顺？《难经》此节，一关一格，与《素》《灵》交互而言之，就其文以求其义，何必不可说？特徐灵胎不通小学，必曰越人擅易经文，又曰越人乃故违之，总有重视《素》《灵》，轻视越人之见。

37.3　经言气独行于五脏，不营于六腑者，何也①？然：夫气之所行也，如水之流，不得息也②。故阴脉营于五脏③，阳脉营于六腑④，如环无端，莫知其纪⑤，终而复始⑥，其不覆溢⑦，人气内温于脏腑⑧，外濡于腠理矣⑨。

①李驷曰：问气独运行于五脏，而不行于六腑，如何？

②李驷曰：答：气之流行，有如水焉，不舍昼夜，曾无止息。

③李驷曰：五脏属阴，故阴脉居于五脏。

④李驷曰：六腑属阳，故阳脉居于六腑。

⑤李驷曰：气血如环之循环，莫知其纪极。

⑥李驷曰：一日一夜，气血终于肝，明日艮时，复始于肺。

⑦李驷曰：诸阴不足，阳入乘之，为覆，又入尺为覆；诸阳不足，阴出乘之，为溢，又上鱼为溢。今阴阳各安其常，无覆溢之患。◉徐大椿曰：言不至过盛而溢于经脉之外也。

⑧李驷曰：阴阳之气既不覆溢，则人之气内能使脏腑温和。

⑨王九思曰：丁曰：诸阴不足，阳入乘之为覆。诸阳不足，阴出乘之为溢也。此者，是气之独行也。杨曰：覆溢者，谓上鱼入尺也，若不如此，当行不止，故云终而复始焉。◉李驷曰：腠理者，毛孔及文理也，外能使腠理濡润滑澴。◉滑寿曰：此因上章营字之意，而推及之也。亦与《灵枢》十七篇文，大同小异。所谓气独行于五脏，不营于六腑者，非不营于六腑也。谓在阴经则营于五脏；在阳经则营于六腑。脉气周流，如环无端，则无关格覆溢之患，而人之气，内得以温于脏腑，外得以濡于腠理矣。四明陈氏曰：腑有邪，则阳脉盛，脏有邪，则阴脉盛。阴脉盛者，阴气关于下；阳脉盛者，阳气格于上。然而未至于死。阴阳俱盛，则既关且格，格则吐而食不下，关则二阴闭，不得大小便而死矣。脏腑气和而相营，阴不覆，阳不溢，又何关格之有？◉徐大椿曰：濡，润也。腠理，肌肤毛孔分理凑合处也。按：营卫通行脏腑，并无行脏不行腑之说。此段问答，盖引《灵枢·脉度篇》文，而又误解其义者也。《经》之原文云：黄帝曰：跷脉安起安止，何气营水？岐伯答曰：跷脉者，少阴之别，起于然骨之后，上内踝之上，直上循阴股入阴，上循胸里入缺盆，上出人迎之前，入頄，属目内眦，合于太阳、阳跷而上行。气并相还，则为濡目；气不营，则目不合。黄帝曰：气独行五脏，不营六腑，何也？岐伯答曰：气之不得无行也，如水之流，如日月之行不休，故阴脉营其脏，阳脉营其腑，如环之无端，莫知其纪，终而复始，其流溢之气，内溉脏腑，外濡腠理。经文如此，则所谓气者，指跷脉之气。所谓行脏不营腑也，以岐伯专指阴跷之所起止，而不及阳跷。其所言皆阴经之道路，故疑而发问也。今出去跷脉一段，则所谓气者何气，所谓行五脏不营六腑，又何所指也，问答皆引经文，全无发明，已属无谓，又谬脱至此，岂越人而疏漏如斯也！又末二句经文“流溢之气”四字改作“人气”二字，更不分晓。◉黄元御曰：其流溢之气，旧讹作而不覆溢人气，依《灵枢》正之。◉丁锦曰：此节言人身命门之气，无不流通，但阴脉独荣五脏，阳脉独荣六腑耳。阴脉者，三阴脉也，阳脉者，三阳脉也，循环无已，行于五脏六腑，而不覆溢者，谓不倾而不满也。又曰：人气内温于脏腑，外濡于腠理者，言人命门一阳之气，内则温养脏腑，外则濡润腠理，无微不到，无处不周，而所问之不荣于六腑者，惟阴脉耳，非气也，故下文详言阴脉阳脉之病，覆溢二字，并非寸口脉之覆溢，旧注指《十八难》之覆溢脉，大误。◉叶霖曰：滑氏曰：此因上章营字之意，而推及之也。亦《灵枢》十七篇文，大同小异。所谓气行于五脏，不营六腑者，非不营行六腑，谓在阴经，则营于五脏，在阳经，则营于六腑。脉气周流，如环无端，则无关格覆溢之患，而人气内得以温于脏腑，外得以濡于腠理矣。◉滕万卿曰：按此与《脉度篇》文，大同小异。五脏者，内藏神气，而外阅九窍，故多无形之病。六腑者，传谷物而外养肌肉，故多有形之病。谓在脏九窍不通，在腑留结为痈，可见形之与神，病各有则焉。凡脏皆属阴，而其精上达为常。腑俱属阳，而其气下行为常。若有所不和，则气血之分，偏虚偏实。至其太盛，则遂为关格之变。格是腑，将失常而反上逆，使所受水谷，格拒噎塞。关是脏既废职，精气下坠，故二便闭而不通。盖下文“复溢”二字，即为死脉之名，则其所谓关格者，孤阴独阳之病，殊无回旋之生意者必矣。读者莫以与《灵枢》文相颠倒为疑焉。

◉丹波元胤曰：〔滑〕此因上文营字之意，而推及之也，亦与《灵枢》十七篇文，大同小异。所谓气独行于五脏，不营于六腑者，非不营于六腑也，谓在阴经，则营于五脏，在阳经则营于六腑。脉气周流，如环无端，则无关格覆溢之患，而人之内得以温于脏腑，外得以濡于腠理矣。◉张山雷笺正：此节经文，《灵枢》则在《脉度篇》，然《甲乙》则别在《奇经八脉篇》中，《太素》则别在《阴阳跻脉篇》中，本是专论跻脉，与前二节通论脏腑阴阳之义，两不相涉。今《灵枢》并入一篇之中，固极无谓。乃《难经》于此，复将跻脉起止一段删去，则以气行五脏、不营六腑二句之专为阴跻言者，一变而为公共之辞，尚复成何情理？须知阴阳气血，内而脏腑，外而百骸，无处不到，岂有独行五脏，不及六腑之事？而乃可以断章取义，突然提起，以专有所指之理论，而弄得如此不堪。孰谓中古经文，荒谬至于此极？此必几经传写，已有脱佚，遂致不可索解，灵胎之议甚是。且谓越人不至疏漏如斯，盖亦有见于传写者之讹误，必非古人旧本。果是如此，中间所谓阴脉营于五脏，阳脉营于六腑，亦专指阴跻阳跻二脉立论，非泛言六阴六阳之经。《甲乙》、《太素》、《灵枢》，皆作阴脉营其脏，阳脉营其腑，此下更有跻脉有阴阳一节，尤其确然可证。何以伯仁《本义》，竟以阴经营于五脏，阳经营于六腑释之，宁非大误？盖止为《难经》随手敷衍，竟未以《甲乙》、《灵枢》全文，细读一遍，乃至一误再误，歧之又歧，不可不谓伯仁之粗心。且“终而复始”之下，《甲乙》、《太素》、《灵枢》，皆曰“其流溢之气，内溉脏腑，外濡腠理”，无“而不覆溢人气”六字，则“其气”二字，仍跟跻脉而来。杨注《太素》，明言此谓二跻之气，亦与上节关格两不相涉，而《难经》于此，更以“流溢之气”，改作“而不覆溢”，欲以强与上节之所谓关格者，牵合为一，益令本节文义，纷如乱丝，其为妄人窜改，毫无疑义，读者试以《甲乙》、《灵枢》本文寻绎之，自可不言而喻。则滑氏、陈氏二家注文之误，亦可不必辨矣。寿颐按：关之与格，一则格拒于上，一则关闭于下，是各有一病，非谓二者之病，同时而聚于一人之身。盖一为阴盛，一为阳盛，二者病理，绝端相反，故于脉应之，一则左盛于右，一则右盛于左，其尤甚者，且有盛至三倍四倍以上。凡《内经》之所谓人迎一盛二盛三盛四盛以上，固皆假设之辞。岂有一时之间，阴阳同病，其气口之脉，既盛于人迎数倍，而人迎之脉，复盛于气口数倍者？此理至浅，当亦易知，奈何四明陈氏于此，且能谓阴阳俱盛，既关且格，真不通之极矣。寿颐又按：周氏澄之，欲勉强为《难经》本节护法，又引到《灵枢·卫气行篇》去，亦不暇将《甲乙》、《灵枢》跻脉一节，前后细读一遍，竟不知《甲乙经》此一节，完全为跻脉说解，与卫气之行，更是马牛其风。而澄之可以援来作证，尤其牛头不对马嘴，乃说出“昼行于外经，夜行于五脏，而不及六腑”之奇话。须知《灵枢》所谓卫气之行，一日一夜五十周于身，仍是内外腑脏，无不周遍，岂有昼则行于外经，而内之腑脏无是气，夜则行于内脏，而腑与经络，皆无是气之理？此事之极浅显者，而可随意胡说耶？《甲乙》、《灵枢》之真旨，亦不如是，虽《甲乙》此节全文，固有不甚可解者，惟周氏衍为此注，全是臆说，且与关格之义，尤其远不相涉，而乃可谓阴阳不相营，即为关格，去题万里，竟以一句硬为拍合，抑可武断至此？绝不知《甲乙》、《灵枢》此节全文，上下皆言跻脉，本无覆溢一句，而徒执《难经》讹误之文，横生枝节，纵使附会巧合，亦是徒多葛藤。何况语语支离，教人何从索解？且又谓李濒湖奇经考，引《甲乙经》此文，妄行删并，将两节浑合为一，则濒湖于阳跻脉一节引此，惟以跻脉有阴阳一段在先，而以气之在身也如水之流一段在后，较《甲乙经·奇经八脉篇》原文，互易其次，何尝有所删并，原书具在，必不可诬，而反以驳讦灵胎。寿颐则谓灵胎之论，句句轩豁爽朗，而澄之所说，字字晦涩费解，后有学者，试以《难经经释》全文，与周氏此条比而读之，当亦知两家之自有优劣矣。又按：《灵枢》晚出，即王啓玄从《甲乙经》掇拾为之，昔人久有定论。但观《四库全书》提要，言之已极详悉，正不必更引各家之言，徒费笔墨。虽其文旨在《甲乙经》中，然繁而无当，故为诡异之说，以眩惑后人者，所在多有，文辞亦远不若《素问》之简洁，但读其文，已可知《素》《灵》二书，自有上下床之别。杭世骏之说，固深知此中臭味，大有差池者也。（语出《道古堂集》中《灵枢经跋》，《四库提要》亦引之。）近人多谓《灵》是古书，且在《素问》之前者，皆耳食之谈，正坐少读古书之累。岂知古人文字，自有面目，丝毫不可假借，而乃《灵枢》一书，空空洞洞，谬赞两句，自命为笃信好古，尤其可鄙。至谓王注《素问》，多引《灵枢》，则即此可为王氏伪撰《灵枢》之铁案。否则唐以前医家者言多矣，何以他人皆未说及“灵枢”二字。（唐人医书，以《千金》、《外台》两种，最为熟在人口，《千金》出于唐初，而《外台》成书，已在唐之中叶，所引古书最多，而皆未引及《灵枢》之名，可为唐人未见《灵枢》之确证。）惟王啓玄为《素问》作注，乃独引《灵枢》，此自作之而自引之，最是真据，古来伪书，传书之人皆是伪撰之人，固已数见不鲜。即如《素问》遗篇《刺法》、《本病》二论，伪撰于宋之刘温舒，亦其一证，明之杨升庵，最喜伪撰古书，皆自作之而自传之，最为可笑。然周澄之反欲以此为王氏解嘲，亦只见眼孔浅短，未尝多见古书耳。

三十八难

三十八难曰：脏唯有五，腑独有六者，何也[①]？然：所谓腑有六者，谓三焦也[②]。有原气之别焉[③]，主持诸气[④]，有名而无形[⑤]，其经属手少阳[⑥]。此外腑也[⑦]，故言腑有六焉[⑧]。

①李驷曰：一脏配以一腑，脏虽有五脏，腑却有六腑，如何？

②李驷曰：所以腑有六者，三焦亦是一腑。

③李驷曰：原气见前篇。三焦合气于肾，肾为元气之正，三焦为元气之别。◉徐大椿曰：即《六十六难》所谓原气之别使也。

④李驷曰：膻中为气海，处上焦，又气海穴在脐下二寸，处下焦，主维持一身之气。

⑤李驷曰：三焦止是筋膜寄附于胃上、中、下口，有三焦之名，无三焦之正形。

⑥李驷曰：其经脉属手少阳经。

⑦李驷曰：三焦无内腑，惟有经脉名手少阳，故云外腑也。◉徐大椿曰：言在诸腑之外，故曰外腑。按：《灵枢・本输篇》：三焦者，中渎之腑也，水道出焉，属膀胱，是孤之腑也。以其不附于脏，故曰孤腑，即外腑之义。

⑧王九思曰：丁曰：其言五脏六腑者，谓五脏应地之五行，其六腑应天之六气。其言天之六气，谓三焦为相火，属手少阳，故言腑独有六也。杨曰：三焦无内腑，惟有经脉名手少阳，故曰，外腑也。◉李驷曰：惟因三焦亦是一腑，所以言有六腑。◉滑寿曰：三焦主持诸气，为原气别使者，以原气赖其导引，潜行默运于一身之中，无或间断也。外腑指其经为手少阳而言，盖三焦外有经而内无形，故云。详见《六十六难》。◉徐大椿曰：按：《灵》《素》之言三焦者不一，皆历历言其文理厚薄，与其出入贯布。况既谓之腑，则明是藏畜泌泻之具，何得谓之无形？但其周布上下，包括脏腑，非若五腑之行，各自成体，故不得定其象。然谓之无形，则不可也。◉黄元御曰：肾为原气之正，三焦为原气之别。外腑，谓在诸腑之外也。按，《灵枢・本脏》曰三焦膀胱厚，三焦膀胱薄，是有形也，与此不同。◉丁锦曰：此言三焦与诸腑不同，有原气之别，所以能主持诸气也，有名而无形，所以能统摄乎外，故曰外腑也。《二十五难》予注三焦乃护于诸脏腑之一大囊，与此章之义合之，可以恍然矣。奈后之人谓三焦有形，而云《难经》之非，盖亦未会《难经》之全体。◉叶霖曰：三焦有形，于《二十五难》注中已详细言之。此论三焦为原气别使，根于命门，导引诸气，潜行默运于一身之中，无或间断也。外腑，谓在诸脏腑之外也。三焦之形质可考，三焦之气化难见，故曰有名而无形也。◉滕万卿曰：按腑脏止有五者，五行之道为然。二五合为十者，生成之数是备。演而为六者，乃是六气之应。配为十二，则支律之对。皆合天地自然之符焉。盖三焦者，虽非正腑，然诸腑非藉其气，则不能以为出纳运化之用焉。唯其非正腑，故薰蒸肓膜之内，游行腑脏之间，宛如外郭然，故谓外腑。《灵枢》谓之孤腑，亦与此义同。滑注三焦外有经而内无形，故曰外腑，非是。

旧本第二十五篇，谓三焦心包，相为表里。此篇则谓原气之别焉者，彼以心包三焦为相火脏腑配合而言，此乃以命门三焦为本末而言，其义各异。此与下编互相为义，顺连读。◉丹波元胤曰：〔杨〕三焦无内者，惟有经脉，名手少阳，故曰外腑也。〔滑〕三焦主持，为原气别使者，以原气赖其导引，潜行默运于一身之中，无或间断也，外腑，指其经手少阳而言，盖三焦外有经，而内无形，故云，详见《六十六难》。◉张山雷笺正：此言脏止有五，则手厥阴之心包络，藉以备员六阴之经，不得与五脏相提并论明矣。而腑之所以为六者，则以五腑之外，别有三焦在耳，然谓其有原气之别，主持诸气，盖亦莫能详其实在之功用。姑以无声无臭之原气二字，作为三焦所主持，见得有此三焦之名，于吾身不无作用，究之此身原气，自有发源之地，亦不能空空洞洞，概以归之三焦。然则《难经》此节，仍是蜃气之楼台，故曰有名无形，曰外腑，皆从空虚著墨，莫可徵实，终是无可奈何之措辞。不意洄溪于此，偏欲证明其为有形，且引《灵枢》文理厚薄，出入贯布之说，似乎信而有徵。然试读《灵枢》本节全文，亦未能指其部位之何在，洄溪又谓明是藏蓄泌泻之具，盖洄溪意中，亦以上之受盛，中之消化，下之排泄，认为三焦作用，则受藏者胃，消化者胃肠，排泄者直肠膀胱，各有实在，岂得以“三焦”二字浑浑言之？且又自谓周布上下，包括脏腑，不得定其象，是明明无此三焦之形矣，亦何必断断以争耶？

三十九难

39.1　三十九难曰：经言腑有五①，脏有六者，何也②？然：六腑者，正有五腑也③。五脏亦有六脏者，谓肾有两脏也④。其左为肾，右为命门。命门者，谓精神之所舍也，男子以藏精，女子以系胞⑤，其气与肾通⑥。故言脏有六也⑦。腑有五者，何也⑧？然：五脏各一腑⑨，三焦亦是一腑，然不属于五脏⑩，故言腑有五焉⑪。

①李駉曰：胆、胃、大肠、小肠、膀胱。

②李駉曰：肝、心、脾、肺、肾、命门，如何？◉徐大椿曰：经文无考。

③李駉曰：添三焦为六腑，其实则正五腑。◉徐大椿曰：谓三焦不附于脏，故不名为腑。如上条所云也。

④李駉曰：五脏有六脏者，肾脏外有命门，凑成六脏。

⑤李駉曰：详见于《三十六难》篇。

⑥李駉曰：命门之气，与肾气相通。◉滕万卿曰：前篇有原气所系一句而无此句义互相发

⑦李駉曰：外有命门，所以言有六脏也。◉徐大椿曰：言命门气虽通于肾，而实则非肾，故不得与肾同为一脏也。◉丁锦曰：前章发明六腑，此章复发明六脏之义，谓前云六腑者，有外腑在内，今经言六脏者，谓肾有两枚，其左为肾，右为命门。又曰：命门者，谓精神之所舍，男子藏精，女子系胞，其气与肾通，乃见越人以命门之名，配于右肾，而命门之处，实指两肾中间。不尔，何以言藏精系胞，何以言气与肾通？然又恐命门之名，混于手心主胞络之脏，故有下文言三焦一腑，不属于五脏者，是即指明属于胞络之脏也，其气与肾通，是指命门与右肾一气相通，玩读自见。

⑧李駉曰：何脏既有六，何缘腑有五？

⑨李駉曰：一脏配以一腑，五脏共五腑。

⑩李駉曰：三焦亦属一腑，止配心包络，为脏，却不与五脏相关。

⑪王九思曰：丁曰：五脏正有五腑，今曰三焦是为一腑，配心包络为脏，即脏腑皆有六焉。其二经俱是相火，相行君命，故曰命门也。杨曰：五脏六腑皆五，有五六之数，或俱五，或俱六，或一五，或一六，并应天地之数也。若以正脏腑言之，则脏腑俱有五也，脏五以应地之五岳，腑五以应天之五星。若以俱六言之，则脏六以应六律，腑六以应干数。若以脏五腑六言之，则脏五以应五行，腑六以法六气。若以腑五脏六言之，则脏六以法六阴，腑五以法五常。所以脏腑俱五者，手心主非脏，三焦非腑也。脏腑俱六者，合手心主及三焦也，其余例可知也。虞曰：天以六气司下，地以五行奉上，天地交泰，五六之数而成也。人法三才，所以脏腑以法五六之数，谓人头圆象天，足方象地，以脏腑五六之数以象人，则三才备矣。十一之数，相因而成，故不离于五六也。《汉书》云：五六乃天

地之中数也。◉李駉曰：惟三焦非正腑，所以言有五腑。◉滑寿曰：前篇言脏有五，腑有六。此言腑有五，脏有六者，以肾之有两也。肾之两，虽有左右命门之分，其气相通，实皆肾而已。腑有五者，以三焦配合手心主也。合诸篇而观之，谓五脏六腑可也，五脏五腑可也，六脏六腑亦可也。◉徐大椿曰：腑者，对脏而言，既不附于脏，则亦不名为腑也。命门辨说，详见《三十六难》条下。◉徐大椿曰：按：上二条发难，最为紧要，但答词未尽合。盖三焦与心主为表里，但心主为心之宫城，虽其经属手厥阴，实即心之外膜，与心同体，自不得别分为一脏。而三焦则决渎水道，自成一腑，不得以不偶于脏，遂不以腑名之。故五脏六腑，不可损益其名也。若欲出入其论，则胞络亦可与心分为一脏，并命门为七脏。若胞络亦指为腑，则又可称七腑矣。◉黄元御曰：其气与肾通，命门之阳气通于肾也。◉丁锦曰：此言三焦不属于五脏者，乃属于心胞络也。举三焦亦是一腑，以见不配五脏，而配亦是一脏之心胞络，最为切当者也。《二十五难》三焦论中，余谓似腑外腑之大囊，配似脏另脏之小囊，与此节义同。◉叶霖曰：经言腑五脏有六，无考，不知所出。又以三焦不附于脏，故不名为腑，虽有六腑，只五腑也。脏亦有六者，以右肾命门，指为一脏也，然肾虽有两，而左右之气相通，实皆肾而已，恐不得分为两脏，命门辨说，已详言《三十六难》注中，可参合而观之。按：五脏五腑，以合五行，肺合大肠，金也，肝合胆，木也，肾合膀胱，水也，心合小肠，火也，脾合胃，土也。手厥阴包络，即心外之衣，为心主之宫城，手少阳三焦，乃腔内脂膜，为脏腑之郛郭，同司相火而相合，是六脏六腑，以应夫十二经脉也。若以肾分为两脏，则为七脏矣。《灵枢·本输篇》：肾合膀胱，膀胱者，津液之腑也。少阳属肾，肾上连肺，故将两脏。三焦者，中渎之腑也，水道出焉，属膀胱，是孤之腑也。《经》言肾将两脏者，以肾兼主水火二气也，少阳三焦之脉，散于胸中，而肾脉亦上连于肺，肺为天而主气，三焦之下俞属于膀胱，而膀胱为津液之腑，乃肾之合，三焦主相火，生于肾而游行于上下，膀胱主水，亦生于肾，盖以水脏而领水腑也。然膀胱之气，化津化液化汗，皆三焦相火蒸腾所致。夫天一之水，地二之火，皆肾所生，合而论之是太极，分而论之犹两仪。故《本脏篇》曰：肾合三焦膀胱，三焦膀胱者，腠理毫毛其应，即此义也。且肾虽兼将两脏，实阴阳相贯，水火互交，并主脏精，而为生气之原，不得谓三焦无形，分肾为两脏明矣。◉滕万卿曰：按五行之气，唯大有二，君相是也。《内经》分心与包络以为六脏，此篇则以肾有两枚，岐为二脏，左肾与命门是也。后人误认此难，遂为三焦命门表里之说。余谓三焦既配心包以为表里，已见第二十五难。此则示命门三焦有本末之理，兼发《内经》未发之旨。何者？五脏中唯心与肾抗对，无有轩轾，心包为二，则肾亦有此象，岂唯脏有两形乎？盖以阴中有阳，故乃有为二脏理。命门之义，详见第三十四篇。◉丹波元胤曰：〔滑〕前篇言脏有五，腑有六，此言腑有五脏有六者，以肾之有两也，肾之两，虽有左右命门之分，其气相通，实皆肾而已，腑有五者，以三焦配合手心主也，合诸篇而观之，谓五脏五腑可也，五脏六腑亦可也，六脏六腑亦可也。◉张山雷笺正：此又以肾有二而谓脏乃有六，立说之新奇，可谓极矣。然既曰右为命门，而又曰其气与肾通，则虽别有一命门之名，而其体其用，固仍是一肾耳。特其形确有二枚，则谓为六脏，固无不可。洄溪谓心包为心之宫城，固是古人理想之辞。然能知与心同体，不得别为一脏，尚能识得生理之真。至谓三焦为决渎水道，自成一腑，则经言三焦为决渎之官，决渎字义，已不可解，其于生理，实是无可考核。若论水道之出，则自有膀胱在，而乃又以三焦当之，得无骈拇支指？即欲推究膀胱上源，以求分泌水道之来路，则西说以为水由肠胃吸收，入回血管，运行周身，为汽为汗，有余则入内肾为溺。罗罗清疏，有源有委，亦不得以三焦二字，浑漠言之。近人唐容川氏，谓油膜有行水之能，即是三焦一说，仍是理想，不可信以为实。则《难经》此节，言腑有五而不数三焦，寿颐窃谓最合生理之真。果使此说能行，可以免得后人许多聚讼。惟又言三焦亦是一腑，特以不属五脏，而不在五腑之列，则终是模糊隐约之辞耳。

四 十 难

40.1　四十难曰：经言肝主色[①]，心主臭[②]，脾主味[③]，肺主声[④]，肾主液[⑤]。鼻者，肺之候，而反知香臭[⑥]；耳者，肾之候，而反闻声[⑦]，其意何也[⑧]？然：肺者，西方金也[⑨]，金生于巳[⑩]，巳者南方火[⑪]，火者心[⑫]，心主臭[⑬]，故令鼻知香臭[⑭]；肾者，北方水也[⑮]，水生于申[⑯]，申者西方金[⑰]，金者肺[⑱]，肺主声[⑲]，故令耳闻声[⑳]。

①王九思曰：虞曰：肝，木也。木之华萼，敷布五色，故主色也。◉李驷曰：肝，木也，木之华萼，敷布五色。

②王九思曰：虞曰：心火也，火之化物，五臭出焉，是故五臭心独主之也。◉李驷曰：心，火也，火之化物，五臭出焉，人五臭，心独主之。

③王九思曰：虞曰：脾，土也。土甘，甘受味，故主味。《礼》云：甘受和味，此义也。◉李驷曰：脾主甘，甘受味，故主味。

④王九思曰：虞曰：肺，金也，金击之有声，故五音皆出于肺也。◉李驷曰：肺，金也，金方之有声，故五音皆出于肺。

⑤王九思曰：虞曰：肾，水也。水流湿，主液也。◉李驷曰：五液皆出于水，肾主水，故主液。◉徐大椿曰：按此五主，经文无考。

⑥李驷曰：主声，鼻属肺，不能听声音，而反知香臭。

⑦李驷曰：肾主液，耳属肾，不为津液，而反能闻声。

⑧李驷曰：鼻耳如何？◉徐大椿曰：《三十七难》：肝气通于目，则宜主色；脾气通于口，则宜主味。二者皆得其位。独鼻反受心之应，耳反受肺之应，为失其位，故以为问。

⑨李驷曰：肺属西方庚辛金。

⑩李驷曰：金长生在巳。

⑪李驷曰：南方巳午未，巳正南方火。

⑫李驷曰：南方火，在脏为心。

⑬李驷曰：心所主在五臭。

⑭李驷曰：鼻属肺，肺金生于心火之位，故能别心火所主之臭。

⑮李驷曰：肾属北方壬癸水。

⑯李驷曰：水长生在申。

⑰李驷曰：西方申酉戌，申正金临官之地。

⑱李驷曰：西方金，在脏为肺。

⑲李驷曰：肺所主在声。

⑳王九思曰：杨曰：五行有相因成事，有当体成事者，至如肺肾二脏，相因成也，其余三脏，自成之也。◉李驷曰：耳属肾，肾水生于肺金之位，故令耳能闻声。◉滑寿曰：四

明陈氏曰：臭者心所主，鼻者肺之窍，心之脉上肺，故令鼻能知香臭也。耳者肾之窍，声者肺所主，肾之脉上肺，故令耳能闻声也。愚按：越人此说，盖以五行相生之理而言，且见其相因而为用也。◉徐大椿曰：此以五行长生之法推之也。木长生于亥，火长生于寅，金长生于巳，水土长生于申，以其相生，故互相为用也。按：此条发问，未知所本。至《四十九难》，则发挥甚详，义颇可观，而此处诠释，终属支离。盖肝与心俱阳，故能视能言，从内出外。肺与肾俱属阴，故能臭能听，从外入内。各有至义，无容穿凿也。况既以相生之义为解，则肝木生于亥，目何以不吐涎？心火生于寅，舌何以不能辨色？脾土亦生于申，口何以不能闻声耶？◉黄元御曰：心主臭，火也，肺金开窍于鼻，而内有己火，故能知臭。肺主声，金也，肾水开窍于耳，而内有申金，故能闻声。◉丁锦曰：此发明五行长生之义，比生克之生不同。如金生于巳者，金长生在巳也；水生于申者，水长生在申也。此言神气相应之理，以起下文七神舍脏之义。◉叶霖曰：此五主，《素》《灵》无考，是摭古医经者。陈氏曰：臭者心所主，鼻者肺之窍，心之脉上肺，故令鼻能知香臭也。耳者肾之窍，声者肺所主，肾之脉上肺，故令耳能闻声也。或谓此以五行长生之法推之，木长生于亥，火长生于寅，金长生于巳，水长生于申。心主臭，火也，肺金开窍于鼻而有巳火，故能知臭。肺主声，金也，肾水开窍于耳，而内有申金，故能闻声。◉滕万卿曰：按此承上引《脉度篇》文，而举脏气各有所通之窍，以发问难。所谓肝开窍于目，而其所主五色，亦通乎此。脾开窍于口，而其所主五味，亦从此而入。唯肾与心肺，其所主不应于其窍，所以发疑焉。大氐五行之道，有生克之分，又有胎化之理。此篇所述，即胎化之变也。何则？鼻知臭者相克，耳闻声者相生，故知非五行常例之谓。盖金胎于东方木，而化于南方火，其气旺于西，自卯至酉，金得有气。水胎于南方阳中，而化于西方金，其气旺于北，自午至子，水得有气。火、木之胎化亦然。越人之意，所以使学人知人身五行生克之外，别有胎化之理者，如此。《六元正纪大论》曰：春气西行，夏气北行，秋气东行，冬气南行。《淮南子·天门训》曰：金生丁巳，壮于酉，死于丑，三辰皆金也。水生丁申，壮于子，死于辰，三辰皆水也。是亦与此篇之义相类。◉丹波元胤曰：〔杨〕五行有相因成事，有常体成事者，至如肺肾二脏，相因成也，其余三脏，自成之也。按《五行大义》曰：五行非直性相杂，当方亦有杂义，南方丙丁巳午未，丙火也，丁中有杂水，巳中有生金，西方庚辛申酉戌，庚金也，辛中有杂火，申中有生水。◉张山雷笺正：肝通于目，故能辨色，脾通于口，故能知味。以《三十七难》证之，固似有据，然按之实在生理，已可知为此说者，尚是理想之辞，颐于前条已言之矣。乃此又谓心主臭，肺主声，则又似心通于鼻，肺通于耳，幻而善变，何以朝四暮三，竟至于此？益可知皆是无稽之言，正不在乎《素问》、《甲乙》，未闻是说之等于杞宋无徵也。其所谓肺主声者，当以言语发声而言，则声出于喉，确与肺大有关系，乃答语仍以耳闻声为说，宜乎萦迂缭曲，必不能说明其所以然之故。至于肾之主液，则惟膀胱所泄之溺，其源诚出于肾，此虽出于西国学说，然《素问》已言肾为胃关，关门不利则聚水，是古人亦未尝不识此理。若曰肾主一身之津液，则汗血涎唾涕洟，何一有涉于肾？此则本节之所问五主，皆是譫言，尚何有一句可资研究？其答辞虽能附会五行，似亦有故，然迂曲其辞，实非闻声知臭之理，其胡可信？伯仁、洄溪所释，又皆随文敷衍，全无实在可言，更不足辨，而洄溪又谓肝阳肺阴，则两得其反，仍蹈《三十四难》注文之陋。又谓能视能言，从内出外，能臭能听，从外入内，立论全是凿空。徐谓《难经》本文，终属支离，寿颐亦不能为《难经》讳，然徐之说解，支离益甚，而可谓此有至义，无容穿凿，洄溪亦过于自用矣。

四十一难

41.1 四十一难曰：肝独有两叶，以何应也[①]？然：肝者，东方木也[②]。木者，春也[③]。万物始生，其尚幼小[④]，意无所亲[⑤]，去太阴尚近[⑥]，离太阳不远[⑦]，犹有两心[⑧]，故有两叶[⑨]，亦应木叶也[⑩]。

①李驷曰：肝独有两叶，而所应何在？◉徐大椿曰：何应，谓其义何所应也。按下条云：肝有七叶，盖于两叶中细分之，左则三歧，右则四歧也。

②李驷曰：肝属东方甲乙木。

③王九思曰：虞曰：在五常，木法春应仁，故云木者春也，人之仁发用也。◉李驷曰：春乃木发生之时。

④王九思曰：虞曰：肝木足厥阴，配胆木足少阳。少阳之至，乍大乍小，乍短乍长，故云幼少。◉李驷曰：根荄芽甲，萌动之始，其尚幼小而未大。◉徐大椿曰：言物皆生于春，其体皆幼。肝应乎其时，得万物初生之体，非谓春时肝始生也。

⑤王九思曰：虞曰：木者，应春法仁，施恩无求报，不以亲而施化育，故曰意无所亲。◉李驷曰：万物初生，挺然独立，无可亲近。

⑥王九思曰：虞曰：十二经相注，足厥阴还复注手太阴。故曰：去太阴尚近也。◉李驷曰：十二经相注，足厥阴远复注手太阴，故去太阴尚近。

⑦王九思曰：虞曰：本经言足厥阴少阳木，生手太阳少阴火，故云离太阳不远，则此义也。◉李驷曰：足厥阴少阳木，生手太阳少阴火，故离太阳不远。◉徐大椿曰：《素问·金匮真言论》云：阳中之阳，心也；阴中之阴，肾也；阴中之阳，肝也。肾水太阴，为肝之母；心火太阳，为肝之子。肝为阴中之阳，居肾之上，心之下，故云尚近不远也。无亲，谓不专属也。

⑧王九思曰：犹，如也。如有两心者，谓注于太阴，有畏金之心；生于太阳，有生火之心，故云犹有两心。◉李驷曰：注于太阴，有畏金之心，而生乎太阳，有生火之心。◉徐大椿曰：两心，或从乎阳，或从乎阴也。按下文肝有七叶：左三叶，奇数，从阳之义；右四叶，偶数，从阴之义。

⑨李驷曰：因有两心，故有两叶。

⑩王九思曰：杨曰：肝者，据大叶言之，则是两叶也。若据小叶言之，则多叶矣。解在后章。丁曰：《经》言肝者，东方木也。应春万物之所生，其尚幼小。然始生者，非长生也。谓木初受气，是言幼少也，意无所亲者，谓以失其父未识其母，故曰意无所亲也。去太阴尚近，太阴是七月，木始受气，离太阳不远也。太阳是六月，故言离太阳不远也。犹有两心者，为离太阳恋太阴，有此离恋，故言两心也。所以肝有两叶，以应木叶也。◉李驷曰：肝叶水应木叶。◉滑寿曰：四明陈氏曰：五脏之相生，母子之道也，故肾为肝之母，属阴中之太阴；心为肝之子，属阳中之太阳。肝之位，切近乎肾，亦不远乎心也。

愚谓肝有两叶，应东方之木，木者，春也。万物始生，草木甲折两叶之义也。越人偶有见于此，而立为论说，不必然，不必不然也。其曰太阴太阳，固不必指脏气及月令而言，但隆冬为阴之极，首夏为阳之盛，谓之太阴太阳，无不可也。凡读书要须融活，不可滞泥，先儒所谓以意逆志，是谓得之信矣。后篇谓肝左三叶，右四叶，此云两叶，总其大者尔。◉徐大椿曰：凡木之甲，拆皆两叶，此乃木之本体，故肝与之相应。◉黄元御曰：心为阳中之太阳，肾为阴中之太阴（见《素问·六节藏象论》）。◉丁锦曰：此发明五脏合五行之情，而举肝木为言也，肝位在太阴脾土之左，故曰尚近；在太阳膀胱水之上，故曰不远。木非土不值，非水不生，其与水土，天然有根据此恋彼之情，故云犹有两心，两叶者，肝本两大叶也。◉叶霖曰：肝有两叶，应东方之木，木者，春也，万物始生之初，草木甲拆，皆两叶，乃木之本体，故肝与之相应也。《素问·六节藏象论》言心为阳中之太阳，肾为阴中之太阴，肾水为肝之母，心火为肝之子，肝为阴中之阳，居肾之上，心之下，故云尚近不远也。无亲，谓不专属。犹有两心，谓或从乎阳，或从乎阴也。◉滕万卿曰：按此承前篇重言肝脏者。盖肝比诸他脏，犹有幼稚之象，而意无所亲，故其有两叶。亦犹草木甲析，左右相分，恰有两心也。去太阴尚近，离太阳不远二句，此篇之大旨。谓太阴者湿土，即谓脾；太阳者寒水，即谓肾。滑注以太阴为肾，太阳为心，其义亦通。盖脾气健，则肝血能收；肾精固，则木气舒达。辟犹木籍培育于土，滋资润于水焉。盖越人视治肝病，特有深意者如此。何者？肝已为幼少，则谓太阴太阳者，父母之谓也。近看滑氏所注辨真，与余意符。◉丹波元胤曰：〔杨〕肝者，据大叶言之，则是两叶也，若据小叶言之，则多叶矣。〔徐〕何应，谓其义何所应也，下条云，肝有七叶，盖于两叶中细分之，左则三岐，右则四岐也，其尚幼小，言物皆生于春，其体皆幼，肝应乎其时，得万物初生之体，非谓春时肝始生也，《素问·金匮真言论》云，阳中之阳，心也，阴中之阴，肾也，阴中之阳，肝也，肾水太阴，为肝之母，心火太阳，为肝之子，肝为阴中之阳，居肾之上心之下，故曰尚近不远也，无亲，谓不专属也，两心或从乎阳，或从乎阴也，下文肝有七叶，左三叶奇数，从阳之义，右四叶偶数，从阴之义，然凡木之甲拆，皆两叶，此乃木之本体，故肝与之相应。◉张山雷笺正：肝应乎木，如谓象草木甲拆之初，萌生两叶，想像之辞，取譬不远，犹可说也。乃谓万物始生之初，尚在幼小，而意无所亲，乃有两心，抑何文义浅陋，竟至于此。又谓去太阴尚近，离太阳不远，则四季五行，何一不可作如是说？譬犹心为阳中之太阳，亦可曰去少阳尚近，离少阴不远，何以不见心之有两耶？

四十二难

42.1 四十二难曰：人肠胃长短，受水谷多少，各几何①？然：胃大一尺五寸②，径五寸③，长二尺六寸④，横屈受水谷三斗五升⑤，其中常留谷二斗，水一斗五升⑥。小肠大二寸半⑦，径八分分之少半⑧，长三丈二尺⑨，受谷二斗四升⑩，水六升三合合之大半⑪。回肠大四寸⑫，径一寸半⑬，长二丈一尺⑭，受谷一斗，水七升半⑮。广肠大八寸⑯，径二寸半⑰，长二尺八寸⑱，受谷九升三合八分合之一⑲。故肠胃凡长五丈八尺四寸⑳，合受水谷八斗七升六合八分合之一㉑。此肠胃长短，受水谷之数也㉒。

①李骊曰：人肠胃长短数，受水谷多少数，各许几多？

②李骊曰：胃，围也，围受水谷也。大计一尺五寸。◉滕万卿曰：围三径一之法下同。

③李骊曰：径计五寸。◉徐大椿曰：大，言其四围；径，言其口之广。凡圆形者，径一则围三，故围大一尺五寸，则径五寸也。下文仿此。

④李骊曰：长计二尺六寸。◉滕万卿曰：古有纵横斜等黍尺不知是用何尺。

⑤李骊曰：一横一屈，受水谷三斗五升。◉徐大椿曰：胃在腹中，其形盘曲而生，故曰横屈。

⑥王九思曰：杨曰：凡人食，入于口而聚于胃，故经云：胃者，水谷之海，胃中谷熟，则传入小肠也。◉李骊曰：其胃中常存留谷二斗，水一斗五升，为传送过小肠。◉徐大椿曰：留者，存于中不使出也。出即胃虚，饥而思食，故一日必再食也。

⑦李骊曰：肠，畅也，通畅胃气去滓积也。小肠大计二寸半。

⑧李骊曰：径计八分半。◉徐大椿曰：三八得二寸四分，余一分，亦三分之，故云少半，言不及半分也。

⑨李骊曰：长计三丈二尺。

⑩李骊曰：受胃中谷计二斗四升。

⑪王九思曰：杨曰：小肠受胃之谷，而传入于大肠，分谷三分有二为太半，有一为少半。◉李骊曰：水计六升三合半。◉徐大椿曰：大半，半合有余也。

⑫李骊曰：大肠一名回肠，以其回曲，因以名之，大计四寸。◉徐大椿曰：迴肠，即大肠。以其迴曲，故曰迴肠。

⑬李骊曰：径计一寸半。◉徐大椿曰：按：以围三径一之法约之，则大四寸者，径当一寸三分，分之少半，此云一寸半，疑误。◉滕万卿曰：旧本脱寸之少三字故补

⑭李骊曰：长计二丈一尺。

⑮王九思曰：杨曰：回肠者，大肠也。受小肠之谷，而传入于广肠焉。虞曰：水谷自胃有三斗五升，传入小肠，则谷剩四升，水少八升六合，合之少半。又传入大肠，水谷之

数，比之在胃各减一半。至此，则水分入膀胱，谷传入肛门也。◉李駉曰：水谷自胃三斗五升传入小肠，则谷剩四斗，水少八升六合合之少半。又传入大肠，水谷之数比之在胃各减一半。至此，则水分入膀胱，谷传入肛门也。

⑯李駉曰：广肠者，腽肠也，一名肛门。大计四寸。◉徐大椿曰：广肠，大肠以下至肛门，受秽滓之处，俗名直肠。以其最广，故曰广肠。

⑰王九思曰：（按下文云。径二寸大半。以围三径一约之。其数正合。此处脱大字。）◉李駉曰：径计二寸半。◉徐大椿曰：按：此以围三径一之法约之，则又不止二寸半，当得二寸六分，分之大半。下文云：径二寸大半为是，此疑误脱大字。◉滕万卿曰：脱寸之大三字故补。

⑱李駉曰：长二尺八寸。

⑲王九思曰：杨曰：广肠者，直肠也，一名肛门，受大肠之谷而传出。◉李駉曰：受大肠之谷而传出，计九升三合八分合之一。◉徐大椿曰：按：广肠，止云受谷而不及水，义最精细。盖水谷入大肠之时，已别泌精液入于膀胱，惟糟粕传入广肠，使从大便出，故不云受水多少也。此义诸家之所未及。◉滕万卿曰：《灵枢》作合之大半。

⑳李駉曰：总计胃、小肠、大肠、广肠共长计五丈八尺四寸。◉徐大椿曰：总上文而计之也。按：《灵枢·肠胃篇》又有唇至胃口共长二尺四分，合共长六丈四寸四分。《平人绝谷篇》则除去唇至胃，共长五丈八尺四寸，正与此同。

㉑王九思曰：（按此数误。根据上文计之。当云九斗二升一合又二十四分合之十九。）◉李駉曰：总计肠胃水谷之数。◉徐大椿曰：按：总上受水谷之数。《灵枢·平人绝谷篇》云：九斗二升一合，合之大半，乃为合数，而此数则与上文不符，未知何故。或传写之误。

㉒王九思曰：杨曰：据《甲乙经》言，肠胃凡长六丈四寸四分，所以与此不同者，《甲乙经》从口至直肠而数之，故长。此经从胃至肠而数之，故短。亦所以互相发明，非有谬也。◉李駉曰：再总言长短水谷数。◉滑寿曰：回肠，即大肠。广肠，肛门之总称也。◉黄元御曰：会厌在喉咙上，所以分司气管食管之开阖者。肛门，谓广肠下至肛门，即直肠也。此引《灵枢·肠胃》文。◉叶霖曰：此论肠胃长短容受之数，以围三径一之法约之，多有不合，或者简误。然长短容受之数，亦只言略例耳，未可深泥。按：西医言胃形纡曲如袋，容水三升许，横居膈下，上连食管，下属小肠，其体三层，外层上下有血管四支分布，小支密缠于内，因胃接血比他脏尤多，中层之肉，经纬两纹斜交，故能舒缩拥动，以匀转食物，内层周围有小穴，以生津液，胃体内外有脑气筋，及白节筋散布，故与百体相关应。胃之左为脾，右为肝，胰附于胃后，胃之本热，与他脏同，但消化食物时，其热较盛。胃津味酸，色如口沫，盖主消化食物者也。小肠长约二丈，上口通胃，下口接大肠，外皮光滑，内皮折叠，其纹甚密，上有尖粒，即吸液管之口，液管者，乃吸噏食物之精液管也。食物由胃至小肠头，即与胆汁胰汁会合，渐落渐榨，榨出精液，其吸液管百派千支，散布肠后夹膜之间，众吸液管聚于附近脊骨处，合而为一，名曰精液总管，从腰骨间附脊骨而上至颈，即屈转而下达心以化血。大肠约长五尺，分上中下三回，回长尺余，上回与小肠相接处，名曰阑门。中回在肝下，横过胃底。下回自脾下，从左软胁间斜落至肛门，乃直肠也。食物至上中两回，犹有吸液管吸其余液，至下回则精液已竭，惟存渣滓矣。◉滕万卿曰：按每腑所受水谷多寡，与《灵枢》同。而本篇谓，通计八斗七

升六合八分合之一，则见四升五合之不足。予私疑小肠二斗四升，当是一斗九升强，何则？胃者腐熟水谷，化生精液，大小肠及广肠皆受其糟粕，而次第减损，转输运逆，则岂有增之理乎？盖扁鹊见《灵枢》所书，小肠谷量比诸胃量多四升强，则直改以为会计者，必矣。然其所改遂乃漫灭后人。再因《灵枢》文而补之者乎，姑且书此以俟识者。◉丹波元胤曰：〔杨〕凡人食入于口，而聚于胃，故《经》云“胃者水谷之海”。胃中谷熟，则传入小肠也，小肠受胃之谷，而传入于大肠，分谷三分，有二为大半，有一为少半，回肠者，大肠也，受小肠之谷，而传入于广肠焉，广肠者，直肠也，一名肛门，受大肠之谷而传出。〔虞〕水谷自胃有三斗五升，传入小肠，则谷剩四斗，水少八升六合，合之少半，又传入大肠，水谷之数，比之在胃，各减一半，至此则水分入膀胱，谷传入肛门也。〔徐〕大，言其四围，径，言其口之广。凡圆形者，径一则围三，故围大一尺五寸，则径五寸也。胃在腹中，其形盘曲而生，故曰横屈。按以围三径一之法约之，则大四寸者，径当一寸二分，分之少半，回肠云一寸半，疑误。又广肠大八寸，则不止二寸半，当得二寸六分，分之大半，下文云，径二寸大半为是，此疑误脱大字。广肠止云受谷，而不及水，义最精细，盖水谷入大肠之时，已别泌精液，入于膀胱，惟糟粕传入广肠，使从大便出，故不云受水多少也。凡总上受水谷之数，《灵枢·平人绝谷篇》云，九斗二升一合，合之大半，乃为合数，而此所云，与上文不符，或传写之误。按《史记·项羽本纪》曰：“汉有天下大半”，注：韦昭云，凡数三分有二为大半，一为少半。◉张山雷笺正：此节全文原本《甲乙经》二卷《肠度肠胃所受》一篇，《素闻》所无，盖亦出于《针经》九卷之中，固皇甫士安《甲乙经》序中所自言者，不可谓非中古相传之旧。今之《灵枢》，则以之分为《肠胃》及《平人绝谷》二篇，但观《灵枢》二篇篇目，已觉命名不类，然书虽传于中古，而所说长短尺寸，及容纳水谷之数，则按之古时量度，及同身寸法，更参之新学生理，甚多不合，明是古人理想之言，殊不可泥。所谓胃大一尺五寸径五寸者，以同身寸之法言之，尚属近是，然其长必不能至二尺六寸。或谓上连食管计之，然下节固明言咽门至胃长一尺六寸，而此节言肠胃共长之总数，又明明自胃起数，不连上之食管也。据新学说，谓胃之容积，可三升许，以古今升斗大小不同计之，则古之三，当今之一，亦止能容古量斗许而止，何能受水谷至三斗五升之多？经文又谓小肠长三丈二尺，回肠长二丈一尺，广肠长二尺八寸。则自小肠以至肛门，共得五丈五尺八寸，今《全体新论》谓合计大小两肠，长于身者六倍，以旧学同身寸法人长七尺五寸计之，则六倍合共四丈五尺，是古说亦不尽符。《新论》又言回肠之下回，在脾下，从左软胁斜落至肛门，即是直肠，此即古之所谓广肠者也。合信氏又谓大肠分上中下三回，回长尺许，则直肠亦不能有二尺八寸之长。寿颐按：大肠凡三回，第一回自下而上，第二回自右而左，第三回自上而下，即是直肠，止当今尺之尺许，合之古尺，亦仅尺有二三寸耳。且食物传至直肠，食料中之精液，已为肠中淋巴管吸收净尽，所存者，皆是渣滓，此即粪秽，而古人乃曰广肠亦受谷九升三合八分合之一，颇似测量细密，可为确据者，读者试静以思之，其谓之何？徐灵胎《难经经释》，谓广肠止云受谷而不及水，义最精细，盖水谷入大肠之时，已别泌清液，入于膀胱，惟糟粕传入广肠，使从大便出，故不云受水多少，此义诸家之所未及云云。寿颐按：灵胎意中，固谓膀胱之溺，从小肠下口来者，故以广肠独不受水，为古人之精细，然岂不知此节元文，回肠尚有受水七升半一句。果如所云，则膀胱上口，又必在回肠之下，广肠之上矣。灵胎又谓此节受水谷之总数，与上文不符，必如《灵枢·平人绝谷篇》，作九斗二升一合合之大半，乃为合数。寿颐按：以此节胃肠所受水谷总数计之，固如徐说，然此二段文字，《甲乙经》本在一篇之中，灵胎必以《灵枢》为证，竟绝不知有皇甫士安氏之书，总误认《灵枢》为上古流传之真本。惜乎灵胎著书之时，早五十年，不得一读《四库全书》之提要，所以绝不知《灵枢》之伪托耳。灵胎作《难经经释》自序，在雍正之五年，其时此老年三十余，所见犹浅，故是书措辞，多欠圆到，迨其后四十余年，而《四库》开馆矣。

42.2　肝重四斤四两[1]，左三叶，右四叶[2]，凡七叶[3]，主藏魂[4]。心重十二两[5]，中有七孔三毛[6]，盛精汁三合[7]，主藏神[8]。脾重二斤三两[9]，扁广三寸[10]，长五寸[11]，有散膏半斤[12]，主裹血，温五脏[13]，主藏意[14]。肺重三斤三两，六叶两耳[15]，凡八叶[16]，主藏魄[17]。肾有两枚[18]，重一斤一两[19]，主藏志[20]。胆在肝之短叶间[21]，重三两三铢[22]，盛精汁三合[23]。胃重二斤二两[24]，纡曲屈伸[25]长二尺六寸，大一尺五寸，径五寸，盛谷二斗，水一斗五升[26]。小肠重二斤十四两[27]，长三丈二尺，广二寸半，径八分分之少半[28]，左回叠积十六曲[29]，盛谷二斗四升，水六升三合合之大半[30]。大肠重二斤十二两[31]，长二丈一尺，广四寸，径一寸[32]。当齐右回十六曲[33]，盛谷一斗，水七升半[34]。膀胱重九两二铢[35]，纵广九寸[36]，盛溺九升九合[37]。口广二寸半[38]，唇至齿长九分[39]，齿以后至会厌[40]，深三寸半，大容五合[41]。舌重十两[42]，长七寸[43]，广二寸半[44]。咽门重十二两[45]，广二寸半[46]，至胃长一尺六寸[47]。喉咙重十二两[48]，广二寸[49]，长一尺二寸，九节[50]。肛门重十二两[51]，大八寸，径二寸大半，长二尺八寸，受谷九升三合八分合之一[52]。

①王九思曰：按：别本并作二斤四两，惟《史记正义》引作四斤四两，与此合。◉李驷曰：肝，干也，于体状有枝干也。计四斤四两重。

②李驷曰：左三叶属甲，属阳；右四叶属乙，属阴。

③王九思曰：虞曰：肝足厥阴，配足少阳，少阳之次数于七，故有七叶。◉李驷曰：肝，足厥阴，配足少阳，少阳之数剧于七，故有七叶。

④王九思曰：虞曰：魂者，神气之辅弼也。杨曰：肝者，干也，于五行为木，故其于体状有枝干也。肝神七人，老子名曰明堂宫，兰台腑，从官三千六百人，又云，肝神，六童子，三女人。又，肝神名盖蓝。◉李驷曰：注见《三十四难》。◉徐大椿曰：魂，义见《三十四难》，下同。◉丁锦曰：肝本两大叶，左三右四者，小叶也。◉叶霖曰：西医言肝居右胁下，五叶，色紫赤，重约三四十两左右，两叶中界长峡，右大于左，右下有小方叶，胆囊附焉。右叶后之下，亦有一叶，不甚大，名后叶。尾叶尤小，由后叶底起，至右叶止，上覆下盂，左枕胃，下与贲门为界，上为三焦膜包裹。左右叶各出胆管一支，相合一寸许，复分为二，一透小肠头，一透胆囊，是通胆汁至小肠，以融化食物者，肝内又有回血等管，以养肝而接胆汁，肝不偏居于左，而肝为风木，应乎巽，旧说居左者，应风木之气左升，非以部位言也。肝为热壅，则胀大数倍，若各管凝滞不通，血水溢渗夹膜之里，渐积渐深，而腹即渐大，故蛊胀一证，多属之肝云。

⑤李駉曰：心计十二两重。

⑥李駉曰：上智人心有七窍，又言九窍三毛，中智人心有五窍二毛，下智人心有三窍一毛，常人心有二窍无毛，愚人心有一窍，大愚人心有一窍甚小。又一生为人痴憨之辈，其人虽有心而无窍，故神出入无门，难成色果。◉徐大椿曰：孔，窍也。

⑦李駉曰：贮盛精汁三合。◉徐大椿曰：谓孔中所藏之精血也。

⑧王九思曰：杨曰：心纤也。言所识纤微，无物不贯也。又云，心，任也。言能任物也，其神九人，太尉公名绛宫，大始南极老人，元先之身。其从官三千六百人。又曰，心为帝王，身之主也，心神又名呴呴。虞曰：神者，精气之化成也。◉李駉曰：注见《三十四难》。◉叶霖曰：西医言心色赤而鲜，重约十两，上阔下尖，周围夹膜包裹，即心包络也。上有肺罩之，空悬胸中，下有膈膜遮蔽，心之外体圆滑，内空如囊，剖视四壁嶙峋，或凹或凸，中有直肉隔之，故有左房右房之称。左右半截间，又有横肉间之，故有上房下房之号。四房大小相若，中有门户，筋丝数条牵连，自能开阖。右上房有回血管二支，一向上，一向下。右下房有大血管一支，长约寸许，即分为左右而入肺。左上房有回血管，亦与肺通。左下房有血脉总管一支，为运赤血，循督脉，下血海，以散行经脉。另有脑气筋白节筋，密缠于内，以行其用。是心乃运血之脏，而主百脉，故为君主之官也。

⑨李駉曰：脾、俾也，在胃之下，俾助胃气，主化水谷也。计二斤三两重。

⑩李駉曰：扁大计三寸。◉徐大椿曰：扁广，谓形不正圆，其阔三寸也。

⑪李駉曰：长计五寸。

⑫李駉曰：有散脂膏半斤。◉徐大椿曰：散膏，津液之不凝者。

⑬李駉曰：主包裹血，以温五脏。

⑭王九思曰：杨曰，脾，俾也。在胃之下，裨助胃气，主化水谷也。其神五人，玄光，玉女，子母。其从官三千六百人。其脾神又名俾俾。◉李駉曰：注见《三十四难》。◉徐大椿曰：裹血，谓统之使不散也。五脏皆禀气于脾胃，故受其气以温暖也。◉叶霖曰：西医言脾居胃旁，形长方而扁软，重约六七两，血盛则深紫。其大小变态不一，食过饱则胀大，饥时则小，若患疟或热病，有胀大十余倍者。位在左胁下，与胃脂膜相连，内有回血管，由胃后入肝，人病则血脉不行于外，即蓄聚于脾，所以脾即胀大耳。脾内回血管壅滞，即有血水渗泄于下，故肿胀之病，亦多发于脾也。胰，附脾之物，形长方，重约三四两，横贴胃后，头大向右，尾尖在左，右之大头，与小肠头为界，左之小尾，与脾相接，中有液管一条，由左横右，穿过胰之体，斜入小肠上口之旁，与胆汁入小肠同路，所生之汁，能消化食物，其质味甜，或名之甜肉云。

⑮李駉曰：肺，勃也，其气勃郁也。计三斤三两重，六大叶，二小叶。

⑯王九思曰：虞曰：肺者，金之稽，兑之气，位居于西，酉是八门，八叶之应，法于此也。◉李駉曰：金居于西，酉是八门，八叶之应，法于此。◉徐大椿曰：垂下为叶，旁出为耳，共成八叶也。

⑰王九思曰：杨曰：肺，勃也。言其气勃郁也。其神八人，大和君名曰玉堂宫，尚书腑。其从官三升六百人。又云，肺神十四，童子七，女子七。肺神又名鸣鸠。虞曰：魄者，精气之匡辅也。◉李駉曰：注见《三十四难》。◉叶霖曰：西医言肺居膈上，状若悬磬，系以气喉，色白如缟映红，顶尖而圆，左两叶，右三叶，披离下垂，右大于左，因心尖向左，微占其位，左长于右，缘肝经处右，稍高于脾也。后附脊骨，前连胸膛，肺中有

管窍，上通咽喉，以呼出悍气，吸入生气，而换紫血，入心化赤，下引心气，而达胞室。肺质轻松，外有膜沫濡润，以助呼吸者也。

⑱李駉曰：肾，引也，引水气灌注诸脉也。肾有两枚，在腰对于脐。

⑲李駉曰：计一斤一两重。

⑳王九思曰：杨曰：肾，引也。肾属水，主引水气灌注诸脉也。其神六人，司徒，司宫，司命。司隶，校尉，廷尉卿。肾神又名慓慓。虞曰：专意不移者志。◉李駉曰：注见《三十四难》。◉徐大椿曰：两枚，即上文所谓左为肾，右为命门者也。按：前条以右为命门，今曰肾有两枚，前后互异。◉叶霖曰：西医言肾居十二脊骨间，形如猪腰子，重约三四两，周围有三焦脂膜包裹，左右相对，左上有脾胃及大肠下回盖之，右上有肝及大肠上回盖之。肾中有油膜一条，贯于脊骨，是为肾系，下连三焦之根。又有气管；由肾系附脊骨，而上通心肺。两肾属水，中间肾系属火，即命门也。命门者，乃三焦发源之所；故三焦主相火，与心包络表里，三焦之气，游行于上中下，即相火之游行也。◉丹波元胤曰：徐〕散膏，津液之不凝者，裹血，谓统之使不散也，垂下为叶，旁出为耳，是肺共成八叶。按：《说文》曰：铢，十分黍之重也，从金朱声。又曰：二十四铢为一两，从一网平分，网亦声。《汉·律历志》曰：权者，铢两斤钧石也，所以称物平施，知轻重也。本起于黄钟之重，一仑容千二百黍，重十二铢，两之为两，二十四铢为两，十六两为斤。

㉑李駉曰：胆，敢也，言其有胆气，果敢也，生在肝两小叶间。

㉒李駉曰：胆计三两三铢重。◉滕万卿曰：两分二十四之一为铢下同。

㉓王九思曰：杨曰：胆，敢也。言其人有胆气果敢也。其神五人，太一道君，居紫房宫中。其从官三千六百人。胆神又名灌灌。虞曰：胆者，中正之官，决断出焉。◉李駉曰：贮盛精汁三合。◉徐大椿曰：上言五脏，以下言六腑。◉叶霖曰：西医言胆囊式如梨，附于肝右之小方叶中，贮青汁，乃回血入肝，感肝木之气化而成。人食后小肠饱满，肠头上逼胆囊，使其汁流入小肠之内，以融化食物，而利传渣滓。若胆汁不足，则精粗不分，粪色白结而不黄。胆汁过多，上呕苦涎，或下泄青泻。胆管闭塞，其汁入血，即病瘅黄矣。

㉔王九思曰：（按史记正义引作二斤十四两。）◉李駉曰：胃计二斤一两重。◉徐大椿曰：一作一两。

㉕李駉曰：纡回屈曲，伸舒于脏。◉徐大椿曰：谓统计其屈曲处也。

㉖王九思曰：杨曰：胃，围也。言围受食物也。其神十二人，五元之气，谏议大夫。其胃神名且且。虞曰：胃为仓廪之官也。◉李駉曰：注见前段。

㉗李駉曰：小肠计二斤十四两。

㉘李駉曰：注见前段。

㉙李駉曰：自左胁边萦回重叠，积累有十次曲转。

㉚王九思曰：杨曰：肠，畅也。言通畅胃气，去滓秽也。其神二人，元梁使者。小肠神又名洁洁。虞曰：小肠为受盛之官，化物出焉。◉李駉曰：注见前段。

㉛李駉曰：大肠计二斤十二两重。

㉜王九思曰：按：原本脱半字。根据史记正义引此句补。与前文合。◉李駉曰：注见前段。◉徐大椿曰：按：上云一寸半，此少半字。

㉝李駉曰：当脐右边回转十六次屈曲。

㉞王九思曰：杨曰：大肠，即回肠也，以其回曲，因以名之。其神二人，元梁使者，其神名淜淜。虞曰：大肠为传导之官，变化出焉。◉李駉曰：注见前段。◉徐大椿曰：《灵枢·肠胃篇》云：回肠当脐左环，回周叶积而下，回运环返十六曲，大四寸，径一寸，寸之少半。上三条长短受盛与经文俱同。

㉟李駉曰：膀，横也；胱，广也，体短而横广也。又名胞。胞，鞄也。鞄，虚空也。以虚承水液焉。其九两二铢重。

㊱李駉曰：大计九寸。◉徐大椿曰：膀胱亦不正圆，故曰纵广。

㊲王九思曰：杨曰：膀，横也；胱，广也。言其体短而横广。又名胞。胞，鞄也。鞄者，空也。以需承水液焉。今人多以两胁下及小腹两边为膀胱，深为谬也，虞曰：膀胱为州都之官，津液藏焉。◉李駉曰：贮盛九升九合溺。◉徐大椿曰：水从大肠渗入膀胱，即为溺，不与谷同居，故不曰水而曰溺。此越人精微处也。◉丹波元胤曰：〔纪〕纡曲屈伸者，言其使物往而复有也，虽能屈留其物，而不得久停，复伸去之，故曰纡曲屈伸。〔徐〕《灵枢·肠胃篇》云，回肠当脐，左环回周，叶积而下回运环，反十六曲，大四寸，径一寸寸之少半，其长短受盛，与经大俱同，水从大肠，渗入膀胱，则为溺，不与谷同居，故不曰水，而曰溺。

㊳王九思曰：杨曰：舌者，泄也。言可舒泄言语也。虞曰：唇者，声之扇。舌者，声之机。◉李駉曰：口大计二寸半。

㊴李駉曰：口唇至牙齿长九分。

㊵徐大椿曰：已后，即以下也。会厌，吸门也。

㊶李駉曰：会厌为咽喉，水谷下时，厌按呼吸也。口至会厌深计三寸半，大可容五合。◉徐大椿曰：谓口内可受五合也。

㊷李駉曰：舌，光也，舒泄言语也。计十两重。

㊸李駉曰：长计七寸。

㊹李駉曰：二寸半大。

㊺李駉曰：咽，嚥也，能嚥物也。又谓之嗌，言气之流通厄要之处也。咽主地气，计十两重。◉徐大椿曰：一作十两。《灵枢·肠胃篇》：咽门重十两。

㊻李駉曰：二寸半大。

㊼王九思曰：杨曰：咽，嚥也。言可以嚥物也。又谓之嗌，言气之流通呃要之处也。咽，为胃之系也。故经曰，咽主地气。胃为土，故云主地气也。◉李駉曰：咽门至胃一尺六寸。◉徐大椿曰：咽门，谓咽物之处，即俗名食脘者也。下通于胃。

㊽李駉曰：喉咙空虚，言其中空，虚可以通气息。喉咙，肺之系也，呼吸道路。喉主天气，重十二两。

㊾李駉曰：二寸大。

㊿王九思曰：杨曰：喉咙，空虚也。言其中空虚，可以通气息焉，即肺之系也，呼吸之道路。故《经》云“喉主天气”，肺应天，故云主天气也。喉咙与咽并行，其实两异，而人多惑之。◉李駉曰：计长一尺二寸，九节。◉徐大椿曰：喉咙，即出声之处，即俗名喉脘者也。下通于肺。九节，有薄骨相连络，其节有九也。

51李駉曰：肛、釭，言其处似车釭形，故曰肛门，即广肠也，又名膪肠。计十二两重。

⑫王九思曰：杨曰：肛，釭也。言其处似车釭形，故曰肛门，即广肠也。又言直肠。丁曰：前肠胃径围大小不同，其言胃大一尺五寸，径五寸者，即是围三径一也。小肠径八分，大二寸四分则是也。今言二寸半，即分之少半。回肠径一寸半，即大四寸五分。今言大四寸，即少五分也。广肠径一寸半，即大七寸五分。今言八寸，即有剩五分也。其升、斗、寸、尺者，先立其尺，然后造其升斗秤两，皆以同身寸之为法，以尺造斗，斗面阔一尺，底阔七寸，高四寸，俱厚三分，可容十升。凡以木此指节者，方一寸为两，十六两为斤，此制同身寸尺升斗之度，为人之肠胃斤重长短之法也。◉李驷曰：注见前段。◉滑寿曰：此篇之义，《灵枢》三十一、三十二篇，皆有之，越人并为一篇，而后段增入五脏轻重，所盛所藏，虽觉前后重复，不害其为丁宁也。但其间受盛之数各不相同，然非大义之所关，姑阙之以俟知者。◉徐大椿曰：肛门，即广肠。此条长短受盛亦与上同。按：《灵枢·肠胃篇》及《平人绝谷篇》论肠胃大小长短，与此不殊。其论脏腑轻重，惟舌重十两，咽门重十两，《灵枢·肠胃篇》有之，余皆不知所本。至中间所论脏腑受盛精汁等语，则亦经文所无，不知其别有所授欤？抑两经固有之，而今残缺也。◉黄元御曰：魂、神、意、魄、精，是谓五神。◉丁锦曰：此章备细发明脏腑之形者，是发明内照之法也，其所以知之者，圣人之全知全能也，《内经》虽有岐伯曰可剖而视之之句，此不过释疑问之意耳。◉叶霖曰：此即《灵枢·肠胃篇》及《平人绝谷篇》之义，而增入五脏轻重，所盛所脏，虽觉前后重复，不害其为丁宁也。脏腑之学，西士言之较详，故注中多采其说。然人有长短婴壮不同，况古今之权量各异，其丈尺容受，不可拘泥，识其略例可也。◉滕万卿曰：按：此与《灵枢·绝谷篇》文同。而其所主专在胃中所受水谷三斗五升者，盖人平日承此食量，则足以荣养脏腑。苟有过不及，则不徒害冲和之气，抑亦足以致病。至其大小肠及广肠，皆受其滓秽，以为泌别传导之用耳。此为后篇言绝谷七日而死之起本，肝重云云以下一百九字，《灵》《素》无所见。此篇创出之，疑非扁鹊之言。何以言之？前既曰肝有两叶，此又曰凡七叶。《灵枢》谓大小肠左环，此谓大肠右回。且一篇中肠胃度量，前后重复。其“口广”以下九十九字，剿取《肠胃篇》文。以列膀胱之次，与《灵枢》所述之意，大失其旨，彼此所以发疑也。然历代名医，谓脏象皆以为据，则其所由来亦远，故姑书以俟知者。◉丹波元胤曰：〔杨〕咽，咽也，言可以咽物也，又谓之嗌，言气之流通厄要之处也。咽为胃之系也，故《经》云：咽主地气。喉咙，空虚也，言其中空虚，可以通气息焉，即肺之系也，呼吸之道路，故《经》云：喉主天气。肛，杠也，言其处似车杠形，故曰肛门，即广肠之门也，又名直肠。按《灵枢·忧恚无言篇》曰：咽喉者，水谷之道也。喉咙者，气之所以上下者也。会厌者，音声之户也。◉张山雷笺正：此节虽亦《甲乙经》之旧，其原必本于周秦古籍，然所言多与实际不合，则不可尽信。合信氏言肝重约四十八两，盖肝之为脏，其体坚实，其重宜也。乃古人止曰二斤四两，以三代时权衡计之，不过今之十二两耳，相去太远，其为理想之辞明甚。即如《史记正义》作四斤四两，亦不过今之二十三两，仍未及实际之半。此是秦汉间古书，必不能以唐后之大称计者也。（唐以前之权量，大约皆当唐以后三分之一，是以唐时有大称及大斗大升之名，寿颐有古今药剂权量考，言之甚详，已编入拙著谈医考证集。）所谓心有九孔者，盖即以发血回血之管而言，诸管皆与心房贯通，谓之为孔甚是。考《全体新论》，心右房有回血总管二支，其一向上，其一向下，心右室有大血管一支，即入肺之血脉管，心左房有回血管四支，亦与肺通，即出于肺之回血管，左右各二，左心室有血脉总

管一支，为赤血由心出发之总路，是心之血管，共有八支，即孔亦必有八。而乃止谓之七，尚是约略言之，非其真相。惟吾国旧说，固有七孔之恒言，是以列子谓：见子之心，六孔流通，一孔不达。可见心之七孔，本是古人习惯之常语，此不可信以为真者也。又谓三毛，则无稽之言，不知其何所指矣？所谓盛精汁三合者，当指心脏中所藏之血而言，然不曰血而曰精汁，亦属无谓。脾居位左，在第九肋骨至第十一肋骨之内，形如竖掌，外边丰圆向胁，内边深窝向胃，古谓扁广三寸，长五寸，犹为近之。然乃曰重二斤三两，则脾之体积，比肝若何，而重量竟与肝之二斤四两，相去一间，宁有是理？又谓有散膏半斤，则脾不中虚，膏何可贮？今西国学者，谓胃后有甜肉一条，长约五寸，头大向右，尾尖向左，正中有一泌液管，斜入小肠上口之旁，所生之汁，如口中津水，则古所谓散膏半斤，盖即指此。古之所谓脾者，固并此甜肉而言，此甜肉之汁，运入小肠，亦所以助消化者，正与古人脾司运化之义符合。然则谓脾重二斤四两者，盖并此甜肉之分量可知矣。甜肉在中国医学重虽无此名，而《广韵》有脏字，音饴，谓豕息肉也。《正字通》则曰豕脾息肉。《类篇》亦作胰。今吾邑人则谓之胰脂油，近人已有谓古人之称脾脏，固合此甜肉，统而不分，故谓脾之色黄，脾之味甘，唯此甜肉，色味皆合，其说甚是。又谓裹血温五脏，则即《内经》肝藏血、脾统血之意，西国学家亦有脾中聚血之说，又有谓脾生白血者，未尝不可彼此沟通。但此节谓之裹血，则不可解耳。藏意，张氏《史记正义》作藏荣，则即荣血之荣，义亦相近。肺之体质，最是轻虚，古人乃谓重至三斤三两，较之肝脏，尤加其半，当为必无之理。其叶则右三左二，古乃谓有六叶，亦非。又谓两耳，则以左右之向上者谓之耳，其实人肺上部不甚尖锐，且无分歧，何得总称八叶，是不可信。肾之形质，据《全体新论》谓长约三寸，阔约寸半，厚七八分，人高肾大，人矮肾小，其重自二两五钱至三两六钱。寿颐按：合信氏盖以一枚之重量而言，则合计两枚，更以古三今一准之，与古所谓重一斤一两者，确相符合。然《新论》反以《内经》言两枚共重一斤一两为奇语，则西土之人未知吾国古时权衡，与今不同耳。合信氏谓胆乃肝液之囊，系连于右肝内傍之下。又谓肝左右二叶，左小而右大，以左叶在胃之上，故其叶小而短，右叶下适有空虚，故其叶大而长，乃古者谓胆在肝之短叶间，则又与实际相反，惟谓重三两三铢，以古称计之，似为约略相近。然胆汁用以消化食物，亦有时盈虚，必无一定之重量，古人仍是理想，尚非确论。又谓盛精汁三合，则即胆汁也。然心之血亦曰精汁，胆之汁又曰精汁，何以漫无分别若是？小肠“左回叠积”，张氏《史记正义》作“回积”，寿颐按：小肠回旋积叠，曲折固多，而胃之下口，与小肠相承接者，自右以至于左，古谓左回，尚得其真，至于大肠与小肠承接之处，则实在齐右之下，少腹右角。《难经》此节，独作“当齐右回”，甚是，但齐右之下，当加一“下”字乃确，而《甲乙》、《灵枢》皆作“当齐左环回”，亦误。但大肠并无多曲，与小肠相接之处，在右跨骨内，即倒行而上，以至肝下，则折而左行，横过胃底，至脾之下，乃从左季胁内斜下以达肛门，止此三折，而古人亦谓之十六曲，乃与小肠同，此或传写者误复之，尚非古人真本，亦正难言。然《甲乙》及《灵枢》此节之末，有肠胃所入至所出，长六丈四寸四分，回曲环反三十二曲等句，则果以大小二肠作各十六曲也。岂亦传写已误之后，而后人又加此总结之句耶？膀胱盛溺，原无一定，故其膜坚韧异常，自能舒缩，溺少则瘪，溺多则涨。然以意测之，即最涨时，亦不能盛溺至斗许之多。咽门即是食管，自咽至胃，何能有一尺六寸之长？喉咙即是肺管，《全体新论》言长四寸许，即分歧为二，左管又二寸许以斜入左肺，右管则仅一寸许，以入右肺，是并分歧与不歧者共计之，最长处不过今尺之六寸，而谓古尺乃有一尺二寸，即以胸前部位约略计之，亦必无此数。古人之言，乃竟有如此之悬绝，岂不可异，且食管厚重，而又较长，肺管轻虚，而又较短，不应重量为各十二两。张氏《史记正义》及《甲乙》、《灵枢》，咽门又作十两，则厚重而长者反轻，轻虚而短者反重，尤其必无之理。上节谓广肠长二尺八寸，寿颐已谓此是脾下直行之一节，必无如许之长，乃此节又谓肛门二尺八寸，是以直肠全部，俱称肛门，尤其可笑。然果如所言，大则八寸，径则二寸太半，长又如此，而其重则仅十二两，与上之食管气管，同一分量，又孟子所谓许子比而同之之伎俩矣！号为医学经文，不应怪诞若此。颐为此论，明知好古之士，或且以为不然，然不锄其伪，亦无以见旧学之真，岂吹毛求疵，好与古书作无端之辨难耶？

四十三难

43.1　四十三难曰：人不食饮，七日而死者，何也[①]？然：人胃中常有留谷二斗，水一斗五升[②]。故平人日再至圊[③]，一行二升半[④]，日中五升[⑤]，七日[⑥]五七[⑦]三斗五升，而水谷尽矣[⑧]。故平人不食饮七日而死者，水谷津液俱尽，即死矣[⑨]。

①李駉曰：人不饮食，七日外方死，如何？

②李駉曰：人无根株，饮食为命，胃为水谷之海，以所受水谷常存留三斗五升。◉徐大椿曰：即上条所谓横屈受水谷三斗五升也。

③李駉曰：圊，厕也。平和之人日再至圊者，两次登厕。◉徐大椿曰：圊，厕也。

④李駉曰：一次登厕去水谷二升半。◉徐大椿曰：行水谷，化糟粕。行，去也。

⑤李駉曰：日中再登厕，又去二升半，共五升。◉徐大椿曰：日中五升，《灵》作一日中五升。言一日之中共去五升也。

⑥李駉曰：七日之内

⑦李駉曰：七个五升。

⑧李駉曰：每日登厕去五升，则七日去尽三斗五升水谷矣。

⑨王九思曰：丁曰：人受气于谷，以养其神，水谷尽即神去，故安谷者生，绝谷者死也。杨曰：胃中常留水谷三斗五升，人既不食饮，而日别再圊，便一日五升，七日之中，五七三斗五升，胃中水谷俱尽，无气以生，故死焉。圊，厕也。虞曰：人受气于谷，今不食饮七日，是知水谷气尽即死也。◉李駉曰：平人七日不饮食而死者，皆由于水谷津液皆尽，故死。◉滑寿曰：此篇与《灵枢》三十篇，文大同小异，平人胃满则肠虚，肠满则胃虚，更虚更满，故气得上下，五脏安定，血脉和利，精神乃居。故神者，水谷之精气也。平人不食饮七日而死者，水谷津液皆尽也。故曰水去则荣散，谷消则卫亡，神无所依，此之谓也。◉徐大椿曰：津液由水谷而生，水谷尽则津液亦亡矣。按：此段与《灵枢·平人绝谷》后半篇问答俱不易一字，绝无发明。又经文更有论肠胃虚实数语，在此段之前，最有精义。今复遗去，尤为无识。◉黄元御曰：此篇全引《灵枢·平人绝谷》文。◉丁锦曰：此与前章统结三卷始终之义，凡人所借以生者水谷也，能承运水谷者胃也，自首卷至此，俱发明脉证无不以胃气为重，故曰四时之脉，胃气为本，百病死生，胃脉为本。前章首举胃而递及肛门，此章复举胃存水谷，而及于水谷津液尽而死。余谓越人之著《难经》，真首尾相应，一气贯通，学者读是经而不悟全文，究不能得其心传也。◉叶霖曰：此《灵枢·平人绝谷篇》文，言人之脏腑形骸，精神气血，皆借水谷以资养生，水谷绝则形与气俱绝矣。平常无病之人，胃满则肠虚，肠满则胃虚；日夜消化，止留三斗五升。人一日食五升（考《后汉书·南蛮传》曰：人禀五升。注：古升小，故曰五升也），若七日不饮食，其所留之水谷尽，则精气津液皆尽，故死。然病人不饮食，七日

不死者，以水谷留积故也，盖留积则为病矣。◉滕万卿曰：按：绝谷七日而死者。以其日再至圊，一行尽二升半，故为之限。虽然人心如面，肠胃传化亦异。盖人之更衣，一日或一行二三行，二日或一行二三行，不可定度，故结之曰：水谷津液俱尽，即死矣。则此难主意，专在此一句耳。其所谓七日，亦以一日二行之量言之，何必拘拘日数乎？读者思诸。与《灵枢·绝谷篇》辞有少异，而义全无差。◉丹波元胤曰：〔杨〕圊，厕也。〔徐〕日中五升，《灵枢·平人绝谷篇》，作一日中五升，言一日之中，共去五升也。按：先子曰，三斗五升，兼水谷而为言。然《汉书·食货志》曰，今一夫挟五口食，人月一石半，则知人一日食五升也。又《后汉·南蛮传》曰，计人禀五升，注，古升小，故曰五升也。据此七日得三斗五升，则水饮不预焉，七日盖以阴阳五行之数论之耳，七日不食，岂有死者乎。◉张山雷笺正：此段在《甲乙经》中，本与前节之上段，合为一节，然亦是理想。以为胃中容积三斗五升，而一日如厕二度，一行二升半，则不饮食七日而三斗五升尽矣，故当死。然上文总计肠胃容纳，既云九斗二升一合合之大半，则仅去其胃中所容，而小肠、回肠、广肠之容物，犹未尽也，似亦可以不死。乃作此语者，则已置之不论矣，果师丹之善忘耶？总之随意谈谈，而不知其自矛自盾耳。究之绝谷七日之理，岂仅仅如斯而已哉？

四十四难

44.1　四十四难曰：七冲门何在①？然：唇为飞门②，齿为户门③，会厌为吸门④，胃为贲门⑤，太仓下口为幽门⑥，大肠小肠会为阑门⑦，下极为魄门⑧，故曰七冲门也⑨。

①李驷曰：冲者，通也，出也，脏腑气通出之所也。七冲门户在何去处？◉徐大椿曰：冲者，冲要之地也。◉滕万卿曰：冲者，冲突之冲往而不斥之意。

②李驷曰：唇属脾，飞，动也，言唇受水谷转入于内。◉徐大椿曰：飞，飞动之义。◉滕万卿曰：飞扬闭合之处经云口唇者音声之扇也。

③李驷曰：口齿，心气之所出也，在心为志，出口为言，故齿为心之门户，亦取摧伏五谷，传入于内也。◉徐大椿曰：齿有关键之象，如家之有户，不得物径出入也。◉滕万卿曰：破坚碎硬之要专在此。

④李驷曰：会厌为五脏音声之门户，又见《四十一难》。◉徐大椿曰：会厌，谓物之所会聚，又能掩闭勿使物误入吸。吸，纳处也。◉滕万卿曰：吞物出气之街。

⑤李驷曰：贲者，膈也，胃气之所出也，胃出谷气，以传于肺，肺在膈上，故为贲门。◉徐大椿曰：贲，犹奔也。物入于胃，疾奔而下太仓也。◉滕万卿曰：荣卫生发之关。

⑥李驷曰：太仓者，胃也。胃之下口在脐下三寸，既幽隐之处，故为幽门。◉徐大椿曰：《灵枢·胀论》：胃者，太仓也，以其聚物如仓廪，故曰太仓，下口接小肠处也。幽，深晦之地，与上下出入处至远也。◉滕万卿曰：溲便受盛之境。

⑦李驷曰：会者，合也，大肠小肠合会之处，分阑水谷精血，各有所归，故曰阑门。◉徐大椿曰：会者，小肠之下大肠之上，小肠为受盛之官，化物出焉，纳滓秽于大肠，泌津液于膀胱，水谷于此而分别焉，故曰阑门，谓阑截分别，不得并出入也。◉滕万卿曰：清浊分利之界。

⑧李驷曰：魄门者，下极肛门也。肺气上通喉咙，下通肛门，是肺气之所出。肺藏魄，故曰魄门。◉徐大椿曰：极，底也。魄门，即肛门也。饮食至此，精华已去，止存形质，故曰魄门，即所谓鬼门也。又肺藏魄，肛门连大肠，与肺为表里，故曰魄门。《素问·五脏别论》云：魄门亦为五脏使，水谷不得久藏。◉滕万卿曰：糟粕转出之域。

⑨王九思曰：丁曰：经言唇为飞门者，取动之义也。齿为户门者，为关键开合，五谷由此摧废出入也。会厌为吸门者，咽喉为水谷下时厌按呼吸也。胃为贲门者，胃言若虎贲之士，围达之象，故曰贲门也。况胃者，围也，主仓廪，故别名太仓。其下口者，即肠口是也。大肠小肠会为阑门，会者，合也，大肠小肠合会之处，分阑水谷精血，各有所归，故曰阑门也。下极为魄门，大肠者，肺之腑也，藏其魄，大肠下名肛门，又曰魄门也。杨曰：人有七窍，是五脏之门户，皆出于面。今七冲门者，亦是脏腑之所出，而内外兼有证

焉。飞门者，脾气之所出也。脾主于唇，为飞门也。飞者，动也。言唇受水谷，动转入于内也。齿为户门者，口齿，心气之所出也，在心为志，出口为言，故齿为心之门户，亦取摧伏五谷，传入于口也。会厌为吸门者，会厌为五脏音声之门户，故云会厌为吸门也。胃为贲门，贲者，膈也，胃气之所出也，胃出谷气，以传于肺，肺在膈上，故以胃为贲门也。太仓下口为幽门者，肾气之所出也，太仓者，胃也，胃之下口，在脐上三寸，既幽隐之处，故曰幽门。大肠小肠会为阑门，阑门者，遗失之义也，言大小二肠皆输泻于广肠，广肠既受传而出之，是遗失之意也，故曰阑门。下极为魄门，魄门者，下极肛门也。肺气上通喉咙，下通于肛门，是肺气之所出也，肺藏魄，故曰魄门焉。冲者，通也，出也，言脏腑之气通出之所也。◉李驷曰：所以言七冲门。◉滑寿曰：冲，冲要之冲。会厌，谓咽嗌会合也。厌，犹掩也，谓当咽物时，合掩喉咙，不使食物误入，以阻其气之嘘吸出入也。贲，与奔同，言物之所奔向也。太仓下口，胃之下口也，在脐上二寸下脘之分。大肠小肠会在脐上一寸水分穴。下极，肛门也，云魄门，亦取幽阴之义。◉徐大椿曰：按：此条亦未知所本。◉黄元御曰：冲，要也。贲与奔同，胃之上口，水谷下奔之路也。太仓，胃也。幽门，胃之下口，即小肠上口。阑门，小肠下口，即大肠上口。下极，谓会阴穴，在前后二阴之间，会阴之后，即魄门，《二十九难》督脉起于下极之腧，即此。◉丁锦曰：贲门即胃之上口，幽门即胃之下口，魄门即肛门。此章言人一身之内，凡出凡入共七处，皆为要冲，故曰冲门。◉叶霖曰：冲者，通要之地。门者，户也。此承上文食饮之入，稽其通行之门径也。唇为飞门者，飞、古与扉通，扉、户扇也。盖齿为户门，唇为之扇，故曰扉门。《灵枢·忧恚无言篇》曰：唇者，音声之扇也，此即其义。会厌为吸门者，会厌为物之所会聚，又能掩闭，勿使误入也。吸者，吸纳处也，言为五脏声音之出入，呼吸之门户也。胃为贲门者，胃能聚物如仓廪，故曰太仓。贲犹奔也，贲门在胃上口，言物入于胃，疾奔而下太仓也。胃之下口接小肠处曰幽门，言深隐之地，与上下出入处至远也。大肠小肠会为阑门者，会，合也。小肠之下，大肠之上，相接处分阑精血糟粕，各有所归也。下极为魄门者，魄门即肛门也。魄，古与“粕”通。《庄子·天道篇》曰：古人之糟魄已夫？言食饮至此，精华已去，止存形质之槽粕，故曰魄门也。此七者，皆食饮出入，冲要之道路也。◉滕万卿曰：按贲幽阑魄四门，散见《内经》诸篇，无有统系焉。其飞户吸三门，岂古文脱落，而存在此篇欤。所谓七衡者，水谷出纳之门，而飞门至贲门，则主纳焉，幽门至魄门，则主出焉。上道四门失守，则噎隔翻胃呕吐吞酸诸病，随分而生。下乡三门废职，则泄利秘结遗癃痔脱诸证逐次乃成，且胃者仓廪之腑，谷神之宫也。飞门包含之户门，齿决之吸门，咽之贲门，容纳之幽门，谷神既留，而糟粕成矣。受盛之阑门，分利之魄门，推辗之一门，不通则诸门为之生变，神欲安稳，岂可得乎，又经有畜门，而此无见者，盖畜门者，鼻口之界，颃颡之关，不接水谷之路，故唯曰七冲门云。◉丹波元胤曰：〔杨〕会厌为吸门者，会厌为五脏音声之门户，故云会厌为吸门也。胃为贲门，贲者，膈也，胃气之所出也。胃出谷气以传肺，肺在膈上，故以胃为贲门也。太仓下口为幽门，太仓者，胃也，胃之下口，在脐上三寸，既幽隐之处，故曰幽门也。〔丁〕齿为户门者，为关键开合，五谷由此摧废出入也。会厌为吸门者，咽喉为水谷下时，厌按呼吸也。大肠小肠会为阑门，会者，合也。大肠小肠合会之处，分阑水谷精血，各有所归，故曰阑门也。〔滑〕会厌，谓咽嗌会合也。厌，犹掩也。谓当咽物时，合掩喉咙，不使食物误入，以阻其气之嘘吸出入也。接冲门者，承上文谓水谷通行之门也，杨注以冲为通，是也。然言脏腑之气，通出之所，则未尽。《本义》曰：冲，冲要之冲，亦非经旨。唇为飞门者，飞，古与扉通。《素问·皮部论》曰：阳明之阳，名曰害蜚，是亦阖扉之义。《说文》曰：户，护也，半门曰户，象形。扉，户扇也，从户非声，盖齿为户门，则唇为之扇，故曰扉门。《灵枢·忧恚无言篇》曰：口唇者，音声之扇也。《诸病源候论》作音声之扉。诸注，为飞动之义，未免傅会，胃为贲门者。杨注：贲者膈也，为是。膈，即防隔浊气之谓。贲亦与坟通，而义与隔同。《尔雅》曰：坟，大防也，注，谓堤也，可以证矣。《素问·缪刺论》曰：邪客于足少阴之络，令人善怒，气上走贲上。《新校正》云：是气上走鬲上也。《灵枢·经筋篇》曰：手太阴之筋，下络胸里，散贯贲合贲，下抵季胁。《脉要精微论》曰：尺，中附上，内以候鬲。次注，肝主贲，贲，鬲也，是亦以膈称贲也。丁注曰，言若虎贲围绕之象。《本义》曰：物之所贲响也，与奔同，俱为强解，灵枢胀论曰，胃者，太仓也，说文曰，仓，谷脏也，仓黄取而脏之，故谓之仓，大肠小肠会为阑门者。杨注：为遗失之义，考僧玄应一切经音义。引《通俗文》曰：纵出曰阑，是其所据，然不若丁注为确。《说文》曰：阑，门遮也，从门柬声，下极为魄门者。《先子》曰：谓糟粕之所出也。魄，古与粕通。《庄子天道篇》曰：古人之糟魄已夫。《释文》云：司马彪云：烂食曰粕，一云，糟烂为魄，又作粕。《素问·五脏别论》曰：魄门亦为五脏使，水谷不得久藏。杨注曰：肛门，是肺气之所出也，肺脏使，故曰魄门。《本义》曰：魄门，亦取幽阴之义。《经释》曰：饮食至此，精华已去，止存形质，故曰魄门。即所谓鬼门也，此说并误。◉张山雷笺正：此节七冲门，乃《素问》《甲乙经》所未见之名，而确属于生理之学，此则周秦之世，必有所受之，非臆说也。飞门、户门，以训诂字义言之，尚无甚精义。会厌，以喉间气管上之自能开阖者而言。《全体新论》谓舌根之下，前为气喉，后为食喉，气喉在前，而食物不入其中者，以气喉之口有盖曰会厌，如软韧脆骨一片，微卷而滑，在舌根之下，其形略如半舌，将吞食物之时，会厌密而盖之，食物一过，即复挈起，以通呼吸，若吞物之际，偶因笑语，使气喉不能掩密，或饭粒点水，误落其里，即觉不安，必咳出乃定。（音胡，音获，《玉篇》：物阻咽中也。寿颐按：二字，即以形况其声。盖物阻气喉之中，必急作之声，以求其出，自然成声，本是如此，良以气管之中，最为清虚，不得容入纤微外来之物。若饮食下咽，偶一不慎，误入少许，未有不思亟亟出之以为快者，不幸而竟不能出，则气管中皆是脆骨，多作之声，伤之实甚。曾见有因此而丧其生者，故食物之时，必不可笑语谊哗，致蹈不测，虽似小事，而病变至速，最不可忽。）《难经》谓之吸门者，诚以此门止通呼吸，自有深意。贲门之贲，近人皆读如奔，义不可知。徐洄溪谓贲犹奔也，物入于胃，疾奔而下太仓也，说得仓皇急遽，大有狼吞虎噬之势，苟非老饕三日不食，必不慌忙至此。且太仓即胃，乃云入胃而下太仓，尤其不成文字。寿颐谓贲读如焚，贲有火义。《书·盘庚》：用宏兹贲。传：宏，贲，皆大也。盖此是胃之上口，食物可以直入，比于幽门、阑门之渐渐输化者不同，则其门较大，故谓之贲，庶几近之。幽门者，言其已在胃下，则幽深玄远耳。阑门之阑，固取遮阑之义，此为小肠大肠承接之处，中固有口。合信氏亦曰：其口如唇，渣滓可出不可入，然非以此为水液与滓秽之别。洄溪注此，竟曰小肠为受盛之官，化物出焉，纳滓秽于大肠，泌津液于膀胱，故曰阑门，谓阑截分别，不得出入云云，则竟谓阑门之门，分为大小便之二路，但凭臆见，说得有如目睹，误人实甚。魄门之魄，即糟粕之粕，《庄子·天道》：则君之所读者，古人之糟魄。陆德明《音义》：司马云：烂食曰魄，一云：糟烂为魄，本又作粕。许慎云：粕、已漉粗糟也。此古人以糟粕作糟魄之明证，然则肛门之名魄门，明言此为排泄糟魄之门户，知为古字之假借，最为易解。洄溪注：谓魄门即肛门是也。又谓饮食至此，精华已去，止存形质，故曰魄门。似亦识得糟粕之义，然并不明言，则反觉晦涩而不可通。徐又谓此即鬼门，寿颐按：《内经》开鬼门之“鬼”字，最不可解，然与洁净腑并言，则明是疏通腑滞之义，盖即魄门，而传写者误脱其半耳。徐氏引入此节，似亦以为即是魄门，此公善悟，可谓敏矣。然浑仑吞枣而不加以说明，则适以启后学之疑。徐又谓肺藏魄，肛门连大肠，与肺为表里，故曰魄门，则巧为穿凿，而支离已极，不可通也。

四十五难

45.1　四十五难曰：经言八会者，何也①？然：腑会太仓②，脏会季胁③，筋会阳陵泉④，髓会绝骨⑤，血会鬲俞⑥，骨会大杼⑦，脉会太渊⑧，气会三焦⑨外一筋⑩直两乳内也⑪。热病在内者，云其会之气穴也⑫。

①李驷曰：脏腑筋骨，髓血脉气，会和如何？◉徐大椿曰：会，聚也，气之所聚共八穴也。

②王九思曰：丁曰：腑会太仓者、胃也。其穴者，中脘是也。虞曰：太仓在心前鸠尾下四寸是也。足阳明胃脉、手太阳小肠脉、手少阳三焦脉、任脉之会。本名中脘，此云太仓也，即胃之募也。胃化气养六腑，故云会。◉李驷曰：足阳明胃脉，手太阳小肠脉，手少阳三焦脉。任脉之会，本名中脘，太仓，胃之募也，胃化气养六腑，故曰会。◉徐大椿曰：太仓属任脉，即中脘穴，在脐上四寸。六腑取禀于胃，故曰腑会。◉滕万卿曰：任脉中脘穴。

③王九思曰：丁曰：脏会季胁，软筋之名。其端有穴直脐，章门穴，是脾之募，足厥阴少阳所会，故曰脏会季胁也。虞曰：是章门穴，乃脾之募也。直脐季胁端，侧卧，屈上足，伸下足，齐臂取之，乃足厥阴少阳之会也。◉李驷曰：季胁，软肋之名，其端有穴，是脾之募，足厥阴少阴所会，故曰脏会季胁。◉徐大椿曰：季胁属足厥阴，即章门穴，在大横外直脐季肋端，脾募也。五脏皆禀于脾，故为脏会。

④王九思曰：丁曰：阳陵泉，穴名也，在膝下一寸，外廉是也。虞曰：阳陵泉穴，在膝下宛宛中，足少阳胆脉气所发也。◉李驷曰：阳陵泉，穴，在膝上一寸外廉也，足少阳胆气所发也。◉徐大椿曰：阳陵泉属足少阳，足少阳之筋结膝外廉，即此穴。肝主筋，而胆其合也，故为筋会。◉滕万卿曰：足少阳膝外穴。

⑤王九思曰：丁曰：髓会绝骨，是骨名也，其穴在外踝上四寸，阳辅穴是也。虞曰：绝骨，乃阳辅穴也，亦足少阳之脉气所出也。◉李驷曰：绝骨乃骨名也，其穴在外踝上四寸，阳辅穴也，亦足少阳之脉气所发也。◉徐大椿曰：绝骨属足少阳，即悬钟穴，在外踝上四寸。《灵枢·经脉篇》论足少阳之脉云：是主骨。盖诸髓皆属于骨，故为髓会。◉滕万卿曰：陈氏以为枕骨，足太阳头部穴。

⑥王九思曰：丁曰：血会鬲俞，穴名也。在第七椎下两旁，同身寸各一寸五分是也。虞曰：鬲俞二穴，在脊骨第七椎下，两旁各一寸五分，足太阳膀胱脉气所发也。◉李驷曰：膈俞二穴，在背第七椎骨下两傍各一寸五分，足太阳膀胱脉气所发也。◉徐大椿曰：膈俞属足太阳，在项后第七椎下，去脊旁一寸半，在中焦之分。化精微而为血之地也，故为血会。◉滕万卿曰：足太阳背部第二行穴，心肝二俞中间。

⑦李驷曰：大杼，穴，在项后第一椎两傍各一寸五分，足太阳脉气所发也。◉徐大椿曰：大杼属足太阳，在项后第一椎下，去脊旁一寸半。《灵枢·海论》云：冲脉为十二经

之海，其输在于大杼。《动输篇》云：冲脉与肾之大络起于肾下。盖肾主骨，膀胱与肾合，故为骨会。◉滕万卿曰：督脉大椎穴，非背部第二行大杼穴。杼，古脊骨名，故杼椎皆通用。

⑧王九思曰：丁曰：骨会大杼，穴名也。在项后第一椎两旁，相去同身寸一寸五分。脉会太渊穴，在右寸内鱼际下。虞曰：大杼亦足太阳脉气所发，在脊第一椎两旁各一寸五分。太渊在手鱼际间，应手动脉，则手太阴之脉气所发也。◉李駉曰：太渊，穴，在右手寸内鱼际，手太阴肺脉气所发也。◉徐大椿曰：太渊属手太阴，在掌后陷中，即寸口也。肺朝百脉，故为脉会。义详《第一难》中。◉滕万卿曰：手太阴寸口中穴。

⑨滕万卿曰：即谓上焦，古三焦有专言，偏言之分，此乃偏言。

⑩滕万卿曰：外有经而内无形，故云。

⑪李駉曰：上焦在心下，下膈在胃上口，其治在膻中玉堂下一寸六分，直两乳间陷者是也。外一筋直两乳间者，膻中穴也，言气自膻中布气，与肺下灌诸脏。膻中为臣使之官，气海出焉。◉徐大椿曰：三焦外，谓在焦膜之外。两乳内，谓两乳之中，任脉之所过，即膻中穴也。《灵枢·经脉篇》：手少阳之脉，是主气。又《海论篇》云：膻中者，为气之海，故为气会。

⑫王九思曰：丁曰：气会三焦，外一筋直两乳内者，膻中穴是也。此者是成会之穴所在也。杨曰：人脏、腑、筋、骨、髓、血、脉、气，此八者，皆有会合之穴。若热病在于内，则于外取其所会之穴，以去其疾也。季胁，章门穴也。三焦，外一筋直两乳内者，膻中穴也。余皆可知也。◉李駉曰：若热病在于内，则于外取其所会之穴，以云其疾也。◉滑寿曰：太仓，一名中脘，在脐上四寸，六腑取禀于胃，故为腑会。季胁，章门穴也，在大横外，直脐季肋端，为脾之募，五脏取禀于脾，故为脏会。足少阳之筋，结于膝外廉，阳陵泉也，在膝下一寸外廉陷中，又胆与肝为配，肝者筋之合，故为筋会。绝骨一名阳辅，在足外踝上四寸辅骨前，绝骨端，如前三分，诸髓皆属于骨，故为髓会。鬲俞在背第七椎下，去脊两旁各一寸半，足太阳脉气所发也。太阳多血，又血乃水之象，故为血会。大杼在项后第一椎下，去脊两旁各一寸半。太渊在掌后陷中动脉，即所谓寸口者，脉之大会也。气会三焦外，一筋直两乳内，即膻中，为气海者也，在玉堂下一寸六分。热病在内者，各视其所属而取之会也。谢氏曰：三焦当作上焦。四明陈氏曰：髓会绝骨，髓属于骨，肾主骨，于足少阳无所关，脑为髓海，脑有枕骨穴，则当会枕骨，绝骨误也。血会鬲俞，血者心所统，肝所藏，鬲俞在七椎下两旁，上则心俞，下则肝俞，故为血会。骨会大杼，骨者髓所养，髓自脑下注于大杼，大杼渗入脊心，下贯尾骶，渗诸骨节，故骨之气，皆会于此，亦通。古益袁氏曰：人能健步，以髓会绝骨也。肩能任重，以骨会大杼也。◉徐大椿曰：热病在内，则邪气已深，不可浅治，故必从其气所会聚之处，攻取其邪，乃能已疾也。其会，谓各视其病之所在，审取其所当治之会也。按：八会，于经无所见。然其义确有所据，此必古经之语，今无所考也。◉黄元御曰：太仓，胃也，地当任脉之中脘，胃为六腑之长，故腑会于此。季胁，足厥阴之章门，脾之募也，脾为五脏之长，故脏会于此。阳陵泉，足少阳穴，肝胆主筋，故筋会于此。绝骨，外踝上光骨，当足少阳之悬钟。膈俞，足太阳穴。大杼，亦足太阳穴，在大椎上。太渊，手太阴穴。三焦，上焦地在外一筋直两乳之内，当任脉之膻中，宗气在此，三焦之上原也。热病在内者，取其所会之气穴，以泻其热也。◉丁锦曰：此章言人身脏、腑、筋、骨、血、气脉髓，八者俱有

交会之穴，故曰八会。太仓，任脉穴，中脘也，六腑取禀于胃，故曰腑会。季胁，足厥阴章门穴，脾募也，五脏取禀于脾，故曰脏会。阳陵泉，足少阳穴，筋结于此，肝主筋，胆为之合，故曰筋会。绝骨，足少阳悬钟穴，诸髓皆属于骨，故曰髓会。膈俞，足太阳穴，谷气由膈达于上焦，化精微为血之处，故曰血会。大椎，督脉穴，肩脊之骨会于此，故曰骨会。太渊，手太阴穴，平旦脉会于此，故曰寸口脉之大会也，而三焦者，任脉膻中穴，此三焦宗气所居，为上气海，故曰气会。其外有一筋直两乳内者，是另一筋直入两乳也，热病在内者，取其会之气血针治之，此即期门穴也，仲景治少阳热入血室，刺期门，本于此。◉叶霖曰：人身脏腑筋骨髓血脉气，此八者，皆有会合之穴，若热病在于内，则于外取其所会之穴，以去疾也。太仓属任脉，即中脘穴也，在脐上，同身寸之四寸，六腑取禀于胃，故为腑会。季胁属足厥阴，即章门穴也，在大横外直脐季肋端，为脾之募，五脏取禀于脾，故为脏会。阳陵泉属足少阳，足少阳之筋，结于膝外廉，即此穴也，在膝下同身寸之一寸外廉陷中；又胆与肝表里，肝者筋之合，故为筋会。绝骨即枕骨，名玉枕穴，在络却后，同身寸之一寸五分，挟脑户旁一寸三分，属足太阳膀胱，与肾合，肾主骨，脑为髓海，乃肾精所生，故为髓会，“绝”字疑是简误。或云绝骨属足少阳，一名阳辅，在外踝上，同身寸之四寸，辅骨前，绝骨端如前三分。诸髓皆属于骨，少阳主骨，凡物极则反，骨绝于此，而少阳生之，故髓会于绝骨也，于义亦通。鬲俞属足太阳，在项后第七椎去脊两旁，各同身寸之一寸五分，在中焦之分，心俞下，肝俞上，心统血，肝藏血，能化精微，而为血之地，故为血会。大杼属足太阳，在项后第一椎下，去脊两旁，各同身寸之一寸五分，为冲脉之俞。《灵枢·动输篇》曰：冲脉与肾之大络，起于肾下，盖肾主骨，膀胱与肾合，故为骨会。太渊属手太阴，在掌后陷中，即寸口也，肺朝百脉，故为脉会。三焦外，谓在焦膜之外，两乳内，谓两乳之中，任脉之所过，即膻中穴也，在玉堂下同身寸之一寸六分。《灵枢·海论篇》曰：膻中为气之海，故为气会。此八会，《内经》无考，然其义甚精，必古医经之语也。◉滕万卿曰：按《内经》载热病五十九刺法：各处热邪，随分取之。此篇由是立八会法以适简约。盖此八会十三穴，诸热在身内者，各随其部分而治之，虢太子尸，取外三阳五会者，岂止百会一穴，疑兼取此会之五处者，可知矣。血海髓会骨会三说，滑注所引四明陈氏之说为是，三焦之三作上字者。谢氏不达古。◉丹波元胤曰：〔杨〕人脏、腑、筋、骨、髓、血、脉、气，此八者，皆有会合之穴。若热病在于内，则于外取其所会之穴，以去其疾也。季胁，章门穴也。三焦外一筋直两乳内者，膻中穴也。〔丁〕季胁，软肋之名。〔滑〕太仓，一名中脘，在齐上四寸，六腑取禀于胃，故为腑会。季胁，章门穴也，在大横外直齐季肋端，为脾之募，五脏取禀于脾，故为脏会。足少阳之筋，结于膝外廉，阳陵泉也，在膝下一寸外廉陷中，又胆与肝为配，肝者筋之合，故为筋会。绝骨，一名阳辅，在足外踝上四寸，辅骨前，绝骨端，如前三分，诸髓皆属于骨，故为髓会。鬲俞，在背第七椎下，去脊两旁各一寸半，足太阳脉气所发也。太阳多血，又血乃水之象，故为血会。太渊，在掌后陷中动脉，即所谓寸口者脉之大会也。四明陈氏曰：髓会绝骨，髓属于肾，肾主骨，于足少阳无所关，脑为髓海，脑有枕骨穴，则当会枕骨，绝骨误也。血会鬲俞，血者心所统，肝所藏，鬲俞在七椎下两旁，上则心俞，下则肝俞，故为血会。〔徐〕绝骨属足少阳，即悬钟穴，在外踝上四寸。《灵枢·经脉篇》论足少阳之脉云，是主骨。盖诸髓皆属于骨，故为绝骨，大杼属足太阳，在项后第一椎下，去脊旁一寸半。《灵枢·海论》云：冲脉为十二经之海，其输在于大杼。《动输篇》

云：冲脉，与肾之大络，起于肾下。益肾主骨，膀胱与肾合，故为骨会。三焦外，谓在焦膜之外。两乳内，谓两乳之中，任脉之所过，即膻中穴也。《灵枢·经脉篇》：手少阳之脉，是主气。又《海论》云：膻中者，为气之海，故为气会。按《经释》。以绝骨为悬钟，误，《辨正条例》曰：三焦，证以注文，穴在膻中，即上焦之分，所言三者，乃字之误。《辨正》作上。《本义》曰：谢氏云：三焦，当作上焦，此未为得。盖三焦直指上焦而言，若《内经》专称下焦为三焦矣。◉张山雷笺正：此所谓八会者，盖亦古之医学相承旧说，《难经》必有所受之。然其义则言之不详，已不尽可晓。今惟脉会太渊一说，为诊察百病之处，人尽知之。其余七者，虽注家亦为之说，不过以意逆之，无足征矣。而四明陈氏所说血会、骨会，尤其穿凿。髓自脑下云云，竟以脑髓作骨髓，殊不知脑髓、脊髓，与骨中之髓本非同类耳。若以此节末句测之，似乎此八会为古者针刺之法。

四十六难

46.1　四十六难曰：老人卧而不寐①，少壮寐而不寤者②，何也③？

然：经言：少壮者，血气盛④，肌肉滑⑤，气道通⑥，荣卫之行，不失于常⑦，故昼日精⑧，夜不寤⑨。老人血气衰⑩，气肉不滑⑪，荣卫之道涩⑫，故昼日不能精，夜不得寐也⑬。故知老人不得寐也⑭。

①李駉曰：老人眠卧清醒，而不安稳得寐。

②李駉曰：少壮人眠卧常得寐，而不寤醒。

③李駉曰：老少相反如何？◉徐大椿曰：寐，目瞑而神藏也。寤，《说文》云：觉而有信也。盖寝而心有所忆，不能成寐也。

④李駉曰：少壮人血气流行常盛旺。

⑤李駉曰：肌肤肉理滑润。◉徐大椿曰：滑，泽也。

⑥李駉曰：血气道路疏通。

⑦李駉曰：天地交泰，日月晓昏。冬乃四时之夜，夜乃一日之冬，人之寤寐皆相合也。少壮未损其荣卫，故寤寐与天地阴阳同度。◉徐大椿曰：《灵枢·营卫生会篇》云：营卫行阳二十五度，行阴亦二十五度。平旦而阳受气，日入而阴受气，如是无已，此之谓也。

⑧徐大椿曰：精，精敏不倦也。

⑨李駉曰：昼日精强，夜得其寐。

⑩李駉曰：老人血气衰弱。

⑪李駉曰：肌肤肉理不滑泽。

⑫李駉曰：血气出入道路涩涩，不得应时。◉徐大椿曰：涩，谓不利顺也。

⑬李駉曰：昼日不得安静，夜不得眠。

⑭王九思曰：丁曰：天地交泰，日月晓昏，人之寤寐，皆相合也。少壮未损其荣卫，故寤寐与天地阴阳同度。是以昼日精强，夜得其寐也。老者损瘁，故昼日不能精强，荣卫滞涩，所以夜不得寐也，是以昼日不精而夜不得寐也。杨曰：卫气者，昼日行于阳，阳者，身体也；夜行于阴，阴者，腹内也。人目开，卫气出则寤，入则寐。少壮者，卫气行不失于常，故昼得安静而夜得稳眠也。老者卫气出入不得应时，故昼不得安静，夜不得寐也。精者，静。静，安也。◉李駉曰：卫气出则寤，入则寐，老人气衰，故夜不寐。◉滑寿曰：老人之寤而不寐，少壮之寐而不寤，系乎荣卫血气之有余不足也。与《灵枢》十八篇同。◉徐大椿曰：按：此章之失更多。《难经》本以释经，乃此问答，即抄录《灵枢·营卫生会篇》语，而改易数字，便多语病。《经》云："黄帝问曰：老人之不夜瞑者，少壮之人不昼瞑者，何气使然？"问词何等简括！言不昼瞑，则昼之精与夜之安寐，俱在其内。今改寐而不寤，似不分昼夜，语便糊涂。又，营卫之道涩句，经文作气道涩，其营

气衰少，而卫气内伐。盖营气少则血不充，而神不能藏。卫气内伐则气不盛，而力易倦，故昼不精，夜不寐。今改作营卫道涩，便不分晓，既无发明，又不能体察经义。每易一字，必多谬失，此所不解也。◉黄元御曰：《灵枢·营卫生会篇》。◉丁锦曰：荣卫者，即气血也，日行阳二十五度，夜行阴二十五度，少壮气血盛，故不失其常度，而夜得寐也，老人气血衰，失其常度，故夜不寐也。◉叶霖曰：卫外之血气，日行于阳络二十五度，夜行于阴络二十五度，分为昼夜。故气至阳则卧起而目张，气至阴则休止而目瞑。夫血气者，充肤热肉，淡渗皮毛之血气。肌肉者，在外皮肤之肌肉，在内募原之肌肉。气道者，肌肉之纹理，三焦通会元真之处，血气之所游行出入者也。老人血气衰，肌肉干枯，血气之道涩滞，故昼不精明，夜多不寐也。少壮者，血气盛，肌肉滑利，血气之道流通，而不失其出入之常度，故昼精明，夜多寐也。是老人之寤而不寐，少壮之寐而不寤，系乎荣卫血气之有余不足也。◉滕万卿曰：按此虽论辨老壮昼夜寤寐之有异，然其实，则谓荣卫周身之度，老者有亏，而不应其数也。与《灵枢·生会篇》义同。而此重置问答者，盖壮者血气常盛。而至于老，则其平居血气既衰，况方得其病，则议药迥别，故老者之病，比诸少壮，虽实犹尚挟虚。假令常寻内外病，有与少壮相似，然其攻补之际，最宜刻意，不可率以其病相似同治焉。扁鹊所以发难，专在于斯乎。◉丹波元胤曰：〔杨〕卫气者，昼日行于阳，阳者身体也，夜行于阴，阴者腹内也。人目开，卫气出则寤，入则寐。少壮者，卫气行不失于常，故昼得安静，而夜得稳眠也。老者卫气出入，不得应时，故昼不得安静，夜不得寐也。精者，静也，静，安也。按《说文》曰：寐，卧也，从㝱省，未声。寤，寐觉而有信曰寤，从㝱省，五声。一曰：昼见而夜㝱也。精字训静，未妥。精，目之明也，出于《荀子·解蔽篇》用精惑也注。◉张山雷笺正：此《灵》之《营卫生会篇》文，亦即《甲乙经》一卷《营卫三焦篇》文也，《难经》以寤寐二字，改《灵枢》之昼夜，诚不如彼之简明。今本《甲乙经》作老人不夜瞑，少壮不夜寤，亦甚明白。洄溪讥之，是也。惟此言营卫之道涩，犹言老年人气血俱不流利，所以动静无常，昼不甚精明，而夜不能酣睡，立说颇为圆到，《甲乙》原文作营气衰少故也。而曰卫气内伐，则以卫气作阳气解，阳气当行于外，《经》所谓“阳在外，阴之使，阴在内，阳之守也”。若阳气不宣于外，而内入阴分，则不能守，所以夜不成寐。此不可作卫外之气说。卫外之气，无时可缺，安有入内之理？经文卫气内伐四字，殊不甚妥。洄溪意欲重视《灵枢》，而于卫气内伐，只认作卫外之气，则不能说出其所以然之故，只得浑仑吞过，而勉强说之曰：气不盛而力易倦，甚非经旨。周澄之以“扰”字解“伐”字颇佳，盖惟阳气扰及于阴，所以夜间不能安潜，而眠睡不酣，则此非卫外之气明甚。即如《内经》谓卫气夜行于藏，亦当以夜之阳气潜藏为说，方能明白晓畅。然澄之意中，竟误认昼行于腑，夜行于脏也。夫以脏腑之气而可谓昼夜分属，是昼则腑有气而脏无气，夜则脏有气而腑无气，抑何固执不通，竟至于此！

四十七难

47.1　四十七难曰：人面独能耐寒者，何也[1]？然：人头者，诸阳之会也[2]。诸阴脉皆至颈、胸中而还[3]，独诸阳脉皆上至头耳[4]，故令面耐寒也[5]。

①李駉曰：人头面独能禁耐寒，如何？

②李駉曰：详见头者诸阳之会图。◉徐大椿曰：诸阳，谓六阳经之脉也。

③李駉曰：手少阴从心系侠咽，又上肺，出腋下，下循臑内后廉。足少阴从肾上，贯肝膈，入肺中，循喉咙出，络心，注胸中。手太阴从肺系出腋下，下循臑内。足太阴从胃上膈，注心中。手厥阴循胸出胁，下腋三寸，下循臑内。足厥阴上贯膈，布胁肋，循喉咙后。

④李駉曰：诸阴皆不至头，惟诸阳至头。◉徐大椿曰：《灵枢·逆顺肥瘦论》云：手之三阴，从脏走手。手之三阳，从手走头。足之三阳，从头走足。足之三阴，从足走腹。此之谓也。

⑤王九思曰：丁曰：天地阴阳升降，各有始终，阳气始于立春，终于立冬。阴气始于立秋，终于立夏。其小满、芒种、夏至、小暑、大暑，此五节，故以法象于头。故面独能耐寒。其小雪、大雪、冬至、小寒、大寒，此五节法象人之足，亦不耐其寒，此之谓也。杨曰：接诸阴脉皆至颈、胸中而还，盖取诸阳尽会于头面，诸阴至头面者少，故以言之耳。经云：三百六十五脉，悉会于目（按《灵枢·邪气脏腑病形篇》云：十二经脉，三百六十五络，其血气皆上于面而走空窍。此所引有脱误）。如此则阴阳之脉皆至于面，不独言阳脉自至于头面也。◉李駉曰：阳气在头面，故耐寒。◉滑寿曰：《灵枢》第四篇曰：首面与身形也，属骨连筋同血合于气耳。天寒则裂地凌冰，其卒寒，或手足懈惰，然而其面不衣何也？岐伯曰：十二经脉，三百六十五络，其血气皆上于面而走空窍，其精阳气上走于目而为精，其别气走于耳而为听，其宗气上出于鼻而为臭，其浊气出于胃，走唇口而为味，其气之津液皆上熏于面，而皮又厚，其肉坚，故大热甚寒不能胜之也。愚按手之三阳，从手上走至头，足之三阳，从头下走至足；手之三阴，从腹走至手，足之三阴，从足走入腹。此所以诸阴脉皆至颈、胸中而还，独诸阳皆上至头耳也。◉徐大椿曰：按：此章问答，亦本《灵枢·邪气脏腑病形论》。经文云：十二经脉，三百六十五络，其血气皆上于面，而走空窍。又云：其皮又厚，其肉坚，故天热甚寒，不能胜之也。此改作诸阳经之气，皆上于头，盖本《逆顺肥瘦论篇》义，移作此处注解，理极明当。此等处，实与经文异致而同归也。按：自《三十难》至此，皆论营、卫、脏、腑、形、质、体、用之理。◉黄元御曰：此难，《灵枢·邪气脏腑病形篇》其面不衣一段。足之三阴，自足走胸，（其上者，至颈而止。）手之三阴，自胸走手，（手少阴，上挟咽。）手之三阳，自手走头，足之三阳，自头走足，惟手足三阳，皆上至头，是诸阳之所会也。◉丁锦曰：诸阴脉者，手三阴足三阴也；诸阳脉者，手三阳足三阳也。余义本文自明。以上二章，遥结此卷首篇之手三阳，从手至头；足三阳，从足至头及颈，行血气，通阴阳，以荣于身之义

也，可见古本之分卷，前后俱有呼应之妙。◉叶霖曰：人面独能耐寒者，以六阳经之脉，皆上至头，六阴经之脉，皆不上头故也。《灵枢·邪气脏腑病形篇》曰：首面与身形也，属骨连筋，同血合于气耳。天寒则裂地凌冰，其卒寒或手足懈惰，而其面不衣，何也？岐伯曰：十二经脉，三百六十五络，其血气皆上于面而走空窍，其精阳气上走于目而为睛，其别气走于耳而为听，其宗气上出于鼻而为臭，其浊气出于胃、走唇舌而为味，其气之津液，皆上薰于面，其皮厚，其肉坚，故天热甚寒，不能胜之也，此即其义。而又引《逆顺肥瘦篇》，手三阴从脏走手，手三阳从手走头，足三阳从头走足，足三阴从足走手之义以证之。言头面为诸阳之会，是以三阳之脉，上循于头。然厥阴之脉，上额交巅，下循颊里，而经不云者，乃略言之耳。盖阴阳寒热之气，皆从下而上升，故岐伯谓十二经脉，三百六十五络，其血气皆上于面，而走空窍也。上第三卷，《三十难》至《四十七难》，论脏腑。◉滕万卿曰：按与《灵枢》所载岐伯言，大同小异。彼谓十二经脉三百六十五络。其血气皆上于面者。历举经络本支。而示其血气纯粹独聚于面耳。此篇乃谓首者诸阳所会，诸阴脉皆至颈胸而还，则独主经脉正行者言之。盖头面者，手足六阳之脉所会，而其六阴脉之正者，皆终于胸中，其支别仅有贯颈系目上，至巅顶。然其阴之微，包含诸阳中，则虽有而犹无焉，故越人断以诸阳会发其义，则于治病之事，有裨乎后世矣。盖首面支体骨属筋会，虽如同。然其血气清浊，自有分界，人身虽为一气血，头面病多是浊阴犯上，支体病多是清阳滞下，是示用药施治之所以异也。◉丹波元胤曰：〔徐〕《灵枢·逆顺肥瘦篇》曰：手之三阴，从脏走手；手之三阳，从手走头；足之三阳，从头走足；足之三阴，从足走腹，此之谓也。按此章问答，亦本《灵枢·邪气脏腑病形篇》经文云：十二经脉，三百六十五络，其血气皆上于面，而走空窍。又云：其皮厚其肉坚，故天热甚寒，不能胜之也。此改作诸阳经之气，皆上于头，盖本《逆顺肥瘦篇》义，移作此处注解，理极明，实与经文异致而同归也。按自《三十难》至此，论脏腑，是为第三篇。◉张山雷笺正：伯仁引《灵枢》之文，即《甲乙经》四卷《病形脉诊篇》文，但无问辞二行。熏字《甲乙》作熏，大热甚寒，《甲乙》本如是，今《灵枢》大热误为天热，亦不成文。惟《甲乙》原文所谓精阳气上走于目等句，语及浮泛，实不能说出人面所以耐寒之理。且辞句又俚，必非中古文墨。《难经》此节，独以手足六阳经上走于头，为之说解，理及浅显，又加以头为诸阳之会一句，言简而赅，乃出《甲乙》《灵枢》之上。

四十八难

48.1 四十八难曰：人有三虚三实，何谓也[①]？然：有脉之虚实[②]，有病之虚实[③]，有诊之虚实也[④]。脉之虚实者，濡者为虚[⑤]，紧牢者为实[⑥]。病之虚实者[⑦]，出者为虚[⑧]，入者为实[⑨]；言者[⑩]为虚，不言[⑪]者为实[⑫]；缓者[⑬]为虚，急者[⑭]为实[⑮]。诊之虚实者[⑯]，濡者为虚[⑰]，牢者为实[⑱]；痒者为虚[⑲]，痛者为实[⑳]；外痛内快，为外实内虚[㉑]；内痛外快，为内实外虚[㉒]。故曰虚实也[㉓]。

①李駉曰：人有三般虚，三般实，如何？

②李駉曰：脉有虚有实。

③李駉曰：病有虚有实。

④李駉曰：诊视有虚有实。◉徐大椿曰：诊，候也，证也。

⑤徐大椿曰：濡，柔弱软滞也。《伤寒论》云：诸濡亡血。又云：濡则卫气微。可见，濡为气血两虚之候。◉滕万卿曰：诸脉象中皆见濡弱。

⑥王九思曰：丁曰：脉缓软者濡，按之而有力者牢实也。杨曰：按之如切绳之状，谓之紧也。◉李駉曰：濡者，阴脉也，故曰虚；紧牢，阳脉也，故曰实。◉徐大椿曰：弦劲曰紧，坚实曰牢。《素问·平人气象论》：脉盛而紧曰胀。《伤寒论》云：趺阳脉紧者，脾气强。又云：寒则坚牢。可见，紧牢为邪气实之候。脉不止此二种，举此以类推也。◉滕万卿曰：诸脉象中皆见紧牢。

⑦李駉曰：有三。

⑧徐大椿曰：出，谓精气外耗，如汗吐泻之类，凡从内出者皆是。

⑨王九思曰：丁曰：阴阳者，主其内外也。今阳不足，阴出乘之，在内俱阴，故知出者为虚也。阴不足，阳入乘之，在外俱阳，故知入者为实也。杨曰：呼多吸少，吸多呼少。◉李駉曰：一则阴阳者，主其内外也。今阳不足，阴出乘之，故出为虚。阴不足，阳入乘之，在外俱阳，故入为实。◉徐大椿曰：入，谓邪气内结，如能食便闭，感受风寒之类。凡从外入者皆是。

⑩滕万卿曰：惺惺不妨于言。

⑪滕万卿曰：言语错乱混浊。

⑫王九思曰：杨曰：肺主声，入心为言，故知言者为虚。肝主谋虑，故入心即不言。用为实邪，故知不言者为实也。杨曰：脏气虚，精气脱，故多言语也。脏气实，邪气盛，故不欲言语也。◉李駉曰：二者肺主声，入心为言，故言为虚；肝主谋虑，入心即不言，故不言为实。◉徐大椿曰：言，多言也。病气内乏，神气自清，故惺惺能言也。不言，不能言也。邪气外攻，昏乱神智也。言不言，亦即上出入之义。

⑬滕万卿曰：病以渐进，非一朝一夕之谓。

⑭滕万卿曰：一时暴发，生死在旦暮。

⑮王九思曰：丁曰：阳主躁，阴主静，阴即缓阳即急，故知缓者为虚，急者为实也。杨曰：皮肉宽缓，皮肤满急也。◉李驷曰：三则阳主虚，阳即急，皮肤满急为实；阴主静，阴即缓，皮肤宽缓为虚。◉徐大椿曰：缓，病来迟也，正气夺而邪气微，则病渐深。急，病来骤也。正气未漓，而邪气盛，则病疾速也。

⑯李驷曰：有四。

⑰王九思曰：杨曰：皮肤濡缓也。

⑱王九思曰：杨曰：皮肉牢强也。◉李驷曰：一则皮肤濡缓为虚，皮肤牢强为实。

⑲王九思曰：杨曰：身体虚痒也。

⑳王九思曰：杨曰：身形有痛处皆为实。◉李驷曰：二则身体瘙痒为虚，身体凡有疼处为实。◉徐大椿曰：血气少而肌肉不能充则痒，邪气聚而营卫不得和则痛。

㉑王九思曰：杨曰：轻手按之则痛，为外实，病浅故也。重手按之则快，为内虚，病深故也。◉李驷曰：三则轻手按之则痛为外实，病浅故也；重手按之便快为内虚，病深故也。

㉒王九思曰：杨曰：重手按之则痛，为内实，病深故也。轻手按之则快，为外虚，病浅故也，凡人病，按之则痛者，皆为实。按之则快者，皆为虚也。◉李驷曰：四则重手按之则痛为内实，病深故也；轻手按之乃快为外虚，病浅故也。◉徐大椿曰：此则须按而候之也。凡虚者喜按，实者不可著手。故按之而痛处为实，快处为虚也。

㉓王九思曰：杨曰：是三虚三实之证也。丁曰：诊按之心腹、皮肤内外，其痛按之而止者虚，接之而其痛甚者实。内外同法也。◉李驷曰：又总言之。◉滑寿曰：濡者为虚，紧牢者为实，此脉之虚实也。出者为虚，是五脏自病，由内而之外，东垣家所谓内伤是也。入者为实，是五邪所伤，由外而之内，东垣家所谓外伤是也。言者为虚，以五脏自病，不由外邪，故惺惺而不妨于言也。不言者为实，以人之邪气内郁，故昏乱而不言也。缓者为虚，缓，不急也，言内之出者，徐徐而迟，非一朝一夕之病也。急者为实，言外邪所中，风寒温热等病，死生在五六日之间也。此病之虚实也。诊，按也，候也，按其外而知之，非诊脉之之诊也。濡者为虚，牢者为实，《脉经》无此二句，谢氏以为衍文。杨氏谓按之皮肉柔濡者为虚，牢强者为实。然则有亦无害。夫按病者之处所，知痛者为实，则知不痛而痒者非实矣。又知外痛内快，为邪盛之在外，内痛外快，为邪盛之在内矣。大抵邪气盛则实，精气夺则虚，此诊之虚实也。◉黄元御曰：自内而外出者为虚，内先损伤也。自外而内入者为实，外先感袭也。缓者，气松缓也。急者，气迫急也。◉丁锦曰：此结上文脉病三虚三实也，然虚之一字，最重者肾，故下章详言肾气尽之脉也。◉叶霖曰：虚者，空虚，正气不足也。实者，强实，邪气有余也。以脉言之，濡者软细，故为虚也。紧牢者，紧弦劲，牢沉劲，故为实也。然脉之虚实，不仅乎此，举此可类推也。以病言之，出者为虚，是五脏自病，由内而之外，所谓内伤是也。入者为实，是五邪所中，由外而之内，所谓外感是也。然出者间亦有实，入者间亦有虚，此言其大概耳。言者为虚，以病气内乏，神气自清，故惺惺而不妨于言也。不言者为实，以邪气外攻，入郁于内，故神志昏乱而不言也。缓者为虚，以缓病来迟，正气夺而邪气微，则病渐深也。急者为实，以急病来骤，正气漓而邪气盛，则病疾速也。诊者，按也，候也。按其外而知之，非诊脉之诊也。以诊候言之，痒者为虚，血气少而肌肉不充则痒。痛者为实，邪气聚而营卫不和则痛。又凡虚者喜按，实者拒按，故按之而痛者为实，按之而快者为虚也。“濡者为虚，牢

者为实”，《脉经》引用此条，无此二句，或因上文而重出也。杨氏谓按之皮肉柔濡者为虚，牢强者为实，似亦可解，姑存备参。◉滕万卿曰：按《灵枢》分年之盛衰，月之虚满，时之和不和，以言三虚三实。然其义广远，而非至近之法，故此篇沿其名，而革其法。所谓三虚三实者，脉病及诊是也，可谓至近矣，濡与紧牢者。假令虽脉有大小浮沉滑涩之异，大率濡弱而无力者，皆为虚矣。其六脉紧牢而有力者，皆为实矣。莫以脉经所载濡紧牢，认为其脉焉，即若有力无力字面。然其诊之濡牢，亦可由此类推出也，言也缓也。皆为内伤之候，其病亦有虚实，岂止虚耳，然此篇概为虚者，凡内伤者，脏病多不足。其偶有见实，乃皆一时邪之所为，多是假实，而非真实也。入也，不言也，急也。虽皆为外伤之候，然亦有虚实，岂独实耳，此专为实者，凡外伤者，腑病多有余，其偶见虚，亦是假虚，而非真虚也，方其内攻。虽外伤须挟虚矣，方其外发，则内伤亦有似实焉。此篇特就其病发见之始而言之，以分其虚实耳。痛为实，快为虚者，是乃扪循切按之候，即诊尺之义。学人须知古人察脉病外于诊之一事，亦不可忽诸。◉丹波元胤曰：〔杨〕脏气虚精气脱，故多言语也。脏气实邪气盛，故不欲言语也。濡者为虚，皮肤濡缓也。牢者为实，皮肉牢强也。痒者为虚，身体虚痒也。身形有痛处，皆为实，轻手按之则痛，为外实，病残故也。重手按之则快，为内虚，病深故也。重手按之则痛，为内实，病深故也。轻手按之则快，为外虚，病浅故也。凡人病，按之则痛者，皆为实，按之则快者，皆为虚也。〔丁〕阴阳者，主其内外也。今阳不足，阴出乘之，在内俱阴，故知出者为虚也。阴不足，阴入乘之，在外俱阳，故知入者为实也。〔滑〕濡者为虚，紧牢者为实，此脉之虚实也。出者为虚，是五脏自病，由内而之外，所谓内伤是也。入者为实，是五邪所伤，由外而之内，所谓外伤是也。不言者为实，以人之邪气内郁，故昏乱而不言也。诊，按也，候也。按其外而知之，非诊脉之诊也。濡者为虚，牢者为实，《脉经》无此二句，谢氏以为衍文。杨氏谓：按之皮肉柔濡者为虚，牢强者为实。然则有亦无害。外痛内快，为邪盛之在外，内痛外快，为邪盛之在内矣。〔徐〕濡，柔弱软弱也。《伤寒论》云：诸濡亡血。又云：濡则卫气微。可见濡为气血两虚之候，弦劲曰紧，坚实曰牢。《素问·平人气象论》：脉盛而紧曰胀。《伤寒论》云：趺阳脉紧者，脾气强。又云：寒则牢坚。可见紧牢为邪气实之候，脉不止此二种，举此以类报也。缓：病来迟也，正气夺，而邪气微，则病渐深。急，病来骤也，正气未病，而邪气盛，则病疾速也。按自《四十八难》至《六十一难》，论病，是为第四篇。◉张山雷笺正：此言虚实之辨，当以此三例求之。其脉象之殊途，症状之易识者，犹属尽人能知，辨之不难。惟介乎疑似之间，或有似真而假，及虚实互见者，则脉症二者，不足以尽之，必须慎思明辨，尤不可忽。故于脉之虚实，病之虚实两者以外，更出诊之虚实一条，此诊字即详审精密之意。许氏《说文》曰：诊，视也。引申其义，即为细察明辨，故《三苍》则曰：诊，候也。《通俗文》则曰：诊，验也。医家本以望闻问切，谓之四诊。此四者，皆必审慎明察，固不仅辨脉一事，名之曰诊。《难经》此节“诊”字，本不属于诊脉说。周秦古书，字义极有条理，不比宋元以来，俗学者流，止知按脉为诊脉之一解。所以先以脉言，继以病言，又以诊言。而所谓诊之虚实者，则曰痛曰痒，曰痛曰快，两两相形，皆其详审明辨之义。是为诊察之事实，与脉无涉。故上文既言脉濡为虚，紧牢为实，则诊之句下，必不当更言及脉，等于叠床架屋。《脉经》一卷《平虚实》章有此节，字句皆同。但濡作耎，是古之正字，又无紧字，则紧即是坚，本与牢字之义相等，故不复出。而诊之虚实句下，亦无耎者为虚，牢者为实两句，真是古本。此盖后之浅者读之，疑诊字专指诊脉讲，反嫌其不说脉象，认有夺佚，而妄以上文二句，羼杂此间，乃不知其断鹤续凫，绝不可通。谢氏以为衍文甚是。而杨氏注文，强作解事，又以按之皮肉柔濡及牢强为说，虽似望文生义，殊属节外生枝。何以伯仁既知诊非诊脉之诊，而又引杨说，且谓有亦无害，味道模棱，骑墙两可，亦非所以垂范后学也。出入之义，伯仁所解，未尝不是，但于出入二字，尚未分明。洄溪以汗吐泻为出，饮食及风寒六淫为入，颇觉精当。虚证能言，病为正气之不足，故神识自清。实证不能言，病为邪气之有余，故知觉昏聩，伯仁之说是矣。而洄溪所谓病气内乏，邪气外攻八字，反说得不甚可解。缓者病来以渐，虚证如水气之浸淫，本无乍病即剧之事。急者病来以暴，实证如风雨之骤至，每多变生俄顷之间。伯仁必以五六日之死期立说，亦非古人真义，而洄溪乃谓邪气微则病渐深，正未漓则病疾速，尤其费解。惟痒痛二义，则徐氏之解为确。

四十九难

49.1　四十九难曰：有正经自病[①]，有五邪所伤[②]，何以别之[③]？然：忧愁思虑则伤心[④]；形寒饮冷[⑤]则伤肺[⑥]；恚怒气逆，上而不下则伤肝[⑦]；饮食劳倦则伤脾[⑧]；久坐湿地，强力[⑨]入水[⑩]则伤肾[⑪]。是正经之自病也[⑫]。

①李驷曰：正经虚则腠理开，腠理开则内自发来，不从外来。

②李驷曰：五行相克，邪自外伤。

③李驷曰：二者何所辨别？◉徐大椿曰：正经，本经也。五邪谓五脏之邪互相贼也。详下文。

④王九思曰：丁曰：心主脉，忧愁思虑，即心脉不得宣行，故伤心也。吕曰：心为神，五脏之君，聪明才智，皆由心出。忧劳之甚，则伤其心，心伤神弱也。虞曰：任治于物，清筝栖灵曰心。今忧愁思虑不息，故伤心也。◉李驷曰：心为神，五脏之君，聪明寸智，皆由心出，忧劳太甚，则伤其心，心伤，神弱也。◉徐大椿曰：思虑出于心，故过用则受伤。

⑤滕万卿曰：饮冷，《灵枢》作寒饮。

⑥王九思曰：丁曰：肺主皮毛，恶其寒，所以形寒饮寒则令伤其肺也。吕曰：肺主皮毛，形寒者，皮毛寒也，饮冷者，伤肺也。肺主受水浆，水浆不可冷冻饮料，肺又恶寒，故曰伤也。◉李驷曰：肺主皮毛，形寒者，皮毛寒也，又主受水谷，不可冷饮，肺又恶寒，故曰伤。◉徐大椿曰：肺脏本寒，故外受风寒，内饮冷水，则受伤也。

⑦王九思曰：丁曰：肝主谋虑，胆主勇断，故怒极即伤其肝也。吕曰：肝与胆为脏腑，其气勇，故主怒，怒则伤也。虞曰：《素问》云：怒则血菀积于上焦，名曰逆厥。又曰：怒甚呕血，气逆使然，故伤也。◉李驷曰：肝主谋虑，胆主勇断，虽在志为怒，其怒太甚，亦有所伤。◉徐大椿曰：肝在志为怒，恚怒则木气郁而上冲，故受伤也。

⑧王九思曰：丁曰：脾主味，饮食味美，而过食之无度；劳动其力，倦局其足，故伤脾也。吕曰：饮食饱，胃气满，脾络恒急；或走马跳跃，或以房劳脉络裂，故伤脾也。虞曰：脾为仓廪之官，五味出焉，谓纳其五味，化生五气，以养人身。今饮食劳倦而致自伤，是故圣人谨和五味，骨正筋柔，谨道如法，长有天命。安致自伤？养生之道，可不戒哉。◉李驷曰：饮食自倍，肠胃乃伤。又以饮食饱，胃气满，脾络常急。或走马跳跃，或以房劳，亦能伤脾。◉徐大椿曰：脾为仓廪之官，主纳饮食，四肢皆属于脾，劳倦必由四肢，故过用则脾受伤也。◉滕万卿曰：《灵枢》作，若醉入房，汗出当风，则伤脾。

⑨滕万卿曰：《灵枢》作有所用力举重。

⑩滕万卿曰：《灵枢》作入房过度，汗出浴水。

⑪王九思曰：丁曰：肾主腰。腰者，肾之腑，久坐则肾气不得宣行，故损也。肾穴在足心底，名曰涌泉。居处湿地，复入水，故有损也。强力者，务快其心，强合阴阳，故伤

其肾也。吕曰：久坐湿地，谓遭忧丧。强力者，谓举重引弩。入水者，谓复溺于水，或妇人经水未过，强合阴阳也。虞曰：土主湿，自然之理也。今久坐湿地，则外湿内感于肾，合之风寒，发为瘴病。强力过用，必致自饮也。《经脉别论》曰：持重远行，必伤于肾。《生气通天论》曰：因而强力，肾气乃伤，高骨乃坏。《经脉别论》曰：度水跌仆，喘出于肾与胃也。◉李驷曰：腰者，肾之腑，久坐则肾气不得宣行，故损也。肾穴在足心，名曰涌泉，居处湿地，亦损也。强力者，举重引弩也；入水者，度水跌仆。喘出于肾，或妇人经水未过，强合阴阳。◉徐大椿曰：湿伤于下，故湿先归肾。又肾为作强之官，水又肾之类，故强力入水则肾受伤。

⑫王九思曰：丁曰：此五者，皆正经自病，非谓他邪也。吕曰：此皆从其脏内自发病，不从外来也。虞曰：吕氏言其脏内自发其病，不从外来；其义非也。只如形寒饮冷伤肺者，谓外寒感于皮毛，内合于肺，此从外来也。又饮冷入口，内伤于肺，亦从外来也。余悉如此，圣人大意，言正经虚则腠理开，腠理开则外感于内，故曰正经自病也。◉李驷曰：此五者，皆正经自病，皆谓它邪。◉滑寿曰：心主思虑，君主之官也，故忧愁思虑则伤心。肺主皮毛而在上，是为嫩脏，故形寒饮冷则伤肺。肝主怒，怒则伤肝。脾主饮食及四肢，故饮食劳倦则伤脾。肾主骨而属水，故用力作强，坐湿入水则伤肾。凡此盖忧思恚怒，饮食动作之过，而致然也。夫忧思恚怒，饮食动作，人之所不能无者，发而中节，乌能为害？过则伤人必矣。故善养生者，去泰去甚，适其中而已，昧者拘焉。乃欲一切拒绝之，岂理也哉。此与《灵枢》第四篇文大同小异，但伤脾一节，作若醉入房，汗出当风则伤脾不同尔。谢氏曰：饮食劳倦，自是二事，饮食得者，饥饱失时；劳倦者，劳形力而致倦怠也。此本经自病者，病由内作，非外邪之干，所谓内伤者也。或曰：坐湿入水，亦从外得之也，何为正经自病？曰：此非天之六淫也。◉黄元御曰：久坐湿地，则湿土贼水，强力汗出入水，水入汗孔化湿，亦能贼水，故皆伤肾。◉丁锦曰：此言内伤七情，大异于外感五邪之病，故首揭之，以明治法之不得混也。◉叶霖曰：正经，本经也。五邪，五脏之邪也。心主思虑，若忧劳过用，则伤其心。肺主皮毛，形寒者，皮毛外受风寒也；饮冷者，内饮冷水也；其脏本寒，过则伤肺也。肝主怒恚，怒则木气郁而伤肝也。脾主四肢，劳倦太过则伤脾；脾运五谷，饮食不洁，则亦伤也。肾主骨，用力作强，坐湿入水则伤肾，盖肾属水，同气相感也。然忧思恚怒，饮食动作，人之不能无者，惟不可太过，过则伤人必矣。◉滕万卿曰：按此难所发，即出《素问遗篇・本病论》，但彼阙肺一病。《灵枢》第四篇，有类此者，而文稍异焉。滑注引之，由不视遗篇尔。所谓正经自病者，言五脏内虚，而病从内生。东垣所谓内伤是也。盖心肝二病，固为七情偏气之所伤，而其肺脾肾之病，乃似内伤挟外感者。然既为正经自病，则知非寻常外邪矣。夫忧愁属肺，思虑属脾，共为手足太阴二脏，偏倾而伤心，怒伤肝，此其本情，无论已。形寒饮冷，虽从外而入，然其人自失节，而所受者，非天时之寒伤之，且其寒与冷，亦非一朝一夕之感也。久坐湿地者，是亦似外邪，实非天时之湿，居处失宜，下体不温，加之强力入房，汗出入水等事，以渐发病，亦非一时之水湿也。饮食劳倦，有内外之辨，故在下文，五邪病亦复言之。滑注引谢氏说为是。正经之饮食伤主，劳倦五邪之劳倦，伤饮食为之主，仍详东垣内外伤辩，宜参考。◉丹波元胤曰：按此难所发，即出《素问遗篇本病论》，但彼阙肺一病。《灵枢》第四篇，有类此者，而文稍异焉。滑注引之，由不视遗篇尔。所谓正经自病者，言五脏内虚，而病从内生，东垣所谓内伤是也。盖心肝二病，固为七情偏气之所

伤；而其肺脾肾之病，乃似内伤挟外感者。然既为正经自病，则知非寻常外邪矣。夫忧愁属肺，思虑属脾，共为手足太阴二脏。偏倾而伤心，怒伤肝，此其本情，无论已。形寒饮冷，虽从外而入，然其人自失节，而所受者，非天时之寒伤之。且其寒与冷，亦非一朝一夕之感也。久坐湿地者，是亦似外邪，实非天时之湿。居处失宜，下体不温，加之强力入房，汗出入水等事，以渐发病，亦非一时之水湿也。饮食劳倦，有内外之辨，故在下文，五邪病亦复言之。滑注引谢氏说为是。正经之饮食伤主。劳倦五邪之劳倦。伤饮食为之主。仍详东垣《内外伤辩》。宜参考。◉张山雷笺正：既以自病及五邪，劈分两扇，则必以内伤为自病，外感为五邪，此理至浅，夫人能知。答辞之心肺肝脾四者，皆属内伤，是矣。若肾之伤于湿，则终是外感，且何以与下文五邪条中之中湿，复叠重出，立论模糊，必不能为古人曲护，宜乎招下节徐洄溪之讥评，意者古人真本，未必如是，而传写有讹误耶。周秦古书，决不当如是草率，谢氏虽欲以天时人事，强为分辨，独不思下条饮食劳倦一句，亦是人事，岂可谓下之五邪，皆天之六淫耶。肺为柔脆之脏，气通于皮毛，故外受寒邪，内伤冷饮，皆易为病。洄溪乃谓肺脏本寒，岂是生理之真，且心胸之间，而可谓之本寒，尤其可怪。脾主四肢，劳力太过，四肢必疲惫难堪，故知劳倦伤脾。又凡用力太过，腰膂必承其弊，腰者、肾之腑，故知强力伤肾。盖凡人之所以能作强者，必其腰膂之力有余，乃能任重致远。经所谓肾为作强之官者，其旨盖亦如是，试以此节所谓强力伤肾，合而观之，当可以悟得经意，乃自浅者说之。竟有以强力入房作解者，抑可鄙俚不堪，一至于此。

49.2　何谓五邪①？然：有中风②，有伤暑③，有饮食劳倦④，有伤寒⑤，有中湿⑥。此之谓五邪⑦。

①李驷曰：问五脏外邪？

②王九思曰：丁曰：中者，伤也。言中风者，调肝应风，主色邪，散于五脏，为之五色也。吕曰：肝主风也。虞曰：东方生风，风生木，恶风。又巽木为风。◉李驷曰：中，伤也。肝应风邪，散于五脏为五色，春伤于风，邪气留连，乃为洞泄。◉徐大椿曰：肝为风木，故风先入肝。

③王九思曰：丁曰：伤暑者，谓心应暑，主臭邪，放于五脏，为之五臭也。吕曰：心主暑也。虞曰：心火主暑，王于夏。暑，热也。《素问》曰：夏伤于暑，秋必痎疟。◉李驷曰：暑喜归心，邪入五脏为五臭，夏伤于暑，秋为痎疟。◉徐大椿曰：心为君火，暑，火之气也，故心受之。

④王九思曰：丁曰：脾应湿，主味邪，散入五脏为五味。吕曰：脾主劳倦也。虞曰：正经自病，亦言饮食劳倦伤脾，今五邪亦言饮食劳倦，正经病谓正经虚，又伤饮食五邪病，谓食饮伤于脾而致病也。◉李驷曰：脾主味，邪入五脏为五味，正经自病言饮食劳倦，今五邪亦言饮食劳倦。正经病谓正经虚，又伤饮食五邪病，谓食饮伤脾而致病也。◉徐大椿曰：此言脾之受邪也。义见上。

⑤王九思曰：丁曰：肺主燥，而其令清切恶寒，主其声邪散入五脏，为之五声也。吕曰：肺主寒也。虞曰：谓寒感皮毛，故曰伤寒也。◉李驷曰：肺主燥，而其令清切；肺主声，邪散入五脏为五声；肺主皮毛，恶寒。冬伤于寒，春必温病。◉徐大椿曰：此言肺之受邪也。义见上。

⑥王九思曰：丁曰：肾应寒，主水邪，散入五脏，为之五液也。吕曰：肾主湿也。虞曰：水流湿之义也。◉李驷曰：肾主水，主湿，邪入五脏为五液。秋伤于湿，上逆而咳，发为痿厥。◉徐大椿曰：此言肾之受邪也。义见上。

⑦王九思曰：吕曰：此五病从外来也。虞曰：此五行相胜也作邪如下说也。◉李驷曰：此五病从外来。◉滑寿曰：风，木也，喜伤肝。暑，火也，喜伤心。土爰稼穑，脾主四肢，故饮食劳倦，喜伤脾。寒，金气也，喜伤肺，《左氏传》狐突云金寒是也。湿，水也，喜伤肾。雾雨蒸气之类也。此五者，邪由外至，所谓外伤者也。谢氏曰：脾胃正经之病，得之劳倦；五邪之伤，得之饮食。◉徐大椿曰：按：上二段，分自病五邪，甚无别白。饮食劳倦、伤寒、中湿三项，即上段语。则自病即五邪，五邪即自病也，岂不混杳？盖上段即《灵枢・邪气脏腑病形篇》及《素问・本病论》原文，止易数字。但《灵》《素》并不分自病与五邪，故心肝二胜则以忧愁恚怒言，余则皆以六淫之邪言，各举所重。此又一义也。若欲分别，则《内经》自有妙义可寻。《素问・阴阳应象大论》云：怒伤肝，喜伤心，思伤脾，忧伤肺，恐伤肾，此真本经自病之证。若外感，则《灵枢・九针篇》云：肝恶风，心恶热，肺恶寒，肾恶燥，脾恶湿，此皆外邪所伤之证。岂不凿凿可据？乃既欲分别，而仍只一端，不特义例不明，亦且词语不顺，作书者岂当日未之思耶？抑求而不得其义也。◉黄元御曰：五邪，皆自外至者。◉丁锦曰：此言外感五邪之病也。然五者之病，亦因前节正经自病之伤，故邪得凑之而举发也。五邪者，木火土金水之邪也。肝属木，木生风而中风；心属火，火旺夏而伤暑；脾胃属土，劳倦伤脾，饮食伤胃；肺属金，肺主皮毛而伤寒；肾属水，水就下而中湿。下文即发明肝中风，心伤暑，脾伤饮食劳倦，肺伤寒，肾中湿之病。◉叶霖曰：肝为风木，故风先入肝。心为君火，暑火之邪，故心受之。饮食劳倦一味太过，则脾伤致病矣。寒侵皮毛则伤肺。雨雾蒸湿之气则伤肾。此五者邪由外至，所谓外伤者也。按：《素问・本病论》《灵枢・邪气脏腑病形篇》，与此大同小异。若《素问・阴阳应象大论》曰：怒伤肝，喜伤心，思伤脾，忧伤肺，恐伤肾。乃内伤七情，本脏自病之证也。《宣明五气篇》曰：肝恶风，心恶热，肺恶寒，肾恶燥，脾恶湿。此六淫之邪，外感之证也。皆似同而异。或谓越人既言本经自病，是从内而生，如形寒饮冷则伤肺。形寒，是寒感于皮毛，此从外来也。饮冷，是冷入胸腹，亦从外来也。饮食等亦然。况五邪亦有饮食劳倦，岂非自相矛盾乎？然其意谓正经虚，则不任寒冷之侵伐，侵伐则每易致病。正经虚，又伤于饮食者，为内伤；若伤饮食而致病者，则外感也。《素问》言肾恶燥者，言其水脏而恶燥气之耗竭也；此云水湿伤肾者，湿伤于下，故湿先归肾，肾属水脏，同气相求也。是古圣先贤之义，虽有异同，而辨内伤外感之理则一，读书贵乎融贯，不可执泥，先儒所谓以意逆志，是谓得之，信夫。◉丹波元胤曰：〔吕〕肝主风，心主暑，脾主劳倦，肺主寒，肾主湿，此五病从外来也。〔虞〕正经自病，亦言饮食劳倦伤脾。今五邪亦言饮食劳倦。正经病，谓正经虚，又伤饮食。五邪病，谓食饮伤于脾，而致病也。◉张山雷笺正：此节五邪，既与上段内伤，相为对待，自必以外感六淫，伤及五脏立论，方能界限分明，使人共喻。乃经文既以风寒暑湿四者，连类言之，又以之分属各脏，则惟伤寒属肺，以病机病理言之，犹为近似。若暑之病心，风之病肝，湿之病肾，不过强以五行分配，而揆之病理，则各有所因，种种变化，无所不至，岂可胶柱刻舟，不通至此。至于饮食劳倦之病脾，则上条固已言之，何以于此亦复叠床架屋，杂沓纷纭，直令人不知其旨何在。灵胎讥之，自是确论，此必传写以来，

几经讹误，或者妄人又有窜改，决非周秦旧本，果然如是，此当存而不论。断不可望文生义，更为之勉强敷衍，何以周澄之又造出一脏备有五病云云。且谓观下文而意自显，则下文不过借一脏以备参互考证之意。何得谓一脏可备五病，以为五邪，附会穿凿，而支离益甚，澄之真可谓饮糟亦醉者已。

49.3　假令心病①，何以知中风得之②？然：其色当赤③。何以言之？肝主色④，自入为青⑤，入心为赤⑥，入脾为黄⑦，入肺为白⑧，入肾为黑⑨。肝为心邪⑩，故知当赤色也⑪。其病身热⑫，胁下满痛⑬。其脉浮大而弦⑭。

①李駉曰：且如肝家受病。

②李駉曰：问中风之因？◉徐大椿曰：言心得中风之病也，下仿此。

③李駉曰：答：巽为风，属木，其色青。

④王九思曰：虞曰：巽为风，属木，故主中风。木之华萼，敷布五色，作五邪，乃如下说也。◉李駉曰：木之华萼，敷布五色，作五邪。◉徐大椿曰：见《四十难》。下同。

⑤王九思曰：虞曰：木经自病也。◉李駉曰：本经自病。◉徐大椿曰：自入，肝中风也。《素问·阴阳应象大论》：肝在色为苍。

⑥王九思曰：虞曰：肝邪入心，其色乃赤。◉李駉曰：肝邪入心，其色乃赤。◉徐大椿曰：心中风也。《素》：心在色为赤。

⑦王九思曰：虞曰：肝邪入脾，其色黄也。◉李駉曰：肝邪入脾，其色黄。◉徐大椿曰：脾中风也。《素》：脾在色为黄。

⑧王九思曰：虞曰：肝邪入肺，故其色白。◉李駉曰：肝邪入肺，其色白。◉徐大椿曰：肺中风也。《素》：肺在色为白。

⑨王九思曰：虞曰：肝邪在肾，其色黑。◉李駉曰：肝邪入肾，其色黑。◉徐大椿曰：肾中风也。《素》：肾在色为黑。

⑩徐大椿曰：风入于心而为邪也。

⑪王九思曰：吕曰：肝主中风，心主伤暑者，今心病中风，故知肝邪往伤心也。◉李駉曰：肝主中风，心主伤暑，今心病中风，故知肝邪往伤心也。◉徐大椿曰：一本无也字。

⑫徐大椿曰：凡外感之邪，先伤营卫，故身皆热。又心属火，热为火邪之象也。下同。

⑬王九思曰：吕曰：身热者，心。满痛者，肝。二脏之病证也。虞曰：心主伤暑，病则身热，肝布两胁，故胁满，肝之乘心也。◉李駉曰：心主伤暑，病则身热，肝布两胁，故胁满。◉徐大椿曰：胁下，肝所居之位。

⑭王九思曰：吕曰：浮大者，心；弦者，肝。二脏脉见应也。◉李駉曰：浮大，心脉；弦，肝脉。◉滑寿曰：此以心经一部，设假令而发其例也。肝主色，肝为心邪，故色赤身热，脉浮大，心也；胁痛脉弦，肝也。◉徐大椿曰：浮大，心脉本象。弦则肝脉之象也。按：自此以下五段，乃举心之受五邪为言，余四脏可类推也。◉黄元御曰：肝脉行于两胁。心脉浮大，肝脉弦。◉丁锦曰：假令心病者，举心脏为例。此言心病因肝邪而入，肝主色，故专以色推，其病与脉皆兼心肝二经而言也。肝邪入肝，谓之自入。◉叶霖曰：假令心病者，举心脏为例也。此言心病，肝邪入而得中风之病，盖风气通于肝也。肝开窍

于目，故主色，风邪自入肝经，则色青，肝在色为苍也。入心则色赤，心在色为赤也。入脾则色黄，脾在色为黄也。入肺则色白，肺在色为白也。入肾则色黑，肾在色为黑也。故肝之风邪入心，其色当赤也。其病身热者，外感之邪，先伤营卫，故身热；而又心属火，热为火邪之象也。胁下满痛者，胁下，肝之位也。其脉浮大而弦者，浮大心脉本象，肝邪犯之，故现弦脉也。◉丹波元胤曰：〔吕〕身热者心，满痛者肝，二脏之病证也，浮大者心，弦者肝，二脏脉见应也。按《辨正条例》曰：假令肝病，注义云，心病，按下文肝主色，及言自入入心入脾入肺入肾，皆主肝而言，则知非心病。又其文云：其病身热胁下满痛，皆肝病之证，则知注义之非，今从补注，与权此说反非。《经释》曰：自此以下五段，乃举心之受五邪为言，余四脏可类推也。◉张山雷笺正：以下五条，以一脏受他脏之侵犯为病而言，特以心脏举其例。凡百病机，容或有此一理。然谓中风为肝病，伤暑为心病，饮食劳倦为脾病，伤寒为肺病，中湿为肾病，已未免执一不通。究竟风暑寒湿，果属外淫，亦必变化多端，随在发病，夫岂有各入一脏之理？且谓肝病则证之以色，心病则证之以臭，脾病则证之以味，肺病则证之以声，肾病则证之以液，尤其呆相之极，可谓胶柱刻舟，守株待兔之故智，岂病理学之真谛也耶？

49.4　何以知伤暑得之[①]？然：当恶臭[②]。何以言之？心主臭[③]，自入为焦臭[④]，入脾为香臭[⑤]，入肝为臊臭[⑥]，入肾为腐臭[⑦]，入肺为腥臭[⑧]。故知心病伤暑得之[⑨]，当恶臭[⑩]。其病身热而烦[⑪]，心痛[⑫]，其脉浮大而散[⑬]。

①李驷曰：问伤暑之由？

②李驷曰：心主暑，恶臭。◉徐大椿曰：按臭字上以下文推之，当有焦字。

③王九思曰：虞曰：心，火也。火之化物，五臭出焉。◉李驷曰：心，火也，火之化物，五臭出焉。

④王九思曰：虞曰：火性炎上，则生焦臭。此曰正经自病也。◉李驷曰：火性炎上，则生焦苦。正经自病。◉徐大椿曰：自入，心伤暑也。焦，火之气，心属火也。《素问·金匮真言论》：心，其臭焦。

⑤王九思曰：虞曰：火之化土，其臭乃香。◉李驷曰：火之化土，其臭香。◉徐大椿曰：脾伤暑也。香，土之气。《素》：脾，其臭香。

⑥王九思曰：虞曰：火之化木，其臭乃臊。◉李驷曰：火之化木，其臭臊。◉徐大椿曰：肝伤暑也。臊，木之气。《素》：肝，其臭臊。

⑦王九思曰：虞曰：火之化水。其臭乃腐。◉李驷曰：火之化水，其臭腐。◉徐大椿曰：肾伤暑也。腐，水之气。《素》：肾，其臭腐。

⑧王九思曰：虞曰：火之化金，其臭乃腥。◉李驷曰：火之化金，其腥臭。◉徐大椿曰：肺伤暑也。腥，金之气。《素》：肺，其臭腥。

⑨王九思曰：按：此“也”字，当在下句之末，别本并脱去。

⑩李驷曰：所以心病得于伤暑，故当恶臭。

⑪徐大椿曰：烦，烦躁也，火郁而瞀乱也。

⑫李驷曰：注见《十六难》。◉徐大椿曰：邪在心则痛。

⑬王九思曰：吕曰：心主暑，今伤暑，此正经自病，不中他邪。◉李驷曰：心自病脉。◉滑寿曰：心主臭，心伤暑而自病，故恶臭，而证状脉诊，皆属乎心也。◉徐大椿

曰：浮大，心之本脉。散则浮大而空虚无神，心之病脉也。◉黄元御曰：心脉浮大而散。◉丁锦曰：首句亦当有假令心病四字，去之者，省文也，下仿此。此言暑邪入心，谓之自入，心主臭，故专以臭推，其病与脉，俱在心经而言也。◉叶霖曰：假令心病而伤暑，暑之伤人，心先得之，盖心主暑也。此正经自病，不涉他经，然心属火，暑热之邪伤之，火邪化物，五臭出焉，暑邪自入本经，其臭焦，火之气也。入脾其臭香，土之气也。入肝其臭臊，木之气也。入肾其臭腐，水之气也。入肺其臭腥，金之气也。故心受暑邪，发恶臭也。其病身热而烦者，火郁则瞀乱也。心痛者，邪在心则痛也。其脉浮大而散者，浮大心之本脉，散则浮大而空虚无神，心之病脉也。本脏自病，心主臭，故专以臭推也。◉丹波元胤曰：〔吕〕心主暑，今伤暑，此正经自病，不中他邪。〔徐〕臭字上，以下文推之，当有焦字。浮大，心之本脉。散，则浮大而空虚无神，心之病脉。◉张山雷笺正：伤暑恶臭，本不可以病理言，惟依本节之意详之，则洄溪说是。观于前后四段，曰其色当赤，曰当喜苦味云云，则此段当恶臭二句，皆应有焦字，方合心脏，此当是传写之脱误，然于病情，则可谓全无关系，存而不论可耳。

49.5　何以知饮食劳倦得之①？然：当喜苦味也。虚为不欲食，实为欲食②。何以言之③？脾主味④，入肝为酸⑤，入心为苦⑥，入肺为辛⑦，入肾为咸⑧，自入为甘⑨。故知脾邪入心，为喜苦味也⑩。其病身热而体重嗜卧，四肢不收⑪，其脉浮大而缓⑫。

①李駉曰：问饮食劳倦之由？

②李駉曰：脾主味，故知脾经虚则不欲食，脾经实则欲食。◉徐大椿曰：虚则脾气不能化谷，实则尚能化谷，故有能食不能食之分。盖风寒暑湿，其气不殊，故无虚实之辨。若饮食劳倦，病因各殊，故越人著此二语，义最精细。

③李駉曰：问所喜味？

④王九思曰：虞曰：稼穑作甘。《礼》云：甘受和，故主味也。◉李駉曰：脾主甘，甘受味，故主味。

⑤王九思曰：虞曰：脾主味，为邪乘肝病者，乃喜酸味也。◉李駉曰：脾邪乘肝，故喜酸。◉徐大椿曰：肝受饮食劳倦之病也。《素问·阴阳应象大论》：肝在味为酸。

⑥王九思曰：虞曰：脾主味，为邪干心病者，乃喜苦味也。◉李駉曰：脾邪乘心，喜苦。◉徐大椿曰：心受饮食劳倦之病也。《素》：心在味为苦。

⑦王九思曰：虞曰：脾主味，为邪干肺病者，乃喜辛味也。◉李駉曰：脾邪入肺，喜辛。◉徐大椿曰：肺受饮食劳倦之病也。《素》：肺在味为辛。

⑧王九思曰：虞曰：脾主味，为邪干肾病者，乃喜咸味也。◉李駉曰：脾邪入肾，喜咸。◉徐大椿曰：肾受饮食劳倦之病也。《素》：肾在味为咸。

⑨王九思曰：虞曰：土为稼穑，本经自病，乃喜甘味也。◉李駉曰：本经自病，故喜甘。◉徐大椿曰：脾受饮食劳倦之病也。《素》：脾在味为甘。

⑩王九思曰：吕曰：心主伤热，脾主劳倦，今心病以饮食劳倦得之，故知脾邪入心也。◉李駉曰：心主伤热，脾主劳倦，今心病以饮食劳倦得之，故知脾邪入心，为喜苦味。

⑪王九思曰：吕曰：身热者，心也。体重者，脾也。此二脏病证也。◉李駉曰：身热者心，体重者脾，主四肢不能收拾。◉徐大椿曰：嗜卧，倦卧也。脾主肌肉及四肢故也。

⑫王九思曰：吕曰：浮大者，心脉。缓者，脾脉也。◉李駉曰：浮大心脉，缓者脾。◉滑寿曰：脾主味，脾为心邪，故喜苦味。身热，脉浮大，心也；体重嗜卧，四肢不收，脉缓，脾也。虚为不欲食，实为欲食二句，于上下文无所发，疑错简衍文也。◉徐大椿曰：浮大，心之本脉。缓，脾之脉象也。◉黄元御曰：土湿则体重，脾倦则嗜卧。中气不运，四肢失禀，则纵缓不收。脾脉缓。◉丁锦曰：此言心病因脾邪而入，脾主味，故专以味推，其病与脉，皆兼心脾二经也，脾邪入脾，谓之自入，此条有劳倦伤脾，故有虚不欲食之分。◉叶霖曰：假令心病而伤饮食劳倦者，心主热，脾主劳倦，今心病以饮食劳倦得之，故知脾邪入心也。喜苦味者，脾主味，心属火，火味苦，从其性也。虚则脾气不能化谷，实则能化谷，故有能食不能食之分也。若肝受饮食劳倦之病，其味酸；心受病，其味苦；肺受病，其味辛；肾受病，其味咸；脾自受病，其味甘。其病身热者，心也；体重，脾也。其脉浮大者，心之本脉也；缓，脾之脉象也。此节饮食劳倦，独有虚实之分者，盖即明正经虚，又伤于饮食而为病，较伤饮食而致病者有间也。◉丹波元胤曰：〔吕〕心主伤热，脾主劳倦，今心病，以饮食劳倦得之，故知脾邪入心也。身热者，心也。体重者，脾也，此二脏病证也。浮大者，心脉，缓者，脾脉也。〔徐〕虚则脾气不能化谷，实则尚能化谷，故有能食不能食之分。盖风寒暑湿，其气不殊，故无虚实之辨。按：《本义》曰：虚为不欲食，实为饮食，二句，于上下文，无所发明，疑错文也，此说不是。◉张山雷笺正：病人而喜食苦味，太觉不近人情，此附会五行五味之谬谈，宜乎今之学者，有废止五行之偏见也。

49.6　何以知伤寒得之[①]？然：当谵言妄语[②]。何以言之[③]？肺主声[④]，入肝为呼[⑤]，入心为言[⑥]，入脾为歌[⑦]，入肾为呻[⑧]，自入为哭[⑨]。故知肺邪入心，为谵言妄语也[⑩]。其病身热，洒洒恶寒[⑪]，甚则喘咳[⑫]。其脉浮大而涩[⑬]。

①李駉曰：问伤寒也？

②李駉曰：既伤于寒，则言语当谵妄。◉徐大椿曰：谵，狂悖多言也。

③李駉曰：如何言语谵妄？

④王九思曰：虞曰：五金击之有声，故五音出于肺也。◉李駉曰：金扣之有声，故五音出于肺。

⑤王九思曰：虞曰：木之畏金，故呼。启玄子云：呼亦当啸。◉李駉曰：木畏金，故呼。◉徐大椿曰：肝伤寒也。《素问·阴阳应象大论》：肝在声为呼。

⑥王九思曰：虞曰：此云言。《素问》云：笑，谓金火相当，夫妇相见，故言笑。◉李駉曰：金火相当夫妇相见，故言故笑。◉徐大椿曰：心伤寒也。按《素》：心在声为笑。《灵枢·九针篇》则云：肝主语，与此俱别。

⑦王九思曰：虞曰：土母金子，母子相见，故有歌义。◉李駉曰：土母金子，子母相见，故有歌。◉徐大椿曰：脾伤寒也。《素》：脾在声为歌。

⑧王九思曰：虞曰：金母水子，子之见母，发娇呻声也。◉李駉曰：金母水子，子之见母，发娇呻声。◉徐大椿曰：肾伤寒也。《素》：肾在声为呻。

⑨王九思曰：虞曰：肺主于秋。秋者，愁也。其音商，商，伤也。故自入为哭也。

◉李驷曰：肺主秋，秋，愁也，其音商，商，伤也，故自为哭。◉徐大椿曰：肺伤寒也。《素》：肺在声为哭。

⑩王九思曰：吕曰：心主暑，肺主寒，今心病以伤寒得之，故知肺邪入心以为病也。◉李驷曰：心主暑，肺主寒，谵言妄语，皆肺邪入心之所致。

⑪徐大椿曰：肺本寒脏，又伤寒则恶寒也。

⑫王九思曰：吕曰：身热者心，恶寒者肺，此二脏病证也。◉李驷曰：身热者，心病；恶寒喘咳者，肺病。◉徐大椿曰：肺气上逆则喘而咳。又《灵枢·九针篇》云：肺主咳。

⑬王九思曰：吕曰：浮大者，心脉。涩者，肺脉也。◉李驷曰：浮大心脉，涩肺脉。◉滑寿曰：肺主声，肺为心邪，故谵言妄语，身热，脉浮大，心也；恶寒喘咳，脉涩，肺也。◉徐大椿曰：浮大，心之本脉。涩，肺脉之象也。◉黄元御曰：肺脉涩。◉丁锦曰：此言心病因肺邪而入，肺主声，故专以声推，其病与脉，皆兼肺心二经也。肺邪入肺，谓之自入。（此伤寒非仲景伤寒，此谵妄非阳明谵妄，玩读自见）◉叶霖曰：假令心病而伤寒者，乃肺邪入心也。肺主声，故谵言妄语也。若寒邪入肝则呼，肝在声为呼也。入心则多言，言为心声；又在声为笑也。入脾则歌，脾在声为歌也。入肾则呻，在声为呻也。自入肺之本脏则哭，肺在声为哭也。其病身热恶寒者，心火脏，故身热，肺本寒脏，故恶寒也。甚则喘咳者，肺主咳，肺气上逆，则喘咳也。其脉浮大，心脉也。涩，肺之脉象也。◉丹波元胤曰：〔吕〕身热者心，恶寒者肺，此二脏病证也。浮大者心脉，涩者肺脉也。〔纪〕《高承德疏》云：呼者，长呼也。歌者，歌曲也。呻者，呻吹也。天锡言，《千金》云：肝实令人叫呼不已。王冰注：呼者，叫呼也。歌者，歌叹也。呻者，呻吟也。据高疏，恐未中理。◉张山雷笺正：前《四十难》曰：肺主声。寿颐窃谓当以喉之发声为说，方与肺之体用相合。乃古人竟以耳能闻声，曲曲说到肺上去，终是莫明其妙。然此节固亦曰肺主声也，何以又不是闻声，而皆以发声说耶？岂闻声发声，果皆肺为之主耶？要之声音之发，本于肺气，而出于肺管，则生理之真相，万万无可疑者，自当以此节为是。但《素问·阴阳应象大论》谓心在声为笑，而此乃曰入心为言，试以生理证之，如何可解？且谓谵言妄语，是伤寒入心为病，则更属理想空谈。按之病情，相去太远。盖伤寒而至谵妄，多是传热于里，实痰凝结，气火上升，而失其知觉之常。清其肠胃，开泄痰热，以通地道，则气降热平，而谵妄自已，正不可只知清心，仅投凉润，否则犀角牛黄，愈清心而愈不可治。叶氏三焦之论，先有心包而后有阳明，正未可一概而论。

49.7　何以知中湿得之[①]？然：当喜汗出不可止[②]。何以言之[③]？肾主液[④]，入肝为泣[⑤]，入心为汗[⑥]，入脾为涎[⑦]，入肺为涕[⑧]，自入为唾[⑨]。故知肾邪入心，为汗出不可止也[⑩]。其病身热而小腹痛[⑪]，足胫寒而逆[⑫]。其脉沉濡而大[⑬]。此五邪之法也[⑭]。

①李驷曰：问伤湿之由？

②李驷曰：既伤于湿，则必自汗不止。

③李驷曰：如何自汗？

④王九思曰：丁曰：肾主水，水化五液也。虞曰：肾主水，水流湿，故五湿皆出于肾

（编者按：王九思作“肾主湿”）。◉李驷曰：肾主水，水流湿，五湿皆出于肾。◉徐大椿曰：按：《四十难》云：肾主液，液亦湿类也。《素问·逆调论》：肾者，水脏，主津液。

⑤王九思曰：虞曰：悲哀动中则伤魂，魂伤则感而泪下，谓肺主悲，悲则金有余，木乃畏之，水者木之母，母忧子，故肝为泣也。◉李驷曰：悲哀动中则伤魂，魂伤则感而泣下，谓肺主悲，悲则金有余，木乃畏之。水乃木之母，母忧子患，故入肝为泣。◉徐大椿曰：肝中湿也。《灵枢·九针论》云：肝主泣。

⑥王九思曰：虞曰：水火交泰，蒸之为汗。◉李驷曰：水火交泰，蒸之为汗。◉徐大椿曰：心中湿也。《灵》：心主汗。

⑦王九思曰：虞曰：土夫水妻，妻从夫则生涎也。◉李驷曰：土夫水妻，从夫生涎。◉徐大椿曰：脾中湿也。《灵》：脾主涎。

⑧王九思曰：虞曰：北方生寒，寒生肾。今寒感皮毛，内合于肺，肺寒则涕，是知入肺为涕。◉李驷曰：北方生寒，寒生肾。今寒感皮毛，内合于肺，肺寒则涕。◉徐大椿曰：肺中湿也。《灵》：肺主涕。

⑨王九思曰：虞曰：肾之脉上络于舌，故生唾也。离中六二爻是也。此则正经自病。◉李驷曰：肾之脉上络于舌，故自病为唾。◉徐大椿曰：肾中湿也。《灵》：肾主唾。

⑩王九思曰：吕曰：心主暑，肾主湿。今心病以伤湿得之，故知肾邪入心也。◉李驷曰：故知自汗不止，皆肾邪入心之所致。◉徐大椿曰：汗者，人所常有，惟不可止，乃为肾邪入心也。

⑪徐大椿曰：小腹肾之位。

⑫王九思曰：吕曰：身热者心，小腹痛者肾，肾邪干心，此二脏病证也。◉李驷曰：身热心病，余皆肾病。见《十六难》。◉徐大椿曰：足胫，肾经所过之地，故畏寒而逆冷。湿性亦近寒也。

⑬王九思曰：吕曰：大者，心脉。沉濡者，肾脉也。◉李驷曰：大者心脉，沉濡肾脉。◉徐大椿曰：沉，肾脉之象。濡，湿气之候。大则心脉本象也。独不言浮者，盖沉则不浮也。◉丁锦曰：此言心病因肾邪而入，肾主液，故专以液推，其病与脉，皆兼心肾二经也，肾邪入肾，谓之自入。

⑭李驷曰：五邪脉证之法度。◉滑寿曰：肾主湿，湿化五液，肾为心邪，故汗出不可止。身热，脉浮大，心也；小腹痛，足胫寒，脉沉濡，肾也。凡阴阳腑脏经络之气，虚实相等，正也；偏虚偏实，失其正也，失其正则为邪矣。此篇越人盖言阴阳脏腑经络之偏虚偏实者也。由偏实也，故内邪得而生；由偏虚也，故外邪得而入。◉徐大椿曰：大，指谓肝病见于色，心病见于臭，脾病见于味，肺病见于声，肾病见于液，其脉以本脏之脉为主，而兼受邪之脉。以此类推可也。按：此以一经为主病，而以各证验其所从来，其义与《十难》诊脉法同。以一经为例，而余则准此推广，使其无所不贯，不特五脏互受五邪，凿然可晓。凡百病现证，皆当类测。此真两经之所未发，此义一开，而诊脉辨证之法至精至密，真足以继先圣而开来学也。◉黄元御曰：肾脉沉濡。◉丁锦曰：法者，举一为例之法也。五邪者，木火土金水之邪，欲审五邪之证，必合肝色心臭脾味肺声肾液，以此心脏互推，则五脏各五五二十五证，了然明白，而五腑二十五证，不另载而可知也。至于虚实表里种种之病，莫不可推，此真一语而能该千百言之文也。◉叶霖曰：假令心病而中湿

者，心主暑，肾主湿，今心病以伤湿得之，故知肾邪入心也。肾化五液，肾为心邪，故汗出不可止也。湿邪入肝为泣，肝主泣也。入心为汗，心主汗也。入脾为涎，脾主涎也。入肺为涕，肺主涕也。自入肾之本脏，则为唾，肾主唾也。其病身热者，心也。小腹痛者，肾之位也。足胫寒而逆者，足胫肾经所过之处，故畏寒而逆冷，湿性亦近寒也。其脉沉濡而大者，沉、肾脉之象，濡、湿气之候，大则心脉之象也，心脉浮大，独不言浮者，沉则不能浮也。夫法者，举一为例之法也。五邪者，五脏得五行之邪也。欲知五邪之证，必审肝病见于色，心病见于臭，脾病见于味，肺病见于声，肾病见于液。其脉以本脏之脉为主，而兼受邪之脉也。此以心一经为主病，而以各证验其所从来，其义与《十难》诊脉法同。明乎此，不特五脏互受五邪，凿然可晓，即百病见证，莫不皆可类测，而为诊脉辨证之法程也。◉滕万卿曰：按肝总管五色，心管五臭，脾管五味，肺管五声，肾管五液。液应水，声应金，味应土，臭应火，色应木，是其类也。凡一脏有五病，五五二十五变。本篇举心为例，余可类推。夫肝之中风，邪入他脏，则见各脏色于面，心之伤暑，邪入他脏，则恶各脏臭于鼻；脾之饮食，邪入他脏，则喜各脏味于口；肺之伤寒，邪入他经，则发各脏之声，肾之中湿，邪入他经，则出各脏之液。古者率皆以此，乃知其病之传变焉。《难经》言此者居多，旧本三十四篇，出声色臭味液，第七十四篇，言一脏有五病，第十篇有一脉十变，当与此篇参考。◉丹波元胤曰：〔吕〕心主暑，肾主湿。今心病，以伤湿得之，故知肾邪入心也。身热者；心，小腹痛者，肾，肾邪干心，此二脏病证也。大者，心脉；沉濡者，肾脉也。〔滑〕肾化五液，肾为心邪，故汗出不可止。〔徐〕此以心一经为主病，而以各证，验其所从来，其义与《十难》诊脉法同，以一经为例，而余则准此推广，使其无听不贯。◉张山雷笺正：肾于五行合德于水，谓肾为水脏可也。《四十难》谓肾主液，寿颐已窃有所疑，前条备言之矣。乃此条又谓肾主湿，则湿以邪言，不以正言，血汗涎洟唾，未可皆以湿邪论也，乃以有中湿之病，而遂谓肾之所主，岂非绝奇之语。总之此章教人以推测五脏互见之病证，不可谓无至理，若必一字一句，而呆板读之，则多见其窒碍而不可通耳。

五十难

50.1　五十难曰：病有虚邪，有实邪[①]，有贼邪，有微邪，有正邪，何以别之[②]？然：从后来者为虚邪[③]，从前来者为实邪[④]，从所不胜来者为贼邪[⑤]，从所胜来者为微邪[⑥]，自病者为正邪[⑦]。何以言之[⑧]？假令心病，中风得之为虚邪[⑨]，伤暑得之为正邪[⑩]，饮食劳倦得之为实邪[⑪]，伤寒得之为微邪[⑫]，中湿得之为贼邪[⑬]。

①李驷曰：有虚邪，有实邪。

②李驷曰：问此五邪，何所辨别？

③王九思曰：丁曰：假令心病得肝脉来乘，是为虚邪。肝是母，心是子，子能令母虚，故云从后来者为虚邪。吕曰：心王之时，脉当洪大而长，反得弦小而急，是肝王毕，木传于心，夺心之王，是肝往乘心，故言从后来也。肝为心之母，母之乘子，是为虚邪也。◉李驷曰：心主之时，脉当洪大而长，反得弦小而急，是肝主思木，传于心，夺心之主，是肝往乘心，故言从后来。肝为心之母，母之乘子，是为虚邪。◉徐大椿曰：此亦以五行之义推之也。后谓生我者也。邪挟生气而来，则虽进而易退，故为虚邪。

④王九思曰：丁曰：脾脉来乘，是为实邪。心是母，脾是子，而母能令子实，故云从前来者为实邪也。吕曰：谓心王得脾脉，心王毕，当传脾，今心王未毕，是脾来逆夺其王，故言从前来也。脾者心之子，子之乘母，是为实邪。◉李驷曰：心主得脾脉，心主毕，当传脾。今心主未毕，是脾来逆夺其主，故言从前来。脾者，心之子，子之乘母，为实邪。◉徐大椿曰：前，我生者也。受我之气者，其力方旺，还而相克，其势必甚，故为实邪。

⑤王九思曰：丁曰：火所不胜于水，心病，肾脉来乘，故为贼邪。吕曰：心王得肾脉，水胜火，故是为贼邪也。◉李驷曰：火从所不胜于水，今病肾脉来乘，故为贼邪。◉徐大椿曰：所不胜，克我者也。脏气本已相制，而邪气挟其力而来，残削必甚，故为贼邪。

⑥王九思曰：丁曰：火所胜于金，心病，肺脉来乘，故云微邪。吕曰：心王反得肺脉，火胜金，故为微邪也。◉李驷曰：火从所胜于金，心病，肺脉来乘，故云微邪。◉徐大椿曰：所胜，我所克也。脏气既受制于我，则邪气亦不能深入，故为微邪。

⑦王九思曰：丁曰：无他邪相乘，则为正邪。吕曰：心王之时，脉实强太过，反得虚微，为正邪也。◉李驷曰：心主之时，脉反实强太过，反得虚微，为正邪，又无他邪相乘也。◉徐大椿曰：自病，本脏自感之邪也。◉丁锦曰：此章详言五邪生克之义，病有虚邪者，如心脏属火，其病邪从肝木传来，木生火，则木位居火之后，故曰从后来。病有实邪者，如心脏属火，其病邪从脾土传来，火生土，则土位居火之前，故曰从前来。病有贼邪者，如心脏属火，其病邪从肾水传来，水克火，心受克而不能胜，故曰从所不胜来。病有

微邪者，如心脏属火，其病邪从肺金传来，火克金，金受克而火能胜，故曰从所胜来。正邪者，如心脏只有本经之病也，此以五邪互传之理，起下文举一心病而推也。◉叶霖曰：此承上文五脏五邪之病，而辨其生克之义也。病有虚邪者，如心脏属火，其病邪从肝木传来，木生火，则木位居火之后，是生我者，邪挟生气而来，虽进而易退，故曰从后来者虚邪也。病有实邪者，如心属火，其病邪从脾土传来，火生土，则土位居火之前，是受我之气者，其力方旺，还而相克，其势必盛，故从前来者实邪也。病有贼邪者，如心属火，其病邪从肾水传来，水克火，心受克而不能胜，脏气本已相制，而邪气挟其力而来，残削必甚，故曰从所不胜来者，贼邪也。病有微邪者，如心属火，其邪从肺金传来，火克金，金受克而火能胜，脏气既受制于我，则邪气亦不能深入，故曰从所胜来者，微邪也。正邪者，如心脏只有自感之邪，而无他脏干克之邪者是也。◉张山雷笺正：《素》《灵》之所谓"虚邪正邪"，专从风邪立论，以四时分配九宫，占其当位与否，而分虚实邪正，虽似言之成理，寿颐已窃疑其必非病理学之真谛。盖亦方士占角望气之伦，断不可恃为医学正轨。而《难经》于此，更借《素》《灵》之虚邪正邪两层，说到五脏之生克上去，自是独创一说，并非《素》《灵》所谓虚邪正邪之本旨。须知病情传变，必不能推算五脏生克，而呆断其虚实邪正，况所谓从前来者，从后来者，仍袭用九宫八风之义。然彼有方向定位，所以有前后可言，若谓五脏相生，以我所生者而谓之为前，以生我者而谓之为后，前后二字，其义何居？初不谓周秦以上医家者言，竟有此杳冥恍惚，怪不可识之奇语。伯仁所谓生我者体其气虚，我生者相气方实云云，岂独理不可通？抑亦文不可解，即洄溪所释云云，仍是以意逆之，附会穿凿，而说理皆不能条达。惟所不胜所胜两层，则克我者本我所畏，挟其盛气以来凌，为害宜乎加厉，我克者本我所制，纵欲反动以传变，能力亦正无多，此固自然之事。然亦惟内伤之病，当有如是之轻重可分，而下文乃以外感之风火寒湿立说，则六淫为邪，病及五脏，孰轻孰重，又胡可胶执定见，泥而不化，总之泛言生克，确是吾国医理之绝大障碍，而似此空空洞洞，更于病理了无关系，今当开明时代，事事须从实践做去为是。

⑧李驷曰：又问◉滑寿曰：五行之道，生我者体，其气虚也，居吾之后而来为邪，故曰虚邪。我生者相，气方实也，居吾之前而来为邪，故曰实邪。正邪，则本经自病者也。

⑨徐大椿曰：中风，肝邪也，得之谓因中风而心得病也。肝生心，所谓从后来者是也。下仿此。

⑩王九思曰：吕曰：心主暑，今心自病伤暑，故为正邪也。◉李驷曰：心主暑，今自病伤暑，故言正邪。◉徐大椿曰：伤暑，自病也。

⑪王九思曰：吕曰：从前来者，脾乘心也。脾主劳倦，故为实邪。◉李驷曰：从前来者，脾乘心也，故云实邪。◉徐大椿曰：心生脾也。

⑫王九思曰：吕曰：从所胜来者，肺乘心也。肺主寒，又畏心，故为微邪。◉李驷曰：从所胜来者，肺乘心也，肺主寒，又乘心，为微邪。◉徐大椿曰：心克肺也。

⑬王九思曰：吕曰：不胜来者，肾乘心也。肾主湿，水克火，故为贼邪也。丁曰：夫在天为寒，在地为水，在人为肾，肾主水与寒。在天之风，在地为木，在人为肝，肝主风。在天之暄暑，在地为火，在人为心，心主暑。在天之燥，在地为金，在人为肺，肺主燥。在天之湿，在地为土，在人为脾，脾主湿，此是天地人三才相通也。今经以寒合肺，以湿合肾，以饮食劳倦合脾，此三者，义理稍差，未详其旨。◉李驷曰：从所不胜来者，

肾乘心也，肾主湿，水克火，故为贼邪。◉滑寿曰：假心为例，以发明上文之义。中风为虚邪，从后而来，火前水后也。伤暑为正邪，火自病也。饮食劳倦为实邪，从前而来，土前火后也。伤寒为微邪，从所胜而来，火胜金也。中湿为贼邪，从所不胜而来，水克火也。与上篇互相发，宜通考之。◉徐大椿曰：肾克心也。按：《素问·八正神明论》云：虚邪者，八正之虚邪也；正邪者，身形用力，汗出腠理开，所中之风也。其所谓虚邪，即虚风，乃太乙所居之宫，从其冲后来者为虚风也。正风，汗出，毛孔开，所受之风也。其详见《灵枢·九宫八风篇》与此所云虚邪、正邪各不同。然袭其名而义自别，亦无妨也。◉黄元御曰：心为火，假令心病，中风木邪，火所由生也，是自后来。伤暑火邪，是为自病。饮食劳倦土邪，火之所由生也，是从前来。伤寒金邪，是从所胜来。中湿水邪，是从所不胜来也。◉丁锦曰：此足上文病传五脏之生克，以起下章五脏传变之生克也。◉叶霖曰：举心为例，以发明上文之义也。中风，肝木之邪也。得之，言因中风而心得病也。肝邪乘心。是从后来者，故曰虚邪。伤暑得之，为心脏自病，故曰正邪。饮食劳倦得之，脾邪乘心，是前来者，故曰实邪。伤寒得之，肺乘心，从所胜来者，故曰微邪。中湿得之，肾邪乘心，从所不胜来者，故曰贼邪。余脏可类推，此病传五脏之生克也。◉滕万卿曰：按此承前篇之旨，申明五邪之名义。据《气厥论》五脏寒热相移等言，则五邪非独有传变，虽正经自病，其至久则亦当有传焉，下编所谓七传，似言其义。然七传者，唯谓五脏相克为病，而未曾言及一脏病，为彼此相移，故与此所言。义本自异，不宜为一途看。◉丹波元胤曰：〔吕〕心王之时，脉当洪大而长，反得弦小而急，是肝王毕，未传于心，夺心之王，是肝往乘心，故言从后来也。肝为心之母，母之乘子，是为虚邪也。心王得脾脉，心王毕当传脾，今心王未毕，是脾来逆夺其王，故言从前来也。脾者心之子，子之乘母，是为实邪。心王得肾脉，水胜火，故是为贼邪也。心王反得肺脉，火胜金，故为微邪也。心王之时，脉实强太过，反得虚微，为正邪也。心主暑，今心自病伤暑，故为正邪也。脾主劳倦，故为实邪。肺主寒，又畏心，故为微邪。肾主湿，水克火，故为贼邪。〔徐〕后，谓生我者也，邪挟生气而来，则虽进而易退，故为虚邪，前，我生者，受我之气者，其力方旺，还而相克，其势必甚，故为实邪。按《素问·八正神明论》云：虚邪，八正之虚邪也。正邪者，身形用力，汗出腠理开，所中之风也。其所谓虚邪，乃虚风，乃太乙所居之宫，从其冲后来者，为虚风也。正风，汗出毛孔开，所受之风也。其详见《灵枢·九宫八风篇》与此所云虚邪正邪各不同，然袭其名，而义自别，亦无妨也。◉张山雷笺正：此章之义，虽曰独创，要之外感六淫，五脏相传，病情轻重，决不可以此法揣测。所谓中风者，以外感风邪言，然虽风邪果系传心，病已深入，岂为轻浅。顾乃可以为虚而不实，太觉骇人，即如伤寒传心，亦岂得认作微邪，总之向壁虚构，而不顾其理之难安，此皆是浅人之所为，必非中古名医之议论矣。

五十一难

51.1　五十一难曰：病有欲得温者[①]，有欲得寒者[②]，有欲得见人者[③]，有不欲得见人者[④]，而各不同[⑤]，病在何脏腑也[⑥]？然：病欲得寒，而欲得见人者，病在腑也[⑦]；病欲得温，而不欲见人者，病在脏也[⑧]。何以言之[⑨]？腑者阳也[⑩]，阳病欲得寒，又欲见人[⑪]；脏者阴也[⑫]，阴病欲得温[⑬]，又欲闭户独处[⑭]，恶闻人声[⑮]。故以别知脏腑之病也[⑯]。

①李駉曰：有病欲得温暖之处。

②李駉曰：有病欲得寒凉之处。

③李駉曰：有病欲与人得见。

④李駉曰：有病不欲与人相见。

⑤李駉曰：所欲不同。

⑥李駉曰：所沾疾病在何脏腑？

⑦李駉曰：腑属阳，病在腑，故欲得见人。

⑧李駉曰：脏属阴，病在脏，故欲得温暖，而不欲见人。

⑨李駉曰：又问如何？

⑩李駉曰：六腑属阳。◉徐大椿曰：《素问·金匮真言论》云：腑者为阳。

⑪李駉曰：手三阴三阳应天，主暄暑燥，故得寒，又欲见人。◉徐大椿曰：阳病热胜，故喜寒而恶热。阳主动而散，故欲见人。

⑫李駉曰：五脏属阴。◉徐大椿曰：《素》：脏者为阴。

⑬李駉曰：足三阴三阳应地，主病寒温，故欲得温。

⑭李駉曰：阴主内，故欲闭独处于内。

⑮李駉曰：阴主静，故恶闻人声。◉徐大椿曰：阴病寒胜，故喜温而恶寒。阴主静而藏，故欲闭户恶人也。

⑯王九思曰：丁曰：手三阴三阳应天，主暄暑燥，病即欲得寒也。然阳者，明也，是以欲得见人。阳为腑，故言病在腑也。足三阴三阳应地，主风寒湿，故病即欲得温。阴主脏，故不欲见人也。诸浮躁者，病在手。诸静不躁者，病在足。◉李駉曰：故以所欲辨别脏腑疾病。◉滑寿曰：纪氏曰：腑为阳，阳病则热有余，而寒不足，故饮食衣服居处，皆欲就寒也。阳主动而应乎外，故欲得见人。脏为阴，阴病则寒有余而热不足，故饮食衣服居处，皆欲就温也。阴主静而应乎内，故欲闭户独处，而恶闻人声也。◉徐大椿曰：按：《素问·阳明脉解论》：阳明脉恶人与火。此云欲见人，意正相反，何也？盖彼指阳明一经，热甚而烦惋者言，此则统论凡为脏腑病之大概，乃阴阳之正义。盖经则举其一端，而此则言其全体，义实无碍也。◉黄元御曰：阳病热，阴病寒，阳病动，阴病静，其性然也。◉丁锦曰：前三卷以脉别脏腑，切脉而治病也。此以所欲别脏腑，问情而针病也。

◉叶霖曰：《素问·金匮真言论》曰：腑者阳也，脏者阴也。腑为阳，阳病则热胜，故饮食衣服居处，皆欲就寒而远热也。阳主动而散，以应乎外，故欲得见人也。脏为阴，阴病则寒胜，故饮食衣服居处，皆欲就温而远寒也。阴主静而脏以应乎内，故闭户独处，恶闻人声也。此统论脏腑阴阳大义，故与《阳明脉解篇》阳明病恶人与火，指一经热甚而烦惋者，有间也。◉滕万卿曰：按此篇专缘其所欲之情。以别脏腑之病。夫冬日饮汤，夏日饮水，常情之所使然。然则病情亦当如是，盖冬则阳伏而阴旺，故人身外少气而内有余，所谓阳虚则外寒，阴盛则内寒，内外皆寒，故欲饮汤就温。夏则阴沉而阳浮，故外充而内空。所谓阳盛则外热，阴虚则内热，内外皆热，故欲饮水受冷。常情、尚且，如此况病情乎？且其至于见人之好恶及动静语默，亦皆阴阳之分，昭然可见矣。虽然，此亦一义例已，至其变化，则知脏病热炽，便当欲寒。腑病寒甚，便当欲温。且如《素问》阳明病恶人。此乃一时热积胸中所致，此难谓恶人者阴病。情之所为，读者察诸。因前篇有三虚三实之候，故此商病情以辩表里寒热。旧本第九篇，以迟数之脉，分脏腑寒热，与此篇互相发，宜参看。◉丹波元胤曰：〔纪〕腑为阳，阳病则热有余，而寒不足，故饮食衣服居处，皆欲就寒也。阳主动，而应乎外，故欲得见人。脏为阴，阴病则寒有余，而热不足，故饮食衣服居处，皆欲就温也。阴主静，而应乎内，故欲闭户独处，而恶闻人声也。◉张山雷笺正：脏为阴，腑为阳，本以脏主藏而不泻，腑则流动运化而言。惟其静也，故谓之阴。惟其动也，故谓之阳。此阴阳之义，非温凉寒热之谓，其理易知，尚非深邃，不意浅人闻之，遂误认腑属阳热，脏属阴寒，乃有《难经》此章怪不可识之论。岂五脏为病，竟无一热症，而六腑为病，竟无一寒症耶？此其为无知之辈，妄加羼入，盖已不待辨而自明，奈何注家尚能为之随文敷衍？此亦如金元以后之言脉学者，竟谓数脉主热，属腑属阳，迟脉主寒，属脏属阴云云，同一大蔽，而竟不闻有人为之指摘？皆是奇事。

五十二难

52.1　五十二难曰：腑脏发病，根本等不①？然：不等也②。其不等奈何③？然：脏病者，止而不移④，其病不离其处⑤；腑病者，彷佛贲响⑥，上下行流⑦，居处无常⑧。故以此知脏腑根本不同也⑨。

①李驷曰：腑脏发生疾病，其根本还一般否？◉徐大椿曰：此指有形质之病，如癥瘕之类，故曰根本。

②李驷曰：答：终不是一般。

③李驷曰：问不同是如何？◉滕万卿曰：［其不等］四字因熊氏俗解补之。

④李驷曰：脏病属阴，阴主静，故止住而不移动。

⑤王九思曰：丁曰：脏病为阴，阴主静，故止而不移。吕曰：脏者，阴，法于地。故不移动也。◉李驷曰：疾病止在一处，不复离去。◉徐大椿曰：脏病，脏体受伤或脏气受病也。五脏本无出纳，故病亦常居其所，不移动也。

⑥李驷曰：腑病属阳，阳主动，故所响仿佛贲冲。

⑦李驷曰：流行或上或下。

⑧王九思曰：丁曰：腑病为阳，主动，故上下行流，居处无常。吕曰：腑，阳也。阳者法天，天有回旋不休，故病流转，居无常处也。◉李驷曰：疾病居止不正一处，全无常所。◉徐大椿曰：腑病，六腑受病也。仿佛，无形质也。贲响，贲动有声也。忽上忽下，而无定位，盖六腑泻而不藏，气无常定，故其病体亦如此。

⑨李驷曰：此句无注文？◉滑寿曰：丁氏曰：脏为阴，阴主静，故止而不移。腑为阳，阳主动，故上下流行，居处无常也。与《五十五难》文，义互相发。◉黄元御曰：仿佛者，游移无定之象。贲响，贲走而鸣转也。◉丁锦曰：此问脏腑发病，根本等否者，乃言发积聚之源，以起下章之意也。根本者，积有根本也；不等者聚无根本也；止而不移，不离其处者，言积有根本，故不离而不移也；仿佛贲响，上下行流者，言聚无根本，故贲响而行流也。◉叶霖曰：脏为阴，阴主静，故止而不移也。腑为阳，阳主动，故上下流行也。仿佛，无形质也。贲响，动而有声也。居无常处者，忽上忽下，即流行之谓也。脏病腑病，其根本不同者如此。按此为后篇论积聚起本。凡百尔病千态万化，于泽如蕉，更仆不尽，然其所适从，唯脏腑为期，舍此无可他求。此篇旧本在七传前，似隔一顷，故易地云。◉丹波元胤曰：〔丁〕脏病为阴，阴主静，故止而不移。腑病为阳，阳主动，故上下行流，居处无常。按仿佛，与仿佛通。《说文》曰：仿，相似也，从人方声。佛，见不审也，从人弗声。《文选·傅敲舞赋》曰：傅毅舞赋曰，仿佛神动。据此，仿佛，言腑病游移，不审其处也。贲向，即奔响。《经释》：为贲动有声，是。《灵枢·寿夭刚柔篇》曰：气痛时来时去，怫忾贲响。又《百病始生篇》曰：虚邪之中人也，传舍于肠胃，在肠胃之时，贲向腹胀，多寒则肠鸣。杨上善《太素·经邪传篇》注：贲向，虚起貌。

◉张山雷笺正：贲，读为奔。向，徐洄溪注则读为响，古字皆通假。寿颐谓若以流动移易而言，则作向往解亦得，正不必改读作响，此章专以癥癖瘕聚立论，则脏者藏而不泻，故为病亦止而不移，以脏之体主静也。腑者泻而不藏，故为病亦行动移易，以腑之用主动也。然发问之语，竟不说明瘕癖为病，则一似凡属脏病，皆不移易，凡属腑病，皆能流动，亦是大有语病，若非注家善悟，为之说明，则本文未免费解矣。惟洄溪谓五脏无出纳，亦是理想之辞，大有语病，脏虽不泻，然气血互相灌注，固无时而不自流通，不如丁氏以静字释之为妥。

五十三难

53.1　五十三难曰：经言七传者死[①]，间脏者生[②]。何谓也[③]？然：七传者，传其所胜也[④]；间脏者，传其子也[⑤]。何以言之[⑥]？假令心病传肺[⑦]，肺传肝[⑧]，肝传脾[⑨]，脾传肾[⑩]，肾传心[⑪]，一脏不再伤[⑫]，故言七传者死也[⑬]。间脏者，传其所生也[⑭]。

①李驷曰：详见《辨疑》传受。谓五行相生，而数之，数终于五，又却再数至二，成七，上之五来传于七，七之被克，故云。

②李驷曰：传受间一脏者生。

③李驷曰：传受同，而生死异，如何？◉徐大椿曰：七传，依相克之序历过七脏也。间传，依相克之序，中间间一他脏也。

④李驷曰：传其所克之脏，故云七传。◉徐大椿曰：所胜，所克之脏也。

⑤李驷曰：传其所生之子，故云间脏。◉徐大椿曰：子，所生也。

⑥李驷曰：又问？

⑦李驷曰：水、木、火、土、金，第五火字，隔第六土字来克，金被火克，故死。已下仿此。

⑧李驷曰：金克木。

⑨李驷曰：木克土。

⑩李驷曰：土克水。

⑪李驷曰：水克火。◉徐大椿曰：以上皆传所胜之脏。◉滕万卿曰：水克火，心复传肺，乃为再伤。

⑫李驷曰：且如心传肺，肺死而不传，故止传一脏，而不再传第二脏。

⑬李驷曰：第七传者死。◉徐大椿曰：再伤，谓肺复受心病之传也。七传，谓心病复传至心，已历六脏至肺，共七脏也。

⑭王九思曰：丁曰：经云前七传者死，后言间脏者生。其言七传者，是五脏为阴，传其所胜。间脏者，是六腑为阳，故传其所生。亦五脏六腑并应五行，传其所生者生，传其所胜者死。其言传肺，肺死而不传，故一脏不再伤也。吕曰："七"当为"次"字之误也。此下有间字，即知上当为次。又，有五脏，心独再伤，为有六传耳。此盖次传其所胜脏，故其病死也。虞曰：七传者死，七字，明也。吕氏以七为次，深为误矣。又，声音不相近也。今明之以示后学。谓五行相生而数之，数终于五，又却再数至二成七，向上之五，来传于七，七之被克，故云死也。今举一例以发明之：假令相生之数，数木、火、土、金、水、木、火，第五水字，隔第六木字，来克第七火字，火被水克，故曰七传。下文云间脏者，是第五水字，下传与第六木字，见相生，故曰间脏者生也。吕氏言次者，次正成间脏也。◉李驷曰：母能生子，脏腑传之于子者，为间脏。◉滑寿曰：纪氏曰：心火

传肺金，肺金传肝木，肝木传脾土，脾土传肾水，肾水传心火，心火受水之传一也，肺金复受火之传，再也。自心而始，以次相传，至肺之再，是七传也。故七传死者，一脏不受再伤也。吕氏曰：间脏者，间其所胜之脏而相传也。◉徐大椿曰：一本无此二句。◉叶霖曰：七传者，依序传其所胜所克之脏也。如心病传肺，是火克金也。肺又传肝，是金克木也。肝又传脾，是木克土也。脾又传肾，是土克水也。肾复传心，是水克火也。心又欲传肺，是七传矣。一脏不能再受邪伤，则死矣。吕广以七当作次字之误，与下间字方相合，其说亦通。盖心病六传，由肾至心，心脏不能复传至肺也。其一脏不再伤者，是指心之不任，再伤于第七传而死也。此即《素问·标本病传论》谓：诸病以次相传者，皆有死期，不可刺之义。间脏者，间一脏传其所生也。如心欲传肺，而脾者肺之母，心之子，中间间此一脏，不传所克也。◉丹波元胤曰：〔吕〕七，当为次车之误也，此下有间字，即知上当为次，此盖次传其所胜脏，故其病死也。按虞注，反以吕为误，非，《素问·平人气象论》曰：脉反四时，及不间脏，曰难已。又《标本病传论》曰：诸病以次是相传者，皆有死期，不可刺，间一脏止，及至三四脏者，乃可刺也。◉张山雷笺正：一脏为病，而传变以及他脏，原属事理之当然。然以此脏之病，而波及他脏，至再至三，是二三脏腑，彼此同病，其人当已困惫而莫能兴，即为之医者，亦必徬徨而无所施其伎。如谓凡病必待传遍五脏而后不治，已未免痴人之说梦，岂果病理之宜然？而医经之多有为是说者，盖亦论其大要而已，非谓患病者固皆如是也。《玉机真脏论》谓五脏受气于其所生一节，正是泛言其理，以为标准，本不谓五脏为病，必如是之呆板传去，按部就班，而毫不可紊。读《标本病传论》所谓：三日不已死，岂非再传三传？至于所克之脏，已在不可治之例，宁能待至五脏遍传？而其人尚有生理，不谓《难经》于此，犹以五脏遍传为未足，更推衍而为七传，毋亦好为新奇，而不顾其理。惟此脏之病，传至其所克者，而病势必剧，则物理之常，盖挟其盛气以相凌，自当益张其焰，即《五十难》所谓从所不胜来者为贼邪也。

53.2　假令心病传脾①，脾传肺②，肺传肾③，肾传肝④，肝传心⑤，是母子相传⑥，竟而复始，如环无端⑦，故曰生也⑧。

①李駉曰：心传脾，脾得生气，是母子相传，故云生也。心胜肺，脾间之。◉徐大椿曰：心欲传肺，而脾者肺之母，心之子，中间间此一脏，则不传所克也。

②李駉曰：脾胜肾，肺间之。

③李駉曰：肺胜肝，肾间之。

④李駉曰：肾胜心，肝间之。

⑤李駉曰：肝胜脾，心间之。

⑥徐大椿曰：谓母病传其子也。

⑦徐大椿曰：心又传脾，仍为相生之脏也。

⑧王九思曰：丁曰：其言心传脾，脾得生气，再传于肺，是母子相传，故言生也。吕曰：间脏者，间其所胜之脏而相传也。心胜肺，脾间之；肝胜脾，心间之；脾胜肾，肺间之；肺胜肝，肾间之；肾胜心，肝间之。此谓传其所生也。◉李駉曰：母子自相传受，周而复始，无有终穷，故有生生之理。◉滑寿曰：心胜肺，脾间之；脾胜肾，肺间之；肺胜肝，肾间之；肾胜心，肝间之；肝胜脾，心间之，此谓传其所生也。按《素问·标本病传论》曰：谨察间甚，以意调之，间者并行，甚者独行。盖并者并也，相并而传，传其

所间，如吕氏之说是也。独者特也，特传其所胜，如纪氏之说是也。越人之义，盖本诸此。详见本篇及《灵枢》四十二篇，但二经之义，则以五脏与胃膀胱七者相传发其例，而其篇题皆以病传为名。今越人则以七传间脏之目，推明二经，假心为例，以见病之相传。若传所胜，至一脏再伤则死。若间其所胜，是子母相传则生也。尤简而明。◉徐大椿曰：按：七传、间传，经文无考。《素问·玉机真脏论》云：五脏受气于其所生，传之于其所胜；气舍于其所生，死于其所不胜。病之且死，必先传行至其所不胜，病乃死。此言气之逆行也，故死。下文释之云：肝受气于心，传之于脾，气舍于肾，至肺而死，所谓死于所不胜之义。乃以所病之脏，传至所不胜之脏而死，非此处七传、间传之说。其所谓受气于所生，即《五十难》所云：从前来者为实邪也。又《素问·标本病传》及《灵枢·病传论》，皆以传所胜之脏，如心传肺，肺传肝为死证。然二三脏即死，亦无传遍五脏，至七传而后死之说。至于间传之说，《素问·标本病传篇》云：间一脏止，及至三四脏者，乃可刺也。其所称间脏之义，经文亦以相克之序为传。若传至第二传则间所克之脏，为生我之脏，三传则为我生之脏，四传则为克我之脏。若间此一脏，或三四脏，而病止不复传，乃可刺之也。与间传亦微别。◉黄元御曰：间脏者，不传所胜，隔二脏而传其所生也。◉丁锦曰：此言五脏传变生克之义，传其所胜者，谓传于所受克之脏。如心病传肺，是火克金；肺又传肝，是金克木；肝又传脾，是木克土；脾又传肾，是土克水；肾复传心，是水克火；心又欲传肺，是七传矣。然肺脏不能再伤，故曰七传者死也。间脏者，间一脏而传，如心病传脾而间肾，是火生土；脾病传肺而间肝，是土生金；肺病传肾而间心，是金生水；肾病传肝而间脾，是水生木；肝病传心而间肺，是木生火；心又复传于脾，而病自已。此谓子母相传而生也，下文又明六腑同法之义。七传者，心肺肝脾肾也，间脏者，心脾肺肾肝也，此与伤寒三阳三阴传经不同，当知此义。◉叶霖曰：假令心病传脾，是间肺所胜之脏，为火生土也。脾病传肺，是间肾所胜之脏，为土生金也。肺病传肾，是间肝所胜之脏，为金生水也。肾病传肝，是间心所胜之脏，为水生木也。肝病传心，是间脾所胜之脏，为木生火也。心病又复传脾，则病自已，此子母相传而生也。◉滕万卿曰：按《灵》《素》病传二篇，所谓五脏腑相传，以至肠胃，命曰必死。此篇七传，盖本诸此，其实相逆，各传其所胜，故曰死矣。假令病始于心，相克至肺，则为再伤，始于肺，则至肝为再伤，余脏皆然。《灵》《素》举五脏及胃膀胱七者，以论病传。此篇独谓五脏再伤为七传，而不言及腑，此乃所以与经异者何。观后篇脏腑病有治之难易等说，则其义似不相戾，唯越人分割脏腑二病，言其义耳。所谓间脏者，五脏母子相传之病，而比诸七传，病势则稍缓，故曰生焉。《内经》曰：间脏者刺之。又曰：不间脏者难治。排列相克脏，以一脏间之，则成相生。辟如排列心肺，以脾间之之类，故有间脏之名，吕氏之说得之。滑注：以《素问·标本论》间甚之间字释其义，非是。所谓间甚，犹言轻重，与间脏之间，不相干涉，间脏字既出病传二篇，及《平人气象论》中，学人审诸。◉丹波元胤曰：〔吕〕间脏者，间其所胜脏，而相传也。心胜肺，脾间之，肝胜脾，心间之，脾胜肾，肺间之，肺胜肝，肾间之，肾胜心，肝间之，此谓传其所生也。◉张山雷笺正：母子相生，其气本通，故病传其所生者，尚无大害，此亦自有至理。然止可以一脏传一脏言之耳，乃曰周而复始，如环无端，竟以病机作走马灯看，不几展转传变，永无终了之期，是岂可与言病理之真耶？

五十四难

54.1　五十四难曰：脏病难治①，腑病易治，何谓也②？然：脏病所以难治者，传其所胜也③；腑病易治者，传其子也④。与七传、间脏同法也⑤。

①李駉曰：五脏之病，最难治疗。

②李駉曰：六腑受病，却易治疗，如何？

③李駉曰：肝胜脾，脾胜肾，肾胜心，心胜肺，肺胜肝，故难治。◉滕万卿曰：若夫顺传者非难愈。

④李駉曰：木传火，火传土，土传金，金传水，水传木，木逆相生，故易治。◉滕万卿曰：若夫逆传者非易治。

⑤王九思曰：丁曰：脏者，阴也。病难治者，谓言传其胜也。胜者，谓肝胜脾，脾胜肾，肾胜心，心胜肺，肺胜肝，故难治也。腑者，阳也。言阳病传其子者，即是木病传火，火病传土，土病传金，金病传水，水木递相生，即腑病易治也。是故与七传间脏法同也。杨曰：与前章略同也。◉李駉曰：与前章法度同。◉滑寿曰：四明陈氏曰：五脏者，七神内守，则邪之微者不易传，若大气之人，则神亦失守而病深，故病难治，亦或至于死矣。六腑为传输传化者，其气常通，况胆又清净之处，虽邪入之，终难深留，故腑病易治也。愚按以越人之意推之，则脏病难治者，以传其所胜也。腑病易治者，以传其所生也。虽然，此特各举其一偏而言尔。若脏病传其所生，亦易治；腑病传其所胜；亦难治也。故庞安常云：世之医书，惟扁鹊之言为深，所谓《难经》也。越人寓术于其书，而言之有不详者，使后人自求之欤。今以此篇详之，庞氏可谓得越人之心者矣。◉黄元御曰：脏病之难治者，传其所胜也，腑病之易治者，传其所生也。脏病深，故传所胜，腑病浅，故传所生。盖平人无病，皆传所生。腑病轻微，未至乖常失度，彼此克贼，故传其所生，与平人相同也。◉丁锦曰：此复明七传间脏，脏腑同法，谓脏所以难治者，传其所胜也，若传其子，亦易治也；腑所以易治者，传其子也。若传其所胜，亦难治也，故曰与七传间脏同法也。云难治，非不治也，故有下章之法。张注云：脏病深难治，腑病浅易治。如此讲，则七传间脏同法，竟成落空语矣。◉叶霖曰：脏病所以难治者，传其所胜也，若传其所生，亦易治也。腑病所以易治者，传其所生也，若传其所胜，亦难治也。盖其义以脏病深，腑病浅，分其难易耳。然亦不可拘，故曰与七传间脏同法也。◉滕万卿曰：可见非由脏腑第由顺逆耳。按前篇谓七传间脏者，言脏病有死生之分。此篇特举脏腑二病者，以其难易之治。凡脏病之所以难治，多传其所胜。若夫母子相传则易愈，腑病之易治者，多传其所生，若夫逆传，虽腑病亦难治焉。故曰：与七传间脏同法。滑注既得其旨，故不复赘。◉丹波元胤曰：〔滑〕脏病难治者，以传其所胜也。腑病易治者，以传其所生也。虽然，此特各举其一偏而言尔。若脏病传其所生，亦易治。腑病传其所胜，亦难治也。◉张山雷笺正：脏者、藏精气而不写，受病则精气必伤，而病已深痼，是为难治。腑

气本自流通，受病亦未必蟠踞而不去，是为易治。此理最为浅显明白，又何论乎传与不传。然《难经》本章，又因上章传胜传子之说，而竟能说得脏病定传所胜，腑病定传其子，似此执一不通。孰谓周秦医学，果有此浑沌无窍者耶？此以知浅人之妄事羼杂者，必不少矣。灵胎《经释》，犹为见到，若伯仁《本义》，一味阿谀，殊觉可鄙。

五十五难

55.1　五十五难曰：病有积、有聚，何以别之[①]？然：积者，阴气也[②]；聚者，阳气也[③]。故阴沉而伏[④]，阳浮而动[⑤]。气之所积名曰积[⑥]，气之所聚名曰聚[⑦]。故积者，五脏所生[⑧]；聚者，六腑所成也[⑨]。积者，阴气也[⑩]，其始发有常处[⑪]，其痛不离其部[⑫]，上下有所终始[⑬]，左右有所穷处[⑭]；聚者，阳气也[⑮]，其始发无根本[⑯]，上下无所留止[⑰]，其痛无常处，谓之聚[⑱]。故以是别知积聚也[⑲]。

①李驷曰：有积病，有聚病，何以别之？

②李驷曰：阴气成以为积。

③李驷曰：阳气成以为聚。◉徐大椿曰：阴邪积而成积，阳邪聚而成聚也。

④李驷曰：阴性静，常沉藏隐伏。

⑤李驷曰：阳性动，浮泛于上。◉徐大椿曰：此言积聚之象也。沉伏阴之体，浮动阳之体。

⑥李驷曰：气所积而成，名曰积。

⑦李驷曰：气所聚而成，名曰聚。◉徐大椿曰：此明积聚之所由名也。积者，积渐而成；聚者，凝滞未散。积则有物，聚则无形也。

⑧李驷曰：积由于五脏生之。

⑨李驷曰：聚由于六腑成之。◉徐大椿曰：此又明积聚之所由生也。脏属阴，故阴气积于内而成积。腑属阳，故阳气聚于外而成聚。各从其类也。

⑩李驷曰：五脏属阴，传其所胜，当王时不收，留结为积。

⑪李驷曰：肝左胁，肺右胁，心脐上，肾脐下，脾中脘，各有常处。◉徐大椿曰：有定位也。

⑫李驷曰：疼痛止在一部，不离其部位。◉徐大椿曰：其部，积所起之地也。

⑬李驷曰：脐上胁下，各有终始。

⑭李驷曰：胁左胁右，各有穷极去处。◉徐大椿曰：言其形之长短、大小可循按也。

⑮李驷曰：六腑属阳，五聚乃阳气所成。

⑯李驷曰：发病之始，全无根本。◉徐大椿曰：无定位也。

⑰李驷曰：气之所聚回转不定，未当留止于脐之上下。◉徐大椿曰：无定形也。

⑱李驷曰：疼痛无一定去处，故谓之聚。◉徐大椿曰：其病亦无定在也。

⑲王九思曰：丁曰：积者，阴气所积，是五脏传其所胜，当王时不受邪，故留结为积，所以止而不移也。聚者，六腑之为病，阳也，所传其子，以回转不定。又，阳主动，故无常处。吕曰：诸阴证病常在一处牢强，有头足，止不移者，脏气所作，死不治。故言脏病难治，所以证病上下左右无常处者，此所谓阳证，虽困可治，本不死也，故当经岁

月，故经言腑病易治。◉李驷曰：以脏腑而别，其孰为积，孰为聚？◉滑寿曰：积者，五脏所生，五脏属阴，阴主静，故其病沉伏而不离其处。聚者，六腑所成，六腑属阳，阳主动，故其病浮动而无所留止也。杨氏曰：积，蓄也，言血脉不行，畜积而成病也。周仲立曰：阴沉而伏，初亦未觉，渐以滋长，日积月累是也。聚者，病之所在，与血气偶然邂逅，故无常处也。与《五十二难》意同。◉徐大椿曰：按：此节积聚二字，剖晰最为明晓。然当合五十二难，共成一条，不必分作两章也。◉黄元御曰：此申明上章之义。◉丁锦曰：此章言积聚之源，上下有所终始，左右有所穷处，此发明积有常处也。上下无所留止，其痛无常处，此发明聚无根本也。经谓气之所积曰积，气之所聚曰聚。愚又补其意曰：兼乎血而阴气凝积为积，纯乎气而阳气结聚为聚。◉叶霖曰：积者，五脏所生，脏属阴，阴邪渐积而成，故曰积。阴主静，故沉伏不离其处，乃脏阴气结为病，而或兼乎血，故其部上下左右，其形大小长短，皆可循而按之也。聚者，六腑所生，腑属阳，阳邪渐聚而成，故曰聚。阳主动，故浮动而无定处，乃纯乎气凝滞而不散，故其部无定位，其体无定形，而上下左右，流行无常也。此阴阳积聚之所由分，与《五十二难》当是一章，或前后错简耳。◉滕万卿曰：按此篇所谓积聚，有脏腑之分。盖积者其所从来，以渐而深，累积荏苒成块，原于脏也。聚者所受犹浅，聚散倏忽，居处无常，本于腑也。积不易位，故后篇审言其病形。聚无定体，临时更改，故此第言其所以然之由，宜与后篇连读。◉丹波元胤曰：〔滑〕积者，五脏所生，五脏属阴，阴主静，故其病沉伏，而不离其处。聚者，六腑所成，六腑属阳，阳主动，故其病浮动，而无所留止也。周仲立云：阴沉而伏，初亦未觉，渐以滋长，日积月累，是也。聚者，病之所在，与血气偶然邂逅，故无常处也。与《五十二难》意同。按《灵枢·百病始生篇》曰：积之始生，得寒乃生，厥乃成积也。又曰：虚邪之中人也，传舍于肠胃之外，募原之间，留着于脉，稽留而不去，息而成积。◉张山雷笺正：积之与聚，以字义言之，皆是迟滞留著之意，本无浅深轻重之殊。此节谓积属于阴而为脏病，聚属于阳而为腑病，只就症情以分浅深，非谓积聚二字之义，定当有此辨别。且所谓积为阴气，聚为阳气者，亦以浅深之故，分别阴阳，非脏阴必为寒症，腑阳必为热症。若以阴阳之寒热而言，则凡属积聚，有阴凝亦有阳结，辨证者亦所当知，但本节则尚未论及寒热之别耳。洄溪注谓阴邪积而成积，阳邪聚而成聚，颇有语病。

五十六难

56.1 五十六难曰：五脏之积，各有名乎①？以何月何日得之②？然：肝之积名曰肥气③，在左胁下，如覆杯④，有头足⑤。久不愈⑥，令人发咳逆，痎疟⑦，连岁不已⑧。以季夏戊己日得之⑨。何以言之⑩？肺病传于肝⑪，肝当传脾⑫，脾季夏适王⑬，王者不受邪⑭，肝复欲还肺⑮，肺不肯受⑯，故留结为积⑰。故知肥气以季夏戊己日得之⑱。

①李駉曰：积者，蓄也。血脉不行，积蓄成病也。各有名否？

②李駉曰：何月分，何日子，得此积？

③李駉曰：肥气者，如肉肥盛之状，此是肝积，小儿多有之。

④徐大椿曰：左胁，肝之位。覆杯，本大末小，肝木之象也。

⑤李駉曰：生在左胁，如覆杯突出，有头有足。◉徐大椿曰：头足，一本二末，木形歧出也。

⑥李駉曰：久不安愈。

⑦徐大椿曰：咳逆，肝气上冲于肺，乘所胜也。痎疟，间日而发为痎，连日发为疟。肝之病状也。

⑧李駉曰：令人沾患咳逆痎疟，连岁不得住。◉徐大椿曰：言病入深而无已时也。

⑨李駉曰：季夏六月，脾土正王之月也。戊己，土也，肥气乃戊己日得此疾。◉徐大椿曰：季夏，时令属土。戊己，日干属土也。下仿此。

⑩李駉曰：何缘戊己日得肥气？

⑪李駉曰：五脏受病，传于所胜，其初沾患肺病，肺金胜肝木，故肺传之于肝。◉徐大椿曰：所谓脏病传其所胜也。下仿此。

⑫李駉曰：肝木胜脾土，肝不受肺之邪，传之于脾。

⑬徐大椿曰：脾当时之旺令也。

⑭李駉曰：季夏乃脾土正王之时，不受肝所得之邪。

⑮李駉曰：肝以脾王而不受邪，故复欲还与肺。

⑯徐大椿曰：肝木又不能胜肺金也。下仿此。

⑰李駉曰：肺又不受，则因此留结成肥气之积，渐以长大，病因成矣。◉徐大椿曰：邪气结聚于肝也。

⑱王九思曰：杨曰：积，蓄也。言血脉不行，积蓄成病也。凡积者，五脏所生也。荣气常行，不失节度，谓之平人，平人者，不病也。一脏受病，则荣气壅塞，故病焉。然五脏受病者，则传其所胜，所胜适王，则不肯受传，既不肯受，则反传所胜，所胜复不为纳，于是则留结成积，渐以长大，病因成矣。肥气者，肥盛也，言肥气聚于左胁之下，如覆杯突出，如肉肥盛之状也。小儿多有此病，按前章有积有聚，此章唯出五积之名状，不

言诸聚。聚者，六腑之病，亦相传行，还如五脏，以胜相加，故不重言，从省约也。◉李駉曰：故知六月戊己日得肥气之积。◉滑寿曰：肥之言盛也，有头足者，有大小本末也。咳逆者，足厥阴之别，贯膈上注肺，肝病故胸中咳而逆也。二日一发为痎疟，《内经》五脏皆有疟，此在肝为风疟也，抑以疟为寒热病，多属少阳，肝与之为表里。故云：左胁肝之部也。◉黄元御曰：肝位在左胁，肝胆同气，咳逆，胆火逆刑肺金也。痎疟，胆火闭于重阴之中，鼓动欲出，而阴邪外束，故生寒栗，及其郁蒸透发，则寒变而为热也。◉丁锦曰：此章言五脏积之所起，亦由五邪相传而成也。积有常处，故有定名，聚无常处，故无名可定也。此言肺病传肝，肝当传脾，脾土适王于季夏之土令，故力能拒而不受，则邪当复返于肺，但脾土得令而旺，肺金亦得土之生气，而亦能拒邪，故曰不肯受也。邪因无道可行，故仍结于肝而成积矣。越人形容成积之理，可谓曲尽，乃见虚处受邪，旺处不容，今人治积以攻为务，大失经旨，良可叹也。◉叶霖曰：积，蓄也，言血气不行，积蓄为病，亦由五邪相传而成也。肥气者，言其气之肥盛也。左胁为肝木左升之部，如覆杯者，本大末小，肝木之象也。头足者，一本二末，木形岐出之义，亦甚言其有形也。咳逆者，足厥阴之别脉，贯膈上注于肺，肝气上冲于肺，反乘所胜也。痎疟即痎疟，间二日发者是也。五脏皆有疟，在肝则为风疟，又疟多发于少阳，而厥阴于少阳为表里也。病邪入深，连年不已。然何以得之？乃肺病传肝，传其所胜也。肝当传脾，脾土适旺于季夏，土旺力能拒而不受邪，当复反于肺，而肝木又不能胜肺金，故曰不肯受也。邪因无道可行，故留结于肝而成积矣。季夏戊己日得之者，季夏，土月也，戊己，土日也，月日皆脾土极旺之时，肝木不能克制，即于是月是日，而得是积也。可见虚则受邪，旺则邪不得入，今人徒事攻积，大失经旨，非其治矣。此章唯出五积之名状，而不言诸聚者，盖聚无常处，故无名状可定也。◉丹波元胤曰：〔杨〕积，畜也，言血脉不行，积畜成病也。凡积者，五脏所生也，荣气常行，不失节度，谓之平人。平人者，不病也，一脏受病，则荣气壅塞，故病焉。然五脏受病者，则传其所胜，所胜适王，则不肯受传，既不肯受，则反传所胜，所胜复不为纳，于是则留结成积，渐以长大，病因成矣。肥气者，肥盛也，言肥气聚于左胁之下，如覆杯突出，如肉肥盛之状也，小儿多有此病。按前章有积有聚，此章唯出五积之名状，不言诸聚。聚者，六腑之病，亦相传行，还如五脏，以胜相加，故不重言，从省约也。积畜。旧作积盖。今从本义改订。〔滑〕咳逆者，足厥阴之别，贯膈上注肺，肝病，故胸中咳而逆也。《内经》：五脏皆有疟，此在肝为风疟也，抑以疟为寒热病，多属少阳，肝与之为表里。故云：左胁肝之部。按《灵枢·邪气脏腑病形篇》曰：肝脉微急，为肥气，在胁下，若覆杯。皆字说文所无，即痎之异构。《脉经》引此段，作痎疟。又《素问·疟论》曰：痎疟皆生于风。《新校正》，引《太素》经注：作皆疟。《说文》曰：疟，热寒休作，从疒虐，虐亦声，痎，二日一发疟，从疒亥声。◉张山雷笺正：肝行气于左，两胁则足厥阴经脉循行之部，故曰肝之积在左胁下。滑氏谓左胁肝之部，灵胎亦曰左胁肝之位，皆误解《内经》肝生于左之义，而至今为新学家所诟病者也。欬逆、徐注谓肝气上冲于肺，乘所胜也。痎疟、徐注谓间日而发为痎，连日发为疟，肝之病也。寿颐按：痎疟必寒热往来，足少阳与足厥阴为表里，故病属于肝。（西学家谓肝胆同病，不能分析，寿颐按上古医经，亦恒以少阳厥阴之症，联为一气，此可见生理自然之关系，又孰谓新学解剖所得，非吾国古人已有之明言耶。）且疟之作也，必里有根柢，蟠结不去，所以起伏无定，乘时而发，故疟病属之积病。后人所谓无痰不成疟，无积不成疟者，其旨在此。寿颐按：此章言五脏之积，各有所得之月日，以五行相传，至当旺之时而不受其传，则留结为积。虽似不无至理，然病情非一，决无如是之呆相。凡此之属，皆古人过求其深，而万不可泥者，存而不论为是。徐洄溪亦曰：五脏之积，受病各殊，脏气虽有衰旺，然四时皆能成病，此固不必拘泥，但以时令生克，及病情传变之理推之，则当如此，存之以备一说可也。

56.2　心之积名曰伏梁①，起脐上，大如臂，上至心下②。久不愈③，令人病烦心④。以秋庚辛日得之⑤。何以言之⑥？肾病传心⑦，心当传肺⑧，肺以秋适王，王者不受邪⑨，心复欲还肾⑩，肾不肯受，故留结为积⑪。故知伏梁以秋庚辛日得之⑫。

①李駉曰：伏梁者，似屋舍之梁栋，此是心积。◉徐大椿曰：横亘如屋梁而伏处也。

②李駉曰：发起于脐上，有如手臂之大，又逆上至于心下。◉徐大椿曰：脐上至心下，皆心之分也。

③李駉曰：久不安愈。

④李駉曰：令人心下烦闷。◉徐大椿曰：烦心，火郁之状也。

⑤李駉曰：秋乃肺金正王之月，庚辛金也，伏梁得于庚辛日。

⑥李駉曰：何缘庚辛日得伏梁？

⑦李駉曰：始初沾患肾病，肾水胜心火，故得于心。

⑧李駉曰：心不受肾邪，心火胜肺金，当传于肺。

⑨李駉曰：秋，肺金所王之月，不受心所传之邪。

⑩李駉曰：心以肺王而不受邪，复欲还与肾。

⑪李駉曰：肾又不受，故因此留结为伏梁。

⑫王九思曰：杨曰：伏梁者，言积自脐上至心下，其大如臂，状似屋舍栋梁也。◉李駉曰：故知秋庚辛日得伏梁积。◉滑寿曰：伏梁，伏而不动，如梁木然。◉徐大椿曰：按：《灵枢·经筋篇》：手少阴之筋，其病内急，心承伏梁。其成伏梁，吐血脓者死，不治。观此数语，亦指为心之病，但不明言其状。《素问·腹中论》云：病有少腹盛，上下左右皆有根，病名曰伏梁。裹大脓血，居肠胃之外，不可治。治之，每切按之至死。此下则因阴必下脓血，上则迫胃院，生鬲侠胃脱内痈，此久病也，难治。居脐上为逆，居脐下为从。又曰：人有身体髀股骨行皆肿，环脐而痛，病名伏梁，此风根也。其气溢于大肠，而著于盲，盲之原在脐下，故环脐而痛也。不可动之，动之为水溺涩之病。观此则伏梁又不属心，乃大臃肿如肠胃痈之类。其曰风根，则风毒所结，又不必以秋日得之。越人所指，与此殆同名而异病也。◉黄元御曰：心位在脐上。◉丁锦曰：肺金得秋金之王令，而能拒邪，肾水亦得秋金之生气，而亦能拒也。◉叶霖曰：伏梁者，伏而不动，横亘如梁木然，起脐上至心下者，脐上至心下，皆心之分部也。烦心者，火郁则心烦也。然何以得之？乃肾病传心，传其所胜也。心当传肺，肺金当秋适旺，金旺力能拒而不受邪，应复反于肾，而心火又不能胜肾水，故曰不肯受也。邪留结于心而成积，以秋庚辛日得之者，秋当申酉金月，而庚辛金日也。金旺之月日，心火不能克制，即于是月是日而得是积也。按：《灵枢·邪气脏腑病形篇》曰：心脉微缓为伏梁，在心下，上下行，时唾血。《经筋

篇》曰：手少阴之筋，其病内急，心承伏梁，下为肘纲，其成伏梁，吐血脓者，死不治。是《灵枢》两章，皆心病有余之积，虽未明言病状，其义则同。若《素问·腹中论》曰：病有少腹上下左右皆有根，病名伏梁，裹大脓血，居肠胃之外，不可治，治之每切按之致死。此下则因阴，必下脓血，上则迫胃脘，生鬲挟胃脘内痈，此久病也，难治。居脐上为逆，居脐下为从，此病阳邪聚于血分，致气失输转之机，非脏阴气结之积也。以其在少腹四旁太冲部分，阳毒之邪，聚而为脓为血，下行必薄阴中，便下脓血，上行迫胃脘膈膜间而生内痈，此论阳毒之伏梁也。又曰：人有身体髀股胻皆肿，环脐而痛，病名伏梁，此风根也。其气溢于大肠，而著于肓，肓之原在脐下，故环脐而痛也，不可动，动之为水溺涩之病。此病风邪根聚于中，故环脐而痛，脐为人身之枢，枢病则不能旋斡阴阳之气，故周身皆肿，设妄攻风气，鼓动其水，水溢于上，则小便为之不利，此论风毒之伏梁也。是其名虽同，其证其治则异，若伏梁不辨乎风根，其不见诮于鸡峰难矣。◉丹波元胤曰：〔滑〕伏梁，伏而不动，如梁木然。按《灵枢·邪气脏腑病形篇》曰：心脉微缓，为伏梁，在心下，上下行，时唾血。又《经筋篇》曰：手少阴之筋，其病内急，心承伏梁，下为肘网，此并以伏梁为心病。而《素问·腹中论》：所谓伏梁，与此不同。《说文》曰：梁，水桥也，从木从水办声。◉张山雷笺正：伏梁之义，不甚可解。伯仁谓如梁木然。徐洄溪亦曰，横亘如屋梁而伏处，皆未免望文生义，所不可泥。徐又引《素》《灵》云云，则皆有积滞之义，而与本节亦不必尽同，可见伏梁之名，由来最古，其病状固属气血之凝结不通，如曰：必为心脏之积，则殊未可必耳。

56.3　脾之积名曰痞气[①]，在胃脘，覆大如盘[②]。久不愈[③]，令人四肢不收[④]，发黄疸[⑤]，饮食不为肌肤[⑥]。以冬壬癸日得之[⑦]。何以言之[⑧]？肝病传脾[⑨]，脾当传肾[⑩]，肾以冬适王，王者不受邪[⑪]，脾复欲还肝[⑫]，肝不肯受，故留结为积[⑬]。故知痞气以冬壬癸日得之[⑭]。

①李駉曰：痞，否也，否结成积，此是脾积。◉徐大椿曰：痞，痞塞不通也。

②李駉曰：痞气覆于胃脘，大如盘状。◉徐大椿曰：胃脘，中焦之地，脾之分也。

③李駉曰：久不安愈。

④李駉曰：脾主四肢，不能收拾。◉徐大椿曰：脾主四肢。不收，邪气聚而正气不运也。

⑤李駉曰：黄疸，身体手足皆黄。◉徐大椿曰：黄疸，皮肤爪目皆黄色，湿热病也。脾有积滞则色征于外也。《素问·平人气象论》：溺黄赤安卧者，曰黄疸。又曰：目黄者，曰黄疸。

⑥李駉曰：脾胃乃饮食脏腑，善食而受，谓之食亦。◉徐大椿曰：脾主肌肉，不能布其津液，则不为肌肤也。

⑦李駉曰：冬乃肾水所王之月，壬癸水也，痞气得于壬癸日。

⑧李駉曰：何缘壬癸日得痞气？

⑨李駉曰：始初沾患肝病，肝木胜脾土，故传于肝。

⑩李駉曰：脾不受肝邪，脾土胜肾水，当传于肾。

⑪李駉曰：冬，肾水所王之月，不受脾所传之邪。

⑫李駉曰：脾以肾王而不受邪，复欲还与肝。

⑬李駉曰：肝又不受，故因此留结为痞气之积。

⑭王九思曰：杨曰：痞，否也，言痞结成积也。脾气虚，则胃中热而引食焉。脾病不能通气行津液，故虽食多而羸瘦也。◉李駉曰：故知壬癸日得痞气积。◉滑寿曰：痞气，痞塞而不通也。疸病发黄也，湿热为疸。◉黄元御曰：脾位在中脘。◉丁锦曰：肾水旺于冬水之令，而能拒邪，肝木亦得水之生气，而亦能拒也。◉叶霖曰：痞者，否也，天地不交而为否，言痞结而成积也。脾位中央，土之象也，故积在胃脘，覆大如盘。脾主四肢，邪气壅聚，正气不运，故四肢不收。脾有湿滞，则色征于外，故皮肤爪目皆黄而成疸，但黄疸之因甚繁，然皆不离乎脾与湿也。脾主肌肉，今脾有积，不能布津液，则所入饮食，而不为肌肤也。然何以得之？乃肝病传脾，传其所胜也。脾当传肾，肾水当冬适旺，水旺力能拒不受邪，欲复反于肝，而脾土又不能胜肝木，故曰不肯受也。邪留结于脾而成积，以冬壬癸日得之者，冬当亥子水月，而壬癸水日也，水旺之月日，脾土不能克制，即于是月是日，而得是积也。◉丹波元胤曰：〔杨〕痞，否也，言否结成积也。脾气虚，则胃中热，而引食焉，脾病不能通气行津液，故虽食多，而羸瘦也。按《素问·平人气象论》曰：溺黄赤安卧者，黄疸。又曰：目黄者黄疸。《说文》曰：疸，黄病也，从疒旦声。◉张山雷笺正：脾主行气，以助胃之消化，如脾气已滞，则胃之消化不灵，故积生于胃脘之部，而饮食之精，不能敷布矣。

56.4　肺之积名曰息贲[①]，在右胁下[②]，覆大如杯[③]。久不已[④]，令人洒淅寒热[⑤]，喘咳，发肺壅[⑥]。以春甲乙日得之[⑦]。何以言之[⑧]？心病传肺[⑨]，肺当传肝[⑩]，肝以春适王，王者不受邪[⑪]，肺复欲还心[⑫]，心不肯受，故留结为积[⑬]，故知息贲以春甲乙日得之[⑭]。

①李駉曰：息，长也；贲，膈也。言肺在膈上，其气不行，渐长而逼于膈也，此肺积之名。◉徐大椿曰：息贲，气息奔迫也。

②徐大椿曰：肺之位也。

③李駉曰：覆于右胁，其大如杯状。

④李駉曰：久不得已。

⑤李駉曰：肺虚则洒淅寒，肺实则热而闷。◉徐大椿曰：肺主皮毛，故皮肤洒淅寒热也。

⑥李駉曰：肺寒则气道涩，改喘咳而肺壅。◉徐大椿曰：壅，臃肿胀闷，肺主气故也。

⑦李駉曰：春，肝木所王之月；甲乙，木也。息贲得于甲乙日。

⑧李駉曰：何缘甲乙日得息贲？

⑨李駉曰：始初沾患心病，心火胜肺金，故传于肺。

⑩李駉曰：肺不受心邪，肺金胜肝木，当传于肝。

⑪李駉曰：春，肝木所王之月，不受肺所传之邪。

⑫李駉曰：肺以肝王而不受邪，复欲还与心。

⑬李駉曰：心又不受，故因此留结为息贲之积。

⑭王九思曰：杨曰：息，长也。贲，膈也。言肺在膈上，其气不行，渐长而逼于膈，故曰息贲，一曰：贲，聚也，言其渐长而聚蓄。肺为上盖，脏中阳也。阳气盛，故令人发肺壅也。◉李驷曰：故知甲乙日得息贲积。◉滑寿曰：息贲，或息或贲也。右胁肺之部，肺主皮毛，故洒淅寒热。或谓脏病止而不移，今肺积，或息或贲何也？然：或息或贲，非居处无常，如腑病也，特以肺主气，故其病有时而动息尔。肾亦主气，故贲豚亦然。◉徐大椿曰：按：《灵枢·经筋篇》：手太阴之筋，其病当所过者支转筋，痛甚成息贲，胁急吐血。则亦以息贲为肺之病也。又云：手心主之筋，其病当所过者支转筋，前及胸痛息贲。则又以息贲属胞络之病。《素问·阴阳别论》云：二阳之病发心脾，有不得隐曲，女子不月。其传为风消，其传为息贲，死不治。是亦以息贲为心病所传，与此心传肺之义亦符合。◉黄元御曰：肺位在右胁。息贲，喘息奔逆也。◉丁锦曰：肝木旺于春木之令，而能拒邪，心火亦得木之生气，而亦能拒也。◉叶霖曰：贲，古通“奔”。息贲者，言气息贲迫也。右胁下为肺金右降之分部，洒淅寒热者，肺主皮毛也。壅、痈，古通。肺病则喘咳，甚则发为肺痈。《素问·大奇论》曰：肺之壅，喘而两胁满者是也。然何以得之？乃心病传肺，传其所胜也。肺当传肝，肝木当春适旺，木旺力能拒而不受邪，欲复反于心，肺金又不能胜心火，故曰不肯受也。邪留结于肺而成积，以春甲乙日得之者，春当寅卯木月，而甲乙木日也，木旺之月日，肺金不能克制，即于是月是日而得是积也。按：《灵枢·经筋篇》曰：手心主之筋，其病当所过者支转筋，前及胸痛息贲。此言手心主之筋，循胁腹，散胸中，下结于胃脘之贲门间，其病当筋之过结处，为转筋，而前及胸痛，散于胸中，结于贲门，故曰息贲。又曰：太阴之筋，其病当所过者支转筋，痛甚则成息贲，胁急吐血。此言手太阴之筋，散贯于贲门间，其病当筋之所过者为支度转筋，而痛甚则成息贲，胁急吐血。盖十二经筋合阴阳六气，气逆则为喘急息奔，血随气奔，则为吐血也。《素问·阴阳别论》曰：二阳之病发心脾，有不得隐曲，女子不月，其传为风消，其传为息贲者，死不治。此二阳者，足阳明胃，手阳明大肠也。病发于心脾者，其始必有得于隐曲之事，于是思则气结，郁而为火，致损心营，心营既损，脾少生扶，则健运失职，饮食渐减，胃阴益亏；夫人身之精血，全赖后天谷气荣养，今谷津日竭，郁火内焚，是以男子少精，女子不月，血液日见干枯，而大肠之传道亦病；胃燥生火，火盛风生，则消烁肌肉，水精耗尽，金失其源，肾气不纳，逆传于肺，致有喘息奔迫不治之证。此三者似是而实非，不容不辨。《奇病论》帝曰：病胁满气逆，二三岁不已，是为何病？岐伯曰：病名息积，此不妨于食，不可灸刺，积为导引服药，药不能独治也。此与本篇差同。药难独治，必兼导引之功，又不可不知也。◉丹波元胤曰：〔滑〕右胁，肺之部，肺主皮毛，故洒淅寒热。〔徐〕息贲，气息奔迫也。按《素问·阴阳别论》曰：二阳之病，发心脾，有不得隐曲，女子不月，其传为风消，其传为息贲者，死不治。次注，传入肺，为喘息而上奔。《灵枢·邪气脏腑病形篇》曰：肺脉滑甚，为息贲上气。又《经筋篇》曰：手太阴之筋，其病甚，成息贲喘急吐血。又曰：手心主之筋，其病胸痛息贲。此息贲，气息奔逆之谓。徐说为得，贲，奔，古通。夏小正曰：玄驹贲，贲者，何也？走于地中也，下文贲豚之贲亦同。杨注：息，长也，贲，鬲也，渐长而逼于鬲。《本义》曰：或息或奔，并非，肺壅。《甲乙经》《脉经》：作肺痈，是，壅，古与痈通。《素问·大奇论》曰：肺之雍，喘而两胁满。《新校正》云：肺壅，肝壅，肾壅。《甲乙经》俱作痈。◉张山雷笺正：贲、旧读为奔，伯仁注谓或息或贲，殊属费解。洄溪则曰气息奔迫，则犹言气急气促耳。寿颐

按，贲字本有大义，诗贲鼓惟庸，书大传大子贲庸，注皆训大是也。肺既有积，则气息必粗，故曰息贲。犹言息之粗大耳，肺行气于右，故肺之积在右胁下，正以右降之气不及所致。伯仁谓右胁肺之部，灵胎亦曰右胁肺之位，亦误解《素问》肺藏于右之义，而铸此大错。须知肺在鬲上，左右相等，不偏于右，又安得谓右胁下属于肺之部位？盖亦不思之甚矣。

56.5　肾之积名曰贲豚①，发于少腹，上至心下②，若豚状③，或上或下无时④。久不已⑤，令人喘逆⑥，骨痿少气⑦。以夏丙丁日得之⑧。何以言之？脾病传肾⑨，肾当传心⑩，心以夏适王，王者不受邪⑪，肾复欲还脾⑫，脾不肯受，故留结为积⑬。故知贲豚以夏丙丁日得之⑭。此五积之要法也⑮。

①李驷曰：奔，聚也，似豚状也，此肾积之名。◉徐大椿曰：其状如豚之奔突也。

②徐大椿曰：少腹，肾之分。至心下，言上则至心而止，非谓其大至心也。下文自明。

③徐大椿曰：言其躁动如豚也。

④李驷曰：自小腹发起，上冲心下，其状若豚，或时上，或时下。

⑤李驷曰：久不得已。

⑥李驷曰：令人沾患喘逆。◉徐大椿曰：肾气上冲也。《素问·逆调论》：肾主卧与喘。

⑦李驷曰：肾主骨，骨枯髓减，发为骨痿。痿，无力也。◉徐大椿曰：肾主骨，故骨痿。下焦不能纳气，故少气。

⑧李驷曰：夏，心火所王之月，丙丁，火也，丙丁日得奔豚积。◉丁锦曰：心火旺于夏火之令，而能拒邪，脾土亦得火之生气，而亦能拒也。

⑨李驷曰：始初沾患脾病，脾土胜肾水，故传之于肾。

⑩李驷曰：肾不受脾邪，肾水胜心火，故传于心。

⑪李驷曰：夏，心火所王之月，不受肾所传之邪。

⑫李驷曰：肾以心王而不受邪，复欲还与脾。

⑬李驷曰：脾又不受，故因此留结为奔豚之积。

⑭李驷曰：故知丙丁日得奔豚之积。

⑮王九思曰：丁曰：人之五脏本和，谓恣欲五情，所以有增损，故蕴积生其病也。故有积有聚，积病为阴，聚病为阳，王时即安，失时即病也。旧经文注皆明矣。杨曰：此病状似豚而上冲心。又有奔豚之气，非此积病也，名同而疾异焉。◉李驷曰：此是五积病源要法。◉滑寿曰：贲豚，言若豚之贲突，不常定也。豚性躁，故以名之。令人喘逆者，足少阴之支，从肺出络心，注胸中故也。此难但言脏病，而不言腑病者，纪氏谓以其发无常处也。杨氏谓六腑亦相传，行如五脏之传也。或问天下之物理，有感有传，感者情也，传者气也，有情斯有感，有气斯有传。今夫五脏之积，特以气之所胜，传所不胜云尔。至于王者不受邪，是固然也。若不胜者反欲还所胜，所胜不纳而留结为积，则是有情而为感矣。且五脏在人身中，各为一物，犹耳司听，目司视，各有所职而不能思，非若人之感物，则心为之主，而乘气机者也。然则五脏果各能有情而感乎？曰：越人之意，盖以五行

之道，推其理势之所有者，演而成文耳。初不必论其情感，亦不必论其还不还，与其必然否也。读者但以所胜传不胜，及王者不受邪，遂留结为积观之，则不以辞害志，而思过半矣。或又问子言情感气传，先儒之言则曰：形交气感，是又气能感矣。于吾子之言何如？曰：先儒之说，虽曰气感，由形交也。形指人身而言，所以感之生也。◉徐大椿曰：按：《伤寒论·太阳中篇》云：发汗后脐下悸者，欲作奔豚。又云，烧针令其汗，针处被寒，核起而赤者，必发奔豚。此似卒然之病，与此处异。《金匮要略》云：奔豚病从少腹起，上冲咽喉，发作欲死，复还止，皆从惊恐得之。其说与此相近，而其所载方内，亦引《伤寒论》一条文。则此病得之，久而不已，时发作者，即为肾之积，为难治。因外感误治而骤起者，非肾之积，为易治。盖病形同而病因异也。又按：五脏之积，受病各殊，脏气虽有衰旺，然四时皆能成病，此固不必拘泥，但以时令生克，及病情传变之理推之则当。如此存之，以备一说可也。◉黄元御曰：肾位在少腹。贲豚发作，状如豚奔，上至心下，痛苦欲死，故曰贲豚。◉丁锦曰：此总结上文推其积之所自，而可以会悟治之之法矣。其法维何？经曰：治病必求于本也，不列六腑之聚。无定名故也。◉叶霖曰：贲豚者，其状如豚之奔突，以豚性躁动故也。发于少腹，上至心下者，少腹，肾之分部，由少腹上冲至心下而止，上下无定时也。喘逆者，足少阴之支脉，从肺出络心，注胸中，肾气上冲故也。肾主骨，故骨痿。肾不能纳气，故少气也。然何以得之？乃脾病传肾，传其所胜也。肾当传心，心火当夏适旺，火旺力能拒而不受邪，当复反于脾，而肾水又不能胜脾土，故曰：不肯受也。邪留结于肾而成积，以夏丙丁日得之者，夏当巳午火月，而丙丁火日也，火旺之月日，肾水不能克制，即于是月是日而得是积也。按：《伤寒论·太阳篇》曰：发汗后，脐下悸者，欲作奔豚。此因发汗虚其心液，脐下悸者，欲动而上奔也，故用茯苓桂枝甘草大枣汤，以保心而制水也。又曰：发汗后，烧针令其汗，针处被寒，核起而赤者，必发奔豚，气从少腹上至心。此言发汗既伤其血液，复用烧针令其汗，是又伤其血脉矣。血脉受伤，则心气虚，加以寒凌心火，故核起而赤，心虚气浮，则肾气乘而上奔，故灸核上各一壮，以通泄其经气，更与桂枝加桂汤，散寒邪以补心气也。此两节论外感误治之证，与积久而成者有间。《金匮要略》师曰：病有奔豚，有吐脓，有惊怖，有火邪，此四部病，皆从惊发得之。此言肝胆因惊骇为病，木者，水之子也，子病发惊，母亦随而上奔也。余三病亦因惊发而得，非奔豚，不为详解。又师曰：奔豚病从少腹上冲咽喉，发作欲死，复还止，皆从惊恐得之。此因惊则伤心，恐则伤肾，心肾水火之气虚，而不能互相交感，则肾之虚邪，反乘心之虚而上奔矣。故总其治曰：奔豚气上冲胸腹痛，往来寒热，奔豚汤主之。观《金匮》两条，与本经之义相近，然同因惊得，而有肝胆心肾之异。况外感积聚之不同，是受病之因，传变之理，不可不察，岂独奔豚一证为然？◉滕万卿曰：按此篇详言五积名形，与所以得病之由，而其名与病形，义无容疑。至其谓得病之由，则未尝不使后人起惑焉。夫五积之所由生，固执月日，则虽《难经》，其说或涉怪诞，何者，其所谓肝曰季夏戊己，心曰秋庚辛，脾曰冬壬癸，肺曰春甲乙，肾曰夏丙丁，岂有如是拘拘时日哉？果若其说，则凡五积之病，方其时发者，皆能推算月日知之乎。盖积之为病，脏气怫郁而所致也。夫人之情，每有好恶，至其有感，则脏气为之动，动而中节，何害之有，一或有偏，则脏气为之倾移，而运化失常，故因其偏虚，邪气凑焉。所谓肺病传肝者，肺邪乘肝虚，经云：虚者受邪是也。肝又欲传脾，是其道也，然其时脾无虚，则邪无入地，而不能传焉。经云：实者不受邪是也。肝复欲还肺，然其不受者，横且有所不胜也，故跛胡踬尾，进退维谷，故留结为积，是以相克之病。假令金克而土旺，则木邪何往，所以留结于本部也。余脏可以例推。学人莫以文害辞，而以意逆志可矣。滑注情感之说，以性理言，迂远而阔于事情，不可从矣。◉丹波元胤曰：〔杨〕此病状似豚，而上冲心，又有奔豚之气，非此积病也，名同而疾异焉。〔滑〕令人喘逆者，足少阴之支，从肺出络心，注胸中故也。〔徐〕少腹，肾之分，至心下，言上则至心而止，喘逆，肾气上冲也。《素问·逆调论》曰：肾主卧与喘。肾主骨，故骨痿，下焦不能纳气，故少气。按《灵枢·邪气脏腑病形篇》曰：肾脉微急，为沉厥奔豚。《甲乙经》，豚，作肫，讹。《说文》曰：豚，小豕也，以彖省，肖形，篆文，从肉豕，作豚。又曰：肫，面頯也，从肉屯声，是其义自异。《诸病源候论》，作贲炖，炖，即豚俗字，见于《广韵》。◉张山雷笺正：贲豚之贲，读为奔，豚为水畜。肾属水脏，肾无摄纳之权，则其气膜胀，迫而上奔，故以奔豚为喻。伯仁谓豚性躁，故以名之，甚非古人命名之旨，且豚之为畜，最为柔濡，妇孺咸知，回教主谟罕蓦德，所以令教中人不得食猪肉者，正以其懦弱无用之故，何躁之有？恐是伯仁信笔杜撰，《伤寒论》奔豚之气上冲，是因误治而变病，此则杂病中之肾气不藏者耳。但均为动气逆涌之证，故得同以奔豚为名。寿颐窃谓病情既同，治法盖亦无甚大别。但肾气上冲，古人止论有寒水泛溢之一症，而今病则亦有肝肾阴虚，阳不收摄而上激者，治宜养阴涵阳，与古法温纳者，绝端不同，此古今病态之不可一概论者，学者亦不可不知。丁履中《难经阐注》谓此章言成积之理，乃见虚处受邪，王处不受，今人治积，以攻为务，大失经旨云云。寿颐按：因虚受邪，乃言其得病之源，若既成积，即为实症。苟非施以消磨之剂，病何可愈？丁氏此说，岂谓补虚可治实病耶？言虽动听，实非治疗之正旨，但不可过于猛攻，漫无节制，如张子和之医案耳。

五十七难

57.1　五十七难曰：泄凡有几[①]？皆有名不[②]？然：泄凡有五，其名不同[③]。有胃泄[④]，有脾泄[⑤]，有大肠泄[⑥]，有小肠泄[⑦]，有大瘕泄[⑧]，名曰后重[⑨]。胃泄者，饮食不化[⑩]，色黄[⑪]。脾泄者，腹胀满[⑫]，泄注[⑬]，食即呕吐逆[⑭]。大肠泄者，食已窘迫[⑮]，大便色白[⑯]，肠鸣切痛[⑰]。小肠泄者，溲而便脓血[⑱]，少腹痛[⑲]。大瘕泄者[⑳]，里急后重[㉑]，数至圊而不能便[㉒]，茎中痛[㉓]。此五泄之要法也[㉔]。

①李驷曰：泄，利也，不知有几般？◉滕万卿曰：泄名多故发问。

②李驷曰：皆有其名目否？

③李驷曰：五般泄利，而名则不同。

④李驷曰：胃经泄利。

⑤李驷曰：脾经泄利。

⑥李驷曰：大肠泄利。

⑦李驷曰：小肠泄利。

⑧徐大椿曰：此五者之名也。

⑨李驷曰：瘕，结也，小腹有结而欲下利也；后重者，腰下沉重也。故名肾泄。◉滑寿曰：此五泄之目，下文详之。◉徐大椿曰：此专指大瘕泄而言，盖肾邪下结，气坠不升故也。◉丁锦曰：五泄名虽不同，然必由胃及脾。叔和云：湿多成五泄，此之谓也。五泄俱后重，故以名曰后重该之，下文各具其病状也。◉叶霖曰：泄，利也。其证有五，故有五泄之名。后重者，专指大瘕泄而言，盖肾邪下结，气坠不升故也。此五泄之目，下文详之。◉滕万卿曰：五泄至甚，乃为后重。后重，即痢。滑注以后重蒙大瘕泄，非是。◉张山雷笺正：此所谓泄，统指大便之不正者而言。以脾胃分作两大纲，盖以胃主容纳，脾主运磨。吾国医学之言消化机能者，类皆如此说法。今证以解剖家所研求，则胃液不充，即减其消溶食物之能力，而脾之运磨，乃合甜肉汁胆汁二者，皆在其中。如其二汁之体用不及，即当消化不良，大便失其常度，此则脾胃之关系于大便者，固合中西两家学说而一以贯之。若所谓大瘕泄一症，则瘕字有假物成形之义，固即积滞为病，洄溪谓后重一句，专指大瘕泄而言，是即古之所谓肠澼，今之所谓下积，实与此外诸泄无涉，以病状论之，徐说甚是。然《难经》本文，则竟似以名曰后重四字，为五者总结之语，文义大是不妥。此则二千余年屡经传写，或有脱佚舛讹，皆不可知，否则古人立言，亦安有如此之不辨菽麦者耶？徐又谓后重为肾邪下结，气坠不升，则大有语病。须知寻常滞下之病，多缘湿热互结，潴秽蕴积，气滞不通，所以里急后重，欲下不畅，法当行气导滞，则塞者通之。后重即缓，胡可概以为气坠不升，徐岂欲教人以概用升举之法，治此里急后重耶？则凡属实滞，皆为鸩毒，杀人必多，洄溪亦太粗心矣。且肾邪下结四字，亦与普通之滞下后重证

情，相去太远，意在过求其深，而反致晦不可解，尤为无谓。总之洄溪此书，尚是早年著作，笔下颇多失检，读者须知此意。

⑩李驷曰：风入于肠，上熏于胃，故所食之物先出而不消化。

⑪王九思曰：杨曰：泄，利也。胃属土，故其利色黄，而饮食不化焉。化，变也，消也，言所食之物，皆完出不消变也。虞曰：此乃风入于肠，上重于胃，故使食不消化。《风论》曰：久风入中，则为肠风飧泄。飧泄，为食不消化也。◉李驷曰：脾属土，泄利色黄。◉滑寿曰：胃受病，故食不化；胃属土，故色黄。◉徐大椿曰：胃主纳饮食，气虚不能运则泄。黄，胃土之正色也。◉丁锦曰：胃受邪，则不能运化饮食。黄者胃土之色，邪乃或湿或寒之邪也。◉叶霖曰：胃泄者，甲木之克戊土也。胃主纳谷，风木之邪乘之，胃腑郁迫，水谷不化，必脉弦肠鸣。黄者，胃土之色。经曰"春伤于风，夏生飧泄"者是也。◉滕万卿曰：未失胃土本色，故比诸后四泄则最易愈。◉张山雷笺正：新学家谓胃有酸汁，专为溶化食物之用，酸汁不充，则所食即不能化。此与吾国医学家之所谓胃阴胃津，同符合撰。《难经》以食不能化之泄泻，属于胃病是也。然又谓胃泄色黄，此当以面色之萎黄而言。正以胃家受病，食物不化，无滋养之资，则不能生血而充肌肤，色泽消臞，形容枯槁，显而易见，尽人能知。然注家必以此色字，说到所泄之粪色上去，欲以附会胃属土之本色，此在从前涂附五行，妄谈病理之时，又谁不以为确有至理？然证以解剖家所言消化器之作用，则惟胆汁泌入小肠上部，即所以助消化食物之功，故惟消化健全，斯不便色黄，即是胆汁输送入肠之本色，斯为无病之正。如其胆汁不及，必致消化失其常度，而大便遂为之变，所以泄泻鹜溏者，粪色多呈淡白。此说虽为吾国医籍所未载，而参合病机，验之临证，甚是确凿，已堪共信。然则既是胃土德衰，而为病泄，食且不化，粪色亦必不黄，此实有可据者，孰谓周秦以上之医家，乃不知此寻常之形色？然后知伯仁之所谓胃土色黄者，尚是当时附会之语，实非病理之当然，洄溪和之，皆不可训，此须当为古人纠正者也。

⑫李驷曰：雨淫腹疾，脾土恶湿，二气之胜，故腹肚膨胀充满。

⑬李驷曰：注者，无节度也。湿胜则濡泻，湿气内攻于脾，则水谷不分，故泄利无度。◉徐大椿曰：脾主磨化，饮食不能化则胀满泄注也。

⑭王九思曰：杨曰：注者，无节度也，言利下犹如注水，不可禁止焉。脾病不能化谷，故食即吐逆。虞曰：中央生湿，湿生土，土生脾，脾恶湿，湿气之胜，故腹胀而泄注。土性主信，又主味，今土病于味，无信，故食则吐逆。《阴阳应象论》曰：湿胜则濡泻。谓湿气内攻脾胃，则水谷不分，故泄注。◉李驷曰：脾胃，饮食之脏腑，脾病不能化水谷，故食则呕吐。◉滑寿曰：有声无物为呕，有声有物为吐。脾受病，故腹胀泄注，食即呕吐而上逆也。◉徐大椿曰：脾弱不能消谷则反出也。◉丁锦曰：凡六腑禀气于胃，五脏禀气于脾，脾胃受邪，则诸气滞而不化，故胀满骤注也。气不化必逆，故食即呕吐也。◉叶霖曰：脾泄者，脾土湿寒，不能蒸水化气，故水谷并下，胀满泄注也。食即呕吐者，脾弱下陷，则胃逆也，必所下多水，脉缓，腹不痛。经曰"湿甚则濡泄"者是也。◉张山雷笺正：脾能消化，固合乎今所谓甜肉汁之功用，皆在其中。脾得其职，则传化不滞，腹内二肠，通行无阻，必无胀满之苦，而大便亦得其常。惟脾病，则不司运化，而胀满泄注作矣。呕吐原是胃病，而又以为脾病者，盖纳谷消谷，皆脾与胃共同天职，固无彼此界限之可分。但呕之与吐，古义本同，无所区别。左哀二年传，伏弢呕血，注，呕、吐也。

《释名·释疾病》，呕、伛也，将有所吐，脊曲伛也，字亦作欧，其右从欠，本以人之呼气取义。《说文》，欧、吐也。《广雅》《释诂四》及《汉书·丙吉传》注皆曰，欧、吐也。何尝有两样训诂，滑伯仁有物为吐、无物为呕二句，妄作聪明，不可为训，徐洄溪谓是脾弱，不能消谷而反出，差为近之。

⑮李驷曰：窘迫，急也。大肠气虚，所以食讫而急欲登厕，迫急不可止也。◉徐大椿曰：肠虚气不能摄，故胃气方实，即迫注于下，窘迫不及少待也。

⑯李驷曰：白从肺色。◉徐大椿曰：大肠属金，故色白。

⑰王九思曰：杨曰：窘迫，急也。食讫即欲利，迫急不可止也。白者，从肺色焉。肠鸣切痛者，冷也。切者，言痛如刀切。其肠之状也。虞曰：大肠气虚，所以食毕而急思厕，虚则邪传于内，真邪相击，故切痛也。◉李驷曰：肠内虚鸣，如刀切其肠之痛。◉滑寿曰：食方已，即窘迫欲利也，白者金之色。谢氏曰：此肠寒之证也。◉徐大椿曰：气不和顺，故鸣而痛。◉丁锦曰：肺与大肠为表里，因邪从脾来，脾气不化，则肺与大肠之气亦不化。饮食入腹，迫气下行，故窘迫也。气不化，则攻冲，故鸣而痛也。白者，肺色也。◉叶霖曰：大肠泄者，肠虚气不能摄，故胃方实，即迫注于下，窘迫不及少待也。色白者，大肠属庚金，白、金之色也。肠鸣切痛者，气不和则攻冲，故鸣而痛也。经曰“清气在下，则生飧泄”者是也。◉滕万卿曰：拘急而绞，较前二证稍重，不易治。◉张山雷笺正：食方入而即窘迫不舒，以理言之，仍是胃腑之病。《难经》仍以属之大肠，已不可解。若谓食入于胃，而窘迫乃在大肠，则又中之与下，两不相谋，亦何有联属之可言？况《内经》本有食注一证，说者谓食物才下于咽，而气即下注，辄欲大便，正是脾家大气不能自摄，病仍因乎脾土之清阳无权，如以泄出于肠，而即归咎于大肠，得毋不揣其本，古人所见，岂竟如是之浅陋，此盖亦浅人附会为之，决非中古医学之真。又谓大便色白，则凡属溏泄，屎多淡白，固西学家之所谓胆汁不及，亦不可见病言病，等于无本之学。然注者偏能以大肠属金，所以色白解之，终是宋金以下涂附五行，向壁虚构之伎俩，亦只见其粗疏浅率耳。

⑱李驷曰：小肠心之腑，心主血，故便血。◉徐大椿曰：每遇小便，则大便脓血亦随而下，盖其气不相摄而直达于下，故前后相连属，小便甚利而大便亦不禁也。又小肠属火，与心为表里，心主血，故血亦受病而为脓血也。

⑲李驷曰：小便处在小腹，故痛。◉滑寿曰：溲，小便也。便，指大便而言。溲而便脓血，谓小便不闷，大便不里急后重也。◉丁锦曰：小肠者，泌别清浊之职，因气不化，则清浊不分，欲溲小便而大便必同至，觉少腹窘痛而下脓血也。◉徐大椿曰：小肠之气下达膀胱，膀胱近少腹，故少腹痛也。◉叶霖曰：小肠泄者，小肠属丙火，不化寒水，郁于湿土之中，内热淫蒸，脓血腐化。又小肠与心为表里，心主血，盖气不相摄，而便脓血，小便亦不禁也。小肠之气郁冲，下达膀胱，膀胱近少腹，故少腹痛也。此即血痢之类耳。◉滕万卿曰：痛在脐下是为痢候。◉张山雷笺正：小肠直承胃下口，而下与大肠相衔接，苟是大便溏泄，似不可不谓小肠亦受其病。然在今日，如能稍明大小二便之源委者，当必不以小肠小溲，相提并论。惟自汉唐以降，直到有清嘉道年间，亦无不认为小肠通小便，大肠通大便者，群书具在，原不必为吾道讳。惟《内经》有肾为胃关，关门不利则聚水一句，始知中古以上，未始不识小溲上源，直与肾接。《难经》当亦为周秦间之旧籍，而以小肠之泄，与溲并言，此寿颐所以敢谓《难经》此章，实亦为浅者之羼入，已非中古

医学之真旨也。伯仁、洄溪两家注文，皆是望文生义，又安有辨论之价值耶。

⑳徐大椿曰：大瘕，邪气结于下成癥瘕而不散也。

㉑李駉曰：里急者，腹中痛也；后重者，大便处疼痛也。◉徐大椿曰：肠气急迫，肛门重坠。◉滕万卿曰：腹里急痛，涩滞不通。

㉒李駉曰：圊，厕也。肾开窍于二阴，惟气虚，故数思厕，及至厕，后重不能便。◉徐大椿曰：惟里急，故数至厕；惟后重，故不能便。皆瘕结不散之故也。

㉓李駉曰：痛引入前阴茎中。◉徐大椿曰：大便气不能达，则邪气移于小便，故茎中痛。◉丁锦曰：瘕，假也；圊，厕也；茎，小便也。此邪传于肾，肾乃开窍于二阴，肾气不化，二便失常，大便欲便而不得便，似乎假便之状，故曰瘕，因里急则数至圊，因后重则不能便，前阴不利，则必茎中痛也。

㉔王九思曰：杨曰：瘕，结也。少腹有结而又下利者是也。一名利。后重，言大便处疼重也。数欲利，至所即不利。又，痛引阴茎中，此是肾泄也。按诸方家，利有二十余种，而此惟见五种者，盖举其宗维耳。虞曰：肾开窍于二阴，气虚故数思圊，后重而不能便，茎中痛，肾气不足，伤于冲脉，故里急也。《灵枢》病总曰：凡五泄者，春伤于风，寒邪留连，乃为洞泄。（按此文见《素问·生气通天论篇》，无凡五泄者句，《灵枢》无病总篇，《惟论疾诊尺篇》云：春伤于风，夏生飧泄肠澼。亦与此文小异，然则今之《灵枢》，非虞氏所见之旧矣。）此之谓也。丁曰：里急者，肠中痛；后重者，腰以下沉重也，余皆旧经有注。◉李駉曰：此是五泄受病法度。◉滑寿曰：瘕，结也，谓因有凝结而成者。里急，谓腹内急迫。后重，谓肛门不坠。惟其里急后重，故数至圊而不能便。茎中痛者，小便亦不利也。谢氏谓小肠大瘕二泄，今所谓痢疾也。《内经》曰肠澼。故下利赤白者，灸小肠俞是也。穴在第十六椎下，两傍各一寸五分，累验。四明陈氏曰：胃泄，即飧泄也。脾泄，即濡泄也。大肠泄，即洞泄也。小肠泄，谓凡泄则小便先下而便血，即血泄也。大瘕泄，即肠瘕也。◉徐大椿曰：按：此节分别病情，明晓精当。其小肠、大瘕泄，即后世所谓痢疾。前三者则飧泄之类也。◉黄元御曰：胃泄者，甲木之克戊土也。胃以受盛为职，乘以甲木之邪，胃腑郁迫，水谷莫容，则生吐泄。伤寒阳明少阳之泄，皆此证也。脾泄者，乙木之贼已土也。脾土湿寒，不能蒸水化气，水谷并下，脾湿愈滋，土陷木遏，肝气不达，风木冲决，开其后窍，则生泄注。内伤之泄，皆此证也。食则呕吐逆者，脾陷则胃逆也。大肠泄者，金敛而木不泄也。乙木陷于大肠，上达无路，欲冲后窍而出，而大肠敛之，不得畅泄，故窘迫欲后，肠鸣而痛切也。大便白者，金色也。小肠泄者，寒水郁其丙火也。小肠以丙火而化寒水，水寒生泄，不过大便溏注而已，不作脓血也。病则丙火不化寒水，郁于湿土之中，（丙火不化寒水，因于土湿。）内热淫蒸，脓血腐化。寒水绝其上源，故溲溺淋涩。风木郁冲，故小腹痛作也。大瘕泄者，水土之郁陷也。水土湿寒，阴气凝结，瘕块累生。乙木不得温升，陷冲后窍，而疏泄失政，未能顺下，故溲便频数，里急后重，而粪溺艰涩不利也。泄虽有五，唯胃泄为胆胃病，其四皆脾肝之证，而癸水之寒，乃其根本也。◉丁锦曰：此总结上文，言当审其在腑在脏，浅深久暴，推源而治，故曰要法也。◉叶霖曰：大瘕泄者，邪气结于下，成癥瘕而不散也。里急后重者，肠气急迫，肛门重坠也。数至圊而不能便者，皆癥结不散，故欲便而不爽也。茎中痛者，乃湿郁为热，大便气不能达，则移于小便也。此即古之滞下，今名痢疾者是也。◉滕万卿曰：按《内经》谓泄痢居多，所谓飧泄、洞泄、濡泄、惊溏、瘕泄、暴注下迫是也。其

所谓痢，则曰肠澼便血，曰下白沫，曰下脓血。扁鹊乃去繁而就简，故脾胃大肠三焉者，此谓泄泻，小肠大瘕二泄，此谓痢疾。轩岐谓之肠澼，仲景谓之滞下，其义一也。总言之，则为五泄，泄一变至于后重，则为痢，然则泄与痢，固一源而二歧。《素问》云：下为飧泄，久为肠澼。是也。泄多属寒，痢多属热，且其泻与后重，亦自有别。盖《灵》《素》所载，其证多端。若无系属，扁鹊约为五泄，且以脏腑名蒙泄字上，则有所归着。而至其审证施治，则有大裨于后人，后世方书，汗牛充栋，至其分泄痢之名，亦或倍蓰之，或什百之，乃使后人有多歧亡羊之惑，学人务本，则其道自成矣。◉丹波元胤曰：按《内经》谓泄痢居多，所谓飧泄、洞泄、濡泄、惊溏、瘕泄、暴注下迫是也。其所谓痢，则曰肠澼便血，曰下白沫，曰下脓血，扁鹊乃去繁而就简。故脾胃大肠三焉者，此谓泄泻。小肠大瘕二泄，此谓痢疾。轩岐谓之肠澼，仲景谓之滞下，其义一也。总言之，则为五泄，泄一变至于后重。则为痢。然则泄与痢，固一源而二岐。素问云：下为飧泄，久为肠澼，是也。泄多属寒，痢多属热。且其泻与后重，亦自有别。盖《灵》《素》所载，其证多端，若无系属。扁鹊约为五泄。且以脏腑名蒙泄字上，则有所归着。而至其审证施治，则有大裨于后人，后世方书，汗牛充栋。至其分泄痢之名，亦或倍蓰之，或什百之，乃使后人有多岐亡羊之惑，学人务本，则其道自成矣。◉张山雷笺正：伯仁以结释瘕，谓即积滞之肠澼，颇属近理。盖瘕之为病，本是假物而聚结不散之义。凡里急后重，而欲泄不得畅泄者，确以有物聚结使然。然此是结塞之病，正与泄利之泄，字义病情，两得其反。而《难经》则竟以列于泄利门中，是以一通一塞，两不相谋。而适相反者，认作异苔同岑，大与《灵》《素》之一称自利，一称肠澼，显然分别者不类。且更系之以茎中痛三字，则里急后重之滞下，亦安见茎之必痛，岂欲以滞下者之腹痛当之耶？又是各有一症，不容相混。而《难经》竟能浑浑沌沌，菽麦不辨，一至于此。寿颐反覆细玩，益觉此节之可疑，谓为门外汉妄自羼杂，似非武断。然则昔贤注文，曲曲敷衍，亦更不必说矣。

五十八难

58.1 五十八难曰：伤寒有几①？其脉有变不②？然：伤寒有五③，有中风④，有伤寒⑤，有湿温⑥，有热病⑦，有温病⑧，其所苦各不同⑨。

①李驷曰：中伤寒邪，还有几般？◉滕万卿曰：总括下文五种伤寒。

②李驷曰：脉息还变迁不同否？◉滕万卿曰：滑注作辨，义亦通。

③李驷曰：有五般伤寒。◉滕万卿曰：分别五症。

④李驷曰：中伤风邪。◉滕万卿曰：仲景所云：风邪在卫。

⑤李驷曰：冬谓之伤寒，当严寒之时，为寒所冒。其即时而病，头痛身疼，肌肤而恶，故名曰伤寒。◉滕万卿曰：寒在荣。

⑥李驷曰：其人当伤于湿，因而中暑，湿热相薄，则发湿温。病苦两胫逆冷，胸多汗，头目痛，妄言。◉滕万卿曰：身体重。

⑦李驷曰：冬伤于寒，因暑气发为热病，发热恶寒，头痛身疼。◉滕万卿曰：热而不恶寒。

⑧李驷曰：春夏有寒清时，秋冬有暄暑时，人感疫疠之气，故一岁之中，病无长少，卒相似者，此则时行之气，俗谓之天行是也。◉滕万卿曰：即四时不正之气。

⑨李驷曰：其证候所苦害不同。◉滑寿曰：变，当作辨，谓分别其脉也。纪氏曰：汗出恶风者，谓之伤风；无汗恶寒者，谓之伤寒。一身尽疼，不可转侧者，谓之湿温。冬伤于寒，至夏而发者，谓之热病。非其时而有其气，一岁之中，病多相似者，谓之温病。◉徐大椿曰：伤寒，统名也。下五者，伤寒之分证也。按：王叔和编次仲景《伤寒论》略例云：中而即病者，名曰伤寒；不即病者，寒毒藏于肌肤，至春变为温病，至夏变为暑病。暑病者，热极重于温也。又第四篇，先序痉湿暍三证。痉则伤寒之变证，暍即热病，湿即此篇所谓湿温也。又《伤寒论·太阳上篇》亦首举中风、伤寒、温病证脉各异之法。《素问·热病论》云：今夫热病者，皆伤寒之类也。又云：凡病伤寒而成温者，先夏至日为病温，后夏至日为病暑。则此五者之病，古人皆谓之伤寒，与《难经》渊源一辙。后世俗学不明其故，遂至聚讼纷纭，终无一是。是可慨也！其详须细读《热病论》及《伤寒论》自知之。◉黄元御曰：中风，风伤卫也，伤寒，寒伤营也，详仲景《伤寒》。湿温，中湿而发热者也。热病，暑病也，即仲景暍病。温病，春月而病感者也。《素问》热病，即温病之发于夏月者，（《评热病论》：先夏至者为病温，后夏至者为病暑是也。）与此不同。◉丁锦曰：伤寒有五者，指五病俱统于伤寒一门，而分其所苦之不同也。风为阳邪，寒为阴邪，故先列中风，次列伤寒。寒者，皆冬月之正病也，湿温发于湿土之令居多，热病发于盛夏，温病即仲景伤寒经中春温病也，乃见前之五邪，从本原来，非此之伤寒热病，故各立其法也，注家以疫症指此温病，非也。◉叶霖曰：《素问》于《风论》《热论》言之甚详，岂得独遗"寒论"一门。而《热论》首言今夫热病者，皆伤寒之类也。既云类伤寒，则有伤寒专论可知，惜乎第七一卷亡于兵火，亦以见古医经以伤寒为外

感之统名，越人恐后世寒温莫辨，故作“伤寒有五”之论，以分别其脉证，滑氏以变当作辨是矣。◉丹波元胤曰：〔徐〕伤寒，统名也。下五者，伤寒之分证也。按：王叔和编次仲景《伤寒论》略例云：中而即病者，名曰伤寒；不即病者，寒毒藏于肌肤，至春变为温病，至夏变为暑病。暑病者，热极重于温也。又第四篇，先序至湿暍三证。至则伤寒之变证，暍即热病，湿即此篇所谓湿温也。又《伤寒论·太阳上篇》亦首举中风伤寒温病证脉各异之法。《素问·热病论》云：今夫热病者，皆伤寒之类也。又云：凡病伤寒而成温者，先夏至日为病温，后夏至日为病暑，则此五者之病，古人皆谓之伤寒，与《难经》渊源一辙。后世俗学，不明其故，聚讼纷纭，终无一是。是可慨也！按《肘后方》曰：伤寒时行温疫，三名一种耳。又曰：贵胜雅言，总名伤寒，世俗因号为时行。《千金方》引《小品方》曰：论治者，不判伤寒，与时行温疫，为异气耳。云：伤寒，雅士之辞，天行温疫，是田舍间号耳，不说病之异同也，是可证徐说矣。有变之变，《本义》曰：当作辨，谓分别其脉也。误，盖变者，谓其有各异不耳。◉张山雷笺正：中风、伤寒、湿温、热病、温病，五者皆四时之外感，而古人统以伤寒称之者。盖四时感证，虽所受之邪，各有不同，而其发病之因，多由于先受寒邪而起。试观各证初发之时，每多先有恶寒，而后发热者，病情当可恍然。但恶寒有轻重微甚之不同，是以古人遂有此五者之分析。陆九芝谓伤寒有五，是五者之总纲，其二曰之伤寒，乃是五者中之一子目，说得最为明白。寿颐按：仲景著伤寒之论，但观其太阳篇麻黄汤证及大青龙汤证两条，颇似一部《伤寒论》，专为二曰伤寒而设，实则桂枝汤证，已专治中风，而白虎汤等方，又是专治温病、热病之主剂。则仲景之书，固不仅为五子目中之伤寒而设，且兼为五者总纲之伤寒而设。一百一十二方，但有是证，即当专用是药，子目中之伤寒以之。即五者总纲之伤寒，亦无不以之，此仲师成法，所以为百世不迁之大宗旨也。伯仁读变为辨，甚是，礼运大夫死宗庙谓之变。郑注：变当为辩，声之误也，是其先例。寿颐按：温病热病，本言感受温热之气，发而为病。而亦得总称之曰伤寒者，正以温热之发，亦因感有外寒而起。所以虽在盛夏，其先多有凛寒一证，渐以身热，此古人所以亦用伤寒二字，包而涵之。但既热之后，即不复寒，是为温热确证，非如二曰伤寒之寒，不用麻黄、青龙等方，其寒不解之比。此温病、热病之所以不与二曰伤寒同者，其辨乃在于此。仲景明言太阳病，发热而渴，不恶寒者，为温病。又曰，若发汗已，身灼热者，名曰风温。夫既明言之太阳病，则初起之时，必有恶风恶寒可知。但既热且渴，即非伤寒而为温病，仲景意中。固已不啻明言温病亦乍感温邪之为病，其不以温病为伤寒久伏之变病可知，则推之热病，亦必为当时感受之热，其非伤寒久伏之变病，又可知，即如《素问·热病论》曰：今夫热病者，皆伤寒之类也。其所以谓之类者，明是同此感受时邪之病，故得以为同类。且以今夫二字提而论之，又明是当时感受之病，故谓之今。其又云：凡病伤寒而成温者，先夏至日为病温，后夏至日为病暑。则所谓凡病伤寒，即《难经》此节五者总纲之伤寒，非仅指冬伤于寒之伤寒，又甚明白。其所以谓凡病伤寒而成温云云，则言此伤寒之所以非冬伤于寒之伤寒，而必谓之病温、病热者，以其感邪发病之时，既在夏至之先，或在夏至之后，即不可以冬伤于寒之例，一律论治，则必辨其病在夏至之先者，曰病温。又必辨其病在夏至之后者，曰病暑。不曰温病而曰病温者，以其病在温热之时也；不曰暑病而曰病暑者，以其病在暑热之时也。古人立说，何等清楚。一若预料千百世后，将有假托其言，以疑误后学者，故必郑重其辞，正其病名，注定时日。初何尝有冬伤于寒，久伏不发，而变为温病、热病之意。所最不可解者，自王叔和之所谓《伤寒例》始，乃泥煞古人冬伤于寒，春必病温一说。遂以《热病论》之病温、病暑两句，改作至春变为温病，至夏变为热病，妄加一至字变字。而病情乃与古人之旨，大相背谬，且又伪造中而即病不即病两层，欲以欺尽天下后世。究竟《热病论》中，何尝有即病不即病之说？且岂独《热病论》中无此明文，即仲景《伤寒论》中，又何尝有即与不即之区别？以一人之杜撰，而可谓此是仲景之伤寒剂，非特欺尽后世。并以厚诬古人，师心自用，极尽怪诞离奇之能事。且又以一变两变为未足，更有变为温疟，变为风温，变为温毒，变为温疫云云。于是许多病证，乃无一不从变化而来。而河间则又续之曰：秋变为湿病，冬变为正伤寒。率天下后世而变幻莫定，岂医理病理之真耶？寿颐则谓叔和犹当不致如此。至于有清一代，则凡言温热者，且无不以伏气二字，说得怪不可识，直不许天下有一新受时邪之温病、热病，其误盖肇自仲景《伤寒例》一篇也。《难经》此条，本与《素问·热病论》同意，五者并列，皆言当时所感之外邪，原是明白晓畅，一望可知。奈何为之注者，犹复谬引《伤寒例》言，甘入于坎窞而不觉。盖四时皆有外感之病，随感随发，事理之常，其间有伏邪晚发者也，乃什佰中之一二，何能忘其常而必侈谈其变，盖好奇之心误之，过求其深，无不永堕五里雾中也。又按：湿温之病，乃湿阻于中而复感温邪者，长夏之时，最多有之。纪氏妄引一身尽疼，不可转侧二句，则湿病而非温病矣，此等注文，皆是点金成铁。

58.2　中风之脉，阳浮而滑，阴濡而弱①；湿温之脉，阳浮而弱，阴小而急②；伤寒之脉，阴阳俱盛而紧涩③；热病之脉，阴阳俱浮④，浮之而滑⑤，沉之散涩⑥；温病之脉，行在诸经，不知何经之动也，各随其经所在而取之⑦。

①王九思曰：丁曰：肌肉之上，阳脉所行，轻手按之，状若太过，谓之滑。肌肉之下，阴脉所行，重手按之不足，谓之弱。此者是按之不足，举之有余，故知中风也。杨曰：自霜降至春分，伤于风冷即病者，谓之伤寒。其冬时受得寒气，至春又中春风而病者，谓之温病。其至夏发者，多热病。病而多汗者，谓之湿温。其伤于八节之虚邪者，谓之中风。据此经言，温病则是疫疠之病，非为春病也。疫疠者，谓一年之中，或一州一县、若大若小俱病者是也。按之乃觉往来如有，举之如无者，谓之弱也。关以前浮滑，尺中濡弱者也。◉李驷曰：肌肉之上，阳脉所行，轻手按之，状若太过；肌肉之下，阴脉所行，按之不足，谓之弱。此者是按之不足，举之有余，故知中风也。◉徐大椿曰：阳，阳经之脉；阴，阴经之脉。浮滑，阳脉之象。风为阳邪，故浮滑，在阳经也。《伤寒论》云：太阳之为病，脉浮。又云：浮则为风。《灵枢·邪气脏腑病形篇》云：滑者，阳气盛，微有热。又《素问·平人气象论》云：脉滑曰病风，阳盛则阴虚，故阴脉濡而弱也。◉丁锦曰：阴阳即尺寸脉，下同。◉叶霖曰：中风者，风寒直伤肌腠也。风无定体，偏寒即从寒化，风寒之邪，直入肌肉而伤其营，营血伤则血脉弱，而其脉动必缓。阳寸浮者，乃卫阳外越也，阴尺弱者，乃营血受伤也。然必见热自发，汗自出，恶寒恶风，鼻鸣干呕等证，方是风寒中肌腠之的证的脉也。谓风伤卫，寒伤营者非也，其实寒伤卫，风伤营耳。或问许学士《发微》论言风伤卫，寒伤营。成无己以降俱宗之，而子独谓寒伤卫，风伤营者何耶？曰：寒者，太阳之本气也。太阳之阳，发于至阴，而充于皮毛，是皮毛一层，卫所居也。卫阳虚，招外寒，致皮毛闭塞而无汗，故曰寒伤卫也。风在六腑，属厥阴肝木，厥阴主营血，血虚则招外风。夫营血虽与卫气偕行，而究之皮毛一层，为卫所司，

肌肉一层，为营所宅，风入肌肉中，而营不守卫，是以卫气泄而自汗出，故曰风伤营也。况仲景无汗用麻黄，明是治卫气之药，有汗用桂枝，明是和营血之药，安得淆混哉？或问麻黄治寒伤卫，桂枝治风伤营，已明其义，何以仲景《辨脉篇》曰：寸口脉浮而紧，浮则为风，紧则为寒，风则伤卫，寒则伤营，营卫俱病，骨节烦疼，当发其汗也，此非风伤卫，寒伤营之明证耶？曰：此章本《内经》寒伤形，热伤气，阳邪伤阳，阴邪伤阴，统该阴阳二气而言，非谓桂枝主风伤卫，麻黄主寒伤营也。读书贵乎融贯，不可拘泥。此所谓风伤营者，言风寒之邪，直中营中，逼其卫气外泄，风寒则伤营也。若风温之邪，首先犯卫，卫主气，盖热则伤气矣。所谓寒伤卫者，非不伤营，盖寒闭卫外之气则无汗，然亦由敛其营血而然，此《内经》热伤气，寒伤形之旨也。设寒热莫辨，执风为阳邪而伤卫一语，以温里和营之桂枝汤治风温，则谬之甚矣，可不慎哉！按：此论中风为风寒入肌腠，外感也。若《金匮》所论中风，有中腑中脏中血脉之分，与此不同，不可误也。中腑之脉多浮，五色必显于面，恶风恶寒，拘急不仁，或中身之前，或中身之后，或中身之侧，其病在表，多着四肢，虽见半身不遂，手足不随，痰涎壅盛，气喘如雷，然目犹能视，口犹能言，且外有六经形证也。中脏其病在里，多滞九窍。故唇缓，二便闭者，脾中也。不能言者，心中也。耳聋者，肾中也。鼻塞者，肺中也。目瞀者，肝中也。中血脉者，病在半表半里，外无六经之证，内无二便之闭，但见口眼㖞斜，半身作痛而已。至若体纵不收，耳聋无闻，目瞀不见，口开眼合，撒手遗尿，失音鼾睡，乃本实先拨，阴阳枢纽不交，为难治之脱证矣。此名同而证异者，不可不辨也。

②王九思曰：丁曰：阳濡而弱者，肌肉之上，阳脉所行，濡弱者，是湿气所胜火也。肌肉之下，阴脉所行，小急者，是土湿之不胜木，故见小急。所以言阳濡而弱，阴小而急也。杨曰：小，细也。急，疾也。虞曰：湿温之病，谓病患头多汗出。何以言之？寸口谓阳脉见濡弱，此水之乘火也。《本经》曰：肾主液，入心成汗，此之谓也。◉李驷曰：肌肉之上，阳脉所行，濡弱者，是湿气所胜火也；肌肉之下，阴脉所行，小急者，是土湿之不胜木也。◉徐大椿曰：湿热伤阴，故阳脉则无气而濡弱，阴脉则邪盛而小急也。按此三句，疑在伤寒之脉二句下。◉叶霖曰：湿温者，暑与湿交合之温病也，其因有三。先受暑，后受湿，热为湿遏者，则其脉阳濡而弱，阴小而急。濡弱见于阳部，湿气搏暑也，小急见于阴部，暑气蒸湿也。此《本经》所谓之湿温也。若其人常伤于湿，因而中暍，湿热相搏，则发为湿温。证见两胫冷，腹满叉胸，头目痛苦妄言，治在足太阴，不可发汗，此叔和《脉经》所谓之湿温也。有触时令郁蒸之气者，春分后，秋分前，少阴君火，少阳相火，太阴湿土，三气合行其事，是天本热也，而益以日之暑，日本烈也，而载以地之湿，三气交动，时分时合。其分也，风动于中，胜湿解蒸，不觉其苦。其合也，天之热气下降，地之湿气上腾，人在气交中，受其炎蒸，无隙可避，口鼻受邪，着于脾胃，脉濡弱，舌苔白，或绛底，呕逆口干，而不能汤饮，胸次软而满闷，身潮热，汗出稍凉，少顷又热，此喻西昌所谓三气合而为病之湿温也。然其因虽有不同，而其病多属足阳明足太阴，盖湿土之邪，同气相感也。病在二经之表，多兼手少阳三焦，病在二经之里，多兼手厥阴包络，以少阳厥阴，同司相火故也。识此，庶几知所从治矣。

③王九思曰：丁曰：阴阳俱盛者，极也。谓寸尺脉俱盛极而紧涩。此者中雾露之寒也。水得风寒而凝结，故知肾得寒而有此脉见也。虞曰：如切绳状曰紧，如刀剖竹曰涩。◉李驷曰：寸尺俱盛极而紧涩。◉徐大椿曰：寒邪中人，营卫皆伤，故阴阳俱盛。紧者，

阴脉之象。《伤寒论》云：脉阴阳俱紧者，名曰伤寒。又云：诸紧为寒。涩者，血气为寒所凝不和利也。《灵枢·邪气脏腑病形篇》：涩者，多血少气，微有寒。◉叶霖曰：伤寒者，寒伤太阳之肤表也。华元化曰：伤寒一日在皮，二日在肤，三日在肌，四日在胸，五日在腹，六日入胃。是风寒初感之邪，由皮肤毛窍而入，抑遏营气，束于经脉，故脉阴阳俱浮盛紧涩而无汗也。然必见头项强痛，发热身疼，腰痛骨节疼痛，恶风恶寒而喘诸形证，方是寒伤肤表之的证的脉也。夫太阳膀胱中所化之气，由气海循冲任，过膈入肺，出之于鼻，为呼出气。膀胱所化之气，又有内从三焦脂膜，出诸气街，循肌肉，达于皮毛，为卫外之气。人知口鼻出气，而不知周身毛窍，亦无不出气，鼻气一出，则周身毛窍之气皆张，鼻气一入，则周身毛窍皆敛。若毛窍之气不得外出，则反入于内，壅塞于肺，上出口鼻而为喘，故寒伤肤表，皮毛之卫气不得外出，则返于内而上壅为喘。皮毛之内是肌肉，寒邪内犯肌肉，故周身疼痛。邪犯太阳之经脉，故头项腰痛。人身皮内之肌，俗名肥肉；肥肉内夹缝中有纹理，名曰腠理，又内为瘦肉，瘦肉两头即生筋，筋与瘦肉为一体，皆附骨之物也，故邪犯瘦肉，则入筋而骨节疼痛。《内经》曰“诸筋皆属于节”者是也。但发其表，则寒邪由内及外，从毛窍而汗解矣，故仲景以麻黄汤治之。

④李駉曰：热病之脉息，尺寸俱浮。◉徐大椿曰：阳气盛，故脉俱浮。《金匮要略》云：浮脉则热。

⑤李駉曰：浮者，轻手按之而滑，是心伤热脉。

⑥王九思曰：丁曰：阴阳俱浮者，谓尺寸俱浮也。浮之而滑者，轻手按之而滑，是热伤心脉也。沉之而散涩者，沉手按之而散涩，是津液虚少也。杨曰：轻手按者名浮，重手按者名沉也。◉李駉曰：沉者，重手按之而散涩，是津液虚少。徐大椿曰：浮之，谓浮取之；沉之，谓沉取之也。滑则阳盛于外，散涩则阴衰于内也。叶霖曰：热病者，温热病概伏气外感而言也。脉阴阳俱浮者，《金匮要略》云：浮脉则热，阳气盛故也。浮之而滑，沉之散涩者，滑则阳盛于外，涩则阴衰于内也。夫温者热之渐，热者温之甚，其实一而已矣，然内外微甚间，不可不辨也。伏气温病者，乃冬日之阳热，被严寒杀厉之气所折伏，藏于肌骨之间。至春感春阳之气而触发，热邪内发，阴液已伤，即仲景《伤寒论》所谓发热而渴，不恶寒之温病是也。外感风温者，或冬暖不藏，或春日气温，其风偏热，即从热化，其证脉浮恶风，发热咳嗽者是也。若内有伏气，外为风热逗引，两阳相合，卫气先伤，误以辛温表散，致成灼热，身重多眠，鼻鼾自汗，直视失溲瘛疭诸逆证者，即《伤寒论》所谓误汗被下被火，一逆尚引日，再逆促命期之风温，是外感而兼伏气者也。王安道曰：温热病之脉，多在肌肉之分，而不甚浮，且右手反盛于左手者，良由怫热在内也。或左手盛或浮者，必有重感之风寒，否则非温病热病，是暴感风寒之病耳，此温热病脉，一定不移之论也。何以言之？《素问·阴阳应象大论》曰：左右者，阴阳之道路也。水火者，阴阳之征兆也。血、阴也，水亦阴也；气、阳也，火亦阳也。以脉体言，左属血、阴也；右属气、阳也。此即血气之左右，水火之征兆也。风热属阳邪，先伤无形之气，风寒乃阴邪，首犯有形之血，亦即《内经》寒伤形，热伤气之旨也。识此，当知风热伤卫，风寒伤营，可不致执许学士风伤卫一语，而以桂枝治温热，遗人夭札矣。按：伏气之理，未有阐发其义者，请试明之。《素问·阴阳应象大论》曰：重阴必阳，重阳必阴。故曰：冬伤于寒，春必病温。春伤于风，夏生飧泄。夏伤于暑，秋必痎疟。秋伤于湿，冬生咳嗽。此章经文，尤重在重阴必阳，重阳必阴两句。亦以见天地阴阳之邪，随人

身之气化感召，而非寒能变热，热可变寒也。其冬伤于寒，春必病温者，冬至一阳渐生，人身之阳气内盛。冬日严寒，杀厉之气时中于人，入于肤腠，其内伏之阳热，被寒毒所折，深浃于骨髓之间。至春阳气盛长，伏邪浅者，亦可随春阳之气渐散，伏邪深者，或遇风寒所遏，或因嗜欲所伤，内伏郁结之阳气，为外邪触发。伏气既得发泄，遇天气之阳热，两热相干，发为温病，温之甚者，即为热病，此重阴必阳也。夏伤于暑，秋必痎疟者，夏至一阴渐生，人身之阴气内盛。暑乃阳邪，阳气外炽，则里气虚寒，加以贪凉饮冷，损其真阳，至秋阴气盛长之时，内伏阴邪欲出，外袭阳暑欲入，阴阳相持，故发为往来寒热之痎疟，此重阳必阴也。春伤于风，夏生飧泄；秋伤于湿，冬生咳嗽者；乃阴阳上下之相乘也。夫喉主天气，咽主地气。阳受风气，阴受湿气。伤于风者，上先受之，伤于湿者，下先受之。阳病者，上行极而下，是以春伤于风者，夏生飧泄，风为阳邪，泄乃阴病，此重阳必阴也。阴病者，下行极而上，是以秋伤于湿，上逆而咳，湿乃阴邪，咳为阳病，此重阴必阳也。然邪之所凑，其气必虚，人身之神气血脉，皆生于精，能藏其精，则血气内固，外邪何由内侵。《金匮真言论》曰：精者、身之本也，故藏于精者，春不病温。摄生者可不慎诸!

⑦王九思曰：丁曰：肺者，金，主气，散行诸经。不知何经虚而传受此邪，故随其所在取其病邪也。杨曰：兼鬼疠之气，散行诸经，故不可预知。临病患而诊之，知其何经之动，即为治也。◉李駉曰：温病自有鬼疠之气散行诸经，不可预知其何经之所受，必俟其病而诊之，始可决所在治之。◉滑寿曰：上文言伤寒之目，此言其脉之辨也。阴阳字皆指尺寸而言。杨氏曰：温病乃是疫疠之气，非冬感于寒，至春变为温病者。散行诸经，故不可预知，临病人而诊之，知在何经之动，乃随而治之。谢氏曰：仲景《伤寒例》云：冬时严寒，万类收藏，君子周密，则不伤于寒；触冒者乃名伤寒耳。其伤于四时之气，皆能为病。以伤寒为毒者，以其最成杀厉之气也。中而即病者，名曰伤寒。不即病者，寒毒藏于肌肤，至春变为温病；至夏变为暑病。暑病者，热极而重于温也。又曰：阳脉浮滑，阴脉濡弱，更过于风，变为风温。今按仲景例，风温与《难经》中风脉同，而无湿温之说。又曰：《难经》言温病，即仲景《伤寒例》中，所言温疟、风温、温毒、温疫四温病也。越人言其概而未详，仲景则发其秘而条其脉，可谓详矣。庞安常《伤寒总论》云：《难经》载五种伤寒，言温病之脉，行在诸经，不知何经之动，随其经所在而取之。据《难经》温病又是四种伤寒，感异气而变成者也。所以王叔和云：阳脉浮滑，阴脉濡弱，更遇于风，变成风温。阳脉洪数，阴脉实大，更遇湿热，变为温毒，温毒为病最重也。阳脉濡弱，阴脉弦紧，更遇湿气，变为湿温。脉阴阳俱盛，重感于寒，变为温疟。斯乃同病异名，同脉异经者也。所谓随其经所在而取之者，此也。庞氏此说，虽不与《难经》同，然亦自一义例。但《伤寒例》言温疫而无湿温，叔和言湿温而无温疫，此亦异耳。◉徐大椿曰：言温病所中之经不一，病在何经，则脉亦见于所中之经也。按：温病所现何脉，越人无明文，当以《伤寒论》补之。论云：风温为病，脉阴阳俱浮是也。至于温病之变，则叔和《伤寒例》有变为温疟、风温、风毒、温疫等，各详脉证，亦可参考。◉黄元御曰：温病各经不同，行在于诸经之中，不知何经之动也，各随其经之所在而取之。温病不过六经，而经随日传，六日而尽，须逐日诊之，难以预定也。（温病一日太阳，二日阳明，三日少阳，四日太阴，五日少阴，六日厥阴，法详《素问·热病论》）丁锦曰：此发明上文五病之脉。上四病之脉，本文自明，此独论温病之脉。行在诸经者，《经》言温脉必行于诸阳，然不知在诸阳何经以动。动者，脉盛也；诸阳，三阳也。各随其经取之者，

刺之也。如仲景云：太阳病至七日以上，若欲作再经者，针足阳明、太阳病初服桂枝汤，反烦不解者，先刺风池风府，即此义也。◉叶霖曰：温病者，瘟，疫病也，古无“瘟”字，“温”与“瘟”通故也。疫者，役也，犹徭役之谓。多见于兵燹之余，或水旱偏灾之后，大则一城，小则一镇一村，遍相传染者是也。乃天地沴厉之气，不可以常理测，不可以常法治也。故《素问·遗篇》有五疫之刺；庞安常有青筋索、赤脉，黄肉随，白气狸，黑骨温五色之治。疫之为病，偏温偏热者多，偏寒者少，然间亦有之。如《病源》所载，从春分以后，秋分节前，天有暴寒，皆为时行寒疫也。寒疫初病，寒热无汗，面赤头痛项强，盖得之毛窍开，而寒气闭之也，与伤寒异处，惟传染耳。其证多见于金水之年，是金水不能敛脏，人物应之而为寒疫也。若东坡治疫之圣散子，又寒而兼乎湿者也。近世吴又可之论疫，乃温热夹湿者，故其气臭如尸，色蒸晦垢，舌本深绛，苔如积粉，神情昏扰而惊悸，脉右盛而至数模糊，皆湿热相搏之征，故宜达原饮以达募原之伏邪也。至余师愚之清瘟败毒散，重用石膏，又专治暑热之成疫者也。越人早鉴于此，故曰“温病之脉，行在诸经，不知何经之动也，各随其经之所在而取之”，其旨深矣。若黄坤载以《素问·热病论》之一日太阳，二日阳明，三日少阳，四日太阴，五日少阴，六日厥阴，经随日传，六日而尽，须逐日诊之，难以预定为解。不知传经者，乃正气以次相传，七日来复，周而复始，一定不移，非病气之传也。病气之传，本太阳病不解，或入于阳，或入于阴，不拘时日，无分次第。如传于阳明，则见阳明证；传于少阳，则见少阳证；传三阴，则见三阴证。故《伤寒论》曰：伤寒二三日，阳明少阳证不见者，为不传也。况病邪随经气之虚而传陷，中风伤寒热病皆然。何以越人于各证之下，皆有专脉，独于温病，而云不知何经之动，各随所在而取之，分明指天地沴厉之气，不可以常理测治而言，何黄氏之不察妄议，谬之甚矣。◉滕万卿曰：一句总结上诸病滑注以附温病一证非。按《内经》云：热病者，皆伤寒之类。由是观之，则所谓热病，其所指义尤广矣。而至其论病，则唯言其传经，及两感等症，未尝明分有五证之异，其命名亦仅举温暑二病耳。扁鹊始论五种伤寒者壹唯于《内经·热论》中，以其不言脉象，故由所感之邪，立其病名与脉焉。名者人治之大者，名不正则言不顺，言不顺则事不成。夫医事不成，则民病无所措手足。其伤寒有几，指病因别之，即《内经》所谓诸热病是也。五病中之伤寒，即真伤寒也，其余风热温湿四病者，类伤寒也，即《内经》所谓皆伤寒之类是也。病俱热证，则其所苦，亦当无异。然谓各不同者，盖由有阴阳表里浅深之分故尔。《内经》既举其传经之证，详且尽矣。然不言热病有五邪之别，于是扁鹊姑置其所苦不辨，独举脉状，以分五病之帜，则当有正鹄，以便为治也。仲景《伤寒论》，皆据此篇引伸触类，殆无余蕴，学人察诸。◉丹波元胤曰：〔杨〕中风之脉，关以前浮滑，民中濡弱者也。小，细也；急，疾也。轻手按者，名浮，重手按着，名沉也。〔滑〕上文言伤寒之目，此言其脉之辨也。阴阳字，皆指尺寸而言。〔徐〕《伤寒论》云：太阳之为病脉浮。又云：浮则为风。《灵枢·邪气脏腑病形篇》云：滑者，阳气盛，微有热。又《素问·平人气象论》云：脉滑曰病风。阳盛则阴虚，故阴脉濡而弱也。湿热伤阴，故阳脉无力而濡弱，阴脉则邪盛而小急。寒邪中人，营卫皆伤，故阴阳俱盛，紧者阴脉之象。《伤寒论》云：脉阴阳俱紧者，名曰伤寒。又云：诸紧为寒，涩者，血气为寒所凝，不和利也。《灵枢·邪气脏腑病形篇》：涩者多血少气，微有寒。按温病所现何脉，越人无明文，当以《伤寒论》补之。论云：风温为病，脉阴阳俱浮，是也。按《伤寒论》曰：太阳病，发热汗出，恶风脉缓者，名为中风。又曰：太阳中风，阳浮而阴弱，阳浮者热自发，阴弱者汗自出。又曰：太阳病，或已发热，或未发热，必恶寒体痛，呕逆，脉阴阳俱紧者，名为伤寒。并此段之意也。谢缙孙曰：按仲景例，风温，与《难经》中风脉同，而无湿温之说，此说误矣。风温，温病之类证。湿温，见于《玉函经》，曰：湿温。其人常伤于湿，因而中暍，湿热相薄，则发湿温，热病之脉，沉之散涩，涩字恐衍。盖热病之脉，重按则散大，轻按则滑利也，滑涩相反，无并见之理。《素问·生气通天论》曰：冬伤于寒，春必温病。次注，寒不为释，阳怫于中，寒怫相持，为温病。又《热论》曰：凡病伤寒而成温者，先夏至日者，为病温。《伤寒论》曰：太阳病，发热而渴，不恶寒者，为温病。亦是与此段同。杨注曰：温病则是疫疠之病，非为春病也，殆为谬解。行在诸经者，寒毒之藏于皮肤者，浸淫而后为病，故不知其定在何经也。其脉之现象，未知与风温相类否，古经欠详，姑据徐说。◉张山雷笺正：此节分言五者之脉状，阴阳之义，伯仁谓皆指尺寸而言，是也。风为阳邪，中风乃风邪乍感于表，病仅在外，未入于里，故寸部阳分之脉浮滑。浮主在表，风邪属阳，于脉应之，自当滑利也。里犹未病，则里本无邪，故尺部阴分之脉濡弱。阴不受病，于脉应之，自不当坚实，是即无病平和之脉象，非虚细无神之软弱可比。濡读作耎，古人所言脉濡之濡，多为耎字之隶变，非濡涩、濡滞之濡，读者不可误认。（此中风仅以风邪在表而言，即今人之所谓伤风，《内经》《难经》及《伤寒论》中之中风，皆即此义，非汉魏六朝以下之所谓中风，故止有表证表脉。）湿温者，蕴湿在里，而复感温邪。阳脉之浮，是为表有温邪之证。然湿是阴邪，有湿在里，即脉之浮者，亦不能盛，而阳脉主里之为小为急，固其宜矣。此急字有迫促结塞之义，不仅以至数之急而言。凡古书所谓弦急者，皆是此义，故弦为阴脉，急亦阴脉，惟湿温之得此脉象者，在湿盛热微，里湿尚未化热之时，则如此。若热盛而湿亦从之化热，则脉亦必洪盛，但当以舌苔厚浊垢腻定之，亦不可泥煞此两句，认为湿温之脉，定必如是，而不问热重热轻，始传未传之不同者也。伤寒为阴寒之邪，来势方遒，其锋甚厉，故阴阳之脉俱盛，此是邪实脉实之义，但当作应指有力解，不可以热病盛大洪数之盛字，混为一例。其皆紧而涩者，则阴邪迫束于外之义也。热病之脉，阴阳俱浮，则以热势极炽，表里皆受其病而言。几如仲景之所谓风温一候，诸阳之气，毕露于外，故左右六部，无不浮滑。而又曰沉之散涩者，盖浮之既盛，即重按必形不及，人之气血，止有此数，则沉候必不能如浮候之滑大，因以散涩言之。其实寻常热病，必不致如散漫无神之散，涩滞不前之涩。若其果散果涩，则外强中干，无根之脉，生机绝矣。温病之脉，行在诸经三句，最不可解。若谓温病六经皆有，病在何经，即当见何经之脉，则四时外感，无不如此，何独温病为然。而为之注者，又皆说得惝恍迷离，直无一句可信，何如存而不论为佳。寿颐按：此节旧注，如伯仁所引诸家，以及徐洄溪《经释》，无一是处，实则本经文义，甚是明白。惟末段必不可解，而各家注文，纯是节外生枝，却与本文毫不相涉，徒令读者目眩心迷，不知所适。寿颐每谓《内》《难》《伤寒》诸书，每以注文讲得离奇，并将经文之明白晓畅者，说得牵强而不可通，最是无谓。何如止读经文，自能会心不远，窃愿后之学者，有所审识。

58.3　伤寒有汗出而愈，下之而死者；有汗出而死，下之而愈者，何也①？然：阳虚②阴盛③，汗出而愈④，下之即死⑤；阳盛⑥阴虚⑦，汗出而死，下之而愈⑧。

①李駉曰：伤寒病有汗之而安愈，下之而死之者；有汗之而死者，下之而安愈者。

如何？

②滕万卿曰：正气逼中，外虚，故邪居之。

③滕万卿曰：里气内满，正气盛。

④徐大椿曰：汗出，谓发其汗也。

⑤李驷曰：阳虚则外寒，阴盛则外寒，寒毒争于荣卫之中，必发热而恶寒。尺寸俱浮大，内必不躁，设有微烦，其人饮食欲温而恶冷也，为阳虚阴盛。汗之则愈，误下则死。◉徐大椿曰：滑氏《本义》引《外台》语谓：表病里和为阳虚阴盛。邪在表，宜发汗。若反下之，引邪入里，诛伐无过，故死。

⑥滕万卿曰：表气实无邪。

⑦滕万卿曰：邪入里而正气虚。

⑧王九思曰：丁曰：其阴阳盛虚者，谓非言脉之浮沉也，谓寒暑病异，燥湿不同。人之五脏六腑，有十二经，皆受于病。其手太阳、少阴属火，主暄；手阳明、太阴属金，主燥；手少阳、厥阴属相火，主暑；此是燥、暑、暄六经，以通天气，病即不体重恶风而有躁。《素问》曰：诸浮躁者，病在手是也。若以承气下之即愈，服桂枝取汗，汗出即死。其足太阳、少阴属水，主寒；足阳明、太阴属土，主湿；足厥阴、少阳属木，主风。此是风、寒、湿六经，以通地气，病即体重恶寒。故《素问》曰：诸浮不躁者，病在足是也。若以桂枝取汗，汗出即愈，服承气下之即死，此是五脏六腑配合阴阳大法也。所以经云：阳虚阴盛，汗出而愈，下之而死；其阳盛阴虚，汗出而死，下之而愈。此义非反颠倒也。杨曰：此说反倒，于义不通，不可依用也。若反此行之，乃为顺尔。虞曰：诸经义皆不错，此经例义，必应传写误也。凡伤寒之病，脉浮大而数，可汗之则愈，病在表也；脉沉细而数，可下之则愈，病在里也。推此行之，万无一失。◉李驷曰：阳盛则内热，阴虚则内热，寒毒相薄于荣卫之内，阳盛阴衰，极阴变阳，寒盛生热。阳热之气，盛而入里，热毒居胃，水液干涸，燥粪结聚，其人外不恶寒，必蒸蒸发热而躁，甚则谵语。下之则愈，误汗则死。◉滑寿曰：受病为虚，不受病者为盛。唯其虚也，是以邪凑之。唯其盛也，是以邪不入。即《外台》所谓表病里和，里病表和之谓，指伤寒传变者而言之也。表病里和，汗之可也，而反下之，表邪不除里气复夺矣；里病表和，下之可也，而反汗之，里邪不退，表气复夺矣，故云死。所以然者，汗能亡阳，下能损阴也。此阴阳字，指表里言之。经曰：诛伐无过，命曰大惑。此之谓欤。◉徐大椿曰：滑氏谓：里病表和为阳盛阴虚。邪入里，宜急下。若反汗之，兼虚其表，故死。按：《伤寒例》亦有阳盛阴虚，汗之则死，下之则愈；阳虚阴盛，汗之则愈，下之则死之文。诸家释之，不一其说。成无己注则以阳邪乘虚入腑，为阳盛阴虚；阴邪乘表虚客于营卫，为阳虚阴盛。《外台秘要》及刘河间《伤寒直格》俱以不病者为盛，病者为虚。《活人书》以内外俱热为阳盛阴虚，内外俱寒为阳虚阴盛。惟王安道《溯洄集》则以寒邪在外为阴盛，可汗；热邪内炽为阳盛，可下。此说最为无弊。若不病者实，病者为虚之说，与表病里和、里病表和之说相近。但虚实二字，其义终未安也。◉黄元御曰：阳虚阴盛，下则亡阳，故可汗愈，阳盛阴虚，汗则亡阴，故可下愈。◉丁锦曰：阳虚者，邪实于表，而表之阳气虚也。阴虚者，邪实于里，而里之阴气虚也。此即邪实正虚也，在表汗，在里下，此定法也。◉叶霖曰：伤寒，为此五病之通称。但伤寒有汗出而愈，下之则死者；有下之而愈，汗之则死者；其故何欤？盖寒邪外袭为阴盛，可汗而不可下；热即内炽为阳盛，可下而不可汗。王叔和《伤

寒序例》曰：桂枝下咽，阳盛则毙；承气入胃，阴盛以亡；即此义也。◉滕万卿曰：凡治伤寒，有汗吐下三法，此即言汗下二法，而不言及吐者，盖寒邪在上焦为胸烦，乃当行吐，吐是所罕行。《内经》云：未满三日者，可汗而已，其满三日者，可泄而已。未尝言及吐法，故扁鹊置而不论。独举汗下二法，以论之耳。所谓阳虚阴盛，言邪在表，阳盛阴虚，言邪在里，然以常例推之，其义难通，何者，阳虚阴虚，共指邪凑之地而言，其谓阴盛阳盛，言正气偏盛，由是观之，则两虚字谓正气方虚，两盛字谓经气偏盛。昆山王氏云：寒邪外客，非阴盛而阳虚乎；热邪内炽，非阳盛而阴虚乎，似是而非。仲景云：桂枝下咽，而阳盛则毙，承气入胃，而阴盛则亡。此亦省文，义本非异。滑注以阴阳字为表里大得其旨，故引《外台》所谓表病里和，里病表和，以通其义。然和自和，盛自盛，岂可混同乎？且以虚为邪盛之处则可，以盛为气和之地则未可，何者？盛固为无邪处，然比诸经之和则有余，故扁鹊不言和而言盛，可以见已。《经》云：邪气盛则实，精气夺则虚。此亦一义。王氏以阳虚阴虚，为阳经阴经之虚，以阳盛阴盛，为阳热阴寒之邪。阴阳字分为二义。似反字例，姑且举之，以俟知者折衷。◉丹波元胤曰：〔徐〕滑氏《本义》，引《外台》语，谓表病里和，为阳虚阴盛；表和里病，为阳盛阴虚。《伤寒例》亦有阳盛阴虚，汗之则死，下之则愈，阳虚阴盛，汗之则愈，下之则死之文。成无己注则以阳邪乘虚入腑，为阳盛阴虚，阴邪乘表虚，客于荣卫，为阳虚阴盛《活人书》以内外俱热，为阳盛阴虚，内外俱寒，为阳虚阴盛。惟王安道《溯洄集》则以寒邪在外，为阴盛可汗，热邪内炽，为阳盛可下。此说最为无弊。按《伤寒例》又曰：桂枝下咽，阳盛即毙，承气入胃，阴盛以亡。据此，表寒里热之解为确。◉张山雷笺正：此节虚盛二字，犹言虚实，以无病为虚，有病为盛，即以所之邪而言。惟其受邪，斯谓之盛，惟其尚未受邪，故谓之虚，非言其人体质之壮盛与虚弱。元和陆九芝《世补斋医书》，有《伤寒去实论》一篇，谓天为清虚之腑，人为虚灵之体，不为病也。有病则为实，犹言虚器之中，有物焉以实之，非强实壮实之谓，说得最为剀切。《难经》此节，即是此义。所谓阴盛者，明谓阴寒之邪，盛实在表，而此时其人清阳之气，尚未为邪所侵，是为阳虚，则汗之可以祛除阴霾，而无虑其亡阳生变，斯能操必胜之权，其病可愈。若误以苦寒之药攻下，岂不助长阴霾，重其遏抑，则其人又奚有幸理。所谓阳盛者，明谓阳热之邪，盛实于里，而此时其人真阴之气，尚未为邪所耗，则下之可以荡涤实热，而无虞其阴竭难支，斯为万全之策，而其病可愈。若误以辛温之药发汗，岂不煽动阳焰，速其燎原，则为祸又胡可胜言。读者必知此节虚字，非体虚之虚，而后本文之义，自然迎刃可解。诸家注文，无一不牵强难通。《外台》、河间、伯仁谓受病为虚，不受病为盛，固谬。成无己添出乘虚二字，亦认作其人体质之虚，则阳既虚矣，何可复汗，阴既虚矣，何可复下，岂不自矛自盾？及朱奉议、王安道两家，亦只识得盛字，终不能说出虚字真旨，岂真古书之不易读耶，未尝熟思而细释之耳。

58.4 寒热之病，候之如何也①？然：皮寒热者②，皮不可近席③，毛发焦，鼻槁④，不得汗⑤；肌寒热者⑥，皮肤痛⑦，唇舌槁⑧，无汗⑨；骨寒热者⑩，病无所安⑪，汗注不休⑫，齿本槁痛⑬。

①李驷曰：诊候寒热之病如何？◉徐大椿曰：寒热，指忽寒忽热者言。候之，言候其病在何处也。

②李駉曰：肺主皮毛，与大肠为表里，脏病即寒，腑病即热。◉徐大椿曰：寒热在皮。邪之中人最浅者也。

③李駉曰：手三阴三阳法天，天动故病，即不欲卧近席。◉徐大椿曰：邪气在皮，不能著物也。

④李駉曰：下有心火燥热之为病，故毛发焦枯，鼻又枯槁。

⑤王九思曰：丁曰：肺候身之皮毛，大肠为表里。脏病即寒，腑病即热，故言皮寒热也。皮不可近席者，谓手三阴三阳法天，天动，故病即不欲卧近席也。毛发焦，鼻槁，不得汗者，谓下有心火，燥热之为病，不得汗之，汗之即死，下之即愈，谓肺主燥故也。◉李駉曰：凡有此病，不得汗之，汗之必死，下之则愈。◉徐大椿曰：肺主皮毛，开窍于鼻，故皮有邪则毛发焦干而鼻枯槁不泽也。不得汗，营卫不和也。◉滕万卿曰：取三阳之络，以补手太阴。

⑥李駉曰：脾主肌肉，与胃为表里，脏病主寒，腑病主热。◉徐大椿曰：皮之内则肌肉也。

⑦李駉曰：脾主土，土主湿，湿流关节，故病痛。◉徐大椿曰：肌肉之邪由皮肤而入，故痛。

⑧李駉曰：脾之精在唇四白，其津液外泄，故槁。

⑨王九思曰：丁曰：脾候身之肌肉，胃为表里，脏病即体寒，腑病即体热，故言肌寒热也。皮肤痛，唇舌槁，脾者应土，土主湿，故皮肤津液出，体重，其津液外泄，即唇舌槁，病名湿燥，无以汗之，汗之即肠胃泻不通，下之即泄注，此者是湿气之为病，当温中调气也。◉李駉曰：此病燥湿之所致，无以汗之，汗之则肠胃不通，下之则泄注，宜温中调气。◉徐大椿曰：脾主肌肉，开窍于口，故肌有邪则唇舌皆受病也。◉滕万卿曰：取三阳于下，以去其血，补足太阴，以出其汗。

⑩李駉曰：肾主骨，与膀胱为表里，病在阳即身热体重，恶寒，在阴即寒。

⑪李駉曰：病在身，不得安。◉徐大椿曰：骨受邪则病最深，故一身之中无所得安也。

⑫李駉曰：肾生液，入心为汗。注者，无节度也，汗出不止。

⑬王九思曰：丁曰：肾主骨，与膀胱为表里，病在阳，即身热，体重，恶寒；在阴即寒，病无所安。肾主水，汗注不休，齿本槁痛，汗即愈，下即死。阴盛阳虚，故死。杨曰：五脏六腑，皆有寒热，此经惟出三状，余皆阙也。◉李駉曰：齿乃骨之余，肾之液外泄，故齿本枯槁而疼痛。◉滑寿曰：《灵枢》二十一篇曰：皮寒热者，不可附席，毛发焦鼻藁腊，不得汗，取三阳之络，以补手太阴。肌寒热者，肌痛，毛发焦而唇藁腊，不得汗，取三阳于下，以去其血者，补足太阴以出其汗。骨寒热者，病无所安。谓一身百脉无有是处也。汗注不休，齿未槁，取其少阴股之络；齿已槁，死不治。愚按此盖内伤之病，因以类附之。东垣内外伤辨，其兆于此乎。◉徐大椿曰：肾主骨，又主液，齿为骨之余，故骨病则肾液泄而为汗，齿枯槁而痛也。按：此段不得与伤寒同列一难之中。盖寒热之疾，自是杂病不传经之证，故《灵枢》另列寒热病为篇目，而详其刺法，其非上文伤寒之类可知。不知越人以类而旁及之耶？若即以为伤寒之寒热，则大误也。又按：此即《灵枢·寒热论篇》原文，而骨寒热一条，删去数字，义遂不备。经文云：骨寒热者，病无所安，汗注不休。齿未槁，取其少阴于阴股之络；齿已槁，死不治。可见此证原有轻重

之别。今竟云齿本槁痛，则骨寒热止有死证而无生证矣。此等乃生死关系大端，岂可脱落疏漏若此。◉黄元御曰：此段引《灵枢·寒热病》文。◉丁锦曰：伤寒一门，最为关系，故首节先定其名，示后人不得紊乱，次节明风湿寒热温五证之脉，三节言伤寒表里自有一定汗下之法，不可误行。此节明当汗当下之义，寒热病者，即伤寒中风之总名也。皮寒热者，即仲景所谓太阳之表，风用桂枝汤，寒用麻黄汤，汗之而愈；肌寒热者，即仲景所谓邪在半表半里，用小柴胡汤，和解而愈；骨发寒热者，里发寒热也，即仲景谓正阳阳明里症，用承气汤下之而愈也，乃见先圣后圣，其揆一也。中峰云：苟非明达仲景者，未能明达此义。◉叶霖曰：寒热病候之如何者，言忽寒忽热之病，当候病之所在也。皮寒热者，言寒热在皮，邪之中人最浅者。肺主皮毛，开窍于鼻，故邪在皮毛，则皮不能着物，毛发焦干，而鼻枯槁不泽也。不得汗，营卫不和也。肌寒热者，皮内即肌肉，肌肉之邪，由皮肤而入，故皮肤痛也。脾主肌肉，开窍于口，故肌有邪，则唇舌皆受病也。骨寒热者，肌肉之内骨也，骨受邪，其病最深，故一身之中，无所得安也。肾主骨，又主液，齿为骨之余，故骨病则肾液泄而为汗，齿枯槁而痛也。按：此节乃《灵枢·寒热篇》文，而与以上五种伤寒有间，然皆经气之为病，宜取三阳少阴之络以去邪，虽与伤寒各异，而皮肤肌肉骨髓之层次经气则一是。越人列此一节于五种伤寒之后者，正示人以内伤杂病，与外感之形证不同，不可误治耳。◉滕万卿曰：《灵枢》作齿未槁。取其少阴于阴股之络，齿已槁死不治，此一节见《灵枢》第二十一篇。扁鹊裁附诸此者，盖伤寒之为病，亦必因寒热之势，以知其苦，而征邪之浅深。故邪在皮部，则皮不可近席，且不得汗，在肉分则唇舌干无汗，在骨属则汗注而不止。齿本藁，盖在表者，心肺主之，在中者，脾胃主之，在里者，肾肝主之，是扁鹊所以采摘古经而附焉。滑伯仁以为内伤寒热，王文洁以为外感寒热，皆非是。◉丹波元胤曰：〔杨〕五脏六腑，皆有寒热，此经惟出三状，余皆阙也。〔滑〕此盖内伤之病，因以类附之。〔徐〕寒热在皮，邪之中人最浅者。肺主皮毛，开窍于鼻，故皮有邪，则毛发焦干，而鼻枯藁不泽也。不得汗，营卫不和也。脾主肌肉，开窍于口，故肌有邪，则唇舌皆受病也。骨受邪，则病最深，故一身之中，无所得安也。肾主骨，又主液，齿为骨之余，故骨病，则肾液泄而为汗，齿枯藁而痛也。按此段，全原乎《灵枢·寒热病篇》，而文多不同，鼻藁唇藁下，《经》有"腊"字，齿本藁痛，作"齿未槁"，取其少阴于阴股之络，齿已槁死不治。先子曰：寒热之病，即虚劳寒热之谓。《素问·脉要精微论》曰：风成为寒热。又曰：沉细数散者，寒热也。又《平人气象论》曰：寸口脉沉而喘，曰寒热。又《风论》曰：其寒也则衰饮食，其热也则消肌肉，故使人失栗，而不能食，名曰寒热。又《玉机真脏论》曰：发寒热，法当三岁死。《灵枢·论疾诊尺篇》曰：尺肤炬然，先热后寒者，寒热也。尺肤先寒，久大之而热者，亦寒热也。又《官能篇》曰：寒热淋露，以辅异处。《史仓公传》曰：济北王侍者韩女病，腰背痛，寒热，众医皆以为寒热。《魏志·华佗》传注，引《佗别传》曰：有妇人长病经年，世谓寒热注病者也。可观古以虚劳骨蒸等，称寒热病矣。◉张山雷笺正：此节之所谓寒热，确是杂病，与伤寒、温热之寒热截然不同，何得承上言之，联为一气。且又以《九灵》之文，节去数字，更是不伦不类，灵胎所论是也。寿颐窃谓此亦浅者妄为附入，决非中古医学，竟至庞杂若是，徐谓越人以类而旁及之。寿颐终谓越人亦何至草率至此，乃知宋以后人，直以《难经》认作越人手笔者，越人亦何不幸而长蒙此不白之冤耶。

五十九难

59.1 五十九难曰：狂癫之病，何以别之①？然：狂疾之始发②，少卧而不饥③，自高贤也④，自辨智也⑤，自倨贵也⑥，妄笑，好歌乐⑦，妄行不休是也⑧。癫疾始发⑨，意不乐⑩，直视⑪僵仆⑫。其脉三部阴阳俱盛是也⑬。

①李驷曰：狂癫自是两般，何所辨别？

②李驷曰：重阳者狂，病在三阳，而反汗之，阳盛发狂。◉徐大椿曰：始发，未成之时也。

③李驷曰：不欲眠卧，不知饥馁。◉徐大椿曰：狂属阳，阳气盛不入于阴，故少卧；阳气并于上，故不饥。

④李驷曰：妄自高大，以称其贤。

⑤李驷曰：独自强辨，称其智明。

⑥李驷曰：自为尊贵，倨傲怨人。◉滕万卿曰：三言共见狂者气机。

⑦李驷曰：无事嬉笑，但好讴歌，自以为乐。

⑧王九思曰：丁曰：狂病者，病在手三阳，而反汗，故阳盛即发狂也。病在足三阴，而反下，故阴盛即发癫也。杨曰：狂病之候，观其人初发之时，不欲眠卧，又不肯饮食，自言贤智尊贵，歌笑行走不休，皆阳气盛所为，故经言重阳者狂，此之谓也。今人以为癫疾，谬矣。◉李驷曰：登高踰垣，凡所上之处，皆非其所素能者，全无休止。◉徐大椿曰：三者皆狂之意也，三者狂之态也。狂属阳，阳性动散而常有余，故其状如此。◉滕万卿曰：手足诸阳之本，邪气特甚。

⑨李驷曰：癫，颠也，重阴者癫。始发时。

⑩李驷曰：意思不乐。◉徐大椿曰：癫之意也。

⑪滕万卿曰：眼精凝而不转。

⑫李驷曰：眼目直视，不能行立而倒仆，徐大椿曰：一本作直视僵仆。癫之态也。癫属阴，阴性静结而常不足，故其状如此。◉滕万卿曰：脊强反身，阴邪搏阳。

⑬王九思曰：丁曰：《经》言重阳者狂，重阴者癫。今三部阴阳俱盛者，寸为阳，尺为阴，寸尺俱盛极而沉也。杨曰：癫，颠也。发则僵仆焉，故有颠蹶之言也。阴气太盛，故不得行立而侧仆也。今人以为痫病，误矣。◉李驷曰：寸口是阳部，尺是阴部。三部脉皆盛极。◉滑寿曰：狂疾发于阳，故其状皆自有余而主动；癫疾发于阴，故其状皆自不足而主静。其脉三部阴阳俱盛者，谓发于阳为狂，则阳脉俱盛；发于阴为癫，则阴脉俱盛也。按《二十难》中重阳者狂，重阴者癫，脱阳者见鬼，脱阴者目盲四句当属之此下。重，读如再重之重。（去声。）重阳重阴，于以再明上文阴阳俱盛之意。又推其极至脱阳脱阴，则不止于重阳重阴矣。盖阴盛而极，阳之脱也；鬼为幽阴之物，故见之。阳盛而极，阴之脱也；一水不能胜五火，故目盲。四明陈氏曰：气升于阳，则为重阳。血并于

阴，则为重阴。脱阳见鬼，气不守也。脱阴目盲，血不荣也。狂癫之病，《灵枢》二十一篇其论详矣。越人特举其概，正庞氏所谓引而不发，使后人自求之欤。◉徐大椿曰：此总上二者而言。狂则三部阳脉皆盛，癫则三部阴脉皆盛也。按：《灵枢·癫狂篇》论癫狂之证，及针灸之法，因证施治，极为详备。此段所引，特经中之一二证，并非二者之疾，其病形止此三四端也。细考经文自明，此又挂一漏万矣。◉黄元御曰：此引《灵枢·癫狂》文。◉丁锦曰：此与《二十难》同义，然《二十难》但言脉，此则并言病状，欲人知所治也，谓狂之始发，少卧而不饥者，是六腑阳邪实于胃，胃实而不和，则少卧而不饥矣。阳性动而扬，故自居高贤辨智贵倨也。阳火炽甚而冲于心，故妄笑歌妄行不休也，治当泻阳明之火而调其气，癫病始发，意不乐者，是七情之阴邪结于心，阴性静而郁，故意不乐矣。郁火内燔而不得泄，故直视而僵仆也。治当泻少阴之火而调其血，其脉三部阴阳俱盛者，谓狂则两手寸关尺阳脉俱盛，病属腑也，癫则两手寸关尺阴脉俱盛，病属脏也。阳脉者，浮滑长也，阴脉者，沉涩短也，盛者，俱带数实之意也。◉叶霖曰：狂病属阳，始发之时，阳气盛不入于阴，故少卧。阳气并于上，故不饥。其自高贤、自辨智、自贵倨，皆狂之意也。妄笑、好歌、妄行，皆狂之态也。病发于阳，阳性动，故其状皆有余，即前《二十难》所谓"重阳者狂"是也。癫病属阴，始发之时，意不乐，癫之意也。直视僵仆，癫之态也。病发于阴，阴性静，故其状皆不足，即《二十难》所谓"重阴者癫"是也。脉三部阴阳俱盛者，是总上二者而言。谓发于阳为狂，则三部阳脉俱盛；发于阴为癫，则三部阴脉俱盛也。按：《素问·病能论》帝曰：有病怒狂者，此病安生？岐伯曰：生于阳也。帝曰：阳何以使人狂？岐伯曰：阳气者，因暴折而难决，故善怒也，病名曰阳厥。帝曰：何以知之？岐伯曰：阳明者常动，巨阳少阳不动，不动而动大疾，此其候也。帝曰：治之奈何？岐伯曰：夺其食即已，使之服以生铁洛为饮，夫生铁洛者，下气疾也。此总论狂病属于阳气盛，阳气宜于升达，若折抑之则病，其来太阳少阳之脉，动之不甚者而动且大疾，则阳明之脉常动者，其动盛，可知为狂病将发之候。先当夺其食，使胃火弱而气衰，庶几阳动息而病可愈，甚则服以铁洛饮，下气开结，而平木火之邪也。《灵枢·癫狂篇》曰：狂始生，先自悲也，喜忘苦怒善恐者，得之忧饥。此言阴虚则阳盛，以致病狂也。又狂始发，少卧不饥，自高贤也，自辨智也，自尊贵也，善骂詈，日夜不休者，此心气之实狂也。又狂言，惊善笑，好歌乐，妄行不休者，得之大恐，此言肾病上传于心，而为心气之实狂，以大恐则伤肾也。又狂，目妄见，耳妄闻，善呼者，少气之所生也。此因肾气少，而致心气虚狂也。又狂者，多食善见鬼神，善笑而不发于外者，得之有所大喜。此言喜伤心志而为虚狂也。又狂而新发，未应如此者，先取肝经之曲泉左右动脉，及甚者见血，有顷已，不已，灸骨骶二十壮。此分论狂病虚实，治未发先清泄木气，而不令及于心神也。《素问·通评虚实论》帝曰：癫疾何如？岐伯曰：脉搏大滑，久自已。脉小坚急，死不治。曰：癫疾之脉，虚实何如？曰：虚则可治，实则死。此总论癫疾属于阴气盛，阴盛则阳虚，故其脉搏指而大滑，心肝之阳未衰，有来复之象，故久而自已。若小坚急，纯阴无阳。则死不治。脉虚者，邪亦虚，脉实者，邪亦实，实即坚急之意，故亦主死也。《灵枢·癫狂篇》曰：癫疾始生，先不乐，头重痛，视举目，赤甚作极，已而烦心，候之于颜。此言厥气上乘于天气，及太阳君火也。夫癫乃阴阳之气，先厥于下，后上逆于巅而为病，当候之于颜面气色也。又癫疾始作，引口啼呼喘悸者，此言太阳主开，阳明主阖，乃厥气上乘，致开阖不清而为病也。又癫疾始作，先反僵，因而脊痛者，此厥气逆于寒水之太阳，及寒气乘于地中也。又治癫疾者，常与之居，察其所当取之处，病至视其有过者泻之，置其血于瓠壶之中，至其发时，血独动矣，不动，灸骶骨二十壮。此言治癫疾，当分天地水火之气而治之，太阳之火，日也，随天气而日绕地一周，动而不息者也，地水者，静而不动者也，常与病居，察其病在手足何经，其法致其血于瓠壶中，发时气相感则血动，是感天气太阳之运动也，当候之手太阳阳明太阴者是也。不动者，病陷于地水之中，当候之足太阳阳明太阴者也，更宜灸骶骨二十壮，若不图之于早，病成则难治。故《下经》之骨癫疾、筋癫疾、脉癫疾，多云不治也。若夫痫证，《素问·奇病论》帝曰：人生而有病癫疾者，病名曰何，安所得之？岐伯曰：病名为胎病，此得之在母腹中时，其母有所大惊，气上而不下，精气并居，故令子发为癫疾也。此论生而病癫痫，为先天所受之病，孕妇受惊，精气上而不下，精与惊气并居而为病，故曰胎病也。然亦有不从母腹中得之，若卒然闻惊而得者，盖惊则神出舍空，痰涎乘间而归之也。但痫证与癫厥异者，仆时口作六畜声，将醒时吐涎沫耳。更有血迷似癫者，妇人月水崩漏过多，血气迷心，或产后恶露上冲，而语言错乱，神志不宁者，血虚神耗也。又有心风似癫者，精神恍惚，喜怒，言语或时错乱，有癫之意，不如癫者之甚，皆痰气为病，不可不辨也。◉滕万卿曰：总谓狂癫二证之脉，分而言之，三部阴盛是癫脉，三部阳盛是狂脉。按《灵枢》谓癫狂者数件，癫曰先不乐，头重痛，视举目赤，烦心，曰引口啼呼喘悸，曰先反僵，因而脊痛，其余曰筋癫疾，曰脉癫疾，是也。狂曰先自悲喜忘，若怒善恐者，得之忧饥，曰少卧不饥，自高贤也，自辨智也，自尊贵也，善骂詈，日夜不休，曰狂言惊善笑，好歌乐妄行不休者，得之大恐，曰目妄见，耳妄闻，善呼者，少气之所生也，曰多食善见鬼神，善笑而不发于外者，得之有所大喜，是也。此篇仅举一二条者，则去繁就简，而使人知其有属阳属阴之分焉。大凡《难经》之为书也，其所论辨，率皆举其大义，庞安常谓引而不发是也。况若此篇所述，比诸《灵枢》则其辞尤简，故能知百病之本也。盖百病之发，其变虽多端，阴阳虚实，最为关系。至若狂癫之症，明分其阴阳，以施之治，则无有踏邪路，陷大泽之忧。此扁鹊舍其余绪，而取则阴阳二证者，为使后学端末其本矣，古之义也。◉丹波元胤曰：〔杨〕狂病之候，观其人初发之时，不欲眠卧，又不肯饮食，自言贤智尊贵，歌笑行走不休，皆阳气盛所为，故经言重阳者狂，此之谓也。今人以为癫，谬矣。癫，颠也。发则僵仆焉，故有颠蹶之言也。阴气太盛，故不得行立，而倒仆也，今人以为痫疾，误矣。按《广雅》曰：癫，狂也。颜师古《急就篇》注曰：颠疾，性理颠倒失常，亦谓之狂也。是杨注所非。然癫疾亦有类狂者：《素问·脉解篇》有狂癫疾之文。又《厥论》曰：阳明之厥，则癫疾欲走呼。《阴阳类论》曰：病在肾，骂詈妄行，巅疾为狂，是癫狂兼病者，非为一病也。《诸病源候论》曰：痫者，小儿病也，十岁已上为癫，十岁已下为痫也。◉张山雷笺正：此节分叙狂癫两证，确有一阳一阴，一动一静之意。然以近时发明之病理言之，同是脑神经病，断无阴阳之分，而细释《素》《灵》大旨，亦未尝有是区别。始知吾国上古所论病理，确能洞瞩其源，绝非秦汉以下理想家所能梦见。《难经》此节，盖亦周秦时人附会为之，殊非病理真相，注家皆以动静为之分解，且谓癫者阴脉俱盛，均是望文生义，万不可信，寿颐于《二十难》笺，引证已详，可细核也。

六 十 难

60.1　六十难曰：头心之病，有厥痛，有真痛①，何谓也②？然：手三阳③之脉，受风寒，伏留而不去者，则名厥头痛④；入连在脑者，名真头痛⑤。其五脏气相干⑥，名厥心痛⑦；其痛甚，但在心⑧，手足青者⑨，即名真心痛。其真心痛者⑩，旦发夕死，夕发旦死⑪。

①徐大椿曰：厥，逆也，气逆而痛也。厥痛，厥头痛、厥心痛也。真痛，真头痛、真心痛也。

②李驷曰：厥者，冷也。有厥头痛，有真头痛，有厥心痛，有真心痛，是如何？

③滕万卿曰：旧本无足字。按：邪客足三阳，亦为头痛，《灵枢》载六阳经头痛，是其征，故补之。（编者按：滕万卿“手足三阳”。）

④李驷曰：风冷之气，入于三阳之经，伏留而不行，则壅逆而冲于头，故名厥头痛。◉滑寿曰：详见《灵枢》二十四篇，厥，逆也。◉徐大椿曰：手三阳：小肠、大肠、三焦也。《素》：手之三阳从手走头，故风寒留滞则头痛也。◉叶霖曰：厥、逆也，言气逆而痛也。厥痛，厥头痛，厥心痛也。真痛，真头痛，真心痛也。手三阳之脉，为风寒留滞而不行则壅逆而冲于头，故名厥头痛也。足三阳之脉，风寒留滞，亦作头痛，今不言者，省文也。◉张山雷笺正：厥者，逆也，乃是气机不顺之总称。《灵枢·厥病篇》所称厥头痛诸条，其文诚比《难经》此节为详，然绎其病状，亦皆恍兮惚兮，未免言其然而不言其所以然，殊觉无甚精义。且专论针刺，是亦古法，今非得专家口授手传，且恐有损无益，只可存而不论。乃《难经》则独言手三阳之脉，更是多所挂漏，即曰六阴之脉，不上于头，然足三阳脉，亦何一不从头走足，专指手经，决非病理真旨。且凡上盛下虚之证，头痛甚多，皆非手三阳脉为病。而《难经》此节，又独以风寒伏留为言，尤其挂一漏万，此亦出于浅人附会之词，必非中古医学之精蕴，无惑乎今之专读俗书者，恒以川芎、羌活、柴胡、蔓、荆等，作为头痛必需之药物也。

⑤王九思曰：丁曰：手三阳者，阳中之阳。今受风寒，伏留不去，即是三阳逆于上，故名曰厥头病；入连在脑者，名曰真头痛。脑者，髓海，风寒入即死矣。杨曰：去者，行也。厥者，逆也。言手三阳之脉，伏留而不行，则壅逆而冲于头，故名厥头痛也。足三阳留壅，亦作头痛。今经不言之，从省文故也。虞曰：风冷之气，入于三阳之经，故头厥痛也，其痛立已。真头痛者，谓风冷之气，入于泥丸宫，则为髓海，邪入则曰真头痛也。头脑中痛甚，而手足冷至肘膝者，名真头痛。其寒气入深故也。风寒之气，循风府入于脑，故云入连脑也。◉李驷曰：脑为髓海，风冷之气入于泥丸宫，是邪循风府入于脑。痛甚，手足冷至肘、膝者，名真头痛。◉滑寿曰：真头痛，其痛甚，脑尽痛，手足青至节，死不治。盖脑为髓海，真气之聚，卒不受邪，受邪则死。◉徐大椿曰：入连在脑，邪进入于脑，不在经而在脑，故曰真。◉叶霖曰：真头痛不在经，而入连于脑，故痛甚，脑尽痛，

手足寒至节，死不治。盖脑为髓海，其气之所聚，卒不受邪，受邪则死矣。按：《素问·奇病论》帝曰：人有病头痛，以数岁不已，此安得之，名为何病？岐伯曰：当有所犯大寒，内至骨髓，髓者，以脑为主，脑逆，故令头痛，齿亦痛，病名曰厥逆。此因寒邪入髓，则上入头脑而为痛，其邪入深，故数岁不已也。若《灵枢·厥病篇》所载厥头痛，面若肿起而烦心者，阳明之气上逆而为痛也。又头脉痛，心悲善泣者，厥阴之气，上逆而为痛也。又贞贞头重而痛者，少阴之气，上逆而为痛也。又项先痛，腰脊为应者，太阳之气，上逆而为痛也。又头痛甚，耳前后脉涌有热者，少阳之气，上逆而为痛也。又真头痛，头痛甚，脑尽痛，手足寒至节，死不治。此非六气之厥，乃客邪犯脑，故头痛甚，脑尽痛。盖头为诸阳之首，脑为精水之海，手足寒至节，此真气为邪所伤，故死不治也。更有击堕而为痛者，大痹而为痛者，寒气伤营而为偏痛者，是经论头痛者如此，不独手三阳为病也。◉滕万卿曰：手足寒而至节者难治。◉张山雷笺正：《灵枢·厥病篇》谓真头痛，头痛甚，脑尽痛，手足寒至节，死不治。盖寒邪直中之最重者，地加于天，真阳淹没，故不可治。

⑥徐大椿曰：相干，谓脏有偏胜，邪乘于心也。

⑦王九思曰：杨曰：诸经络皆属于心。若一经有病，其脉逆行，逆则乘心，乘心则心痛，故曰厥心痛，是五脏气冲逆致痛，非心家自痛也。◉李驷曰：诸经皆属于心，若一经有病，其脉逆行，逆则乘心，乘心则心痛，故曰厥心痛。是五脏气冲逆致痛，非心家自痛也。◉滑寿曰：《灵枢》载厥心痛凡五，胃心痛、肾心痛、脾心痛、肝心痛、肺心痛，皆五脏邪气相干也。◉叶霖曰：诸经络皆属于心，盖心主百脉，其营血由心而通于十二经络也，若一经有病，其脉逆行，逆则乘心，乘心则心痛，故曰厥心痛。是五脏气冲逆致痛，非心家自病也。◉滕万卿曰：东垣所云肺心痛肾心痛等类，是也有治法。◉张山雷笺正：《灵枢·厥病篇》言厥心痛，虽有五者之分，然细释其情状，则亦无甚精义。况诸证皆即今之所谓胃气痛，不过气滞寒凝，或为痰食互阻为病，病止在络在胃，亦非果是心脏之痛，而古人竟能称之为心痛，是岂可谓中古医理之真。而《难经》此节，但以五脏气相干一句，含浑言之，则立论尤其粗浅，更不足道，洄溪嫌其糊涂，是也。然偏以《厥病篇》为明白，终是重视《素》《灵》，轻视《难经》，以一偏之见，强为之轩轾。寿颐窃谓两者皆无可取，徐又谓胃腑不得称脏，则古人且有十一脏皆取决于胆之语，亦不必如是之咬文嚼字，太觉拘执。

⑧徐大椿曰：但在心，言无别脏相干也。

⑨徐大椿曰：手足青，寒邪犯君火之位，血色变也。

⑩徐大椿曰：滑氏《本义》谓真字下当欠一头字。

⑪王九思曰：丁曰：真心不病，外经受五邪相干，名曰厥心痛。其痛甚则手足青而冷，神门穴绝者死，病名真心痛也。杨曰：心者，五脏六腑之主，法不受病，病即神去气竭，故手足为之青冷也。心痛，手足冷者，为真心痛；手足温者，为厥心痛也。头痛亦然。从今日平旦至明日平旦为一日，今云旦发夕死，夕发旦死，是正得半日而死也。◉李驷曰：详见《十六难》。◉滑寿曰：《灵枢》曰：真心痛，手足青至节，心痛甚，为真心痛。又《七十一篇》曰：少阴者，心脉也。心者，五脏六腑之大主也。心为帝王，精神之所舍，其脏坚固，邪不能客，客之则伤心，心伤则神去，神去则死矣。其真心痛者，真字下当欠一头字，盖阙文也。手足青之青当作清冷也。◉徐大椿曰：心为君主之官，故邪犯之即不治也。《灵枢·邪客篇》：心者，五脏六腑之大主也，精神之所舍也，其脏坚固，邪弗能容。容之则心伤，心伤则神去，神去则死矣。即此义也。按：《灵枢·厥病篇》：厥头痛之病有数证，其

治法或取阳经，或取阴经，则非独三阳之受病可知。若云从三阳而传及他经则得矣。至真头痛，经文云：手足寒至节，死不治。则头痛亦有死证，与心痛之手足青至节者死不治正同。至厥心痛之证，经文有肾、胃、脾、肝、肺五种心痛之证，病形各殊，亦不得云五脏相干。盖胃腑不得称脏，若心自干心，则即真心痛矣，不在厥心痛之列，亦当如经文明著其说，何得糊涂下语，使经文反晦也。◉黄元御曰：此难，《灵枢·厥病》：厥病真头痛，头痛甚，脑尽痛，手足寒至节，死不治。◉丁锦曰：此章之义，明明说脏病重于腑病，脏气相干重于风寒伏留，故心痛言立死，头痛不言立死也。如风寒伏留六腑，则三阳之真气逆，故邪得直上而头痛，脑为髓海，诸邪难犯，必大损精髓者，邪能犯之，犯之难治。如五脏气相干于心，则阴气逆上而痛甚，然心为君主，诸邪难犯，必七情大伤其真气者，邪能犯之，犯之但在心痛而立死，手足青者，肝之色也，是心之母气绝，而现真脏色也，五邪之病发，惟狂癫头心痛特异，故先揭而出之，以起下章诸邪之发病也。（后人言头痛不言死，总结在后者，非也）。◉叶霖曰：心为脏腑之大主，精神之所舍，其脏坚固，邪不能客，客之则伤心，心伤则神去，神去则死矣。真心痛其痛甚，但在心而无别脏相干也。手足青者，寒邪犯君火之位，血色变也。旦发夕死，夕发旦死者，心不受邪也。真头痛亦然。盖脑为人身之主宰，亦不受邪，故滑氏言其真心痛者，“真”字下欠一“头”字是矣。按：《灵枢·厥病篇》曰：厥心痛与背相控，善瘛，如从后触其心伛偻者，肾心痛也。又腹胀胸满，心尤痛甚者，胃心痛也。又痛如以锥针刺其心，心痛甚者，脾心痛也。又色苍苍如死状，终日不得太息者，肝心痛也。又卧若徒居，心痛间动作痛益甚，色不变者，肺心痛也。此别脏腑相干之痛也。又真心痛，手足青至节，心痛甚，旦发夕死，夕发旦死，此伤其脏真，而为真心痛也。◉滕万卿曰：按头心之痛，有厥真二焉。厥者，谓邪从是至彼而为痛。真者，谓邪直居其处而痛甚。凡头心厥痛，多与他病兼见，如其真痛，则单发之病，而命悬旦夕，固难为治。所谓三阳经脉受邪而不去则逆，故冲头而痛者，以手足三阳，皆达于头面故尔。若入于脑海，留连弥久而发者死矣。所谓五脏邪气，互相干犯，故冲心而痛者，以手足三阴，皆循于心胸故尔。若其直在心脏，痛甚而手足清者死矣。据《灵枢》则知厥头痛六条，为手足六阳经之病也，厥心痛五条，所谓肺肝肾脾胃之邪也。至其论治法，则悉且尽矣。此篇乃唯示其本焉耳。◉丹波元胤曰：〔杨〕去者，行也。厥者，逆也。言手三阳之脉，伏留而不行，则壅逆而冲于头，故名厥头痛也。足三阳留壅，亦作头痛。今经不言之，从省文故也。诸经络皆属于心，若一经有病，其脉逆行，逆则乘心，乘心则心痛，故曰厥心痛。是五脏气冲逆致痛，非心家自病也。心者，五脏六腑之主，法不受病，病即神去气竭，故手足为之清冷也，心痛手足冷者，为真心痛；手足温者，为厥心痛也。〔滑〕真头痛，其痛甚脑尽痛，手足青至节，死不治。盖脑为髓海，真气之所聚，卒不受邪，受邪则死。其真心痛者，真字下，当欠一头字，盖阙文也。手足青之青，当作清，冷也。◉张山雷笺正：古称真头痛、真心痛，皆以手足清至节为死不治。盖皆阴寒暴绝，灭尽真阳之重症。然若能迅速用药，投以大剂四逆，或亦有一二之可救。注者每以心为君主，邪不可干作解。本是专制时代，尊崇君主，理想之空谈，必非病理所宜有。伯仁训清为冷，其义甚是，但清明之清，本无作寒冷解者。《说文》清字，从仌而训为寒。又有瀞字，训为冷寒，吕览有度。清有余也，注训为寒，《庄子·人间世》，爨无欲清之人。《释文》训为凉，是皆借清为清为瀞之明证。而《内经》尤为习见，乃徐洄溪本《难经》此节，竟误清作青，而注之曰：手足青，寒邪犯君火之位，血色变也，望文生义，随手杜撰，洄溪固不知古字假借之例者也。

六十一难

61.1　六十一难曰：经言望而知之谓之神①，闻而知之谓之圣②，问而知之谓之工③，切脉而知之谓之巧④。何谓也⑤？然：望而知之者，望见其五色，以知其病⑥。闻而知之者，闻其五音，以别其病⑦。问而知之者，问其所欲五味，以知其病所起所在也⑧。切脉而知之者，诊其寸口，视其虚实，以知其病，在何脏腑也⑨。经言以外知之曰圣⑩，以内知之曰神。此之谓也⑪。

①李駉曰：瞻望以知其病，谓之神。◉徐大椿曰：望，谓望病人之五色，而知其病之所在。如《素问·五脏生成篇》《灵枢·五色篇》所云是也。神，圣而不可知之谓。

②李駉曰：所闻以知其病，谓之圣。◉徐大椿曰：闻，谓闻病人之声也。如《灵枢·九针篇》：心主噫，肺主咳。《素问·阴阳应象大论》：肝在声为呼，心在声为笑，及下文五音之类是也。圣，谓艺之至于至极者也。

③李駉曰：未诊先问，最为有准，叩问而知病，谓之工。◉徐大椿曰：问，谓问病人之所患，及其爱憎喜怒也。《灵枢·九针篇》云：肝恶风，心恶热，气并肝则忧，并心则喜之类是也。工，专精之谓。

④李駉曰：审切脉息，以知其病，谓之巧。◉徐大椿曰：切脉之法，详《灵》《素》及前诸难中。巧，心智灵变也。按：《灵枢·邪气脏腑病形篇》云：见其色，知其病，命曰明；按其脉，知其病，命曰神；问其病，知其处，命曰工。与此不同，未知越人何所本也。

⑤李駉曰：四知如何？◉叶霖曰：望，谓望病人五脏之色见于面者，各有分部，以应相生相克之候也。闻，谓闻病人之声音，以察病之所在也。问，谓问病人之所患，及其爱憎喜怒，以求病之原也。切，谓切病人之脉，而得病出何脏何腑也。神，神化不测之谓。圣，至于至极之谓。工，专精之谓。巧，心智灵变之谓。此与《灵枢·邪气脏腑病形篇》微有不同，经言或别有所本也。

⑥王九思曰：杨曰：望色者，假令肝部见青色者，肝自病；见赤色者，心乘肝，肝亦病。故见五色，知五病也。◉李駉曰：假令肝病，见青色者，肝自病，见赤色者，心乘肝，肝亦病，故见五色，以知其病也。◉滑寿曰：《素问·五脏生成篇》曰：色见青如草滋者死，黄如枳实者死，黑如炲者死，赤如衃血者死，白如枯骨者死，此五色之见死者也。青如翠羽者生，赤如鸡冠者生，黄如蟹腹者生，白如豕膏者生，黑如乌羽者生，此五色之见生也。生于心，欲如以缟里朱；生于肺，欲如以缟裹红；生于肝，欲如以缟裹绀；生于脾，欲如以缟裹栝楼实；生于肾，欲如以缟裹紫。此五脏生色之外荣也。《灵枢》四十九篇曰：青黑为痛，黄赤为热，白为寒。又曰：赤色出于两颧，大如拇指者，病虽小愈，必卒死。黑色出于庭，庭者颜也，大如拇指，必不病而卒。又七十四篇曰：诊血脉者，多赤，多热；多青，多痛；多黑，为久痹；多黑，多赤，多青皆见者，为寒热身痛。

面色微黄，齿垢黄，爪甲上黄，黄疸也。又如验产妇面赤舌青，母活子死；面青舌青沫出，母死子活；唇口俱青，子母俱死之类也。袁氏曰：五脏之色见于面者，各有部分，以应相生相克之候，察之以知其病也。◉徐大椿曰：五色，五脏所现之色。◉叶霖曰：望而知之者，望其资禀色泽间之神气。《灵枢》所谓粗守形，上守神者是也。然人之神气，在有意无意之间，流露最真。医者清心凝神，一会即觉，不宜过泥，泥则私意一起，医者与病者神气相混，反觉疑似，难以捉摸，此又以神会神之妙理也。神气云何？有光有体是也。光者、外面明朗，体者、里面润泽，光无形，主阳主气，体有象，主阴主血，气血无乖，阴阳不争，自然光体俱备矣。《素问・五脏生成篇》曰：五脏之气，故色见青如草兹者死，黄如枳实者死，黑如炲者死，赤如衃血者死，白如枯骨者死，此五色之见死也。夫五色干枯，以气血俱亡，无光无体，神气已去者也，故主死。又青如翠羽者生，赤如鸡冠者生，黄如蟹腹者生，白如豕膏者生，黑如乌羽者生，此五色之见生也。是以气血未伤，有光有体，不能内含，而亦不外露者也，故虽病而主生。又，生于心，如以缟裹朱。生于肺，如以缟裹红。生于肝，如以缟裹绀。生于脾，如以缟裹栝蒌实。生于肾，如以缟裹紫。此五脏所生之外荣也。夫平人五脏既和，其色禀胃气而出于皮毛之间，胃气色黄，皮毛色白，精气内含，宝光外发，既不浮露，又不混蒙，故曰如缟裹也。观《内经》论色，分死、病、平三等，虽未明言神气，而神气即寓其中。然五色内应五脏，此道其常，而病则有变，甚有五色不应五脏者，此又变中之变也。若能察神气，因其常而识其变，则于望色之道，得其要领矣。◉张山雷笺正：望色之义，《素问・五脏生成篇》言之最精。寿颐辑《脉学正义》，于第二卷中论之已详，兹姑不赘。惟青如兹之兹字，当作兹，字从二玄，其音如玄，义则为黑，非头之兹字，乃言之陈腐而色晦黯者，故病人见此色象，即为死徵。古今注家，皆不识此兹字，说来无不背谬。《史记・仓公传》：齐丞相舍人奴病，察之如死青之兹。今本《史记》，多有误兹作兹者。惟毛氏汲古阁刊《史记》集解本，正作兹字。金陵书局重刊毛本亦同，其书世多有之，堪为寿颐此说，作一确证。

⑦王九思曰：杨曰：五音者，谓宫、商、角、征、羽也，以配五脏。假令病人好哭者，肺病也；好歌者，脾病也。故云闻其音，知其病也。◉李驷曰：五音者，宫、商、角、徵、羽也，以配五脏。假令病人好哭者，肺病也；好歌者，脾病也。◉滑寿曰：四明陈氏曰：五脏有声，而声有音。肝声呼，音应角，调而直。音声相应则无病，角乱则病在肝。心声笑，音应微，和而长。音声相应则无病，征乱则病在心。脾声歌，音应宫，大而和。音声相应则无病，宫乱则病在脾。肺声哭，音应商，轻而劲。音声相应则无病，商乱则病在肺。肾声呻，音应羽，沉而深。音声相应则无病，羽乱则病在肾。袁氏曰：闻五脏五声以应五音之清浊，或互相胜负，或其音嘶嗄之类，别其病也。此一节，当于《素问・阴阳应象论》《金匮真言》诸篇，言五脏声音，及《三十四难》云云求之，则闻其声，足以别其病也。◉徐大椿曰：五音，五脏所发之音也。又五脏之音属宫、商、角、徵、羽。详《灵枢・五音五味篇》。◉叶霖曰：闻而知之者，闻其音声，分别清浊，以察其病也。土者其数五，五者，音也，故音声发于脾土，而响于肺金也。在心主言，心开窍于舌，舌者，音声之机也。肝主语，肝循喉咙，入颃颡。喉咙者，气之所以上下者也。颃颡者，分气之所泄也。肝心气和，而后言语清亮也。然又从肾间动气之所发，故肾气短促，上气不能接下气矣。是以发言歌咏，出于五脏神之五志，故有音声，语言不清者，当责之心肝，能语言，而无音声者，当责之脾肺，能言语有音声，而气不接续者，当责之两

肾，此音声之原委也。若经以五音配五脏，肝音角，其声呼。心音徵，其声笑。脾音宫，其声歌。肺音商，其声哭。肾音羽，其声呻。若明其原委，辨其清浊，分其阴阳，审其虚实，以察病情，于闻声一法，庶乎近矣。◉张山雷笺正：闻其声而可以辨其病者，盖以言语之清晰与昏谵，以及发声清浊之类，可以审察外邪之虚实，并可知正气之盛衰耳。如必以五脏之角徵宫商羽求之，未免失之穿凿。伯仁所引四明陈氏，徵字作祉，太怪。考宋仁宗名祯，宋刻书并讳徵字，四明陈氏，不知何时人，盖亦以避讳而改作祉，是陈氏当为宋人，然其他宋刻，未见此例也。

⑧王九思曰：杨曰：问病患云好辛味者，则知肺病也。好食冷者，则知内热。故云知所起所在。◉李駉曰：问病人，云好辛者，肺病也；好酸者，肝病也；好甜者，脾病也；好苦者，心病也；好咸者，肾病也；好食冷物者，内热也。◉滑寿曰：《灵枢》六十三篇曰：五味入口，各有所走，各有所病。酸走筋，多食之，令人癃；咸走血，多食之，令人渴；辛走气，多食之，令人洞心，辛与气俱行，故辛入心而与汗俱出；苦走骨，多食之，令人变呕；甘走肉，多食之，令人悗心。悗言闷，推此则知问其所欲五味，以知其病之所起所在也。袁氏曰：问其所欲五味中，偏嗜偏多食之物，则知脏气有偏胜偏绝之候也。◉徐大椿曰：一本无也字。五味，五脏所喜之味。《灵枢·师传篇》：临病人问所便。所起，病之所由生；所在，病之所留处也。◉叶霖曰：问而知之者，问察其原委也。夫工于问者，非徒问其证，殆欲即其证以求其病因耳。脱营失精，可于贵贱贫富间问之，更当次第问其人。平昔有无宿疾，有无恚怒忧思、食喜淡喜浓喜燥喜润、嗜茶嗜酒。再问其病初起何因，前见何证，后变何证。恶寒恶热，孰重孰轻。有汗无汗，汗多汗少，汗起何处，汗止何处。头痛身痛，痛在何时，痛在何处。口淡口苦，渴与不渴，思饮不思饮，饮多饮少，喜热喜凉，思食不思食，能食不能食，食多食少，化速化迟。胸心胁腹，有无胀痛。二便通涩，大便为燥为溏，小便为清为浊，色黄色淡。妇人则问其有无胎产，月事先期后期，有无胀痛，可有带下，是赤是白，或多或少。种种详诘，就其见证，审其病因，方得治病求本之旨也。◉张山雷笺正：问证之法，《素》《灵》所言，已非一端，即如《三部九候论》，谓必审问其所始病，与今之所方病，而后各切循其脉云云。盖当其诊病时之现状，或可据脉形以辨别其寒热虚实。而从前之种种病象，渐渐变迁，决非一循其脉，即可以识得已往之作何形态。是以经文著一必字，以见问证之必不可少，是岂仅五味所欲之一端，所能包罗万象者，乃《难经》此节，竟谓问其所欲五味，即可知其病之所起所在。孰谓中古医家，竟致颟顸若此，有以知其必不然矣。

⑨王九思曰：丁曰：视当作持字，为以手循持其寸口也。杨曰：切，按也。谓按寸口之脉，若弦多者，肝病也；洪多者，心病也。浮数则病在腑，沉细则病在脏，故云在何脏腑也。◉李駉曰：诊候寸口脉息，弦者肝。轻手取之而脉弦者，病在腑也；重手取之而脉弦，听声音者，病在脏也，余仿此。◉滑寿曰：诊寸口，即《第一难》之义。视虚实，见《六难》并《四十八难》。王氏脉法赞曰：脉有三部，尺寸及关，荣卫流行，不失衡铨。肾沉心洪，肺浮肝弦，此自常经，不失铢分。出入升降，漏刻周旋，水下二刻，脉一周身，旋复寸口，虚实见焉，此之谓也。◉徐大椿曰：别其何脏腑之脉象，则知其病在何脏腑也。◉丁锦曰：此章发明望闻问切四者之要。五色者，青黄赤白黑也。五音者，邪入肺为哭，入肝为呼，入心为言，入脾为歌，入肾为呻。五味者，酸甘苦辛咸也。所起者，察其所欲五味中之何味，而知病起何腑何脏也。所在者，知其病起何腑何脏，而又现传何

腑何脏也。三者俱知，然后诊其寸口，再视其虚实，则在腑在脏之病，无不明矣。◉叶霖曰：切而知之者，诊其寸口，以知其病也，非《内经》遍诊动脉之法也。或问《内经》遍诊动脉，只设浮沉缓急大小滑涩之八脉，特于对待微甚悬绝，着其相去三等，而脉之情变已精。后世繁为二十九脉，愈求精而脉愈晦者，因独取寸口之误耶？曰：非也。张氏云，后世知识脉难，而不知古人审脉之更难也。所谓识脉者，浮，不沉也。沉，不浮也。迟，不及也。数，太过也。虚，不实也。实，不虚也。滑，不涩也。涩，不滑也。长，不短也。短，不长也。大，不小也。小，不大也。缓，不逮也。弱，不盛也。伏，不见也。软，无力也。微，不显也。散，不聚也。洪，洪大也。细，微细也。代，更代也。牢，坚牢也。动者，滑大于关上也。弦者，状如弓弦，按之不移也。紧者，如转索无常也。芤者，浮大而按之中空也。革者，中空而外坚也。结者，缓而有止也。促者，数而有止。以对待之法识之，犹易分别于指下。所谓审脉者，体认所见之脉何因，所主之病何证，以心印之而后得也。仲景《平脉篇》曰：浮为在表，沉为在里，数为在腑，迟为在脏。又曰：浮则为风，浮则为热，浮为气实，浮为气虚，浮则无血，浮则为虚。是将为外感乎，为内伤乎，为气乎，为血乎，为实乎，为虚乎，是必审其证之表里阴阳，寒热虚实，病之久病新病，脉之有力无力，而断之以意，然后参之以望闻问，必四诊咸备，庶几可保万全。故曰审脉之更难也，可不慎欤？◉张山雷笺正：诊寸口之法，《难经》独得其要。然视其虚实，岂独辨其病之在何脏腑，凡上至巅顶，下及足踵，外而皮毛，内而筋骨，虚实寒热，莫不于寸口决之，乃此节止以脏腑立论，反觉挂一漏万矣。

⑩李駉曰：视色、听声、切脉，皆在外而知之。

⑪王九思曰：丁曰：夫脉合五色，色合五味，味合五音，故有此望闻问切之法。经内前篇具说，习之者能知此，乃是神圣工巧之良医也。杨曰：视色、听声、切脉，皆在外而知内之病也。◉李駉曰：知之于心乃内也，谓之神。◉滑寿曰：以外知之望闻，以内知之问切也。神，微妙。圣，通明也。又总结之言圣神，则功巧在内矣。◉徐大椿曰：外，视色、闻声也。内，问欲、切脉也。按：发问以望闻为神圣。今引经以望闻为圣。以问切为神，又失工巧二端。其引经语亦无考，未详何故。又按：闻问之法，两经言之多端，今止以五音五味为言，义亦不备。按：自《四十八难》至此，皆论虚实、邪正、传变、生死之道。◉黄元御曰：以外知之，验其外而知之也。以内知之，洞其内而知之也。◉丁锦曰：此章统包三卷全文之意而结也。外者，望其色，闻其声，病未见而知之也。内者，问其所欲五味，切其脉而察其所病，知其虚实也。越人望后世医者，必臻此境，方合轩岐之道，否则未免为粗工而已矣。◉叶霖曰：视色闻声者，以外知之也，故曰圣。问因切脉者，以内知之也，故曰神。此总结上文四诊之意也。上第四卷，《四十八难》至《六十一难》，论病。◉滕万卿曰：上文以神圣属望闻，以工巧系问切，是揭神圣二字总结内外，可见不拘四等分发之名。按《灵枢》见色而知曰明，按脉而知曰神，问病而知之曰工，此篇分神圣工巧，以配望闻问切，大率文异旨同。所谓五色五音五味五脉者，望闻问切之大要，而岂止是已。其形肉之肥瘠，皮肤之荣枯，骨节之大小，是亦望也。哭泣歌乐，谵语呻吟，诀别懊侬等情，是亦闻也。或有忧郁，或有爱憎，或有妒媢，或有嫌疑之类，是亦问也。尺肤之寒热滑涩，经脉之逆顺，是亦切也。凡此四诊者，无贵无贱，无长无少。未曾容阙一焉。苟失之，则不足以为工巧之业，况于神圣之术乎。四诊之义谛，出《内经》诸篇，宜以参看。◉丹波元胤曰：〔杨〕望色者，假令肝部见青色者，肝自病，见赤

色者，心乘肝，肝亦病，故见五色，知五病也。五音者，谓宫商角徵羽也，以配五脏。假令病人好哭者，肺病也；好歌者，脾病也。故云，闻其音知其病也。问病人，云好辛味者，则知肺病也。好食冷者，则知内热。故云，知所起所在。切，按也，谓按寸口之脉者，若弦多者，肝病也。洪多者，心病也。浮数则病在腑，沉细则病在脏，故云，在何脏也。〔袁〕五脏之色，见于面者，各有部分，以应相生相克之候，察之以知其病也。闻五脏五声，以应五音之清浊，或互相胜负，或其音嘶嗄之类，别其病也。问其所欲五味中，偏嗜偏多食之物，则知脏气有偏胜偏绝之候也。〔滑〕以外知之，望闻，以内知之，切也。神，微妙，圣，通明也。又总结之，言圣神，则工巧在内矣。按自《四十八难》至此，论病，是为第四篇。《灵枢·邪气脏腑病形篇》曰：黄帝问于岐伯曰，余闻之，见其色知其病，命曰明；按其脉知其病，命曰神；问其病知其处，命曰工。《说文》曰：巧，技也，从工巧声。夫望闻与问，以医之听视，测病之情态，故曰神，曰圣，曰工。唯诊脉一事，在于手技，故曰巧也。杨注，视色听声切脉，皆在外而知内之病也，是说不确。◉张山雷笺正：此节两句，不伦不类，无谓之至。

六十二难

62.1　六十二难曰：脏井荥有五，腑独有六者，何谓也[1]？然：腑者，阳也[2]。三焦行于诸阳[3]，故置一俞，名曰原[4]。腑有六者，亦与三焦共一气也[5]。

①李驷曰：井、俞、荥、经、合，此五脏有五也；六腑却于井、俞、荥、经、合之外，又有所过为原。如何？◉徐大椿曰：五，谓井、荥、输、经、合也。六，谓井、荥、输、原、经、合也。其穴详《灵枢·本输篇》。

②李驷曰：六腑属阳。

③徐大椿曰：诸阳经也。

④李驷曰：三焦者，臣使之官，位应相火，宣行君火，命令行于诸阳经中，故置一俞名曰原。原者，元也。◉徐大椿曰：俞，穴也。《灵枢·本输篇》以所过之穴为原，盖三焦所行者，远其气所流聚之处，五穴不足以尽之，故别置一穴，名曰原也。

⑤王九思曰：丁曰：三焦者，臣使之官，位应相火，宣行君火命令，使行于诸阳经中。故置一俞名曰原，所以腑有六，亦是三焦之一气，故三焦共一气也。杨曰：五脏之脉皆以所出为井，所流为荥，所注为俞，所行为经，所入为合，是谓五俞，以应金木水火土也。六腑亦并以所出为井，所流为荥，所注为俞，所过为原，所行为经，所入为合，其俞亦应五行。惟原独不应五行，原者元也。元气者，三焦之气也。其气尊大，故不应五行。所以六腑有六俞，亦以应六合于乾道也。然五脏亦有原，则以第三穴为原，所以不别立穴者，五脏法地，地卑，故三焦之气经过而已，所以无别穴。六腑既是阳，三焦亦是阳，故云共一气也。虞曰：天以六气司下，地以五行奉上。六气者，风、寒、暑、燥、湿、火也。五行者，金、木、水、火、土也。十一之气相因而成，人应之，乃六腑法六气，五脏法五行。亦十一之气相因而成也。天得六，谓天属阳，以阴数配之；地得五，谓地属阴，以阳数配之，而成阴阳也。人腑脏亦然。六腑配六气者，谓胆木配风，膀胱水配寒，小肠火配暑，大肠金配燥，胃土配湿，三焦少阳配火，三焦为原气，在六腑阳脉中，自立一为原也。五脏配五行者，肝木，心火，脾土，肺金，肾水，五脏法阴，无原一穴者，谓五行阴脉穴中，原气暗主之，故原俞同一穴也。故曰：三焦共一气。其理明矣。详此经义前后问答，文理有阙。◉李驷曰：六腑是阳，三焦亦是阳，故云共一气。◉滑寿曰：脏之井荥有五，谓井荥俞经合也。腑之井荥有六，以三焦行于诸阳，故又置一俞而名曰原。所以腑有六者，与三焦共一气也。虞氏曰：此篇疑有缺误，当与《六十六难》参考。◉徐大椿曰：共一气，谓亦行于诸阳，非谓其气皆出于三焦也。其详备见《六十六难》中。◉黄元御曰：五脏五腧，井、荥、俞、经、合也，六腑六腧，井、荣、俞、原、经、合也，详见《灵枢·本输》。腑有六腧者，以五腑之外，又有三焦一腑，故多置一原穴以配之，此亦与三焦共一气也。◉丁锦曰：井荥输经合，此五者，配五脏；井荥输原经合，此六者，

配六腑。六腑多一原，所以脏五而腑六也。所出为井，所流为荥，所注为输，所行为经，所入为合，所过为原也。◉叶霖曰：井荥输经合，此五者，配五脏；井荥输原经合，此六者，配六腑。六腑多一原，所以脏五而腑六也。所出为井，所流为荥，所注为输，所行为经，所入为合，所过为原也。◉滕万卿曰：按此篇所问，五脏每经有井荥俞经合，六腑每经五穴之外，增一原，有六者，何也？其答意谓原者三焦气所过，而凡刺诸十二经穴于手足四关之末，则必兼俞与原，以调三焦之气化。然其在阴经，则以俞为原，而阳经独别有原者。盖三焦是六腑之配，而虽无其形，然五腑非此气，则何缘能得干施运化水谷乎？然则腑之为物，专赖此气之运用耳，故曰：腑有六者，亦与三焦共一气也。此下五篇，通言井荥俞经合之义。但每篇各异其趣，读者错综以求其义，斯得其旨矣。◉丹波元胤曰：〔杨〕五脏之脉，皆以所出为井，所流为荥，所注为俞，所行为经，所入为合，是谓五俞，以应金木水火土也。六腑亦其俞应五行，惟所过为原，独不应五行也。原者，元也，元气者，三焦之气也。其气尊大，故不应五行，所以六腑有六俞，六腑既是阳，三焦亦是阳，故云共一气也。〔虞〕详此经义，前后问答，文理有阙。〔徐〕俞，穴也。《灵枢·本输篇》以所过之穴为原。盖三焦所行者远，其气所流聚之处五穴不足以尽之，故别置一穴，名曰原也。按自《六十二难》至《六十八难》论经穴，是为第五篇。◉张山雷笺正：六阳经有所谓原穴者，而六阴经无之。其义殊不可晓，意者阳经之隧道孔长，非阴经可比，则经气所流注，而较为要重者，必视阴经为多，故古人更有此原穴之命名。观《灵枢·十二原篇》，所谓主治五脏六腑之有疾者，则原穴之大有关系可知。虽彼之十二原，皆指阴经之俞，然既连举五脏六腑言之，则六腑之疾，自当别取阳经之原。知所过为原一说，自必有所用之，非支指骈拇可比。此节所谓三焦行于诸阳者，乃指人身上中下三部之阳气而言，非手少阳之三焦一经，故曰行于诸阳，否则三焦经亦诸经之一，何可浑漠言之，竟谓三焦能行于诸阳。《六十六难》又谓三焦之所行，气之所留止，又谓三焦为原气之别使，主通行三气，则且明示以上中下三部之气，其非手少阳经之三焦，尤为不言可喻，所以此节谓腑有六，亦与三焦共一气，正以六腑皆属阳，而上中下三部之阳气，皆为脐下原阳之别使，故可称为共一，其旨宁不了然。伯仁《本义》，似能识得此意，而说之不甚明白，若误以此节之三焦，认作手少阳之三焦一经，则本节与后文《六十六难》之半节，皆将无一语之可晓，徐洄溪三焦所行者远一句，囫囵吞枣，尤其模糊。

六十三难

63.1　六十三难曰：《十变》[①]言，五脏六腑荥合，皆以井为始者，何也[②]？然：井者，东方春也[③]，万物之始生[④]。诸蚑行喘息[⑤]，蜎飞蠕动[⑥]，当生之物，莫不以春而生[⑦]。故岁数始于春[⑧]，日数始于甲[⑨]，故以井为始也[⑩]。

①滕万卿曰：说见第三十四篇古书篇目《内经》今无所见仅存此经。

②李驷曰：如何？◉徐大椿曰：凡经穴起止，其次第先井，次荥，次输，次经，次合。故云以井为始。

③王九思曰：虞曰：经言井者，东方春也。春者，施化育无求其报。春者，仁也。在五常，仁乃法水，水之有仁者，井水也。井水济人亦无求报，故经云：井者，东方春也。易曰：井养而不穷，可象春仁也。◉李驷曰：春者，仁也。在五常，仁乃法木，谓仁道至大；在岁春为首；在月甲为首；在经脉井为首。◉徐大椿曰：《灵枢·本输篇》以井属木，故于时配春也。

④王九思曰：虞曰：万物始生，由春气之化育也。◉李驷曰：万物初生，皆由于春。

⑤李驷曰：葭飞灰动蛰虫始振，所以蛴虫行，喘虫息。

⑥李驷曰：蜎乃井中虫，蜎虫飞，蠕虫动。◉徐大椿曰：蚑、蜎、蠕，皆虫行之状。喘息，言有气以息，俱虫豸之属，一岁一生之物也。

⑦王九思曰：虞曰：井有仁焉。故圣人涉春育物以象于井也。夫葭灰方飞，蛰虫始振，所以蚑虫行，喘虫息，蜎虫飞，蠕虫动，皆因春气而生故也。蜎乃井中虫。◉李驷曰：凡当生之物，皆因春气而生。◉徐大椿曰：此以生物之理喻人之血气亦然也。

⑧王九思曰：虞曰：春，木也。下文甲亦木，井有仁，仁亦木也。今以井为始者，谓仁道至大，在岁春为首，在日甲为首，在经脉，井为首故也。◉李驷曰：正月为岁首，故一岁之始在春。

⑨李驷曰：东方甲乙木也，正月与甲乙皆属于春，故十二月之始则在甲。

⑩王九思曰：杨曰：凡脏腑皆以井为始，井者，谓谷井尔，非谓掘作之井。山谷之中，泉水初出之处，名之曰井。井者，主出之义也。泉水既生，留停于近，萦迂未成大流，故名之曰荥。荥者，小水之状也。留停既深，便有注射输文之处，故名之曰俞。俞者，委积逐流行，经历而成渠径。经者，径也，亦经营之义也。经行既达，合会于海，故名之曰合。合者，会也，此是水行流转之义，人之经脉亦法于此，故取名焉。所以井为始春者，以其所生之义也。岁数始于春者，正月为岁首故也。日数始于甲者，谓东方甲乙也。正月与甲乙，皆属于春也。丁曰：十二经气穴三百六十五穴，皆以井为始，各有其终矣。◉李驷曰：惟因岁与月，故知井为始。◉滑寿曰：十二经所出之穴，皆谓之井，而以为荥俞之始者，以井主东方木，木者春也。万物发生之始，诸蚑者行，喘者息，息谓嘘吸气也。《公孙洪传》作蚑行，喙息，义尤明白。蜎者飞，蠕者动，皆虫豸之属。凡当生之

物，皆以春而生，是以岁之数则始于春，日之数则始于甲，人之荥合则始于井也。冯氏曰：井，谷井之井，泉源之所出也。四明陈氏曰：经穴之气所生，则自井始，而流荥注俞，过经入合，故以万物及岁数日数之始为譬也。◉徐大椿曰：甲亦属木，言岁与日皆始于木，故凡物尽然。按：《灵枢·本输篇》：脏之井皆属木，腑之井则皆属金，即下节亦明言之。今总释五脏六腑之井皆属木，则倍经语，且与下文亦相矛盾。若云惟脏之井属木，而腑不与焉，则腑之亦始于井，而又不属木，义当何居？下语疏漏之甚。◉黄元御曰：荥合以井为始，义详《灵枢·本输》。蚑行喘息，蜎飞蠕动，谓行息飞动，一切诸虫也。◉丁锦曰：人身之穴，以井为始。井者，东方春也，万物之始生，如岁始于春者，东方木也，月始于甲者，亦应东方木也。诸蚑蜎蠕，皆入蛰之诸小虫也，得春气则能行，能喘息能飞能动矣。《十变》，古经名也。◉叶霖曰：人身脏腑经穴起止，其次第：先井、次荥、次输、次经、次合，故云以井为始也。井、谷井，非掘成之井也。山谷之中，泉水初出之处，名曰井。井者，主出之义也。溪谷出水，从上注下，水常射焉。井之为道，以下给上者也。是则井者，经脉之所出也。其既出，流利未畅，故谓之荥。《说文》曰：荥，绝小水也。水虽绝小，停留则深，便有挹注之处，潴则外泻，故谓之俞。俞与输通，《说文》曰：输，委输也，即输泻之谓。其既输泻，则纡徐逐流，历成渠径，径与经通，径者，经也。经行既达，而会合于海，故谓之合。合者，会也。此是水之流行也，人之经脉，亦取法于此，故取以名穴也。以井为始。春者，以其发源所生之义也，岁数始于春者，正月为岁首故也。日数始于甲者，谓东方属甲乙，为干之首也。蚑虫行喘息，蜎虫飞蠕动，皆春气发生之义耳。◉滕万卿曰：按：承上文问脏腑每经在爪甲端诸穴，皆以名井。且为始者，何也，答意以谓凡有脏腑之病，内郁不达，心胸支满等症，乃取诸井，总主开郁发生之治，故曰井者东方春也。万物始生，《内经》所谓标取而得之是也。诸蚑行喘息，飞蠕动等语，是皆举春阳升腾之时，蠢然振发者言，此以示诸井特为开发之治尔，故结之曰：岁数始于春，日数始于甲。◉丹波元胤曰：〔杨〕凡脏腑皆以井为始。井者，谓谷井尔，非谓掘作之井。山谷之中，泉水初出之处，名之曰井。井者，主出之义也。泉水既生，留停于近，荣迂未成大流，故名之曰荥。荥者，小水之状也。留停既深，有注射轮文之处，故名之曰俞，俞者，委积逐流行，经历而成渠径。径者，经也，亦经营之义也。经行既达，合会于海，故名之曰合。合者，会也，此是水行流转之义。人之经脉，亦法于此，故取名焉，所以井为始春者，以其所生之义也。岁数始于春者，正月为岁首故也。日数始于甲者，谓东方甲乙也。正月与甲乙，皆属于春也。〔滑〕支者行，喘者息。息，谓嘘吸气也。《公孙洪传》作支行喙息，义尤明白。蜎者飞，蠕者动，皆虫豸之属。按五俞之解，杨注颇为详晰，今更疏其义，所谓谷井之说，盖原于《易·井·九二》曰：井谷射鲋，瓮敝漏。王弼注：溪谷出水，从上注下，水常射焉。井之为道，以下给上者也，是则井者，经脉之所出也。其既出也，未能为流利，故谓之荥。《说文》曰：荥，绝小水也，从水荧省声，水虽绝小，潴则外泻，故谓之俞。俞，与输同。《说文》曰：输，委输也，从车俞声，即输泻之谓，其既输泻，则为波陇之势，故谓之径。经，与径通。《尔雅·释水》曰：直波曰径。注：径，涎也，水势若此，则遂归于海，故谓之合，是五俞取水之义也。杨注经字改径，又为经营之义，未确。《本义》引《项氏家说》，以俞为窬字，亦欠妥。《说文》曰：蠕，动也，从虫软声，蚑，行也，从虫支声。《脉经》引《四时经》曰：蜎飞蠕动，支蠼喘息，皆蒙土恩。注：蛾蚋几微之虫，因阴阳气，变化而生也。喘息，有血脉之类也。李善文选《七发》往曰：凡生类之行，皆谓之支。◉张山雷笺正：此节答语，止能说得六阴经井穴之所以属木，而六阳之经，亦始于井，则并不属木，又将何以说之。灵胎识其疏漏，是极，此等答语，竟是一孔之人，妄为附会，知其一而不知其二，万万说不过去，若谓越人能为此论，寿颐不敏，终必为越人大声叫屈。

六十四难

64.1　六十四难曰：《十变》又言，阴井木，阳井金[①]；阴荥火，阳荥水[②]；阴输土，阳输木[③]；阴经金，阳经火[④]；阴合水，阳合土[⑤]。

阴阳皆不同，其意何也[⑥]？然：是刚柔之事也[⑦]。阴井乙木[⑧]，阳井庚金[⑨]。阳井庚，庚者，乙之刚也[⑩]；阴井乙，乙者，庚之柔也[⑪]。乙为木，故言阴井木也[⑫]；庚为金，故言阳井金也[⑬]。余皆仿此[⑭]。

①李驷曰：井者，谷井也，非掘作之井，山谷之中，泉水初出之处，名之曰井。同一井也，阳则金，阴则木。

②李驷曰：泉水既出，留停于近，污未成大流也，名之曰荥。荥者，小水之状。同一荥也，阳则水，阴则火。

③李驷曰：留停既深，便有射注输文之处，名之曰俞。同一俞也，阴则土，阳则木。

④李驷曰：经者，径也，经营之义也。委积逐流，经历而成渠径也。同一经也，阴则金，阳则火。

⑤李驷曰：合者，会也。留停既深，便有指射输文之处也。同一合也，阴则水，阳则土。◉滑寿曰：十二经起于井穴，阴井为木，故阴井木生阴荥火，阴荥火生阴俞土，阴俞土生阴经金，阴经金生阴合水。阳井为金，故阳井金生阳荥水，阳荥水生阳俞木，阳俞木生阳经火，阳经火生阳合土。◉叶霖曰：人身经脉，起于井穴。五脏属阴，从春夏而至秋冬，故阴井为木。阴井木生阴荥火，阴荥火生阴输土，阴输土生阴经金，阴经金生阴合水。六腑属阳，从秋冬而至春夏，故阳井为金。阳井金生阳荥水，阳荥水生阳输木，阳输木生阳经火，阳经火生阳合土。此阴阳逆顺之气，五行相生之序也。◉张山雷笺正：阴经井穴为木，阳经井穴为金。古人虽有明文，然欲求其所以为木为金之实在理由，终是百思而不得其解，即如上章所谓岁始于春，日始于甲，以井穴为经穴所自始，而谓其取义于万物始生，立论似亦有理，然止能合于脏井之木，而又何解于腑井之金，则又理之所必不通者，可见《本输篇》阴木阳金之分，本是无谓之至。《难经》此章，则又因其是一木一金，而遂以五行相生，推及荥俞经合，盖亦理想云然，必无根据可说。洄溪谓其推测知之，差能窥见其隐，要之以井荥俞经合有五者之名，而可以分属五行，则六阳经多一原穴，又将何以说之。洄溪遂谓原与俞近，宜同属木，以一时之臆见，而竟可呼牛呼马，惟吾所欲，尤其可笑。寿颐窃谓经穴甚多，然古人于每一经中，提出数穴，而有此井荥俞原经合之名者，盖经脉循行，其道甚远，就中必有抑扬顿挫之处。因指此数者，以为关节之所在，果何有五行可言。《本输篇》阴井木阳井金之木金二字，已是疣赘，则《难经》又以五者分隶五行，更为多事。何如一并芟夷，斩绝葛藤之为愈乎？近人颇有昌言废除医学中之五行者，颐固谓天生万物，皆在此五者之中。惟人秉天地赋畀以生，隐隐中自有此五者之条理，决不可一概废止，屏而不讲，独至于此类之无理分配，空言生克，反以陷后学

于迷惘中者，则自有不可不废弃之必要。所谓徐荆棘而辟康衢，固亦学者实事求是，当务之急也。

⑥李驷曰：阴阳迥然不同，则其意是如何？◉徐大椿曰：脏属阴，故曰阴。腑属阳，故曰阳。阴井属木，次火次土，次金次水。阳井属金，次水次木，次火次土。皆循五行相生之序也。按：《灵枢·本输篇》：脏井属木，腑井属金，各有明文。其余荥俞，所属俱无明文，不知《难经》所本何书？抑推测而知之者耶！自此以后，针灸家遂相祖述矣。又按：六腑又多一原穴，其五者属五行。原穴与俞相近，宜同属木。盖所注为俞，所过为原，义亦相似也。

⑦李驷曰：五脏为阴为柔；六腑为阳为刚。孤阳不生，孤阴不长，夫妇刚柔相因而成。◉徐大椿曰：言此乃刚柔配合之道也。

⑧徐大椿曰：乙为阴木。

⑨李驷曰：乙为阴，属木；庚为阳，属金。凡所克者为妻，故以阴井乙木配阳井庚金。乙与庚合，正夫妻之义。◉徐大椿曰：庚为阳金。

⑩李驷曰：庚为刚，为夫，为阳，故庚是乙之夫。

⑪李驷曰：乙为柔，为妇，为阴，故乙是庚之妇。◉徐大椿曰：阳金与阴木，刚柔相合为夫妇也。

⑫李驷曰：东方甲乙木。乙，阴也，所以乙为木。

⑬李驷曰：西方庚辛金。庚，阳也。金克木，所以阳井金。

⑭王九思曰：丁曰：经言刚柔者，谓阴井木，阳井金。庚金为刚，乙木为柔，阴荥火，阳荥水，壬水为刚，丁火为柔。阴俞土，阳俞木，甲木为刚，己土为柔。阴经金，阳经火，丙火为刚，辛金为柔。阴合水，阳合土，戊土为刚，癸水为柔。杨曰：五脏皆为阴，阴井为木，荥为火，俞为土，经为金，合为水。六腑为阳，阳井为金，荥为水，俞为木，经为火，合为土。以阴井木配阳井金，是阴阳夫妇之义。故云乙为庚之柔，庚为乙之刚。余并如此也。虞曰：所克者为妻，谓孤阳不生，孤阴不长。故井荥亦名夫妇，刚柔相因而成也。◉李驷曰：阴荥火，阳荥水，壬水为刚，丁火为柔，丁与壬合。阳俞木，阴俞土，甲木为刚，己土为柔，甲与己合。阴经金，阳经火，丙火为刚，辛金为柔，丙与辛合。阴合水，阳合土，戊土为刚，癸水为柔，戊与癸合。◉滑寿曰：刚柔者，即乙庚之相配也。十干所以自乙庚而言者，盖诸脏腑穴，皆始于井，而阴脉之井，始于乙木，阳脉之井，始于庚金，故自乙庚而言刚柔之配。而其余五行之配，皆仿此也。丁氏曰：刚柔者，谓阴井木，阳井金，庚金为刚，乙木为柔；阴荥火，阳荥水，壬水为刚，丁火为柔；阴俞土，阳俞木，甲木为刚，己土为柔；阴经金，阳经火，丙火为刚，辛金为柔；阴合水，阳合土，戊土为刚，癸水为柔。盖五行之道相生者，母子之义。相克相制者，夫妇之类。故夫道皆刚，妇道皆柔，自然之理也。《易》曰：分阴分阳，迭用柔刚，其是之谓欤。◉徐大椿曰：余，指荥、俞、经、合也。仿此，谓阴荥丁火，阳荥壬水，皆以此推之也。按：此段言阴阳配合之道，义颇精当。◉黄元御曰：阴井木，阳井金，义详《灵枢·本输》。◉丁锦曰：此举古经《十变》言井荥输经合，俱以五行阴阳为配偶，但一阴一阳，俱有相克，是何意也？言阳与阴配合，取刚柔之义耳。如阴井木，阳井金，是乙与庚合也，乙为阴木，合庚之阳金，故曰庚乃乙之刚，乙乃庚之柔也。又如阴荥火，阳荥水，是丁与壬合也，丁为阴火，壬为阳水。阳输木，阴输土，是甲与己合也，甲为阳木，己为阴土。阴

经金，阳经火，是丙与辛合也，辛为阴金，丙为阳火。阴合水，阳合土，是戊与癸合也，癸为阴水，戊为阳土也。如此配合，则刚柔相济，然后气血流通而不息，乃见人身经穴脏腑，俱有五行配合，无时不交也。中峰云：观此则《二十三难》庚之柔丙之柔之义益明矣，可见近来注家，不过逐章敷衍，未能通体贯彻也。◉叶霖曰：刚柔者，即乙庚之配合也。阴井为木，乙、阴木也。阳井为金，庚、阳金也。乙与庚合，以阴木合阳金，故曰庚乃乙之刚，乙乃庚之柔也。阴荥火，阳荥水，是丁与壬合也；阳输木，阴输土，是甲与己合也。阳经火，阴经金，是丙与辛合也。阳合土，阴合水，是戊与癸合也。此阴阳配合之道也。其十干化合之义，已详《三十三难》中，当参互观之。按：《灵枢·本输篇》论井荥输经合甚详，欲求脏腑经脉之血气生死出入者，不可不知也。其义以营卫气血，皆生于胃腑水谷之精，营行脉中，卫行脉外，血行脉中，气行脉外。然血中有气，气中有血，阴阳互根，不可相离。是脉内之血气，从气卫而渗灌于脉外，脉外之气血，亦从孙络而溜注于络中，外内出入之相通也。五脏内合五行，故其俞五。六腑外合六气，故其俞六。盖六气生于五行，而有二火也。人身十二经脉，合六脏六腑之十二大络，及督脉之长强，任脉之尾翳，脾之大包，凡二十七脉之血气，出入于手足指之间，所出为井，所溜为荥，所注为输，所行为经，所入为合。此二十七脉之血气，从四肢通于脏腑，而脏腑中之血气，又从经脉缪处通于孙络，而溜于络脉，交相逆顺而行，外而皮肤，内而经脉者也。夫经脉有三百六十五穴会，络脉有三百六十五穴会，孙络亦有三百六十五穴会，经脉宽大，孙络窄小，经脉深而络脉浅，故黄帝有五脏之所溜处，阔散之度，浅深之状，高下所至之问也。西医言过心化赤之血，由脉管行遍，散诸微丝管，由微丝管之尾，渐并渐粗，入回血管，血入回血管，其色变紫，与脉管交相逆顺而行，至总回管，过心入肺，呼出炭气，吸入养气，复化为赤血者，即此义也。西医知血之行诸脉络，而不知所以能行者，气为之也。其井、荥、输、经、合，五行出入之道，西医昧而不明，是知其所当然，而不知其所以然也。◉滕万卿曰：按亦承上问。井既为诸穴之首，则其相配五行，亦当同。然今阴井为木，阳井为金，则名同而类异焉。且以井为木，则所谓发生之意，固当其理。若以井为金，则其于为始之义，其理不通者何。答乃谓是刚柔之事，则五行十干，夫妇配偶之义，而阳干属夫行，阴干，属妇行。表里二经，离而纵，则为相生，合而横，则为相制。实知圣人用针予夺之妙，端在斯符焉，惜乎logo近道污，而世乏其术。《灵枢》曰：五脏五俞：五五二十五俞，六腑六俞，六六三十六俞，阙手少阴者，盖与厥阴同治也。与三十二篇，言肝肺乙甲，夫妇相配之义同矣，然彼直以脏腑言，此即以穴俞言，厥旨无异也。◉丹波元胤曰：〔杨〕五脏皆为阴，阴井为木，荥为火，俞为土，经为金，合为水。六腑为阳，阳井为金，荥为水，俞为木，经为火，合为土，以阴井木，配阳井金，是阴阳夫妇之义，故云，乙为庚之柔，庚为乙之刚，余并如此也。〔虞〕所克者为妻，谓孤阳不生，孤阴不长，故井荥亦名夫妇，刚柔相因而成也。〔徐〕《灵枢·本输篇》。脏井属木，腑井属金，其余荥俞所属，俱无明文。◉张山雷笺正：此以十干刚柔配合之义，为上节注解，空论五行，说理何尝不是，其实终与井荥俞经合诸穴杳不相涉也。

六十五难

65.1　六十五难曰：经言所出为井，所入为合[①]，其法奈何[②]？然：所出为井[③]，井者，东方春也[④]，万物之始生，故言所出为井也[⑤]。所入为合[⑥]，合者，北方冬也[⑦]，阳气入藏[⑧]，故言所入为合也[⑨]。

①徐大椿曰：详《灵枢·本输篇》如肺出于少商为井，入于尺泽为合是也。

②王九思曰：杨曰：奈何，犹如何也。◉李驷曰：经脉所出为井，所入为合，其法度如何？

③李驷曰：人之阳气随四时而出入，井乃阳气初生之时。

④李驷曰：东乃四方之始，春乃四时之始，井乃经水之始，故井者，东方春也。◉徐大椿曰：井属木，春为木令故也。

⑤李驷曰：万物始生于春，故言经水所出为井。

⑥李驷曰：合乃经水会合也，阳气伏藏实似之。

⑦李驷曰：北乃四方之终，冬乃四时之终，合乃经水之终，故合者，北方冬。◉徐大椿曰：合属水，冬为水令故也。

⑧李驷曰：阳气至冬至北，退入而伏藏。

⑨王九思曰：丁曰：人之阳气，随四时而出入。故春气在井，夏在荥，秋在经，冬在合，其所取气穴，皆随四时而刺之也。杨曰：春夏主生养，故阳气在外。秋冬主收藏，故阳气在内。人亦法之。◉李驷曰：故言经水所入为合。◉滑寿曰：此以经穴流注之始终言也。◉徐大椿曰：此以时令之所属，配之经穴，以明出入二字之义。亦与前《六十三难》义同。◉黄元御曰：万物出于春，井之义也。阳气入于冬，合之义也。◉丁锦曰：此言井荥输经合，如春夏秋冬之周而复始，东南西北之循环无端，自井而生发，至合而入脏，如天地一岁而有四时，一日亦有四时，人身随其气而运行，所以一呼一吸，阴阳无不周遍也。◉叶霖曰：经言，《灵枢·本输篇》也。井、荥、输、经、合，如春、夏、秋、冬之周而复始，东、南、西、北之循环无端也。春夏主生养，阳气在外，秋冬主收脏，阳气在内。井属春，故自井而生发。合属冬，故至合而入脏。如天地一岁而有四时，一日亦有四时，人身随其气而运行，所以一呼一吸，阴阳无不周遍也。按：《本输篇》言，肺之井木，出于手大指内侧之少商穴，溜于鱼际为荥，注于太渊为输，行于经渠为经，入于尺泽为合。心之井木，出手中指之端，心包络经中冲穴，溜于劳宫为荥，注于大陵为输，行于间使为经，入于曲池为合。心之井、荥、输、经、合，而行包络之经者，何也？盖心主血，包络主脉，君相之相合也，心与包络血脉相通，心脏所出之血气，间行于手少阴之经、手厥阴之经也。肝之井木，出足大指之端大敦穴，溜于行间为荥，注于太冲为输，行于中封为经，入于曲泉为合。脾之井木，出足大指内侧隐白穴，溜于大都为荥，注于太白为输，行于商丘为经，入于阴之陵泉为合。肾之井木，出足心之涌泉穴，溜于然谷为荥，

注于太溪为输，行于复溜为经，入于阴谷为合。此五脏之井、荥、输、经、合也。膀胱之井金，出足小指之端至阴穴，溜于通谷为荥，注于束骨为输，过于京骨为原，行于昆仑为经，入于委中为合。胆之井金，出于足小指次指之端窍阴穴，溜于侠溪为荥，注于临泣为输，过于丘墟为原，行于阳辅为经，入于阳之陵泉为合。胃之井金，出足大指内次指之端厉兑穴，溜于内庭为荥，注于陷谷为输，过于冲阳为原，行于解溪为经，入于下陵为合。三焦者，上合手少阳，其井金出手小指次指之端关冲穴，溜于液门为荥，注于中渚为输，过于阳池为原，行于支沟为经，入于天井为合。而三焦下输，出于足太阳之前委阳穴，是足太阳之络。盖三焦之气出于肾，游行于上中下，其斜者为络，入络膀胱，直者为经，即手少阳也，故三焦之输有二焉。小肠之井金，出手小指之端少泽穴，溜于前谷为荥，注于后溪为输，过于腕骨为原，行于阳谷为经，入于小海为合。大肠之井金，出于手大指次指之端商阳穴，溜于本节之前二间为荥，注于本节之后三间为输，过于合谷为原，行于阳溪为经，入于曲池为合。此六腑之井荥输原经合也。夫脏腑之井，起于木金者，木金乃生成之始终也。五脏藏精，其气皆阴，然化气必生于阳，故五脏虽阴，而其起恒同起于少阳之生木。六腑致用，其气皆阳，然气盛必归于精，故六腑虽阳，而其气为成，皆起于西，成说物之兑金，是以脏井为木，腑井为金也。生气在脏，成气在腑，如四时之春秋，此阴阳之定理，针法所必究也。然只节经文之大略，其经穴部位尺寸，须详考铜人图像，庶不致误。◉滕万卿曰：按此篇虽以井合出入问之。其实则明五俞血气。各有浅深之量。井象谷井，而泉源所出，其血气至微。荥象水之陂，而血气稍溜。俞象水之窦，而盈科湛澹。经象水之流，而奔波激浪，荡漾泱洋。合象水之海，而百川竞归，沸郁溟渤，由是观之。凡刺井荣，则针贵轻浅。刺经合，则针贵重深。若夫俞者，在井合之中间，其血气无过不及之偏，则使夫冲和之气。营运其经中，乃所谓三焦之气，而所以名原者。然本篇唯言春冬二时，阴阳升降，未曾及此者，聊示一义例耳。◉丹波元胤曰：〔杨〕奈何，犹如何也。春夏主生养，故阳气在外，秋冬主收脏，故阳气在内，人亦法之。◉张山雷笺正：此以所出比春令之发生，所入比冬令之收藏。于出入二字之义，不可谓其不是。然经又言所流为荥，所注为俞，所过为原，所行为经，则将何以说之。要知此等议论，纯是凿空，无关于生理之真，必不可信。

六十六难

66.1　六十六难曰：经言肺之原出于太渊[①]，心之原出于大陵[②]，肝之原出于太冲[③]，脾之原出于太白[④]，肾之原出于太溪[⑤]，少阴之原出于兑骨[⑥]，胆之原出于丘墟[⑦]，胃之原出于冲阳[⑧]，三焦之原出于阳池[⑨]，膀胱之原出于京骨[⑩]，大肠之原出于合谷[⑪]，小肠之原出于腕骨[⑫]。

十二经皆以输为原者[⑬]，何也[⑭]？然五脏输者[⑮]，三焦之所行，气之所留止也[⑯]。三焦所行之输为原者，何也[⑰]？然：脐下肾间动气者[⑱]，人之生命也[⑲]，十二经之根本也[⑳]，故名曰原[㉑]。三焦者，原气之别使也[㉒]，主通行三气[㉓]，经历于五脏六腑[㉔]。原者，三焦之尊号也[㉕]，故所止辄为原[㉖]。五脏六腑之有病者，皆取其原也[㉗]。

①王九思曰：丁曰：在右手掌后鱼际下，是脉之大会。故云肺之原，出于太渊。杨曰：穴在掌后是也。虞曰：《针经》言；五脏有俞无原。原与俞共一穴所出。《难经》又言：五脏有原所出，乃亦《针经》中俞穴也，两义皆通也。◉李驷曰：太渊在右手鱼际下，是脉之大会，手太阴之脉动也。◉徐大椿曰：太渊在手掌后陷中。◉滕万卿曰：鱼际藏经，以俞为原，下仿之。

②王九思曰：丁曰：在掌后两筋间陷中。此是心包络之原也。虞曰：在掌后两骨间。◉李驷曰：在掌后两筋间陷中，是心包络之原。◉徐大椿曰：大陵在掌后骨下横文中两筋间，此手厥阴之穴也。余皆本经穴。◉滕万卿曰：手腕两筋间，实手厥阴俞心病代主治之。

③王九思曰：虞曰：在足大指本节后二寸是。又曰：足大指本节后二寸或一寸半是也。◉李驷曰：在足大指本节后二寸。◉徐大椿曰：太冲在足大指本节后二寸陷中。

④王九思曰：丁曰：在足内侧核骨下。◉李驷曰：在足内侧核骨下。◉徐大椿曰：太白在足大指后内侧白肉际陷中。

⑤王九思曰：丁曰：在足内踝后跟骨间是也。◉李驷曰：在足内踝后根骨间。◉徐大椿曰：太溪在足内踝后五分。

⑥王九思曰：丁曰：神门穴是也。此是真心之脉也。杨曰：此皆五脏俞也，所以五脏皆以俞为原。少阴，真心脉也。亦有原在掌后兑骨端陷者中，一名神门，一名中都。前云心之原出于大陵者，是心胞络脉也。凡云心病者，皆在心包络脉矣。真心不病，故无俞。今有原者，外经之病，不治内脏也。◉李驷曰：五脏皆以俞为原，少阴，真心脉也，亦是原，在掌后兑骨端陷中，一名神门，一名中都。前云心之原出于大陵，是心包络脉也。凡云心病者，皆在心包络脉，真心不病，故无俞。今有原者，外经之病，不治内脏也。◉徐大椿曰：少阴，手少阴也。兑骨，即神门穴，在掌后锐骨端陷中。◉滕万卿曰：神门穴，掌后锐骨端。

⑦王九思曰：丁曰：在足外踝下微前是也。杨曰：足内踝后微前也。◉李驷曰：在足外踝下微前。◉徐大椿曰：丘墟在足外踝下如前陷中。◉滕万卿曰：外踝前腑经俞外有原，下仿之

⑧王九思曰：丁曰：在足跗上五寸骨间动脉是也。◉李驷曰：在足跗上五寸，骨间动脉。◉徐大椿曰：冲阳在足跗上去内庭五寸高骨间动脉。

⑨王九思曰：丁曰：在手小指次指本节后陷中是也。杨曰：手表腕上也。◉李驷曰：在手小指、次指本节后陷中。◉徐大椿曰：阳池在手表腕上陷者中。

⑩王九思曰：丁杨曰：在足外侧大骨下赤白肉际。◉李驷曰：在足外侧大骨下赤白肉际。◉徐大椿曰：京骨在足小指外侧，本节后大骨下白肉际陷中。◉滕万卿曰：足小指本节后即京骨下。

⑪王九思曰：丁曰：在大指次指间虎口内。杨曰：手大指岐骨间。◉李驷曰：在大指、次指间虎口内。◉徐大椿曰：合谷在手大指次指歧骨间陷中。◉滕万卿曰：手大指食指两叉骨前。

⑫王九思曰：丁曰：在小指腕骨内。杨曰：在手腕陷中，指腕者，误也。虞曰：以上十二经，皆配之五行，其五行行胜之年，于王前先泻其原；不足之年，先补其原，即此原也。◉李驷曰：在手小指腕骨内。◉滑寿曰：肺之原太渊，至肾之原太溪，见《灵枢》第一篇。其第二篇曰：肺之输太渊，心之输大陵，肝之输太冲，脾之输太白，肾之输太溪，膀胱之输束骨，过于京骨为原。胆之输临泣，过于丘墟为原。胃之输陷谷，过于冲阳为原。三焦之输中渚，过于阳池为原。小肠之输后溪，过于腕骨为原。大肠之俞三间，过于合谷为原。盖五脏阴经，止以俞为原；六腑阳经，既有输，仍别有原。或曰，《灵枢》以大陵为心之原，《难经》亦然，而又别以兑骨为少阴之原。诸家针灸书，并以大陵为手厥阴心主之俞，以神门在掌后兑骨之端者，为心经所注之俞。似此不同者，何也？按《灵枢》七十一篇曰：少阴无输，心不病乎？岐伯曰：其外经病而脏不病，故独取其经于掌后兑骨之端也。其余脉出入屈折，其行之疾徐，皆如手少阴、心主之脉行也。又第二篇曰：心出于中冲，溜于劳宫，注于大陵，行于间使，入于曲泽，手少阴也。（按中冲以下并手心主经俞。《灵枢》直指为手少阴，而手少阴经俞不别叙也。）又《素问·缪刺篇》曰：刺手心主少阴兑骨之端，各一痏立已。又《气穴篇》曰：藏俞五十穴。王氏注：五脏俞，惟有心包经井俞之穴，而亦无心经井俞穴。又《七十九难》曰：假令心痛，写手心主俞，补手心主井。详此前后各经文义，则知手少阴与心主同治也。◉徐大椿曰：腕骨在手外侧腕前起骨下陷中。按：大陵乃手厥阴心主之穴，而此以为心之原者，何也？《灵枢·九针十二原篇》云：阳中之太阳，心也，其原出于大陵。《灵枢·邪客篇》云：少阴独无俞，何也？曰：心者，五脏六腑之大主也，精神之所舍也，其脏坚固，邪弗能容。故诸邪之在于心者，皆在于心之包络，此大陵所以为心之原也。其取神门，则又有说。《邪客篇》云：少阴独无俞者，不病乎？曰：其外经病，而脏不病，故独取其经于掌后锐骨之端，即此所谓兑骨也。然此乃治病取穴之法，而兑骨并非少阴之原也。今乃以大陵为心之原，又以兑骨为少阴之原。心即少阴也，如此则少阴不但有俞，且有两俞矣。何弗深考也？又按：《灵枢·本输篇》云：心出于中冲为井，木溜于劳宫为荥，注于大陵为俞，行于间使为经，入于曲泽为合，此皆手厥阴之穴，而经以为心所出入之处。若厥阴本经，经文反不指明井、荥等穴，则手少阴之俞，即以手厥阴为俞可知。至《甲乙经》始以少阴

本经之少冲为井，少府为荥，神门为俞，灵道为经，少海为合，至此而十二经之井荥乃备。然此乃推测而定，实两经之所无也。今以兑骨为少阴之原，此《甲乙经》之所本也。◉叶霖曰：考《甲乙经》，肺之原太渊，在手掌后陷者中央。心之原大陵，在掌后骨下横纹中两筋间，此手厥阴心包络之穴也，心与包络相通，故取此穴，亦可谓之心也。肝之原太冲，在足大指本节后二寸陷者中。脾之原太白，在足大指后内侧白肉际陷者中。肾之原太溪，在足内踝后跟骨上动脉陷者中。手少阴之原兑骨，即神门穴，在手掌后锐骨端陷者中。胆之原丘墟，在足外踝如前陷者中。胃之原冲阳，在足趺上，去内庭五寸，高骨间动脉。三焦之原阳池，在手表腕上陷者中。膀胱之原京骨，在足小指外侧，本节后大骨下白肉际陷者中。大肠之原合谷，在手大指次指歧骨间陷者中。小肠之原腕骨，在手外侧腕前起骨下陷者中。按：《灵枢・九针十二原篇》曰：阳中之少阴肺也，其原出于太渊，太渊二，阳中之太阳心也，其原出于大陵，大陵二。阴中之少阳肝也，其原出于太冲，太冲二。阴中之至阴脾也，其原出于太白，太白二。阴中之太阴肾也，其原出于太溪，太溪二。膏之原，出于鸠尾，鸠尾一。肓之原，出于脖胦，脖胦一。凡此十二原者，主治六腑五脏之有疾者也。胀取三阳，飧泄取三阴，是《灵枢》以五脏之十二穴为原，此则以六脏六腑十二经各有原。言心之原出于大陵者，即候包络之病，盖君相之血脉通贯也。言少阴之原，出于兑骨者，少阴心也，兑骨即神门。《邪客篇》曰：少阴独无输者，不病乎？曰：其外经病而脏不病，故独取经于掌后锐骨之端，即此义也。越人之意，非谓心有两原，乃指君相气合厥阴少阴，可同治也。◉滕万卿曰：手小指腕侧起骨下。按《灵枢》第一篇，并太渊太陵太白太冲太溪五俞，及鸠尾脖胦，以为十二原。其第二篇连言五脏六腑，惟有十一原。二篇俱代手少阴之原，以厥阴俞者，盖为诸邪在心，皆在心之包络，则知二经同治，故省一原耳。扁鹊乃从第二篇文。加以少阴真心之俞，合为十二。盖《灵枢》第一篇，以穴数之，则为十二，以经俞数之。则五俞。其鸠尾脖胦二穴，既系任脉，以此备原穴数，亦古之一法。然非正经之原，故此难增入少阴出于兑骨一句，以明十二正经之原云。◉张山雷笺正：《灵枢・本输篇》：六阳经各有原穴，即此节所谓六腑诸原是也。而《九针十二原篇》之所谓十二原，则五脏之五经，左右各一，又有膏之原、肓之原各一，故曰十二。其五脏之原十穴，即《本输篇》之所注为俞。盖《本输篇》阴经无原穴，故即以俞为原。《难经》此节，则比《本输篇》多一少阴之兑骨。盖《本输篇》心脏之井荥输经合诸穴，皆以手厥阴经之穴当之，而反不及手少阴经穴。至《甲乙经》则亦有手少阴经之井荥俞经合，知皇甫氏所据之《九灵》，较今《灵枢》为完善，《难经》此节，亦有兑骨一穴，又可知手少阴一经，古亦有井荥输经合诸穴之明文，与皇甫士安所据者同。洄溪谓《甲乙》之少阴经井荥诸穴，为推测而定，非是。

⑬滕万卿曰：脏经俞为原，腑经别有原，是大概言之。

⑭李驷曰：俞谓井、荥、输、经、合，非皆俞也。十二经皆以俞为原，如何？◉徐大椿曰：按：此又错中之错。《灵枢・本输篇》：五脏止有井、荥、输、经、合，六腑则另有一原穴。然则五脏以俞为原，六腑则俞自俞，而原自原，皆字何著？至以俞为原之说，则本《灵枢・九针十二原篇》云：五脏有疾，当取之十二原。阳中之少阴，肺也，其原出于太渊，大渊二。阳中之太阳，心也，其原出于大陵，大陵二。阴中之少阳，肝也，其原出于太冲，大冲二。阴中之至阴，脾也，其原出于大白，太白二。阴中之太阴，肾也，其原出于太溪，太溪二。肓之原出于鸠尾，鸠尾一。肓之原出于脖胦，脖胦一。凡此十二

原者，主治五脏六腑之有疾者也。则十二原之名，指脏不指腑，共十二穴，非谓十二经之原也。但其所指太渊至太溪十穴，则即《灵枢·本输篇》所谓俞穴。盖五脏有俞无原，故曰以俞为原，岂可概之六腑乎？何其弗深考也！

⑮滕万卿曰：此俞字，非脏经二十五俞之俞，即俞原之俞也，可见以俞为原止脏经耳。

⑯李驷曰：三焦由此俞以通行气，亦于此俞以流止。◉徐大椿曰：十二经皆营卫为之流行。三焦者，营卫之所出，营卫所留止之处，即三焦所留止之处也。

⑰徐大椿曰：言何以三焦之所留，即名为原也。

⑱李驷曰：注见《八难》。

⑲李驷曰：肾乃人生性命根本。

⑳李驷曰：注见《八难》。

㉑李驷曰：三焦合气于肾，故名曰原。◉徐大椿曰：此即《三十六难》所云命门乃三焦之所本也。详《三十六难》中。

㉒李驷曰：注见《三十八难》。◉徐大椿曰：言根本原气分行诸经，故曰别使。

㉓李驷曰：人之三气，法天地三元之气，所以通行三气。

㉔李驷曰：上焦在心肺间，中焦在脾胃，下焦在肝肾，经历常周遍。◉徐大椿曰：三气，三焦有上中下三者之气也。

㉕李驷曰：原者，元也。元气者，三焦之气也，其气尊大，故原乃其尊号。◉徐大椿曰：分言之则曰三焦，从其本而言之则曰原，故云尊号。

㉖李驷曰：气所留止，辄以为原。

㉗王九思曰：杨曰：脐下肾间动气者，丹田也。丹田者，人之根本也，精神之所藏，五气之根元，太子之腑也。男子以藏精，女子主月水，以生养子息，合和阴阳之门户也。在脐下三寸，方圆四寸，附着脊脉两肾之根。其中央黄，左青，右白，上赤，下黑。三寸法三才，四寸法四时，五色法五行。两肾之间，名曰大海，一名溺水。中有神龟，呼吸元气，流行则为风雨，通气四肢，无所不至也。肾者，分为日月之精，虚无之气，人之根本也。脐者，人之命也。分为一名太中极，一名太渊，一名昆仑，一名持枢，一名五城。五城有真人，即五帝也。五城之外有八使者，即八卦神也。八使者，并太一为九卿。八卦之外，有十二楼，楼有十二子也，并三焦神为二十七大夫。又并四肢神为八十一元士。脐中央名太一君之侯王，王天大将军，特进侯，主人身中万二千神也。郊在头上脑户中，庙在项后顶上，社在脾左端，稷在大肠穷，风伯在八门，八门在脐旁，雨师在小肠穷，四渎云气在昆仑，弱水在胞中。所以备言此者，欲明肾为人生之本焉。故知丹田者，性命之本也。道士思神，比邱坐禅，皆行心气于脐下者，良为此也。故云：原者，三焦之尊号也。三焦合气于肾故也。虞曰：在天则三元五运相因而成，在人则三焦五脏相因而成也。《素问》曰：其气三，其生五，此之谓也。启玄子曰：人之所存，秉五行之运用，征其本始，从三气以生成，此则天地之原气也。故五脏六腑有病皆取其原也。丁曰：三焦者，是十二经根本，是生气之原也。为臣使之官，宣行荣卫，所以在阳经辄有其原也。◉李驷曰：脏腑有病，皆取其原以治之。◉滑寿曰：十二经皆以俞为原者，以十二经之俞，皆系三焦所行气所留止之处也。三焦所行之俞为原者，以脐下肾间动气，乃人之生命，十二经之根本。三焦则为原气之别使，主通行上中下之三气，经历于五脏六腑也。通行三气，即纪氏

所谓下焦禀真元之气，即原气也，上达至于中焦；中焦受水谷精悍之气，化为荣卫，荣卫之气，与真元之气通行达于上焦也。所以原为三焦之尊号。而所止辄为原，犹警跸所至，称行在所也。五脏六腑之有病者，皆于是而取之，宜哉。◉徐大椿曰：三焦，为原气别使，则三焦气所在，即原气所在，故即以原名之，而病之深者当取乎此也。《灵枢·九针十二原篇》云：五脏有疾，当取之十二原。十二原者，五脏之所以禀三百六十五节气味也。说最明晓。按：《灵枢·本输篇》：五脏则以所注为俞，俞，即原也。六腑则以所过为原。并无以三焦之气为说。盖各经中之气，留住深入之处，即为原。故《九针篇》云：十二原出于四关，其穴皆在筋骨转接之地，故病亦常留于此。若云三焦主气，则井荥亦皆三焦之气，何独以所注名为原？况三焦自有本经道路，何必牵合？◉黄元御曰：肺之原，出于太渊五句，义见《灵枢·九针十二原》，此皆五脏之俞穴也，左右各一，共十穴，连膏之原，肓之原。（膏之原，出于鸠尾，肓之原，出于脖胦。）合为十二原。少阴之原，出于兑骨，谓神门也。手少阴无俞，所谓心之原出于大陵者，皆手厥阴之腧也（义见《灵枢·逆顺肥瘦》。旧本误在《邪客》）。故此补少阴之原句。胆之原，出于丘墟六句，义见《灵枢·本输》，此皆六腑之原穴也。十二经皆以俞为原者，谓《九针十二原》中，皆以五脏之俞穴为原，非谓六腑也。以五脏之俞，乃三焦之所行，是其气所留止，故称曰原。盖肾间动气，一身之原气也。三焦者，肾中原气之别使，行于上下三焦，经历五脏六腑之俞穴，其所留止，辄谓之原，以其原于动气间而得名也。◉丁锦曰：太渊，在手掌后陷中，手太阴所注，此即脉之大会也。大陵，在掌后骨下横纹中两筋间陷中，手厥阴所注。太冲，在足大指本节后两寸，足厥阴所注。太白，在足大指后内侧横骨下，足太阴所注。太溪，在足内踝后跟骨上动脉陷中，足少阴所注。兑骨，一名神门，在掌后锐骨端陷中，当小指后，手少阴所注。丘墟，在足外踝下如前陷中，足少阳所过。冲阳，在足跗上五寸高骨间动脉，去陷谷二寸，足阳明所过，仲景所谓趺阳也。阳池，在手外腕上陷中，自本节后骨直对腕中，手少阳所过。京骨，在足小指外侧，本节后大骨下，赤白肉际陷中，足太阳所过。合谷，一名虎口，在手大指次指歧骨陷中，手阳明所过。腕骨，在手外侧腕前起骨下陷中，手太阳所过。三焦之原，在脐下肾间动气之所，人之生命，十二经之根本，皆系乎此，三焦任此原气，分别致使通行上中下三气，经历于五脏六腑之输穴，因其经历，故输亦可名原也。而所谓原者，岂非三焦尊重之号乎。五脏六腑之病，皆取十二经之原穴，岂非三焦能统摄诸脏腑之一大腑乎。◉叶霖曰：十二经皆以输为原者，言《九针十二原》中，皆以五脏之输穴为原，非谓六腑也。然五脏六腑之输，皆系三焦之所行，其气所留止之处也，故称曰原。三焦之根，起于肾间命门，人之生命之原，十二经之根本，皆系乎此。由鼻吸入之天阳，过肺历心，引心火，循膂筋，入肾系，至命门，蒸膀胱之水，化气上腾。三焦主持相火，为肾中原气之别使，是十二经之营卫流行，皆三焦之所使也，通行生气于五脏六腑之输穴，其所留止，辄谓之原，以其原于命门动气间而得名，亦以见三焦乃腹包膜，其连网脂膜，皆三焦之物，为统摄脏腑之郛郭也。◉滕万卿曰：此一节具言原穴为一身之至要。然十二经皆以俞为原之言，似未免后学之疑何者。六腑既已俞外有原，则未必以俞为原。然其言如是者，盖阳经者从俞过为原，而其配五行，亦俞原俱木，则知二穴同治。虽然，六腑既已俞外有原，故答辞独言五脏之俞，三焦之所行，而不言六腑者各别有原。夫三焦之所以尊者何，脐下肾间动气，人之性命，十二经之根本也云云数语。一大关系，盖含蓄于肾间，则曰原气。曰动气。潜行默运于一身，则曰三焦，二气而一，一气而二者。所谓原者，三焦之尊号也，且上焦如雾，中焦如沤，下焦如渎。故云通行三气，经历五脏六腑。所谓三气者，言宗营卫也。由是观之，则三焦者，一身游行之气，而内从脏腑，外逮四肢百骸，无所不至焉，故曰五脏六腑之有病者，皆取十二经诸原云。重按前篇三焦主治，取膻中脐旁脐下，此篇以手足原穴为三焦之主治，彼此各不同，一则以其气所位言，一则以其气游行言，并行不相悖者也。肾间动气之说，详第三十篇。◉丹波元胤曰：〔杨〕此皆五脏俞也，所以五脏皆以俞为原。少阴，真心脉也，亦有原，在掌后兑骨端陷着中，一名神门，一名中都。前云心之原，出于大陵者，是心胞络脉也。凡云心病者，皆在心胞络脉矣，真心不病，故无俞。今有原者，外经之病，不治内脏也。〔滑〕肺之原太渊，至肾之原太溪，见《灵枢》第一篇。其第二篇曰：肺之俞大渊，心之俞太陵，肝之俞太冲，脾之俞太白，肾之俞太溪，膀胱之俞束骨，过于京骨为原，胆之俞临泣，过于丘墟为原，胃之俞陷谷，过于冲阳为原，三焦之俞中渚，过于阳池为原，小肠之俞后溪，过于腕骨为原，大肠之俞三间，过于合谷为原。盖五脏阴经，止以俞为原，六腑阳经，既有俞，仍别有原。《灵枢》七十一篇曰：少阴无输，心不病乎？岐伯曰：其外经病，而脏不病，故独取其经干掌后兑骨之端也。又第二篇曰：心出于中冲，溜于劳宫，注于太陵，行于间使，入于曲泽，手少阴也。又《素问·缪刺论》曰：刺手心主少阴兑骨之端，各一有，立已。又《气穴论》曰：脏俞五十七穴。王注：五脏俞，惟有心包络井俞之穴，而亦无心经井俞穴。又《七十九难》曰：假令心病，写手心主俞，补手心主井。详此各经文，则手少阴与心主同治也。按《甲乙经》曰：太渊，在掌后陷者中央；大陵，在掌后两筋间陷者中；太冲，在足大指本节后二寸，太白，在足内侧核骨下陷者中；太溪，在足内踝后跟骨上，动脉陷者中；丘墟，在足外廉踝下，如前陷者中；冲阳，在足趺上五寸，骨间动脉上；阳池，在手表上腕上陷者中；京骨，在足外侧大骨赤白肉际；合谷，在手大指次指间；腕骨，在手外侧腕前起骨下陷者中。按此段三焦，与《三十一难》所谓同。弟坚曰：通行三气之三，当是生字，《八难》，生气之原。吕注；作三气之原，可证。《礼乐记》曰：合生气之和，道五常之行。郑玄注：生气，阴阳气也。纪天锡为三焦之气，误矣。《太素经》亦作行元气。（出于医家千字文注。）◉张山雷笺正：十二经皆以俞为原，确是语病，灵胎识之宜也。三焦所行，盖言人上中下三部脉气之流行，非手少阳之三焦经络，故曰脐下动气，人之生命，十二经之根本。又谓三焦为原气之别使，主通行三气，岂非指上中下三部运行之气而何，此必不可误以为三焦之手少阳经者。伯仁《本义》，颇能悟得此旨，而洄溪老人，乃曰三焦自有本经道路，不亦偵乎。

六十七难

67.1　六十七难曰：五脏募皆在阴①，而俞在阳者②，何谓也③？然：阴病行阳，阳病行阴④。故令募在阴，俞在阳⑤。

①李驷曰：腹为阴，五脏之募皆在腹。肺之募中府二穴，在云门下一寸，乳上三肋间；心之募巨阙一穴，在鸠尾下一寸；脾之募章门二穴，在季胁下直脐；肝之募期门二穴，在不容两傍一寸五分；肾之募京门二穴，在腰中季胁。

②李驷曰：背为阳，五脏之俞皆在背。肺俞穴在第三椎下两傍，相去同身寸一寸五分；心俞穴在第五椎下一寸五分；肝俞穴在第九椎下两傍，相去一寸五分；脾俞穴在第十一椎下两傍，相去一寸五分；肾俞穴在第十四椎下两傍，相去一寸五分。

③李驷曰：募阴俞阳如何？◉徐大椿曰：募，音暮。气所结聚处也。俞，《史记·扁鹊传》作输，犹委输之义也。阴，腹也。肺募中府，属本经。心主募巨阙，属任脉。脾募章门，属肝经。肝募期门，属本经。肾募京门，属胆经。胃募中脘，属任脉。大肠募天枢，属胃经。小肠募关元，属任脉。胆募日月，属本经。膀胱募中极，属任脉。三焦募石门，属任脉。诸脉皆在腹也。阳，背也，《素问·气腑论》：五脏之俞各五，六腑之俞各六。《灵枢·背输篇》云：肺俞在三焦之间，心俞在五焦之间，膈俞在七焦之间，肝俞在九焦之间，脾俞在十一焦之间，肾俞在十四焦之间，皆侠脊相去三寸所。焦，即椎也，其心包俞在四椎下，大肠俞在十六椎下，小肠俞在十八椎下，胆俞在十椎下，胃俞在十二椎下，三焦俞在十三椎下，膀胱俞在十九椎下。诸穴亦侠脊相去三寸，俱属足太阳脉，皆在背也。按：六腑募亦在阴，俞亦在阳，不特五脏为然。又，下节阴阳并举为言，疑五脏下当有“六腑”二字。

④李驷曰：内脏有病，则出行于阳，阳俞在背也；外体有病，则入行于阴，阴募在腹也。

⑤王九思曰：丁曰：人背为阳，腹为阴，是言五脏俞皆在阳者，背俞也。故肺俞二穴，在第三椎下，两旁相去同身寸之一寸五分是也。心俞二穴，在第五椎下，两旁相去同身寸之一寸五分是也。肝俞二穴，在第九椎下，两旁相去同身寸之一寸五分是也。脾俞二穴，在第十一椎下，两旁相去同身寸之一寸五分是也。肾俞二穴，在第十四椎下，两旁相去同身寸之一寸五分是也。肺之募，中府二穴，在云门下一寸，乳上三肋间是也。心之募，巨阙一穴，在鸠尾下一寸是也。脾之募，章门二穴，在季胁下，直脐是也。肝之募，期门二穴，在不容两旁一寸五分是也。肾之募，京门二穴，在腰中，季胁本是也。杨曰：腹为阴，五脏之募皆在腹，故云募皆在阴。背为阳，五脏之俞皆在背，故云俞皆在阳。内脏有病，则出行于阳，阳俞在背也。外体有病，则入行于阴，阴募在腹也。故针法云：从阳引阴，从阴引阳，此之谓也。◉李驷曰：所以令募在于阴，俞在于阳。◉滑寿曰：募与俞，五脏空穴之总名也，在腹为阴，则谓之募；在背为阳，则谓之俞。募，犹募结之募，言经气之聚于此也。俞，《史·扁鹊传》作输，犹委输之输，言经气由此而输于彼也。五

脏募在腹，肺之募中府二穴在胸部，云门下一寸，乳上三肋间，动脉陷中。心之募巨阙一穴，在鸠尾下一寸。脾之募章门二穴，在季胁下直脐。肝之募期门二穴，在不容两旁各一寸五分。肾之募京门二穴，在腰中季胁本。五脏俞在背，行足太阳之经，肺俞在第三椎下，心俞在五椎下，肝俞在九椎下，脾俞在十一椎下，肾俞在十四椎下，皆夹脊两旁各一寸五分。阴病行阳，阳病行阴者，阴阳经络，气相六贯，脏腑腹背，气相通应，所以阴病有时而行阳，阳病有时而行阴也。针法曰：从阳引阴，从阴引阳。◉徐大椿曰：言阴经本皆在腹，而其俞则俱在背，阳经本皆在背，而其募则皆在腹。盖以病气互相流传，由经络本，互相通贯，故其气之结聚输转之处交相会也。◉黄元御曰：五脏之募皆在腹，肝之募期门，心之募巨阙，脾之募章门，肺之募中府，肾之募京门，俞皆在背，总出于足太阳之经。背为阳，腹为阴，阴病必行于阳，阳病必行于阴，故令募在于腹，俞在于背也。以募者，脏中阳气之所结也，是以阳病行于阴，俞者，脏中阴气之所输也，是以阴病行于阳也。◉丁锦曰：此章发明募腧所以在阴在阳之义，阴者，属于腹，募居于腹；阳者，属于背，居于背；募者，结募也，为经气之所聚；腧者，输也，由此而输彼也，故募腧为气血阴阳周行顿节之所，而病邪亦无不从此而出入。如病在阴分，有腧方可以行阳；病在阳分，有募方可以行阴，否则间隔不通矣，故令募在阴，腧在阳也。此义以疟证喻之，最为确切，凡疟必由外感暑湿之邪，内伤生冷之气，其邪渐渍，隐于募原，邪气行阳则热，行阴则寒，邪入浅，则道近，故日作，邪入深，则道远，故间日作，愈深则愈远，故有间二日三日者，此非阴病行阳，阳病行阴之明验乎。五脏之募穴：肺募，中府穴；心募，巨阙穴；脾募，章门穴；肝募，期门穴；肾募，京门穴。◉叶霖曰：募，音幕，经气结聚处也。俞，输转之义，经气由此而输于彼也。五脏之募皆在腹。肺之募，中府二穴，在胸部云门下，同身寸之一寸，乳上三肋间动脉陷中，属本经。心之募，巨阙一穴，在鸠尾下，同身寸之一寸，属任脉。脾之募，章门二穴，在大横外直脐端，属肝经。肝之募，期门二穴，在不容两旁，各同身寸之一寸五分，直乳第二肋端，属本经。肾之募，京门二穴，在监骨腰中，挟脊季肋下，属胆经。五脏之俞皆在背，肺俞在第三椎之下，心俞在五椎之下，肝俞在九椎之下，脾俞在十一椎之下，肾俞在十四椎之下，又有膈俞者，在七椎之下，皆挟脊两旁，各同身寸之一寸五分，总属足太阳经也。阴病行阳，阳病行阴者，背为阳，腹为阴。俞在于背，俞者，脏中阴气之所输也，是以阴病行于阳也。募在于腹，募者，脏中阳气之所结也，是以阳病行于阴也。以见阴阳经络，气相交贯，脏腑腹背，气相通应，故其病气之结聚输转之处，交相会也。经曰：从阳引阴，从阴引阳，即此义也。按：《内经》六腑亦有募有俞，不独五脏为然也。此章明脏腑阴阳之气，交相通贯，言五脏而不及六腑者，省文也。胃之募，中脘一穴，在脐上，同身寸之四寸，属任脉。大肠募，天枢二穴，在肓俞旁，同身寸之一寸五分，挟脐二寸，属胃经。小肠募，关元一穴，在脐下，同身寸之三寸，属任脉。胆募，日月二穴，在期门下，同身寸之五分，直乳第二肋下，属本经。膀胱募，中极一穴，在脐下，同身寸之二寸三分，属任脉。三焦募，在齐下，同身寸之二寸，属任脉。此六腑之募，亦皆在腹。胃俞在十二椎之间，大肠俞在十六椎之间，小肠俞在十八椎之间，胆之俞在十椎之间，膀胱俞在十九椎之间，三焦俞在十三椎之间。又有心包俞在四椎之间，亦俱挟脊两旁，各同身寸之一寸五分，属足太阳经也。观阴阳募俞并举为言，则非独指五脏明矣，故补注之。◉滕万卿曰：按此因前篇井荥俞经合诸论，次及腹背募俞之义。募者结也，名阴穴，在腹者；俞者输也，名阳穴，在背者。

夫经之有募俞也，皆脏气所留止处，而俞与募又有差别。俞者属于背部，太阳经，其血气有积此输彼，募者在胸腹部，或属本经，或属他经，血气逗留其处，内深连脏，故有病则阳病行阴，阴病行阳，率皆缘此取之。是针家从阳引阴，从阴引阳之义也。《灵枢》以任脉之鸠尾脖胦为膏与肓之原，则在腹部亦有原。所谓募者，盖募原之谓也。凡周身之气穴，总谓之俞，此所谓俞者，止言背部五脏之俞耳，读者勿混同。◉丹波元胤曰：〔杨〕腹为阴，五脏之募皆在腹，故云募皆在阴。背为阳，五脏之俞皆在背，故云俞皆在阳。内脏有病，则出行于阳，阳俞在外也。外体有病，则入行于阴，阴募在腹也。故针法云：从阳引阴，从阴引阳，此之谓也。〔滑〕俞，《史·扁鹊传》，作输，犹委输之输，言经气由此，而输于彼也。〔徐〕六腑募亦在阴，俞亦在阳，不特五脏为然。又下节阴阳并举为言，疑五脏下，当有六腑二字。按募俞，经无明文。《素问·通评虚实论》：腹暴满，按之不下，取太阳经络者，胃之募也。按先子曰：募，检字书曰，广求也，无干人身之义：因考《素》《灵》诸篇，募者，幕之讹也。幕，旧从肉作膜，《素问·太阴阳明论》曰：脾与胃，以膜相连。《新校正》云：《太素》，膜，作幕。又《疟论》曰：邪气内薄于五脏，横连募原。《新校正》云：全元起本，募，作膜。又《痿论》曰：肝主身之筋膜。《灵枢·邪客篇》曰：地有林木，人有募筋，此募幕字形相近，故易讹也。《素问·举痛论》曰：寒气客于肠胃之间，膜原之下。又曰：寒气客于小肠膜原之间。《灵枢·百病始生篇》曰：虚邪之中人也，传舍于肠胃之外，募原之间。又曰：或著于肠胃之募原。盖膜者，内在各脏各腑之间，而外连于躯壳矣。脏腑之位于人身也，背部则其气从脊骨间而输出，腹部则其幕连著于皮肉，故孔穴之直其次者，在背谓之俞，在腹谓之幕，肝幕期门，胆幕日月之类，是也。《素问·通评虚实论》及此段，俱讹从力作募，后人不察，遂相袭用，《本义》曰：募，犹募结之募，抑亦失考。◉张山雷笺正：曰募曰俞，皆经穴之一种名称。其所以谓之俞者，据许氏《说文》，俞字说解曰：空中木为舟也。说者谓邃古之世，未有舟时，即以空中之大木，载物行水，此乃舟之始。知俞字本以中空为义，经穴名俞，即取中空，犹言孔穴，故俞字亦为三百六十余穴之总名。惟此节所谓募旨在阴，俞旨在阳，则指脏腑诸募诸俞而言，实有专指，伯仁《本义》，乃谓募与俞五脏空穴之总名，非是。（此所谓空穴，盖读空为孔，即古所谓孔穴也。）且伯仁亦历举诸募诸俞之名，而各详其穴之所在，又何得以为孔穴之总名，至于募之名穴，盖取寻求之义。《说文》募字，训广求之也。（今本《说文》旨作广求也，无之字，此从段注本，据《光武本纪》注所引补之字。）俞穴称募，殆有审慎以求之意。洄溪谓募为气所结聚之处，乃以意逆之，训诂家不当有此武断也。诸募诸俞穴，详见《甲乙经》，徐灵胎所引者是也。此盖出于古之明堂孔穴，针灸治要，皇甫氏《甲乙经》序，固明言之。洄溪老人以其不见于今之《素》《灵》，遂谓经无全文，未知何本，其意盖以《甲乙经》为不足据，高视阔步，乃此老之怪僻性，独不知皇甫士安皆有所受之，《甲乙》非其杜撰之书，明明为魏晋以前相传之古本，而轻视若此，何其谬哉！

六十八难

68.1　六十八难曰：五脏六腑，皆有井荥输经合①，皆何所主②？然：经言所出为井③，所流为荥④，所注为输⑤，所行为经⑥，所入为合⑦。井主心下满⑧，荥主身热⑨，输主体重节痛⑩，经主喘咳寒热⑪，合主逆气而泄⑫。此五脏六腑井荥输经合所主病也⑬。

①李駉曰：肝井，大敦；荥，行间；输，太冲；经，中封；合，曲泉。肺井，少商；荥，鱼际；输，太渊；经，经渠；合，尺泽。心井，少冲；荥，少府；输，神门；经，灵道；合，少海。肾井，涌泉；荥，丽谷；输，太溪；经，复溜；合，溜谷。脾井，隐白；荥，大都；输，太白；经，商丘；合，阴陵泉。心包络井，中冲；荥，劳宫；输，大陵；经，间使；合，曲泽。此五脏各有井、荥、输、经、合也。胆井，窍阴；荥，侠溪；输，临泣；经，阳辅；合，阳陵泉；原，丘虚。大肠井，商阳；荥，二间；输，三间；经，阳溪；合，曲池；原，合谷。小肠井，少泽；荥，前谷；输，后溪；经，阳谷；合，小海；原，腕骨。胃井，厉兑；荥，内庭；输，陷谷；经，解溪；合，三里；原，冲阳。膀胱井，至阴；荥，通谷；输，束骨；经，昆仑；合，委中；原，京骨。三焦井，关冲；荥，液门；输，中都；经，支沟；合，天井；原，阳池。此六腑各有井、荥、输、经、合，之外有原也。

②李駉曰：井、荥、输、经、合，各何所主？◉徐大椿曰：言此诸穴，刺之主治何病也。

③李駉曰：山谷之中，泉水所出之处，为井。

④李駉曰：泉水既出，迂未成大流，为荥。

⑤李駉曰：停留既深，便有注射，为输。

⑥李駉曰：流行经历，而成渠径，为经。

⑦李駉曰：经行既达，会合于海，为合。◉徐大椿曰：出，始发源也。流，渐盛能流动也。注，流所向注也。行，通达条贯也。入，藏纳归宿也。五句本《灵枢·九针十二原篇》。经文流作溜，义同。

⑧王九思曰：吕曰：井者木，木者肝，肝主满也。虞曰：井法木以应肝脾，位在心下。今邪在肝，肝乘脾，故心下满。今治之于井，不令木乘土也。◉李駉曰：井法木以应肝。脾位在心下，今邪在肝，肝裹脾，故心下满。今治之于井，不令木乘土也。

⑨王九思曰：吕曰：荥者火，火者心，心主身热也。虞曰：荥为火以法心，肺属金，外主皮毛。今心火灼于肺金，故身热，谓邪在心也。故治之于荥，不令火乘金，则身热必愈也。◉李駉曰：荥为火以法心。肺属金，外主皮毛，心火灼乎肺金，故身热，谓邪在心也。故治之于荥，不令火之乘金，则身热必愈。

⑩王九思曰：吕曰：输者土，土者脾，脾主体重也。虞曰：输者，法土应脾。今邪在

土，土必刑水，水者肾，肾主骨，故病则节痛。邪在土，土自病则体重，宜治于输穴。◉李驷曰：输法土，应脾。今邪在土，土必刑水，水者肾，肾主骨，故病则节痛。邪在土，土自病则体重，宜治输穴。

⑪王九思曰：吕曰：经者金，金主肺，肺主寒热也。虞曰：经法金应肺。今邪在经，则肺为病，得寒则咳，得热则喘，今邪在金，金必刑木，木者肝，肝在志为怒，怒则气逆乘肺，故喘。何以然？谓肝之支别，从肝别贯膈，上注肺。《脉要精微论》曰：血在胁下，令人喘逆，此之谓也。治之于经，则金不刑于木矣。◉李驷曰：经法金，应肺。今邪在经，则肺之为病，得寒则咳，得热则喘；今邪在金，金必克木，木者肝，肝在志为怒，怒则气逆，故喘。何以然？谓肝之支别，从肝别贯膈上，注肺，治之于经，则金不刑于木。

⑫王九思曰：吕曰：合者水，水主肾，肾主泄也。虞曰：合法水应肾，肾气不足，伤于冲脉，则气逆而里急。肾主开窍于二阴，肾气不禁，故泄注。邪在水，水必乘火。火者，心，法不受病，肝木为心火之母，为肾水之子，一忧母受邪，二忧子被刑。肝在志为怒，忧则怒，怒则气逆故也。此五行更相乘克，故病有异同。今治之于合，不令水乘火，则肝木不忧，故气逆止。邪不在肾，则无注泄。以上井、荥、输、经、合，法五行，应五脏，邪凑其中，故主病如是。善诊者，审而行之，则知自病，或相乘，虚则补之，实则泻之。◉李驷曰：合法水，应肾。肾气不足，伤于冲脉，则气逆而里逆，肾主开窍于二阴，肾气不禁，故泄注。邪在水，水必乘火，火者心，法不受邪，肝木为心火之母，为水之子，一忧母受邪，二忧子受邪，肝在志为怒，忧则怒，怒则气逆，今治之于合，不令水之乘火，则肝木不忧，故气逆止。邪不在肾，则无注泄。◉徐大椿曰：由《六十四难》五行所属推之，则心下满为肝木之病，身热为心火之病，体重节痛为脾土之病，喘咳寒热为肺金之病，逆气而泄为肾水之病。然此亦论其一端耳。两经辨病取穴之法，实不如此，不可执一说而不知变通也。

⑬王九思曰：丁曰：此是五脏井、荥、输、经、合也。经言井主心下满者为肝病，即逆满，当取其诸井，以主其心下满也。荥主身热者，荥者，火也，故身热，当取其诸荥，以主其热也。输主体重节痛，输者，土也，故令体重节痛，当取其诸输以主其体重节痛也。经主喘咳寒热，经者，金也，故喘咳而发寒热，当取其诸经，以主其喘咳寒热也。合主逆气而泄，合为水，水主泄，当取其诸合，以主逆气而泄也。虞曰：以上井、荥、输、经、合之生病，各依其时而调治之，谓四时之邪，各凑荥、输中留止也。◉李驷曰：以上井、荥、输、经、合之生病，各依四时而调治之，谓四时之邪，各凑荥输中留止也。◉滑寿曰：主，主治也。井，谷井之井，水源之所出也。荥，绝小水也，井之源本微，故所流尚小而为荥。输，输也，注也，自荥而注，乃为输也。由输而经过于此，乃谓之经。由经而入于所合谓之合。合者会也。《灵枢》第一篇曰：五脏五俞，五五二十五俞；六腑六俞，六六三十六俞。（此俞字，空穴之总名，凡诸空穴，皆可以言俞。）经脉十二，络脉十五，凡二十七气所行，皆井荥输经合之所系。而所主病各不同。井主心下满，肝木病也。足厥阴之支，从肝别贯鬲，上注肺，故井主心下满。荥主身热，心火病也。输主体重节痛，脾土病也。经主喘咳寒热，肺金病也。合主逆气而泄，肾水病也。谢氏曰：此举五脏之病，各一端为例，余病可以类推而互取也。不言六腑者，举脏足以该之。◉丁锦曰：自《六十二难》至此，俱发明井荥输原经合之穴，以下俱发明针刺之法也。纪氏曰：井

者，若水之源，水始出源流之尚微，故谓之荥，水上而注下，下复承而流之，故谓之输，水行经历而过，故谓之经，经过于此，乃入于脏腑，与众经相会，故谓之合。《素问》曰：六经为川，肠胃为海也。范曰：井法木以应肝，脾之位在心下，今邪在肝，肝侵脾，故心下满。今治之于井，不令木乘土也。荥法火以应心，肺属金，外主皮毛，心火灼于肺金，故身热，谓邪在心也。故治之于荥，不使火来乘金，则身热自愈矣。输法土以应脾，今邪在土，土必克水，水者肾也，肾主骨，故病则节痛，邪在土，土自病则体重，故治之于输。经法金以应肺，今邪在肺，得寒则咳，得热则喘，金必克木，木者肝，肝在志为怒，怒则气逆而作喘，故治之于经。合应水而主肾，肾气不足，伤于冲脉，则气逆，肾开窍于二阴，气逆则不禁而下泄，故宜治合也。五脏六腑，各有井荥输经合之穴，其原穴独在六腑，故六腑多一原穴，并列于后。

肝	井	大敦	荥	行间	输	太冲	经	中封	合	曲泉		
肺	井	少商	荥	鱼际	输	太渊	经	经渠	合	尺泽		
心	井	少冲	荥	少府	输	神门	经	灵道	合	少海		
肾	井	涌泉	荥	然谷	输	太溪	经	复溜	合	阴谷		
脾	井	隐白	荥	大都	输	太白	经	商丘	合	阴陵泉		
心包络	井	中冲	荥	劳宫	输	大陵	经	间使	合	曲泽		
胆	井	窍阴	荥	侠溪	输	临泣	原	丘墟	经	阳辅	合	阳陵泉
大肠	井	商阳	荥	二间	输	三间	原	合谷	经	阳溪	合	曲池
小肠	井	少泽	荥	前谷	输	后溪	原	腕骨	经	阳谷	合	小海
胃	井	厉兑	荥	内庭	输	陷谷	原	冲阳	经	解溪	合	三里
膀胱	井	至阴	荥	通谷	输	束骨	原	京骨	经	昆仑	合	委中
三焦	井	关冲	荥	液门	输	中渚	原	阳池	经	支沟	合	天井

◉叶霖曰：主，主治也。经言，《灵枢·九针十二原篇》文也。井，山谷中泉水之所出也。荥，小水尚未能流利者也。输，输泻之所注也。经，由输而经过之径也。合，水流而会合之处也。井主心下满者，井应木，木者肝，肝主满重节痛也。荥应火，火者心，心主身热也。输应土，土者脾，脾主体重也。经主咳嗽寒热者，经应金，金者肺，肺主寒热也。合主气逆而泄者，合应水，水者肾，肾主泄也。此论五脏为病之一端耳。不言六腑者，举脏足以该腑也。然《内经》辨病取穴之法，实不止此，不可执一说而不知变通也。按：此《七难》论俞穴也。然某穴至某穴之一寸者，将谓周尺耶，秦尺耶，汉尺耶，抑近世之尺耶？聚讼纷纭，莫衷一是，皆为不明同身取寸之义也。或以患人之中指中节取寸，便为独得心传，殊不知瘦人指长而身小，则背腹之横寸，岂不太阔。肥人指短而身长，则背腹之横寸，岂不太狭。有身长指长而头小者，则头间之寸，岂不嫌长。有身短指短而头大者，则头间之寸，岂不嫌短。似此肥瘦长短之差讹，安能准的。所谓同身取寸者，必同其身体而取之也。考其法以《灵枢·骨度篇》尺寸为主，再量人身尺寸，随取而折之，自无长短肥瘦之差讹。假如《骨度篇》云：肩至肘，长一尺七寸，量患人由肩至肘，长一尺三寸六分，以八折合之，所云某穴至某穴一寸者，仅得八分，余可类推。此同身取寸之活法，针灸之要事，不可不知也。

六十九难

69.1　六十九难曰：经言虚者补之[①]，实者泻之[②]，不虚不实，以经取之[③]，何谓也[④]？然：虚者补其母[⑤]，实者泻其子[⑥]，当先补之，然后泻之[⑦]。不虚不实[⑧]，以经取之者，是正经自生病，不中他邪也，当自取其经，故言以经取之[⑨]。

①李驷曰：脏腑虚弱者，补之。

②李驷曰：脏腑充实者，通利之。

③李驷曰：诸脏皆不相乘，初无偏虚偏实之患，止得就本经决补泻之法。

④李驷曰：三者如何？◉徐大椿曰：虚，血气虚也。实，血气实也。补之，行针用补法也。泻之，行针用泻法也。其说详《素问·离合真邪论》等篇。以经取之，言循其本经所宜刺之穴也。按：所引四语，见《灵枢·经脉篇》。又《禁服篇》论关格，亦有此四语，而以经取之句下，又有“名曰经刺”四字。及考所谓经刺之法，则《灵枢·官针篇》云：经刺者，刺大经之结络经分也。又与下文所解迥别，其虚补实泻二语，则经文言之不一，亦非如下文所解。

⑤李驷曰：春得肾脉为虚邪，是肾虚不能传气于肝，故补肾。肾有病，则传之于肝，肝为肾子，故曰补其母。

⑥李驷曰：春得心脉为实邪，是心气盛实，逆来乘肝，故泻心。心平则肝气通，肝为心母，故云泻其子。

⑦李驷曰：母能令子实，补其母者，不可不先；子能令母虚，泻其子者，不可不后。◉徐大椿曰：母，生我之经，如肝虚则补肾经也。母气实则生之益力。子，我生之经，如肝实则泻心经也。子气衰则食其母益甚。详见下文《七十五难》。◉滕万卿曰：前言先补后泻之意。

⑧徐大椿曰：一本作不虚不实。

⑨王九思曰：丁曰：此经先立井、荥、俞、经、合配象五行，即以十二经中各有子母，递相生养，然后言用针补泻之法也。假令足厥阴肝之络中虚，即补其足厥阴经合，是母也。实即泻足厥阴经荥，是子也。如无他邪，即当自取其经，故言以经取之也。杨曰：春得肾脉为虚邪，是肾虚不能传气于肝，故补肾。肾有病则传之于肝，肝为肾子，故曰补其母也。春得心脉为实邪，是心气盛实，逆来乘肝，故泻心。心平则肝气通，肝为心母，故曰泻其子也。不实不虚，是诸脏不相乘也。春得弦多及但弦者，皆是肝脏自病也，则自于足厥阴少阳之经而补泻焉，当经有金、木、水、火、土，随时而取之也。◉李驷曰：不实不虚，诸脏不相乘也。春得弦多，及但弦者，是肝脏自病也，于足厥阴少阳之经而补泻焉。当经有金、木、水、火、土，随四时而取之也。◉滑寿曰：《灵枢》第十篇载：十二经皆有盛则泻之，虚则补之，不盛不虚，以经取之。虚者补其母，实者泻其子，子能令母

实，母能令子虚也。假令肝病虚，即补厥阴之合曲泉是也；实则泻厥阴之荥行间是也。先补后泻，即后篇阳气不足，阴气有余，当先补其阳，而后泻其阴之意。然于此义不属，非阙误，即衍文也。不实不虚，以经取之者，即《四十九难》：忧愁思虑则伤心，形寒饮冷则伤肺云云者，盖正经之自病者也。杨氏曰：不实不虚，是谓脏不相乘也，故云自取其经。◉徐大椿曰：正经自病，如《四十九难》所云之类是也。自取其经，即于本经取所当刺之穴，不必补母泻子也。按：《内经》补泻之法，或取本经，或杂取他经，或先泻后补，或先补后泻，或专补不泻，或专泻不补，或取一经，或取三四经，其说俱在，不可胜举。则补母泻子之法，亦其中之一端。若竟以为补泻之道尽如此，则不然也。◉黄元御曰：经，《灵枢・经脉》。自取其经，取其本经，不取其子母也。◉丁锦曰：此章言针刺经穴补泻之大法，而亦可推之于用药也。子母以五行配脏腑而推之，先补之，然后泻之者，言欲泻其子而必先补其母也，可见古人必以固本为要，明矣。◉叶霖曰：经言，《灵枢・经脉篇》也。虚，血气虚也。实，血气实也。补之，行针用补法也。泻之，行针用泻法也。以经取之，言循其本经所宜刺之穴也。母，生我者也。子，我生者也。《经脉篇》载十二经，皆有盛则泻之，虚则补之，不盛不虚，以经取之，虚者补其母，实者泻其子。盖子能令母实，母能令子虚也。假令肝病虚，则补其母合，即足厥阴之合曲泉穴是也。肝病实，则泻其子荥，即足厥阴之荥行间穴是也。当先补之，然后泻之两句，滑氏谓即后篇阳气不足，阴气有余，当先补其阳，而后泻其阴之意。然于此义不属，非误即羡文也。若忧愁思虑则伤心，形寒饮冷则伤肺，恚怒气逆则伤肝，饮食劳倦则伤脾，久坐湿地，强力入水则伤肾。正经自病，非五邪所伤者，即于本经取当刺之穴以刺之，不必补母泻子也。◉滕万卿曰：按此承前篇，再发问答，以断《灵》《素》所言：不虚不实，以经取之之语。审其立问之意。子母补泻之义，前既已悉，言则非所发，疑唯议补泻之外，别有经刺一法耳。盖补法为随，泻法为迎。若夫以经取之，则非刺子母而刺属己者。且夫谓母能令子虚，则补母者，治其本也。其病从母及子也，谓子能令母实，则泻子者治其末也。其病从子加母也，是皆他邪所为者尔。正经自病者，本经之气失常，则流行错乱，故用针治其经气而已，是其非有虚，又非有实，有何迎随之施哉？余观本邦锐近之世，用针治病，率皆经刺一法，而未尝闻有全行迎随子母法。况若前诸篇所载，取五输法，亦唯廑廑参星，殆几乎熄，悲夫！古昔圣贤，苦口丁宁，垂教万世，徒存方策，被蠹鱼害，噫！◉丹波元胤曰：〔滑〕《灵枢》第十篇，载十二经皆有盛则泻之，虚则补之，不盛不虚，以经取之。虚者补其母，实者泻其子，子能令母实，母能令子虚也。假令肝病虚，即补厥阴之合，曲泉是也；实则泻厥阴之荥，行间是也。先补后泻，即后篇阳气不足，阴气有余，当先补其阳，而后泻其阴之意，然于此义不属，非阙误，即羡文也。不实不虚，以经取之者，即《四十九难》；忧愁思虑则伤心，形寒饮冷则伤肺云者。盖正经之自病者也。杨氏云：不实不虚，是谓脏不相乘也，故云自取其经。按自《六十九难》，至《八十一难》，论针法，是为第六篇。◉张山雷笺正：补母泻子，本是通套话头，岂可以为一定不易之常法，先补后泻两句，上下文义不联属，必有讹误，伯仁所见甚是。

七十难

70.1 七十难曰：经言春夏刺浅[①]，秋冬刺深者[②]。何谓也[③]？然：春夏者，阳气在上，人气亦在上，故当浅取之[④]；秋冬者，阳气在下，人气亦在下，故当深取之[⑤]。

①李驷曰：春夏刺井、荥，从肌肉浅薄之处。◉徐大椿曰：一本有经言二字。

②李驷曰：秋冬刺经、合，从肌肉深厚之处。

③李驷曰：浅深如何？◉徐大椿曰：《灵枢·终始篇》云：春气在毛，夏气在皮肤，秋气在分肉，冬气在筋骨。刺此病者，各以其时为齐。两经虽互有异同，此其大较也。

④李驷曰：春气在毫毛，夏气在皮肤，阳气与人气皆在上，故用针以刺毫毛皮肤之浅处。

⑤王九思曰：丁曰：春夏刺浅，秋冬刺深者，《经》言春夏刺井、荥，从肌肉浅薄之处；秋冬刺经、合，从肌肉深厚之处。此是因时随所在刺之也。杨曰：《经》言春气在毫毛，夏气在皮肤，秋气在分肉，冬气在筋骨，此四时之气也。其四时受病，亦各随正气之深浅，故用针者治病，各依四时气之深浅而取之也。◉李驷曰：秋气在分肉，冬气在筋骨，阳气与人气皆在下，故用针以刺分肉筋骨之深处。◉滑寿曰：春夏之时，阳气浮而上，人之气亦然，故刺之当浅，欲其无太过也。秋冬之时，阳气沉而下，人气亦然，故刺之当深，欲其无不及也。《经》曰：必先岁气，无伐天和，此之谓也。四明陈氏曰：春气在毛，夏气在皮，秋气在分肉，冬气在骨髓，是浅深之应也。◉徐大椿曰：阳气，谓天地之气。人气谓营卫之气。上，谓皮肉之上。下，谓筋骨之中。浅取深取，必中其病之所在，则易已也。◉黄元御曰：《经》，《素问·四时刺逆从论》诸篇。◉丁锦曰：此言针法以得气为主，故气浅针亦浅，气深针亦深也。◉叶霖曰：《灵枢·终始篇》曰：春气在毛，夏气在皮肤，秋气在分肉，冬气在筋骨。此四时之气也。其四时受病，亦各随正气之浅深，故用针以治病者，各依四时气之浅深而取之也。阳气者，谓天地之气也。人气者，谓营卫之气也。上言皮肉之上，下言筋骨之中，浅取深取，必中其病也。滑氏曰：春夏之时，阳气浮而上，人气亦然，故刺之当浅，欲其无太过也；秋冬之时，阳气沉而下，人气亦然，故刺之当深，欲其无不及也。《经》曰：必先岁气，毋伐天和，此之谓也。◉丹波元胤曰：〔杨〕《经》言：春气在毫毛，夏气在皮肤，秋气在分肉，冬气在筋骨，此四时之气也，其四时受病，亦各随正气之深浅，故用针者，治病各依四时气之深浅，而取之也。〔徐〕阳气，谓天地之气。人气，谓营卫之气。上，谓皮肉之上。下，谓筋骨之中。◉张山雷笺正：人禀天地之气，与为嘘吸，生长收藏，固随时令以为运用。似古人所谓春夏刺浅，秋冬刺深，未尝非持之有故，然须知针法治病，诸俞穴深浅不同，各自有一定之分寸。《甲乙经》言之甚详，皆是伊古相承之旧说，应浅者必不可深针，应深者亦不当浅刺，岂可呆守四时之一端？寿颐于刺法，亦尝得专家讲授，知头面胸背诸穴，最多不可深

针，而腹部四肢诸穴，则多不宜浅刺，浅之亦复无效。此何得随时令为进退，而知其一不知其二者，乃知《难经》此说，大有胶柱鼓瑟之弊，必非上古针法之心传，且人气在上在下云云，更有语病。盖人身之气，本是内外上下，无所不到，乃谓春夏人气在上，则将身半以下无是气，秋冬人气在下，则将身半以上无是气，岂理也耶？

70.2　春夏各致一阴[①]，秋冬各致一阳者[②]，何谓也[③]？然：春夏温，必致一阴者[④]，初下针，沉之至肾肝之部，得气引持之，阴也[⑤]。秋冬寒，必致一阳者[⑥]，初内针，浅而浮之至心肺之部，得气推内之，阳也[⑦]。是谓春夏必致一阴，秋冬必致一阳[⑧]。

①李駉曰：春夏，阳也；致者，到也，及也。春夏养阳，必致一阴之气以养阳，虑其成孤阳。

②李駉曰：秋冬阴也，秋冬养阴，必致一阳以养阴，虑其成孤阴。

③李駉曰：四时所致不同，如何？◉徐大椿曰：致，取也，谓用针以取其气也。

④李駉曰：春夏病行于阳，故引阴以和阳。

⑤王九思曰：虞曰：经言春夏养阳，言取一阴之气以养于阳，虑成孤阳。致者，都也，及也，言到于肾肝引持一阴之气。肝肾，乃阴也。◉李駉曰：人之肌肤，皆有厚薄之处，皮肤之下，为肝肾之部，阴气所行。故用针沉手内针，入皮五分，至肝肾之部，得气，引持阴气，以和其阳。◉徐大椿曰：温，时令温也。阳盛则阴不足，故取阴气以补阳也。沉之，谓深入其针，至肾肝筋骨之位。引，谓引，其气而出之，至于阳之分也。

⑥李駉曰：秋冬病行于阴，故内阳以和阴。

⑦王九思曰：虞曰：经言秋冬养阴，言至阴用事，无阳气以养其阴，故取一阳之气以养于阴，免成孤阴也。心肺，乃阳也。故言至心肺之部也。◉李駉曰：皮肤之上，为心肺之部。故用针浮浅，入皮三分，心肺之部，得气，推内针入，引持阳气，以和其阴。◉徐大椿曰：寒，时令寒也。阴盛则阳不足，故取阳气以补阴也。浮之，谓浅内其针至心肺皮血之位。推，谓推其气而入之，至于阴之分也。此即经文所谓从阴引阳，从阳引阴之义。

⑧王九思曰：杨曰：入皮三分，心肺之部，阳气所行也。入皮五分，肾肝之部，阴气所行也。阳为卫，阴为荣。春夏病行于阳，故引阴以和阳。秋冬病行于阴，故内阳以和阴也。虞曰：杨氏所注言三分为心肺之部，五分为肝肾之部，此乃玄珠密语，分天地气而言之，故有三分五分之说也。丁曰：人之肌肤，皆有厚薄之处，但皮肤之上，为心肺之部，阳气所行；肌肉之下，为肾肝之部，阴气所行。其春夏阳气上升，所用针沉，手内针至肾肝之部，得气引持阴气，以和其阳气，故春夏必致一阴也。秋冬阴气下降，所用针浮，手至心肺之部，得气推内针入，引持阳气，以和其阴气也，故秋冬必致一阳也。所以经云，春夏必致一阴，秋冬必致一阳也。◉李駉曰：再缴上文。◉滑寿曰：致，取也。春夏气温，必致一阴者，春夏养阳之义也。初下针，即沉之至肾肝之部，俟其得气，乃引针而提之以至于心肺之分，所谓致一阴也。秋冬气寒，必致一阳者，秋冬养阴之义也。初内针，浅内浮之当心肺之部，俟其得气，推针而内之以达于肾肝之分，所谓致一阳也。此篇致阴致阳之说，越人特推其理，有如是者尔。凡用针补泻，自有所宜，初不必以是相拘也。◉徐大椿曰：按：致阴致阳之说，经无明文。但春夏刺浅，若先至肾肝之分，则仍刺深。

于上文义亦难通，来知何据。◉黄元御曰：肝肾之部，筋骨也。心肺之部，皮脉也。◉丁锦曰：上文言用针得气之理，此言用针致气之法，以顺四时阴阳之义，谓春夏初内针深，至肾肝之部，得其一阴之气，即持针引至心肺之部而留之。秋冬初内针浅，至心肺之部，得其一阳之气，然后推之至肾肝之部而留之也。◉叶霖曰：致，取也。温，时令温也。寒，时令寒也。经言春夏养阳者，阳盛则阴不足，必取一阴之气以养阳也。秋冬养阴者，阴盛则阳不足，必取一阳之气以养阴也。沉之，深入其针至肾肝之位，引其阴气，出之于阳也。浮之，谓浅内其针至心肺皮血之位，推其阳气，入之于阴也。按：滑氏曰：春夏气温，必致一阴者，春夏养阳之义也。初下针，即沉之至肾肝之部，俟其得气，乃引针而提之，以至于心肺之分，所谓致一阴也。秋冬气寒，必致一阳者，秋冬养阴之义也。初内针浅而浮之，当心肺之部，俟其得气，推针而内之，以达于肾肝之分，所谓致一阳也。然致阴致阳之说，越人特推其理有如是者耳。凡用针补泻，自有所宜，初不必以是相拘也。◉滕万卿曰：按：《素问》第六十四篇曰：春气在经脉，夏气在经络，长夏气在肌肉，秋气在皮肤，冬气在骨髓。又《灵枢》第九篇曰：春气在毛，夏气在皮肤，秋气在分肉，冬气在筋骨。故刺肥人者，以秋冬之剂，刺瘦人者，以春夏之剂。此篇盖据是等说，论刺有浅深之法，细味其旨，则春夏二字，微有浅深之分，若秋与冬，亦当然。乃知天时人气，升降浮沉，如合符节，亦当知瘦人虽秋冬，犹用春夏之法，肥人虽春夏，更行秋冬之法。各随其宜，临机应变，允执厥中，是此篇之微意，不可不察焉。后节又言春夏致阴，秋冬致阳，则似与前说左，而实不相乖。言方刺之初，先深下之，在筋骨之部，窥针下所动之气，乃引浮之，留在浅处，而后行针久之，此所谓春夏致一阴之法。而其治专在浅处，盖春夏阳气升浮之时，故人气亦提举，以从其道焉。其刺之初，先浅内之，在皮肤之分，针下得气，渐推下之，留在深处，而后行针灸之，此所谓秋冬致一阳之法。而其治专在深处，盖秋冬阳气降沉之时。故人气亦重坠以从之耳。两初字勿轻看过。此盖下针初一手法。而非谓至其经，犹且如是矣，读者察诸。◉丹波元胤曰：〔虞〕经言春夏养阳。言取一阴之气，以养于阳，虑成孤阳，致者，到也，及也，言到于肾肝，引持一阴之气。肝肾，阴也。秋冬养阴，言至阴用事，无阳气以养其阴，故取一阳之气，以养于阴，免成孤阴也。心肺，乃阳也。〔丁〕人之肌肤，皆有厚薄之处。但皮肤之上，为心肺之部，阳气所行。肌肉之下，为肾肝之部，阴气所行。其春夏阳气上腾，所用针沉手内针，至肾肝之部，得气引持阴气，以和其阳气，故春夏必致一阴也。秋冬阴气下致，所用针浮手，至心肺之部，得气推内针入，引持阳气，以和其阴气也，故秋冬必致一阳也。◉张山雷笺正：上文既谓春夏刺浅，而此又谓春夏致阴，沉之至肾肝之部，则又必刺深矣，以子之矛，陷子之盾，而其义必不可通。且春夏属阳，何以用针反曰致阴？秋冬属阴，何以用针反曰致阳？于理更不充足。伯仁《本义》，最是笃信好古，而至此亦有微辞，宜也。

七十一难

71.1　七十一难曰：经言刺荣无伤卫[①]，刺卫无伤荣[②]。何谓也[③]？然：针阳者，卧针而刺之[④]；刺阴者，先以左手摄按所针荥俞之处，气散乃内针[⑤]。是谓刺荣无伤卫，刺卫无伤荣也[⑥]。

①李驷曰：针刺荣血，无伤卫气。

②李驷曰：针刺卫气，无伤荣血。

③李驷曰：二者如何？◉徐大椿曰：营主血，在内；卫主气，在外。营卫有病，各中其所，不得诛伐无过也。此即《素问·刺齐论》所云：刺骨无伤筋，刺筋无伤肉，刺肉无伤脉，刺脉无伤皮，刺皮无伤肉，刺肉无伤筋，刺筋无伤骨之义。

④李驷曰：卫为阳，故针阳者，入皮三分。病在卫，用针则浅，故低针而刺之，恐深伤荣气也。◉徐大椿曰：阳，卫也。卫在外，欲其浅，故侧卧其针，则针锋横达不及营也。

⑤李驷曰：荣为阴，刺入皮五分为荣气，故先按所针之穴待气散，乃内针，恐其深伤卫气也。◉徐大椿曰：阴，营也。营在内，针必过卫而至营，然卫属气，可令得散，故摄按之，使卫气暂离其处，则针得直至营而不犯卫也。

⑥王九思曰：丁曰：人之荣为阴，卫为阳，二者为之表里。其卧针取之，恐伤于荣也。针荣先以左手摄按所刺之穴，令阳散而内针者，盖恐伤于卫也。杨曰：入皮三分为卫气，病在卫，用针则浅，故卧针而刺之，恐其深伤荣气故也。入皮五分为荣气，故先按所针之穴，待气散乃内针，恐伤卫气故也。虞曰：三阴三阳，各主气血，至有多少不同，故圣人说行针之道，无令至有伤于荣卫也。《血气形志篇》曰：太阳多血少气，少阳少血多气，阳明多气多血，厥阴多血少气，少阴多气少血，太阴多气少血。启玄子注曰：血气多少，天之常数，故用针之道，常泻其多也。◉李驷曰：再缴上文。◉滑寿曰：荣为阴，卫为阳，荣行脉中，卫行脉外，各有所浅深也。用针之道亦然。针阳必卧针而刺之者，以阳气轻浮，过之恐伤于荣也。刺阴者，先以左手按所刺之穴，良久，令气散乃内针，不然则伤卫气也。无、毋通，禁止辞。◉黄元御曰：卫为阳，营为阴，刺卫者，卧针而刺之，则不伤营，卫行脉外，针入浅也。刺营者，先以左手摄按所针荥俞之处，卫气开散乃内针，则不伤卫，营行脉中，针入虽深，而未尝及卫也。◉丁锦曰：此言用针浅深之法，卧针者，卧其针而刺之，则浅而不伤荣血也，以左手摄按者，令卫气散而内针，则深而不伤卫气也。◉叶霖曰：营卫者，血气之道路，以阴阳而分表里者也。营为阴，卫为阳，营行脉中属里，卫行脉外属表，若营卫有病，各中其所，不得诛伐无过也。《素问·刺齐论》曰：刺骨无伤筋，刺筋无伤肉，刺肉无伤脉，刺脉无伤皮，刺皮无伤肉，刺肉无伤筋，刺筋无伤骨，亦此义也。卫为外表，阳行乎脉外，欲其浅，故刺卫者，宜卧针而刺之，以阳气轻浮，过之恐伤营也。营为里，阴行于脉中，欲其深过卫，始可至营也，故刺营者，先

以左手摄按所刺之穴良久，使卫气渐散离其处，然后内针，则针得至营，而不伤卫矣。此刺阳刺阴之道也。◉滕万卿曰：按《灵枢》曰：刺有三变。所谓刺荣卫，与寒痹留经是也。其言曰：刺营者出血，刺卫者出气。又《素问》曰：刺皮勿伤脉，刺脉勿伤肉，刺肉勿伤筋，刺筋勿伤骨，刺骨勿伤筋，刺筋勿伤肉，刺肉勿伤脉，刺脉勿伤皮。由此文而推之。所谓无伤者，言荣出血，卫出气也。伤者言荣出气，卫出血。盖刺荣者，有事于血，故以其左手摄按所针之俞，令卫气散而内针，则浮气不乱，是刺荣无伤卫也。刺卫者，有事于气，故斜卧其针以行之，则无坠下之过，是刺卫无伤荣也。《灵枢》唯以气血有浅深之分而言，此篇直谓行针之法，其实则彼是互相发明。◉丹波元胤曰：〔丁〕人之荣为阴，卫为阳，二者为之表里。其卧针者，盖恐伤于卫也，针荣先以左手，摄按所刺之穴，令阳散，而内针者，盖恐伤于卫也。〔滑〕无，毋通，禁止辞。〔徐〕此即《素问·刺齐论》所云，刺骨无伤筋，刺筋无伤肉，刺肉无伤脉，刺脉无伤皮，刺皮无伤肉，刺肉无伤筋，刺筋无伤骨之义。按卧针之法，即《灵枢·官针篇》，浮刺之法，摄按散气，即《素问·离合真邪论》，扪而循之，切而散之之义。然经文各别有义，此取之以为刺阳刺阴之道，义亦为当。

七十二难

72.1　七十二难曰：经言能知迎随之气，可令调之①；调气之方，必在阴阳②。何谓也③？然：所谓迎随者，知荣卫之流行，经脉之往来也④，随其逆顺而取之，故曰迎随⑤。调气之方，必在阴阳者⑥，知其内外表里⑦，随其阴阳而调之，故曰调气之方⑧，必在阴阳⑨。

①李駉曰：迎，逆也，取也，随顺也，补也。卫气逆行，荣气顺行，能知此者，可令调之。

②李駉曰：调摄荣卫之方法，必在于阴阳虚实。

③李駉曰：此理如何？◉徐大椿曰：《灵枢·终始篇》云：阳受气于四末，阴受气于五脏，故泻者迎之，补者随之。知迎知随，气可令和，和气之方，必通阴阳。引经文本此。盖阳经主外，故从四末始；阴经主内，故从五脏始。迎者，针锋迎其来处而夺之，故曰泻。随者，针锋随其去处而济之，故曰补。通阴阳者，察其阴阳之虚实，不得误施补泻也。详见《七十九难》中。

④李駉曰：惟知荣卫之流行，经脉之往来，故不容不迎随补泻。

⑤李駉曰：卫气逆行，荣气顺气，随其荣卫之逆顺而补泻，故曰迎随也。◉滑寿曰：迎随之法，补泻之道也。迎者，迎而夺之。随者，随而济之。然必知荣卫之流行，经脉之往来。荣卫流行，经脉往来，其义一也。知之而后可以视夫病之逆顺，随其所当而为补泻也。四明陈氏曰：迎者，迎其气之方来而未盛也，以写之。随者，随其气之方往而未虚也，以补之。愚按迎随有二，有虚实迎随，有子母迎随。陈氏之说虚实迎随也，若《七十九难》所载，子母迎随也。◉徐大椿曰：知往来逆顺，正经文所谓迎随之义，越人之所本也。诸家论说纷纷，皆属误解。盖经学之不讲久矣！◉叶霖曰：《经》言《灵枢·终始篇》曰：阳受气于四末，阴受气于五脏，故泻者迎之，补者随之，知迎知随，气可令和，和气之方，必通阴阳，是迎随之法，补泻之道也。阳经主外，故从四末始，阴经主内，故从五脏始。迎者，针锋迎其气之方来而未盛，以夺之也。随者，针锋随其气之方去而未虚，以济之也。然必知营卫之流行，经脉之往来，知之而后可察病之阴阳逆顺，随其所当而施补泻也。

⑥李駉曰：阴虚阳实，则补阴泻阳；阳虚阴实，则补阳泻阴。或阳并于阴，或阴并于阳，或阴阳俱虚，或阴阳俱实，皆随病所在，而调其阴阳，则病无不已。

⑦李駉曰：察脉之浮沉，识病之虚实，以内知外，以外知内，视表知里，视里知表，故知虚实。

⑧李駉曰：各随其病在何阴阳脉中而调治之。

⑨王九思曰：丁曰：夫荣卫通流，散行十二经之内？即有始有终。其始自中焦，注手太阴一经一络，然后手阳明注一经一络。其经络有二十四，日有二十四时，皆相合。此凡

气始至而用针取之，名曰迎而夺之。其气流注终而内针，出而扪其穴，名曰随而济之。又补其母亦名曰随而补之，泻其子亦名曰迎而夺之。又随呼吸出内其针，亦曰迎随也。此者是调阴阳之法，故曰：必在阴阳也。杨曰：荣气者，常行不已。卫气者，昼行于身体，夜行于脏腑。迎者，逆也。随者，顺也。谓卫气逆行，荣气顺行。病在阳，必候荣卫行至于阳分而刺之。病在阴，必候荣卫行至于阴分而刺之。是迎随之意也。又迎者，泻也。随者，补也。故经曰：迎而夺之，安得无虚？言泻之则虚也。随而济之，安得无实？言补之则实也。调气之方，必在阴阳者。阴虚阳实，则补阴泻阳，阳虚阴实，则补阳泻阴，或阳并于阴，阴并于阳，或阴阳俱虚，或阴阳俱实，皆随病所往而调其阴阳，则病无不已。虞曰：迎，取也。乃五行六气，各有胜复，假令木气有余之年，于王前先泻其化源。《玄珠密语》曰：木之行胜也，苍埃先见于林木，木乃有声，宫音失调，倮虫不滋，湿雨失合，先于十二月泻其化源，故曰迎也。不足之年，补于化源，故曰随也。调气之方，必在阴阳者，言引外至内，引内至外也。谓月生无泻，月满无补，定人之呼吸，观日之寒温，从阳引阴，从阴引阳，春夏致一阴，秋冬致一阳。故曰：调气之方，必在阴阳也。知其内外表里者，谓察脉之浮沉，识病之虚实，以外知内，视表如里，故曰知其内外表里也。随其阴阳而调之者，谓各随病在何阴阳脉中而调治之也。◉李驷曰：再缴上文。◉滑寿曰：在，察也。内为阴，外为阳，表为阳，里为阴，察其病之在阴在阳而调之也。杨氏曰：调气之方，必在阴阳者，阴虚阳实，则补阴泻阳；阳虚阴实，则补阳泻阴。或阳并于阴，阴并于阳，或阴阳俱虚俱实，皆随其所见而调之。谢氏曰：男外女内，表阳里阴，调阴阳之气者，如从阳引阴，从阴引阳，阳病治阴，阴病治阳之类。◉徐大椿曰：阳主外、主表；阴主内、主里。察其虚实而补之、泻之，令调和也。◉黄元御曰：经，《灵枢·终始》、《九针十二原》。往者为逆，来者为顺，明知逆顺，正行无问。迎而夺之，恶得无虚，追而济之，恶得无实，迎之随之，以意和之是也。◉丁锦曰：此言迎随之气，随其逆顺而针之，调气之方，审其阴阳表里用药而调之也。◉叶霖曰：调气之方，必在阴阳者，在，察也。内为阴而主里，外为阳而主表，察其病在阴在阳，是虚是实，而补之泻之，或从阳引阴，或从阴引阳，或阳病治阴，或阴病治阳，而令其调和也。杨氏曰：阴虚阳实者，则补阴泻阳，阳虚阴实者，则补阳泻阴。或阳并于阴，阴并于阳。或阴阳俱虚，或阴阳俱实。皆随其病之所在而调之，则病无不已也。按：针法言补，不可深泥，丹溪亦常论之，非无谓也。《素问·阴阳应象大论》曰：形不足者，温之以气，精不足者，补之以味。针乃砭石所制，既无气，又无味，破皮损肉，发窍于身，气皆从窍而出，何得为补？经谓气血阴阳俱不足，勿取以针，和以甘药者是也。然《内》《难》凿言补泻之法者何耶？夫读书贵乎融贯，不可胶刻。迎而夺之，因属泻其实邪，随其济之，亦可去其虚邪。盖邪去则正安，去邪即所以补正，非针法之补，能生长血气也。仲景治虚劳伤其营卫者，以大黄䗪虫丸主之，方中多属攻药，以瘀血去，肺气利，则新血自生，正气自复，而营卫行，营卫行则肌肉充，而虚劳补矣，此先圣后贤，其意一也。将谓针法之补，可代参地，则《灵枢·根结篇》何以有营气不足，病气不足，此阴阳气俱不足也，不可刺之。刺之则重不足，重不足则阴阳俱竭，血气皆尽，五脏空虚，筋骨髓枯，老者绝灭，壮者不复之说。若明乎此，补泻非可以一法尽，岂独针刺之无误，即汤药亦不致南辕北辙矣。◉滕万卿曰：按谓迎随者，所谓为补泻之术也，然其法不一。所谓和荣卫之流行，经脉之往来也者。荣行脉中，昼夜五十度，从漏水与息数而流，且卫气昼行诸阳，夜行诸阴，是谓荣卫流行也。手三阳从手至头，足三阳从头至足，手三阴从腹至手，足三阴从足至腹，是谓经脉往来也。滑注以二句为一义者，粗矣。随其逆顺而取之者，假如足三阳从头下行至足，将泻之，则先使针锋逆其流而向上，谓之迎，将补之，则使针顺流而向下，谓之随。如手三阳从手上行至头，将泻之，则亦逆流向下，谓之迎，将补之，则顺流向上，谓之随。余可推知，此篇所言，即逆顺之迎随是矣。调气之法，必在阴阳者，即前篇所谓与男外女内，暨《素问·应象论》所言，以表知里，从阳引阴，以左治右等事，率皆调气之术。而此所谓知其内外表里，随其阴阳而调之是矣。《素问》曰：调气之方，必别阴阳，定其中外，各守其乡，内者内治，外者外治。滑注所引谢坚白说得之，宜参考。◉丹波元胤曰：〔滑〕迎随之法，补泻之道也。迎者，迎而夺之，随者，随而济之。然必知荣卫之流行，经脉之往来，荣卫流行，经脉往来，其义一也。知之而后可以视夫病之逆顺，随其所当，而为补泻也。在，察也，内为阴，外为阳，表为阳，里为阴，察其病之在阴在阳，而调之也。〔徐〕《灵枢·终始篇》云：阳受气于四末，阴受气于五脏。故写者迎之，补者随之，知迎知随，气可令和，和气之方，必通阴阳，所引经文本此。

七十三难

73.1 七十三难曰：诸井者，肌肉浅薄，气少，不足使也，刺之奈何①？然：诸井者，木也；荥者，火也②。火者，木之子，当刺井者，以荥泻之③。故经言补者不可以为泻，泻者不可以为补。此之谓也④。

①李驷曰：诸井在手足指梢，肌肉浅薄，血气尚少，不可使针刺之，如何？◉徐大椿曰：诸井，皆在手足指末上，故云肌肉浅薄。气藏于肌肉之内，肌肉少则气亦微。不足使，谓补泻不能相应也。

②李驷曰：井为木，是火之母；荥为火，是木之子。

③李驷曰：肝木实，实则泻其子，荥者火也，木之子，故当泻之。春刺于荥，此乃休王未毕，火夺木王，法曰实邪，故泻荥。假令肝自病，实则取肝中火泻之，虚则取肝中木补之。◉徐大椿曰：此泻子之法也。如用补，则当补其合，可类推。然惟井穴为然。盖以其气少不足为补泻，泻子补母则气自应也。按：《六十九难》则以别经为子母，此则即以一经为子母，义各殊而理极精也。

④王九思曰：丁曰：诸井在手足指梢，故言肌肉浅薄也。井为木，是火之母。荥为火，是木之子。故肝木实，泻其荥，肝木气虚不足，补其合，泻之复不能补，故言不可以为补也。杨曰：冬刺井，病在脏，取之应井。应刺井者，则泻其荥，以去其病，故经曰：冬阴气紧，阳气伏，故取井以下阴气，逆取荥以通阳气也。虞曰：不至而至，故春乃泻荥也。◉李驷曰：当补者不可泻，当泻者不可补。◉滑寿曰：诸经之井，皆在手足指梢，肌肉浅薄之处，气少，不足使为补写也。故设当刺井者，只写其荥，以井为木，荥为火，火者木之子也。详越人此说，专为泻井者言也。若当补井，则必补其合。故引经言，补者不可以为写，写者不可以为补，各有攸当也。补写反则病益笃，而有实实虚虚之患，可不谨欤。◉徐大椿曰：言泻则当以子，补则当以母，不可误施。按：故字上当有阙文，必有论补母之法一段。故以此二句总结之，否则不成文理矣。又按：经言无考。◉黄元御曰：诸井穴在手足指端，经脉初发，肌肉浅薄，气少不足使用，当刺者，泻其荥穴。以荥火者，井木之子，所谓实者泻其子也。井穴宜补不宜泻，是故经云补者不可以为泻，泻者不可以为补也。◉丁锦曰：井属木，是火之母，荥属火，是木之子。比如肾实，当泻井木，而井木之穴，在手足指梢，肉薄气少，不足施治，于是刺荥，所谓泻子令母虚，若舍荥而刺输，则土虚不能制水，肾邪更实矣。若刺经，则金生水，肾邪必反甚矣。故曰：当刺井者，以荥泻之，故经言补者不可以为泻，泻者不可以为补也。◉叶霖曰：诸井在手足指梢，故曰肌肉浅薄也。气藏于肌肉之内，肌肉浅薄，则气亦微，故曰气少不足使也。井为木，是火之母，荥为火，是木之子，故肝木实，泻其荥，此泻子之法也。如用补，则当补其合也。但泻之复不能补，故曰不可以为补。盖泻则当以子，补则当以母，不可误施也。《六十九难》以别经为子母，此则以一经为子母，义虽各殊，其理一也。按：滑氏曰：详

越人此说，专为泻井者言也。若当补井，则必补其合，故引经言补者不可以为泻，泻者不可以为补，各有攸当也。补泻反，则病益笃，而有实实虚虚之患，可不谨欤！不然泻子法下，故字上，该有论补母之法，故以此二句总结之，否则文气不属，此中或有阙简，经言无考，姑俟知者。◉滕万卿曰：按：《刺疟论》曰：诸阴井莫出血。此篇因此以为刺井之戒。所谓诸井者，在手足指端爪甲角，其地至隘，而脉流亦涓涓微派耳，故方其补之，则若无妨，方其为泻，固有所忌，故云气少不足使也。滑注以为不足使，为补泻。然此论专为刺井者言之，则唯禁泻而未曾禁补，故本衣冠文物言刺井者，以荥泻之，惟示泻井，必以荥代之之法。若夫为补，岂所可忌哉？第六十二至于此篇，并论井荥俞原经合，所以为治之义。◉丹波元胤曰：〔丁〕诸井在手足指稍，故言肌肉浅薄也。井为木，是火之母，荥为火，是木之子，故肝木实，泻其荥。〔滑〕诸经之井，皆在手足指稍，肌肉浅薄之处，气少不足使为补泻也。故设当刺井者，只泻其荥，以井为木，荥为火，火者木之子也。详越人此说，专为泻井者言也。若当补井，则必补其合。故引经言，补者不可以为泻，泻者不可以为补，各有攸当也。补泻反则病益笃，而有实实虚虚之患，可不谨欤。◉张山雷笺正：补母泻子，原是浮泛通套话头。治病者，本应随机变化，因应咸宜，岂可呆守此执一不通之论。《难经》及《灵枢》所说，盖亦未可尽信。此节所谓泻荥以泻井之子，仍是空谈，无甚精义。而注家且谓补井当补其合，更是涂附无理，独不思合之与井，隔绝最是辽远，胡可随意谭谭，竟谓能得古人不言之秘耶！

七十四难

74.1　七十四难曰：经言春刺井[①]，夏刺荥[②]，季夏刺输[③]，秋刺经[④]，冬刺合者[⑤]，何谓也[⑥]？然：春刺井者，邪在肝[⑦]；夏刺荥者，邪在心[⑧]；季夏刺输者，邪在脾[⑨]；秋刺经者，邪在肺[⑩]；冬刺合者，邪在肾[⑪]。

①李駉曰：井属木，春刺之。

②李駉曰：荥属火，夏刺之。

③李駉曰：俞属土，季夏乃六月，刺之。

④李駉曰：经属金，秋刺之。

⑤李駉曰：合属水，冬刺之。

⑥李駉曰：四时所刺不同，如何？

⑦李駉曰：无令肝木邪害于脾土，故刺诸井。

⑧李駉曰：无令心火邪害乎肺金，故刺诸荥。

⑨李駉曰：无令脾土邪害乎肾水，故刺诸俞。

⑩李駉曰：无令肺金邪害乎肝木，故刺诸经。

⑪王九思曰：丁曰：其言春刺井者，谓邪在肝，无令肝木邪害于脾土，故刺诸井也。夏刺荥者，谓邪在心，无令心火邪害于肺金，故刺诸荥也。季夏刺俞者，谓邪在脾，无使脾土邪害于肾水，故刺诸俞也。秋刺经者，谓邪在肺，无令肺金邪害于肝木，故刺诸经也。冬刺合者，谓邪在肾，无令肾水邪害于心火，故刺诸合也。此是断五邪之原法也。杨曰：用针微妙法无穷。若不深达变通，难以救疾者矣。至如此说，则是变通之义也。《经》云：冬刺井，春刺荥，此乃云春刺井，夏刺荥，理极精奇，特宜留思，不可固守，以一概之法也。虞曰：春刺井，夏刺荥，季夏刺俞，秋刺经，冬刺合。乃经之大法也。《七十三难》以言春刺于荥，此乃休王未毕，火夺木王，法曰实邪，故泻之于荥。所以经言泻者，不可以为补也。◉李駉曰：无令肾水邪害乎心火，故刺诸合。◉滑寿曰：荥俞之系四时者，以其邪各有所在也。其肝心脾肺肾，而系于春夏秋冬者何也？然：五脏一病，辄有五也。假令肝病，色青者，肝也；臊臭者，肝也；喜酸者，肝也；喜呼者，肝也；喜泣者，肝也。其病众多，不可尽言也。四时有数，而并系于春夏秋冬者也。针之要妙，在于秋毫者也。◉徐大椿曰：此亦以五脏所属为言也。井与春皆属木，荥与夏皆属火，俞与秋皆属金，合与冬皆属水。故四时有病则脏气亦与之相应，故刺法亦从时也。按：《灵枢·顺气一日分为四时篇》云：脏主冬，冬刺井；色主春，春刺荥；时主夏，夏刺俞；音主长夏，长夏刺经；味主秋，秋刺合。与此所引俱隔一穴。其《本输篇》则云：春取络脉诸荥大经分肉之间，夏取诸俞脉络皮肤之上，秋取诸合，冬取诸井诸俞之分。《四时篇》云：春取血脉分肉之间，夏取盛经脉络，秋取经俞，邪在腑取之合。冬取井荥，必深留之。俱与此处不合。越人之说，不知何所本也？◉叶霖曰：春刺井者，井为木，非必

春刺井，以其邪在肝木也。荥为火，夏刺荥者，以其邪在心火也。输为土，季夏刺输者，以其邪在脾土也。经为金，秋刺经者，以其邪在肺金也。合为水，冬刺合者，以其邪在肾水也。经言无考，越人去古未远，古医经犹得见之，而今亡矣。按：《灵枢・顺气一日分为四时篇》曰：脏主冬，冬刺井。色主春，春刺荥。时主夏，夏刺输。音主长夏，长夏刺经。味主秋，秋刺合。是为五变以主五俞，与此同。盖以五脏之气，应五时之变，而取五俞，各有所主，刺隔一穴者，皆从子以透发母气也。一言刺之正，一言刺之变，所以不同也。若《四时气篇》曰：春取经，血脉分肉之间，甚者深取之，间者浅刺之。夏取盛经孙络，取分肉间，绝皮肤。秋取经输，邪在腑，取之合。冬取井荥，必深留之。此言四时之气，各有所在，故春取经脉于分肉之间，夏取盛经孙络，分肉皮肤，盖春夏之气，从内而外也。秋取经输，邪在腑，取之合，此秋气之复从外而内也。冬取井荥，必深留之，谓冬气之藏于内也。《本输篇》曰：春取络脉诸荥，大筋分肉之间，甚则深取之，间者浅取之。夏取诸输孙络，肌肉皮肤之上。秋取诸合，余如春法。冬取诸井诸输之分，故深留之。此言阴阳气血，随四时之生长收藏，而浅深出入也。春气在脉，故宜取络脉。夏气在孙络，长夏气在肌肉，故宜取孙络肌肉皮肤之上，此春夏之气，从内而外也。秋气降收，故如春法，盖复从孙络而入于络脉也。冬气收藏，故欲深而留之。此四时出入之序，人气之所处，病之所舍，五脏应五时之所宜也。此两节又不同，然各有义理所在，不必求合也。◉丹波元胤曰：〔杨〕《经》云：冬刺井，春刺荥，此乃云春刺井，夏刺荥，理极精奇，是变通之义也。〔滑〕荥俞之系四时者，以其邪各有所在也。按杨注所引经文，见于《灵枢・顺气一日分为四时篇》。◉张山雷笺正：井水荥火，以言阴经，则上文已有此说，尚属相合。然阳经井金荥水，岂亦属肝属心耶？以此推之，则空言欺人，盖亦不辨自明，且以针治病，各随其病而择穴，更无如是拘执不通之理。

74.2　其肝、心、脾、肺、肾，而系于春、夏、秋、冬者，何也[①]？然：五脏一病，辄有五也[②]。假令肝病[③]：色青者肝也，臊臭者肝也，喜酸者肝也，喜呼者肝也，喜泣者肝也[④]。其病众多，不可尽言也[⑤]。四时有数，而并系于春夏秋冬者也[⑥]。针之要妙，在于秋毫者也[⑦]。

①李驷曰：五脏系于四时，如何？

②李驷曰：五声、五色、五味、五香、五液。◉徐大椿曰：言有五者之证现于外也。

③李驷曰：举肝一脏以为例。

④李驷曰：注见《三十四难》。◉徐大椿曰：说详《四十九难》中。此举邪之在肝者以例其余也。

⑤李驷曰：疾病最多，虽言不能尽。◉徐大椿曰：言五者之变不可胜穷也。

⑥李驷曰：四时有一定之数，并系于此。◉徐大椿曰：言病虽万变，而四时实有定数，治之之法总不出此。其道简约易行也。

⑦王九思曰：丁曰：人之五脏系于四时，五脏一病辄有五者，谓五声、五色、五味、五液、五香、五臭。若持针者，皆能断其五邪，令中病原，故知针之要妙，在于秋毫，不可不通也。杨曰：五脏六腑病，各有形证，今略举肝家一脏以为法尔。虽言春刺井，夏刺荥，若一脏有病，脉亦随之，诊而取之。假令肝自病，实则取肝中火泻之，虚则取肝中木

补之，余皆仿此。即秋毫微细之意也，言用针微细若秋毫矣。虞曰：五脏各有声、色、臭、味、液，以为形证，以合四时井、荥、俞、经、合，而行补泻之法也。微妙之理，若秋毫之在目也。◉李駉曰：用针微妙之理，即秋毫之细微。◉滑寿曰：五脏一病不止于五，其病尤众多也。虽其众多，而四时有数，故并系于春夏秋冬，及井荥俞经合之属也。用针者，必精察之。详此篇文义，似有缺误，今且依此解之，以俟知者。◉徐大椿曰：此又推言用针之道，其微妙之处，乃在秋毫之间，又非四时之所得，而尽学者又不可因易而忘难也。◉黄元御曰：《灵枢·刺法》，冬刺井，春刺荥，夏刺俞，长夏刺经，秋刺合，与此不同。井为木，春刺井者，以其邪在肝木也。荥为火，夏刺荥者，以其邪在心火也。俞为土，季夏刺俞者，以其邪在脾土也。经为金，秋刺经者，以其邪在肺金也。合为水，冬刺合者，以其邪在肾水也。然五脏一病，辄有五条，未可拘也。假令肝病，色青者肝也，肝主色也，臊臭者肝也，而中有心病，心主臭，入肝为臊也，喜酸者肝也，而中有脾病，脾主味，入肝为酸也，喜呼者肝也，而中有肺病，肺主声，入肝为呼也，喜泣者肝也，而中有肾病，肾主液，入肝为泣也。其病众多，不可尽言，虽四时有数，并系于春夏秋冬，（刺法系于四时。）而针之要妙，则在于秋毫之间，其变无穷也。◉丁锦曰：此章言春夏秋冬之刺井荥输经合，非必春刺井，其邪在肝者，刺井也，井属木，春也，故云春刺井也，余脏皆然。又问肝心脾肺肾何故系于春夏秋冬，故复举肝木之青臊酸呼泣，以明五脏六腑之病众多，而并统于金木水火土之所属，如四时之有数，而并系于春夏秋冬之所属也。然其要妙在分别脏腑，如察秋毫，故下章又明脏腑阴阳之义。◉叶霖曰：此复问肝心脾肺肾系于春夏秋冬之故，然五脏一病，辄有五邪，未可拘也。假令肝病，色青者肝也，肝主色也，臊臭者肝也。而中有心病，心主臭，入肝为臊也，喜酸者肝也。而中有脾病，脾主味，入肝为酸也，喜呼者肝也。而中有肺病，肺主声，入肝为呼也，喜泣者肝也。而中有肾病，肾主液，入肝为泣也。举一肝脏，余可类推，以明五脏六腑之病众多，不止于此，而皆统于金木水火土五行之所属，如四时之有定数，而并系于春夏秋冬之所属也。然其用针要妙，则在于秋毫之间，而其变无穷也。惟所问五脏之病，何以与四时相应，而答辞止言病状如此，滑氏疑有阙误，信夫！◉滕万卿曰：按此承前篇，谓井荥俞经合，分为四时之治。凡五脏病当其时而发者，各视其所主之声色臭味液，从其脏之虚实，而为之补泻也。所谓五脏，一病辄有五者，谓贼微虚实正五邪也。假令春病在肝，则尽见本脏之声色臭味液，乃知肝之五邪也。若夫声臭味液糅至，则照鉴脉证，而顾夫贼微虚实，他邪相冒如何耳。余脏可以例推。或疑《灵枢》诸篇所言：冬刺井者。与此篇异，何欤，盖审彼所言，皆谓先时资其化源之治也。如木以水为化源，火以木为化源之类，皆培其本，而救病于未发者。扁鹊特举经之所遗阙，而论当时发病之治尔。夫五脏之病，以此察之，则虚实自明，而补泻之分，然可知矣。故结之云：针之要妙，在秋毫者也。本篇旧出于第七十四，今详其辞，正与第六十八篇，义互相发，宜连读。◉丹波元胤曰：〔滑〕五脏一病，不止于五，其病尤众多也。虽其众多，而四时有数，故病系于春夏秋冬，及井荥输经合之属也。用针者，必精察之。详此篇文义，似有缺误，今且依此解之。〔徐〕言病虽万变，而四时实有定数，治之之法，总不出此，其道约易行也。◉张山雷笺正：此节四时有数两句，文义费解，伯仁谓有缺误，是也。既谓病多不可胜言，又谓针之要妙，在于秋毫，则用针之法，原是随机应变，岂可执一不通？上文春刺井、夏此荥之不可拘泥明矣，然犹必以五脏四时，强相配合，亦只见窒碍而不适于用耳。

七十五难

75.1　七十五难曰：经言东方实，西方虚，泻南方，补北方，何谓也①？然：金木水火土，当更相平②。东方木也③，西方金也④。木欲实，金当平之⑤；火欲实，水当平之⑥；土欲实，木当平之⑦；金欲实，火当平之⑧；水欲实，土当平之⑨。东方肝也，则知肝实；西方肺也，则知肺虚⑩。泻南方火，补北方水。南方火，火者，木之子也⑪；北方水，水者，木之母也。水胜火⑫，子能令母实，母能令子虚⑬，故泻火补水，欲令金不得平木也⑭。经曰：不能治其虚⑮，何问其余。此之谓也⑯。

①李驷曰：东方肝实，西方肺虚，泻南方心火，补北方肾水，如何？◉徐大椿曰：此即《六十九难》泻子之法。南方为东方之子，北方为西方之子，东方之母。说详下文。

②李驷曰：金胜木，木胜土，土胜水，水胜火，火胜金，五脏五行，更相平伏，宜凭其补泻以调治之。◉徐大椿曰：更相平，言金克木，木克土，循环相制，不令一脏独盛而生病也。

③李驷曰：东方属木。

④李驷曰：西方属金。

⑤李驷曰：金胜木，肝气强实，肺气虚弱，木反陵金，金家不伏，欲来平木。

⑥李驷曰：心气强实，肾气虚弱，火反陵水，水家不伏，欲来平火。

⑦李驷曰：脾气强实，肝气虚弱，土反陵木，木家不伏，欲来平土。

⑧李驷曰：肺气强实，心气虚弱，金反陵火，火家不伏，欲来平金。

⑨李驷曰：肾气强实，脾气虚弱，土反陵水，水家不伏，欲来平土。◉徐大椿曰：此言五行本然之道也。

⑩李驷曰：邪气盛则实，真气夺则虚。木实谓木有余，则土淫畏之，土畏之则金无所养，而致金虚也。

⑪徐大椿曰：实则泻其子也。

⑫李驷曰：举肝一脏以为例，火者木之子，若不泻火，火必盛而铄金，金反仇仇于木，金木相胜，而致两相刑克；水者木之母，若不补水，水必弱而不能生木。◉徐大椿曰：木之母胜木之子也。

⑬李驷曰：子能令母充实，母能令子虚弱。◉徐大椿曰：木之子火，为木之母水所克，则火能益水之气，故曰子能令母实。水克火能夺火之气，故曰母能令子虚。

⑭李驷曰：用针泻，须诊其候。则泻其心，心气既通，肝气既复，又补于肾，肾家得气，相传以养肝，肝气已定，则肺不复来平肝。◉徐大椿曰：子能令母实，泻子则火势益衰，而水得以恣其克伐。母能令子虚，补母则水势并旺而火不敢留其有余。如此则火不能克金，而反仰食木之气以自给，使金气得伸而木日就衰，则金自能平木也。不字，诸家俱

以为衍文。按：子母二字，诸家俱以木为火之母，水为金之子为言，义遂难晓。观本文以水胜火三字，接下明明即指上文木之子、木之母也。特为正之。又按：《六十九难》云：虚则补母，实则泻子。今实则泻子补母、虚则反补其子，义虽俱有可通，而法则前后互异，未详何故。

⑮滕万卿曰：治如是虚者，非通变则不能

⑯王九思曰：丁曰：四方者，五行之正位也，其王应四时。即春应东方木，夏应南方火，秋应西方金，冬应北方水，长夏应中央土。南方火实，胜西方金，即北方水来复胜，火水且待争，反害于肺。今当先泻南方火，实即还北方水，肺金得平也。平者，调四方虚实之法也。杨曰：五行以胜相加，故木胜土，金胜木。木，肝也；金，肺也。肺气虚弱，肝气强实，木反凌金，金家不伏，欲来平木，金木若战，二脏则伤。故用针者，诊知其候，则须泻心，心气既通，肝气则复。又补于肾，肾家得气，传而养肝，肝气已定，则肺不复来平肝，然后却补脾气，脾是肺母，母气传子，子便安定。故曰不能治其虚，何问其余。此之谓也。一本说杨氏曰：金克木，今据肝家一条以例五脏：假令东方木肝实，西方金肺虚，肝木实凌肺金虚，金本克木，木伏金，肝欲制肺，肺乃不伏，二脏争胜，反害于火，宜泻其心。心属火，火者木之子，子气既通，肝虚则伏，肝气既复，则肺不复来，然后补其脾，脾是肺母，母气授子，子气便实，故言母能令子实，子能令母虚，不能治其虚，何问其余。虞曰：五脏五行，更相平伏，宜凭补泻以调治之。《素问》曰：邪气盛则实，精气夺则虚，以下凡有虚实，皆准此也。《经》言木实金虚，泻火补水也。夫木实者，谓木有余，则土遥畏之；土畏之，则金无所养而令金虚也。若不泻火，火必盛而烁金，金乃仇雠于木，金木相胜而致两相刑克，故泻火。火者，木之子，子合母气，木亦不实，火亦不平，金土亦无所畏，乃行气养于金也。金虚者，乃补水御火，补水养木，御火，火不平金，养木，木亦安复，故曰子能令母实也。木有余，则土乃畏木，土不能传气与金，金乃虚，故曰母能令子虚也。◉李駉曰：肺虚在于肝实，则要泻火补水，若不得治虚之要，何必问其余。◉滑寿曰：金不得平木，不字疑衍。东方实，西方虚，泻南方，补北方者，木金火水欲更相平也。木火土金水之欲实，五行之贪胜而务权也。金水木火土之相平，以五行所胜而制其贪也。经曰：一脏不平，所胜平之。东方肝也，西方肺也，东方实，则知西方虚矣。若西方不虚，则东方安得而过于实邪。或泻或补，要亦抑其甚而济其不足，损过就中之道也。水能胜火，子能令母实，母能令子虚，泻南方火者，夺子之气，使食母之有余，补北方水者，益子之气，使不食于母也。如此则过者退，而抑者进。金得平其木，而东西二方无复偏胜偏亏之患矣。越人之意，大抵谓东方过于实，而西方之气不足，故泻火以抑其木，补水以济其金，是乃使金得与水相停。故曰欲令金得平木也。若曰欲令金不得平木，则前后文义窒碍，竟说不通。使肝木不过，肺不虚，复泻火补水，不几于实实虚虚耶？《八十一难》文义正与此互相发明。九峰蔡氏谓：水火金木土谷惟修，取相胜以泄其过，其意亦同。故结句云：不能治其虚。何问其余？盖为知常而不知变者之戒也。此篇大意，在肝实肺虚泻火补水上。或问子能令母实，母能令子虚，当泻火补火为是，盖子有余则不食母之气，母不足则不能荫其子，泻南方火，乃夺子之气，使食母之有余；补中央土，则益母之气，使得以荫其子也。今乃泻火补水何欤？曰：此越人之妙，一举而两得之者也。且泻火，一则以夺木之气，一则以去金之克。补水，一则以益金之气，一则以制火之光。若补土，则一于助金而已，不可施于两用。此所以不补土而补水也。或

又问母能令子实，子能令母虚，五行之道也。今越人乃谓子能令母实，母能令子虚何哉？曰：是各有其说也。母能令子实，子能令母虚者，五行之生化；子能令母实，母能令子虚者，针家之予夺，固不相侔也。四明陈氏曰：仲景云，木行乘金，名曰横。《内经》曰：气有余则制己所胜，而侮所不胜。木实金虚，是木横而凌金，侮所不胜也。木实本以金平之，然以其气正强而横，金平之则两不相伏而战，战则实者亦伤，虚者亦败。金虚，本资气于土，然其时土亦受制，未足以资之，故取水为金之子，又为水之母，于是泻火补水，使水胜火，则火馁而取气于木，木乃减而不复实，水为木母，此母能令子虚也。所谓金不得平木，不得径以金平其木，必泻火补水而旁治之，使木金之气，自然两平耳。今按陈氏此说，亦自有理。但为不之一字所缠，未免牵强费解，不若直以不字为衍文尔。观八十一篇中，当知金平木一语可见矣。◉徐大椿曰：言治金虚之法当如此，不可止取一经以为补泻也。若此义不明，则治虚之法且不能，安能治他病乎？二语经文无考。◉黄元御曰：火者木之子，子能令母实，故泻其子。水者木之母，母能令子虚，故补其母。泻火补水，使木气不实，则金得平之矣。◉叶霖曰：此章诸家诠注，皆未足达越人之旨，惟徐氏《经释》，庶乎近焉，今就其义而引申之。东方实，西方虚者，东方木也，肝也，西方金也，肺也。人之五脏，应乎五行，宜平伏，不宜偏胜，若或一脏独胜，则疾病生，须凭补泻以调之也。调之之法，而言泻南方，补北方者，南方火为木之子，北方水为木之母也。论五行本然之道，木实金当平之，火实水当平之，土实木当平之，金实火当平之，水实土当平之，此自然之理也。今东方肝实，西方肺虚，金虚何能平木，论治当抑其太过，扶其不及，故曰泻南方火，补北方水，此实则泻其子也。夫火者，木之子也，水者，木之母也，泻火则火衰，而盗泄母气，其火之势减，亦不能凌金，补水则火气愈弱，更窃木气，故曰水胜火也。况木气即泄，金不受凌，则虚者自复，复则遂得平木之实用。水既克火，其势益实，是以木之母水，胜木之子火也，而谓之子令母实，母令子虚者，盖木之子火，为木之母水所克制，则火能益水之气，故曰子令母实，而水克火，能夺火之气，故曰母令子虚也。观上下文义，则此“子母”两字，皆就肝木而言，抑木即所以扶金也。越人恐读者误会，更申其义曰，故泻火补水者，欲令金得以平木也，若不知治金虚之法，止以一经为补泻，则他病亦不能治也。“金”下之“不”字，滑氏谓衍文宜删，极是。按：滑氏曰：金不得平木，“不”字疑衍文。东方实，西方虚，泻南方，补北方者，木、金、火、水，欲更相平也。木、火、土、金、水之欲实，五行之贪胜而务权也。金水木火土之相平，以五行所胜，而制其贪也。《经》曰：一脏不平，所胜平之，东方肝也，西方肺也，东方实则知西方虚矣，若西不虚，则东方安得过于实耶？或泻或补，要亦抑其盛，济其不足，损过就中之道也。水能胜火，子能令母实，母能令子虚，泻南方火者，夺子之气，使食母之有余；补北方水者，益子之气，使不食于母也。如此，则过者退而抑者进，金得平其木，而东西方无复偏胜偏亏之患矣。越人之意，大抵谓东方过于实，而西方之气不足，故泻火以抑其木，补水以济其金，是乃使金得与水相停，故曰欲令金得平木也。若曰金不得平木，则前后文义窒碍，竟说不通，使肝木不过，肺金不虚，复泻火补水，不几于实实虚虚耶？《八十一难》文义，正与此互相发明。九峰蔡氏谓水火金木土，惟修取相制，以泄其过，其意亦同。故结句云，不能治其虚，何问其余，盖为知常而不知变者之戒也。此篇大意，在肝实肺虚，泻火补水上。或问子能令母实，母能令子虚，当泻火补土为是，盖子有余，则不食母之气，母不足，则不能荫其子，泻南方火，乃夺子之气，使食母之有余，补中央土，则益母之气，使得以荫其子也，今乃泻火补水何欤？曰：此越人之妙，一举而两得之者也。且泻火一则以夺木之气，一则以去金之克，补水一则以益金之气，一则以制火之光，若补土则一于助金而已，不可施于两用，此所以不补土而补水也。或又问母能令子实，子能令母虚，五行之道也。今越人乃谓子能令母实，母能令子虚，何哉？曰：是各有其说也，母能令子实，子能令母虚者，五行之生化。子能令母实，母能令子虚者，针家之予夺，固不相侔也。四明陈氏曰：仲景云：木行乘金，名曰横。《内经》曰：气有余，则制己所胜，而侮所不胜，木实金虚，是木横而凌金，侮所不胜也。木实本以金平之，然以其气正强而横，金平之则两不相伏而战，战则实者亦伤，虚者亦败，金虚本资气于土，然其时土亦受制，未足以资之，故取水为金之子，又为木之母，于是泻火补水，使水胜火，则火馁而取气于木，木乃减而不复实，水为木母，此母能令子虚也。木既不实，其气乃平，平则金免木凌，而不复虚，水为金子，此子能令母实也。所谓金不得平，木不得凌，以金平其木，必泻火补水，而旁治之，使木金之气，自然两平耳。今按陈氏此说，亦是有理，但为“不”之一字所缠，未免牵强费辞，不若直以不字为衍文尔。观八十一篇中当知“金平木”一语可见矣。滑氏注，于释子令母实，母令子虚，未能明显，不若陈氏之说，较为晓畅也。然以木为火之母，水为金之子为言，其义虽通，于越人之旨，究隔一间。又按：王氏曰：余每读至此难，未尝不叹夫越人之得经旨，而悼夫后世之失经旨也。先哲有言，凡读书不可先看注解，且将经文反复而详味之，得自家有新意，却以注解参校，庶乎经旨昭然，而不为他说所蔽，若先看注解，则被其说横吾胸中，自家却无新意矣。余平生所佩服此训，所益甚多。且如《难经》此篇，其言周备纯正，足为万世法，后人纷纷之论，其可凭乎？夫实则泻之，虚则补之，此常道也，人皆知之。今肝实肺虚，乃不泻肝而泻心，此则人亦知之，至于不补肺补脾而补肾，此则人不能知，惟越人知之耳。夫子能令母实，母能令子虚，以常情观之，则曰心火实，致肝木亦实，此子能令母实也。脾土虚，致肺金亦虚，此母能令子虚也。心火实固由自旺，脾土虚乃由肝木制之，法当泻心补脾，则肝肺皆平矣。越人则不然，其子能令母实，子谓火，母谓木，固与常情无异。其母能令子虚，母谓水，子谓木，则与常情不同矣。故曰水者木之母也。“子能令母实”一句，言病因也。“母能令子虚”一句，言治法也。其意盖曰，火为木之子，子助其母，使之过分而为病矣，今将何以处之，惟有补水泻火之治而已。夫补水者，何谓也？盖水为木之母，若补水之虚，使力可胜火，火势退而木势亦退，此则母能虚子之义，所谓不治之治也。若曰不然，则“母能令子虚”一句，将归之脾肺乎？既归于脾肺，今何不补脾乎。夫五行之道，其所畏者，畏所克耳。今火大旺，水大亏，火何畏乎？惟其无畏，则愈旺而莫能制，苟非滋水以求胜之，孰能胜也。“水胜火”三字，此越人寓意处，细观之，勿轻忽也。虽泻火补水并言，然其要又在补水耳。后人乃言独泻火，而不用补水。又曰泻火即是补水，得不大违越人与经旨之意乎？若果不用补水，经不必言补北方，越人不必言补水矣。虽水不虚，而火独暴旺者，固不必补水亦可也。若先因水虚而致火旺者，不补水可乎？水虚火旺，而不补水，则药至而暂息，药过而复作，将积年累月，无有穷已，安能绝其根哉？虽苦寒之药，通为抑阳扶阴，不过泻火邪而已，终非肾脏本药，不能滋养北方之真阴也。欲滋真阴，舍地黄、黄柏之属不可也。且夫肝之实也，其因有二：心助肝，肝实之一因也；肺不能制肝，肝实之二因也。肺之虚也，其因亦有二：心克肺，肺虚之一因也；脾受肝克，而不能生肺，肺虚之二因也。今补水而泻火，火退则木气削，又金不受克而制木，东方不实矣。金气得平，又土不受克而生金，西方不虚矣。若以虚则补母言之，肺虚则当补脾，岂知肝气正盛，克土之深，虽每日补脾，安能敌其正盛之势哉？纵使土能生金，金受火克，亦所得不偿所失矣，此所以不补土而补水也。或疑木旺补水，恐水生木，而木愈旺，故闻独泻火不补水论，忻然而从之。殊不知木已旺矣，何待生乎，况水之虚，虽峻补不能复其本气，安有余力生木哉，若能生木，则能胜火矣。或又为补水者，欲其不食于母也，不食于母，则金还矣。岂知火克金，土不生金，金之虚已极，尚不能自给，水虽食之，何所食乎？若然，则金虚不由于火之克，土之不生，而由于水之食耳，岂理也哉？纵水不食金，金亦未必能复常也。“金不得平木”一句、多一“不”字，所以泻火补水者，正欲使金得平木也，“不”字当删去。不能治其虚，何问其余，虚指肺虚而言也。泻火补水，使金得平木，正所谓能治其虚，不补土，不补金，乃泻火补水，使金自平，此法之巧而妙者。苟不能晓此法，而不能治此虚，则不须问其他，必是无能之人矣，故曰不能治其虚，何问其余。若夫上文所谓金、木、水、火、土更相平之义，不解而自明，兹故弗具也。夫越人，亚圣也，论至于此，敢不敛衽。但说者之斁蚀，故辨之。愚按：伯仁受针法于东平高洞阳，故专以针法补泻注，安道不习针，故以用药论，若越人则一以贯之，学者习玩斯篇，于补泻之法，获益非浅。◉滕万卿曰：按东实西虚，即谓肝木实，肺金虚，皆是病之所在焉。泻南补北，即谓泻心火，补肾水，皆是治之所归焉，此乃发难之端也。答辞先举五行相制者，表其常例，火者木之子，水者木之母二句，此篇一大关系，乃树下文分病因与治法之帜。盖肝之亢极，本因心火有余，子有余则不食母气，肝木所以盛实。肾之衰竭，原关肺金不足，母不足则无助子气，肺金所以太虚。以五行相制之常，为之治则，当补肺泻肝而平之。今乃弃东西而治南北者，非经常之法，犹之儒家有权，兵法有奇乎，所谓子能令母实一句，言病因子者心，母者肝，母能令子虚一句，言治法，母者肾，子者肝。或问如果其说之是，则心之有余，既令肝实，则肝之有余，亦当令肾实。然则肾胡为虚乎？曰心令肝实者，其气逆而为邪也。夫木生火者，顺道也。今心有余，而不食母气，故木气不达而反逆，所以溯洄为邪焉。肾之为虚，既失母气。夫水生木者，亦顺道也。虽然其气不足，故将通于彼，则不可以逮，何逆流之有。且自心而传于肝者，邪气也；从肾而通于肝者，正气也。辟诸水流，其末窒碍不通，则逆。逆则赍激，激则混浊，本源为之沸腾，是岂水之性哉，肝之所以有实也。源既细微，则其流不长，纵使堤防在其下流，势已微，则不能达中道而涸，遂委泥沙，何奔逆之有，肾之所以有虚也。或又问泻火补水，此两药并行乎，将所谓先补后泻邪。曰否。苟以针石言之。即应补阴泻阳而可。若夫汤液。则不必然。唯其补阴是务。观水胜火一句，可以见已，是亦此篇一大要语，不可忽略。熟察答意，此证原因，中气虚而脾不能散精，上归于肺，肺乏主气。此肺一虚。肺气不行，则肾阴不足。阴不足，则阴中之阳动焉，故肝木逆上，并于心，此肝一实。心气有余已极，则不食母气，而传道不通，肝邪益炽，此肝重实。心气有余，则上克肺，此肺重虚。至其施治，则肺虚者，置而不取，辟犹齐问菁茅，讨南巡而崇衰周之朝焉。补肾则阴气自盛，而心失其势，取援于母，则肝实日减，辟犹晋假道于虞以代虢，其实则晋不在虢而在虞焉。所谓欲令金不得平木，及不能治其虚，何问其余，是此之谓欤。余释此难之义，旁通陈廷芝、王安道、孙一奎三子之说，各有所取舍。盖历代诸家，纷纷未有定论，王氏当晚近之世，勃然独得此篇之旨，然至于以不一字为衍，则千虑一失，实可惜乎！陈孙二氏，存不字以立其义，则独得其本旨，何者，此篇本论应变之治，故从旁补其不足，一举以立两全之功。若八十篇所言，则补肺泻肝，直取其常制之法，固有彼此常变之分。若以去不字，则与下编混为一意，岂合扁鹊之旨乎，学人审诸。◉丹波元胤曰：〔丁〕平者，调四方虚实之法也。〔滑〕金不得平木，不字疑衍也。东方实，西方虚，泻南方，补北方者，木金火水，欲更相平也。水火土金水之欲实，五行之贪胜而务权也。金木水火土之相平，以五行所胜，而制其贪也。《经》云：一脏不平，所胜平之。东方实，则知西方虚矣。若西方不虚，则东方安得而过于实邪。或泻或补，要亦抑其甚，而济其不足，损过就中之道也。〔徐〕水胜火，木之母，胜木之子也。子能令母实，泻子则火势益衰，而水得以恣其克伐，母能令子虚，补母则水势益旺，而火不敢留，其有余如此，则火不能克金，而反仰食木之气以自给，使金气得伸，而木日就衰，金自能平木也，子母二字，诸家俱以木为火之母，水为金之子为言义遂难晓。观本文以水胜火三字接下，明明即指上文木之子木之母也，末句引经言，若此义不明，则治虚之法且不能，安能治他病乎。按《六十九难》云：虚则补母，实则泻子。今实则泻子补母，虚则反补其子，义虽俱有可通，而法则前后互异，未知何故。按此段诸说未确，徐说颇为明备，是言金之性本克木，木欲实者，当调平之。而今金虚不能施其令，反为木所凌，故补木所母之水，则水势汪洋，足以更助金，泻木所子之火，火势既衰，必仰救于木。木既救之，则其过实之势又衰，不暇以凌金，金不受凌，则虚者必复，复则遂得平木之实者矣。水既克火，则其势益实，是所以木之母，胜木之子，而谓之子令母实，母令子虚也。◉张山雷笺正：此举木实金虚之宜于泻火补水，以助金气使得平木者，以为之例，见得五行生克之真，盖亦只凭理想而推测之，非谓凡治百病者，皆当奉此为一定不易之法也。子母二者，据本文火者木之母两句，确即指木之子母言之。昔人以水为金子作解，更嫌迂曲。灵胎以本文水胜火三字，而知为指上文木之子母，引证甚确。但其解子令母实一句，谓火为水克，则火能益水之气，语极不妥。寿颐窃谓泻木之子，而能令木之母实者，盖火虽畏水，然其焰太过，即足以消烁真水，则水固有时而反不能胜火者。此惟泻其火之太过，斯水无所畏，而其气乃实，是为本文子令母实之真义，若母令子虚，则直以水之胜火而言，从可知矣。颐又按：此节补泻，盖泛言治病之一理，似于刺法无涉，故全文亦未见一刺字，后人见其列在针刺诸节之间，遂竞以针法作解，似可不必。

七十六难

76.1 七十六难曰：何谓补泻[①]？当补之时，何所取气[②]？当泻之时，何所置气[③]？然：当补之时，从卫取气[④]；当泻之时，从荣置气[⑤]。其阳气不足，阴气有余，当先补其阳，而后泻其阴[⑥]；阴气不足，阳气有余，当先补其阴，而后泻其阳[⑦]。荣卫通行，此其要也[⑧]。

①李驷曰：补助泻利之义如何？

②李驷曰：当补时候，自何处取气？

③李驷曰：置者，取也，迎也。当泻时候，自何处取气？◉徐大椿曰：言取何气以为补，而其所泻之气则置之何地也。

④王九思曰：虞曰：肺行五气，溉灌五脏，通注六经，归于百脉。凡取气须自卫取气，得气乃推内针于所虚之经脉浅深分部之所以补之。故曰：当补之时，从卫取气，此之谓也。◉李驷曰：肺行五气，溉灌五脏，通注六经，归于百脉。凡取气，须自卫取气，得气，乃推内针于所虚之经脉，浅深分部之，所以补之。

⑤王九思曰：虞曰：邪在荣分，故内针于所实之经，待气引针而泻之。故曰：当泻之时，从荣置气。置者，取也，迎也。◉李驷曰：邪在荣分，故内针于所虚之经，待气，引针而泻之。◉徐大椿曰：卫主气，故取气于卫，其法详下《七十八难》中。从营置气，谓散其气于营中也。

⑥王九思曰：虞曰：假令胆不足，肝有余，先补足少阳，而后泻足厥阴也。◉李驷曰：假令胆不足，肝有余，先补足少阳，后泻足厥阴。

⑦王九思曰：虞曰：反于上法。◉李驷曰：肝不足，胆有余，当先补足厥阴，后泻足少阳。◉徐大椿曰：此承上文而言。补泻之法，尤当审其阴阳虚实也。卫为阳，营为阴。卫虚而营实，则补阳泻阴。营虚而卫实，则补阴泻阳。而其补泻之法，则又有先后也。《灵枢·终始篇》云：阴盛而阳虚，先补其阳，后泻其阴而和之。阴虚而阳盛，先补其阴，后泻其阳而和之。此其说之所本也。

⑧王九思曰：杨曰：此是阴阳更虚更实之变，须通荣卫，病则愈也。丁曰：其当补之时，从卫取气。卫者，阳也。故从卫取气，方其补也。当泻之时，从荣置气。荣者，阴也。故从荣置气，置荣而后泻之。阴阳有余不足，当先补其不足，然后泻其有余，故得荣卫通行，即是持针之要妙，故言其要也。◉李驷曰：阴阳有余不足，当先补其不足，然后泻其有余，故得荣卫通行，即是持针要妙。◉滑寿曰：《灵枢》五十二篇曰：浮气之不循经者为卫气，其精气之行于经者为荣气。盖补则取浮气之不循经者，以补虚处，泻则从荣置其气而不用也。置，犹弃置之置。然人之病，虚实不一，补泻之道，亦非一也。是以阳气不足，而阴有余，则先补阳而后泻阴以和之，阴气不足，而阳气有余，则先补阴而后泻阳以和之。如此则荣卫自然通行矣。补泻法见下篇。◉徐大椿曰：阴阳得其平，则营卫之

气通畅流行矣。要，谓要法也。◉黄元御曰：置，舍置也。卫气收敛，故从卫取气。营性疏泄，故从营置气。◉丁锦曰：此言补泻用针之法也。欲补，从卫取气浅针之，俟得气乃推内针于所虚之处。欲泻，从荣置气深针之于所实之处，俟得气引针泄之，此补泻大要也。◉叶霖曰：卫为阳而主气，乃阳明水谷之悍气，合经脉中出诸气街之气血，散入孙络，缠布周身，以充肤热肉，澹渗毫毛者也。营为阴而主血，乃奉心化赤之血气，由心至胞室，循行十二经脉，日夜五十周，以应呼吸漏下者也。《灵枢·卫气篇》曰：浮气之不循经者为卫气，其精气之行于经者为营气是也。此言用针取何气为补，而其所泻之气，则置之何地也。答辞谓补则从卫取气，盖取浮气之不循经者以补虚处，泻则从营置气，置犹弃置之置，盖从营置其气而不用也。然人之病情不一，补泻之法，尤当审其阴阳虚实也。若卫虚而营实者，以阳气不足，阴气有余，则先补阳而后泻阴以和之。若营虚而卫实者，以阴气不足，阳气有余，则先补阴而后泻阳以和之。如此补泻之法，先后有序，则阴阳得其平，营卫之气，自然通畅流行矣。《终始篇》曰：阴盛而阳虚，先补其阳，后泻其阴而和之；阴虚而阳盛，先补其阴，后泻其阳而和之。所谓盛则泻之，虚则补之，此其义也。◉滕万卿曰：按此篇专为补泻荣气，行于脉中者言之。凡补泻之法，前后诸篇所述，其义不一，各殊其归，集成以得之，则鼎湖之蕴奥，渤海之要妙，当如得诸心，而运诸掌焉。所谓从卫取气者，浅留其针，得气因推下之，使其浮散之气，收入脉中，是补之也。从荣置气者，深而留之，得气因引持之，使脉中之气，散置卫外，是泻之也。即与前篇所言春夏致一阴，秋冬致一阳，其事似同。然彼以四时阴阳升降之道言之，此乃以一经增减之法言之。阳气不足，阴气有余，当先补阳泻阴云云数语，即《灵枢》所云阴盛而阳虚，先补其阳，后泻其阴而和之。阴虚而阳盛，先补其阴，后泻其阳而和之之义。先虚后实者，是针家予夺之道。若误先实后虚，则恐暗脱漏正气，故戒其先后如此。◉丹波元胤曰：〔滑〕《灵枢》五十二篇曰：浮气之不循经者，为卫气，其精气之行于经者，为荣气。盖补则取浮气之不循经者，以补虚处，泻则从荣置其气，而不用也。置，犹弃置之置。然人病虚实不一，补泻之道，亦非一也。是以阳气不足，而阴气有余，则先补阳，而后泻阴以和之。阴气不足，而阳气有余，则先补阴，而后泻阳以和之，如此则荣卫自然通行矣。〔徐〕何所置气，言取何气以为补，而其所泻之气，则置之何地也。从荣置气，谓散其气于营中也。《灵枢·终始篇》云：阴盛而阳虚，先补其阳，后泻其阴，而和之。阴虚而阳盛，先补其阴，后泻其阳，而和之，此其说之所本也。

七十七难

77.1　七十七难曰：经言上工治未病①，中工治已病者②，何谓也③？然：所谓治未病者，见肝之病，则知肝当传之与脾④，故先实其脾气，无令得受肝之邪⑤，故曰治未病焉⑥。中工者，见肝之病，不晓相传，但一心治肝⑦，故曰治已病也⑧。

①李驷曰：上工者，万举万全之医工，皆医治未然之疾。

②李驷曰：中工未能全解悟，故止守一脏而已。

③李驷曰：其说如何？

④徐大椿曰：木旺侮土也。

⑤李驷曰：人之五脏，有余者行胜，不足者受邪。见肝经有病，则知传其所胜之脾土，故先预补脾气，无令受肝之邪气。◉徐大椿曰：补其脾气，则能御肝，不受克贼也。

⑥李驷曰：缴上文。

⑦李驷曰：见肝有病，不晓肝传脾之理，但一心止治肝经。◉徐大椿曰：专治肝而肝邪入脾，则脾又病。经所谓：故病未已，新病复起者也。

⑧王九思曰：丁曰：《素问》曰：春胜长夏，长夏胜冬，冬胜夏，夏胜秋，秋胜春，此四时五行相胜之理也。人之五脏，有余者行胜，不足者受邪。上工先补不足，无令受邪，而后泻有余，此是治未病也。中工持针，即便泻有余，故言治已病也。杨曰：五脏得病，皆传其所胜，肝病传脾之类是也。若当其王时，则不受传，即不须行此方也。假令肝病当传脾，脾以季夏王，正王则不受邪，故不须实脾气也。若非季夏，则受肝邪，便当预令实脾气，勿令得受肝邪也。如此者，谓之上工。工，犹妙也，言妙达病源者也。其中工未能全解，故止守一脏而已。◉李驷曰：缴上文。◉滑寿曰：见肝之病，先实其脾，使邪无所入，治未病也，是为上工。见肝之病，一心治肝，治已病也，是为中工。《灵枢》五十五篇曰：上工刺其未生也，其次刺其未盛者也，其次刺其已衰者也。下工刺其方袭者也，与其形之盛者也，与其病之与脉相逆者也。故曰方其盛也勿敢毁伤，刺其已衰，事必大昌。故曰上工治未病，不治已病，此之谓也。◉徐大椿曰：按：《灵枢・逆顺篇》云：上工刺其未生者也，其次刺其未盛者也，其次刺其已衰者也。下工刺其方袭者也，与其形之盛者也，与其病之与脉相逆者也。故曰方其盛也，勿敢毁伤，刺其已衰，事必大昌。故曰上工治未病，不治已病，此之谓也。经文所云，不过就本经之病，须及其来生及方退之时，乃可用刺，不指传经之邪言。又按《金匮要略》首篇云：上工治未病，何也？师曰：夫治未病者，见肝之病，知肝传脾，当先实脾。中工不晓相传，见肝之病，不解实脾，惟治肝也。与此正合，想别有所本也。◉黄元御曰：肝病传脾，克其所胜也。◉丁锦曰：此总结上章七传间脏之治也，凡一切类伤寒时证，误治而死者，皆因未明七传间脏之义，伤哉。此从《四十八难》起，俱发明五邪之精义，如《四十八难》言五邪刚柔相逢，脏乘

脏，腑乘腑，十变之理者，示人类推五十变之义也。而又于《四十九难》言五邪之伤者，即五脏之受伤，是本原病之所由来也。而又因五脏本来之伤，发明中风、伤暑、饮食劳倦、伤寒、中湿五条之病，又以声色臭味液，合其脉证之理，推出脏有二十五证，虽不言腑，而腑在其中，以足五十变之义。然必因五脏之所伤在前，所以五邪乘虚而集，此即经所谓邪之所凑，其气必虚者，是也。若人先有忧愁思虑伤于心者，则邪必乘心矣。如中风，乃肝邪乘心也，以色推之，当赤；以病推之，当身热而胁下满痛；以脉推之，当浮大而弦。如伤暑，乃心邪自入心也，以臭推之，当焦臭；以病推之，当身热而心烦痛；以脉推之，当浮大而散。如伤饮食劳倦，乃脾邪乘心也，以味推之，当恶甘喜苦；以病推之，当身热体重而嗜卧；以脉推之，当浮大而缓。如伤寒，乃肺邪乘心也，以声推之，当谵言妄语；以病推之，当身热而恶寒喘咳；以脉推之，当浮大而涩。如中湿，乃肾邪乘心也，以液推之，当多汗；以病推之，当身热而小腹痛，足胫寒逆；以脉推之，沉濡而大。若先有形寒饮冷，伤于肺者，则邪必乘肺矣。如中风，肝邪乘肺也，以色推之，当白；以病推之，当喘咳，洒淅恶寒而胁痛；以脉推之，当涩而浮大。如伤暑，心邪乘肺也，以臭推之，当腥臭；以病推之，当咳喘寒热而心烦；以脉推之，当浮涩而大。如伤饮食劳倦，脾邪乘肺也，以味推之，当辛；以病推之，当洒淅寒热，体重嗜卧；以脉推之，当涩而缓。如伤寒，肺邪自入肺也，以声推之，当哭；以病推之，当喘咳而恶寒；以脉推之，当浮而涩。如中湿，肾邪乘肺也，以液推之，当涕；以病推之，当寒热，小腹痛，喘咳，而足胫寒；以脉推之，当涩而沉。若先有恚怒气逆伤于肝者，则邪必乘肝矣。如中风，肝邪自入肝也，以色推之，当青；以病推之，当往来寒热，胁下满痛；以脉推之，当弦急而浮。如伤暑，心邪入肝也，以臭推之，当臊臭；以病推之，当胁下痛而心烦，身热；以脉推之，当弦细而散。如伤饮食劳倦，脾邪乘肝也，以味推之，当酸；以病推之，当胁痛体重，四肢不收；以脉推之，当弦而缓。如伤寒，肺邪乘肝也，以声推之，当呼；以病推之，当胁痛，寒热而喘咳；以脉推之，当涩而弦。如中湿，肾邪乘肝也，以液推之，当泣；以病推之，当胁满痛而足胫寒逆；以脉推之，当弦濡而沉。若先有饮食劳倦，伤于脾者，则邪必乘脾矣。如中风，肝邪乘脾也，以色推之，当黄；以病推之，当体重而胁下痛；以脉推之，当缓而弦。如伤暑，心邪乘脾也，以臭推之，当香臭；以病推之，当体重不收，烦热心痛；以脉推之，当缓而大。如伤饮食劳倦，脾邪自入脾也，以味推之，当甘；以病推之，当体重嗜卧，四肢不收；以脉推之，当缓而滑。如伤寒，肺邪乘脾也，以声推之，当歌；以病推之，当体重而洒淅寒热；以脉推之，当缓而涩。如中湿，肾邪乘脾也，以液推之，当吐涎；以病推之，当体重而足胫寒逆；以脉推之，当缓而沉濡。若先有久坐湿地，强力入房，伤于肾者，则邪必乘肾矣。如中风，肝邪乘肾也，以色推之，当黑；以病推之，当小腹痛，足胫寒，胁下满痛；以脉推之，当沉而弦。如伤暑，心邪乘肾也，以臭推之，当腐；以病推之，当小腹痛，足胫寒而身热；以脉推之，当沉而大。如伤饮食劳倦，脾邪乘肾也，以味推之，当咸；以病推之，当足胫寒，小腹痛而体重；以脉推之，当沉而缓。如伤寒，肺邪乘肾也，以声推之，当呻；以病推之，当小腹痛，足胫寒而喘咳；以脉推之，当沉而涩。如中湿，肾邪自入肾也，以液推之，当唾多；以病推之，当小腹痛，足胫寒而逆；以脉推之，当沉而迟。此即五脏类推二十五证之法也，而五腑之二十五证，当以首章之言脉微脉甚推之可也。至《五十难》复言虚实贼微正五邪者，欲审其邪之所来，知其或生或克，可以辨七传间脏之理，而犹恐后人遗其腑，故又以《五十二难》之腑病与脏病同法明之，以足首章脏腑十变之意也。至《五十三难》总结前五章五邪之精义，而又贯通已病未病，用法施治之周，盖五邪之病，皆发于本原之虚，故其传变莫测，必察其邪之所由来，而审其七传间脏之病。如间脏之传其所生，易愈而易治也；七传之传其所胜，难愈而难治也。然治之之法，在兼顾其将传之脏，使其不至于七传而死，此大异于伤寒传经之法，故另列而不混也。乃见越人立法济世，至深切矣。凡人之心肾二脏，最易受伤，而夏冬二气，又最易感病，余特表而出之，以俟后之贤者，采择而裁政焉。如忧愁思虑伤于心者，富贵贫贱皆不能免，伤则心火常动，火动必克于肺金，心不受外感之邪则已，若一受外感之邪，必传其所胜之肺矣，肺又传于所胜之肝，肝又传于所胜之脾，脾又传于所胜之肾，肾又传于所胜之心，心又传于所胜之肺，故云七传，然肺不能两次受伤，故死。此即一脏不再伤之义也。若其人平日素伤于心者，适犯暑邪，必乘虚而入于心，心受邪，而病势必乘虚而入于肺，医能识此，即于清暑之中，兼保其肺，如东垣之清暑益气汤，虽治已病之心，而实兼治未病之肺也。孙真人之生脉散，是预防其邪，而专治未病之剂也。至若暑邪太甚，类于伤寒者，人参败毒散，亦驱邪保正之剂，最宜者也，若专任苦寒，以为清暑，此即中工之治已病耳。如久坐湿地，强力入房，而伤肾者，理更深微，盖肾有两脏，一水一火，其伤有别，如久坐湿地而受病者，常人有之，富贵者少，然其所伤在右肾居多，何也？湿就下而伤右肾之火，右肾之火，乃水中之火也，即坎中之真阳也，伏而不发，受邪则发矣，发则便为邪火，邪火能撼动心君之火，而心亦受伤矣，故其人平日素伤于湿者，适犯暑邪，必乘虚而入于右肾，右肾受邪，而病势必乘虚而传于心，其见证也，必现假热之象，或格阳而面赤者有之，烦躁而舌黑者有之，神昏而目定者有之，医能识此，即于驱邪之中，兼扶其阳，如仲景麻黄附子细辛汤、附子理中汤，虽治已病之右肾，而实兼扶未病之心阳也；金匮八味丸，是预防其邪，而专治未病之剂也。如强力入房而受病者，常人鲜有之，然其所伤在左肾居多，何也？精气泄而伤于左肾之水，左肾真阴之脏也，精竭则阴亏，阴亏则血亏，心为离，而离中之真阴，血也，故阴亏而血必枯，血枯则心亦受伤矣。若其人平日素伤于左肾者，适犯寒邪，必乘其虚而入于左肾，左肾受邪，而病势必乘虚而传于心，其见证也，必现假寒之象，或格阴而面黑者有之，外寒而内燥者有之，四逆而目赤者有之，医能识此，即于驱邪之中，兼救其离中之阴，如仲景之通脉四逆汤、犀角地黄汤、人参白虎、黄连阿胶汤之类，虽治已病之左肾，而实兼治未病之心也。六味地黄汤丸、龟鹿人参等胶，是预防其邪，即所谓损其肾者益其精，亦专治未病之剂也。当此真假疑似之际，若非细心求脉，投药一误，害如反掌，故云凭脉而不证，可也？又如饮食劳倦伤脾者，饮食之伤，伤于胃而为实，劳倦之伤，伤于脾而为虚，治实当兼顾膀胱，治虚当兼顾右肾，恚怒气逆伤肝者，治当兼顾其脾，形寒饮冷伤肺者，治当兼顾其肝，以此研求类推，细心体会，庶不负越人之深意也。至于间脏而传其子者，盖因所伤未甚，因其未甚，故平日未克其所胜之脏腑，其受邪而病，亦不传其所胜之脏腑，而传其所生之脏腑也。余故曰：若腑病传其所胜，亦如脏病之难治也，于斯益明矣。◉叶霖曰：《灵枢·逆顺篇》曰：上工刺其未生者也，其次刺其未盛者也，其次刺其已衰者也，下工刺其方袭者也，与形之盛者也，其病之与脉相逆者也。故曰：方其盛也，勿敢毁伤，刺其已衰，事必大昌。故曰：上工治未病，不治已病，此之谓也。此言治病，上工刺其病之未生，其次刺其初来未盛，再其次则刺其已衰，如兵法之避其来锐，击其惰归也。故伯高曰：无迎逢逢之气，无击堂堂之阵，无刺熇熇之热，无刺漉漉之汗，无刺浑浑之脉，无刺病与脉相逆者是也。下工不知此义，刺其邪之方袭于经脉之中，或刺其邪之方盛于皮腠之间，或刺其邪正相攻之时，不能图功，皆足以偾事也。此论刺法须及其病未生，并方退之时，乃可用针。然凡病皆当预图于早，勿待病成方治，以贻后悔也。治之早则用力少而成功多，所谓曲突徙薪之勋，宜加于焦头烂额之上也。治病固当如此，而处天下事概当如此，岂止针法为然哉？夫五脏之气旺，则资其所生，由肝生心，心生脾，脾生肺，肺生肾，肾生肝，顺传则吉也。病则侮其所克，肝克脾，脾克肾，肾克心，心克肺，肺克肝，逆传则凶也。上工治未病者，治所传未病之脏也。是以见肝之病，知肝传脾，当先实脾，使肝病不得传而可愈也。故曰治未病。中工昧此，见肝病而徒治其肝，则肝病未已，脾病复起，故曰治已病也。《素问·玉机真脏论》曰：五脏受气于其所生，传之于其所胜，气舍于其所生，死于其所不胜，病之且死，必先传行至其所不胜，病乃死。此言气之逆行也，故死。亦此义也。按：此章乃古医经奥旨微言，越人畅其厥义，然尤有未尽者，仲景《金匮》引申之，足为后学津筏。问曰：上工治未病，何也？师曰：夫治未病者，见肝之病，知肝传脾，当先实脾，四季脾旺不受邪，即勿补之。中工不晓相传，见肝之病，不解实脾，惟治肝也。夫肝之病，补用酸，助用焦苦，益用甘味之药调之。酸入肝，焦苦入心，甘入脾，脾能制肾，肾气微弱，则水不行，水不行则心火气盛，心火气盛，则制肺，肺被制，则金气不行，金气不行，则肝气盛，则肝自愈，此治肝补脾之要妙也。肝虚则用此法，实则不在用之。《经》曰：虚虚实实，补不足，损有余，是其义也。余脏准此。此条须分三段看，上段言肝病必传于脾，木克土也。上工必先实脾，脾实不受木克，则肝病以不得传而可愈也。然脏气之衰旺，与时令相流通，四季辰戌丑未四月，每季土旺十八日，合算奇零，以五行各旺七十二日之数。脾土当旺，则不受邪，即勿补之，而肝木亦不得肆其侮也。设过补脾，又犯实实之戒矣。中工不识五行衰旺传克之义，见肝之病，惟治已病之肝，不知实未病之脾也。中段言肝之为病多虚，盖虚则受邪也。肝木既虚，肺金必侮其不胜，上工治此，必在肺金未侮肝木之先有以制之。用酸以补肝之本体，用焦苦以助其子心火，使不泄肝木之气，而克制肺金，用甘以益脾土而制水，水弱则火旺，火旺则金制，金制则木不受克，而肝病自愈矣。此亢则害，承乃制，隔二隔三之治，故曰此治肝补脾之要妙也。末段言肝虚则用此法，肝实不用此法也。中工不明虚实之理，虚者泻之，是为虚虚。实者补之，是为实实。故又引经文补不足，泻有余，以证其义。而再曰：余脏准此，盖举一肝脏，一隅三反，余可类推也。此与《七十五难》之泻南方，补北方之义略同。而尤氏注《金匮》，不明隔治之理，谓"酸入肝"以下十五句，为后人添注，误矣。◉滕万卿曰：按谓未病者，指其所未受邪。已病者。指已所病。凡诸脏病动辄传其所克。假令上工治未病。则当先望视其横与纵之所在，预防其蚕食，盖有绸缪牖户之渐焉。中工治已病，无有远虑，胡袪近患，坐执一故尔。《灵枢》第五十五篇云：上工刺其未生者也，下工刺其方袭者也。此篇之旨，率由斯文。《素问》第二篇所言：未病已病，义与此异。彼谓未病者，指无病患，言不可混同。前篇所谓泻南补北，是上工之治未病也，故承上而言，上中二工，各有阶级也。◉丹波元胤曰：〔杨〕五脏得病，皆传其所胜，肝病传脾之类也。若当其王时，则不受传，即不须行此方也。按上工治未病，不治已病（见于《灵枢·逆顺篇》），谓刺邪之未盛与已衰，而为其治，五脏传邪之义，又见于《金匮要略》。◉张山雷笺正：见肝有病，而即预防其传为侮土，是亦治病时容有此一种法则，本非谓凡治百病，皆当以此为准，故《难经》既有此文，而《金匮要略》亦载之，可见本是古人相传之旧说。然所谓上工治未病者，只以言其有先知之明耳，何必以传变言。《难经》此节，已不如《灵枢·逆顺篇》立说之图到，然后知此等议论，未必即是医学中之上乘禅。

七十八难

78.1　七十八难曰：针有补泻[①]，何谓也[②]？然：补泻之法，非必呼吸出内针也[③]。知为针者，信其左[④]；不知为针者，信其右[⑤]。当刺之时[⑥]，必先以左手厌按所针荥俞之处[⑦]，弹而努之[⑧]，爪而下之[⑨]，其气之来，如动脉之状[⑩]，顺针而刺之[⑪]。得气[⑫]因推而内之[⑬]，是谓补[⑭]；动而伸之[⑮]，是谓泻[⑯]。不得气[⑰]，乃与男外女内[⑱]；不得气，是为十死不治也[⑲]。

①李驷曰：补者，呼则出针；泻者，吸则内针。

②李驷曰：其说如何？

③王九思曰：杨曰：补者，呼则出针，泻者，吸则内针。故曰呼吸出内针也。虞曰：谓用针补泻之法，呼吸取生成之数为之。◉李驷曰：补泻之法，非必呼吸出纳为补泻，但以得气出入为补泻。◉徐大椿曰：《素问·离合真邪论》云：吸则内针，无令气忤，候呼引针，呼尽乃去，大气皆出，故命曰泻。呼尽内针，静以久留，以气至为故。候吸引针，气不得出，各在其处，推阖其门，令神气存，大气留止，故命曰补。此呼吸出内之法，越人以为其道不尽于此。当如下文所云也。

④李驷曰：知用针法度，自左手起。

⑤李驷曰：不知用针法度，自右手起。◉徐大椿曰：信其左，谓其法全在善用其左手。如下文所云是也。信其右，即上呼吸出内针也。持针以右手，故曰信其右。

⑥李驷曰：当下针时。

⑦李驷曰：先知荥俞穴处，以左手厌按之。

⑧李驷曰：以右手弹其所按之处，使脉气䐜满也。◉徐大椿曰：弹，指击也。努，揉也。

⑨李驷曰：爪而下之，置针准也。◉徐大椿曰：以爪掐至肉中也。

⑩李驷曰：其气之来，应于左手之下，恰似动脉之形状。◉徐大椿曰：动其血气，则气来聚如脉口之动。此左手所候之气也。

⑪李驷曰：然后循针而刺之。

⑫徐大椿曰：谓气至针，此针下所候之气也。

⑬李驷曰：待气应于针下，推入荥中。◉徐大椿曰：推入其针，气亦从之入也。

⑭李驷曰：此谓之补。

⑮徐大椿曰：谓摇动而引出其气也。

⑯李驷曰：若得气，便摇转而出之，是为泻。

⑰李驷曰：若久留针而待气不至，则于卫中留针待气；久不得，又内入于荣中，久留待气；如其三处候气不应，于针者为阴阳俱尽，不可复针。

⑱徐大椿曰：男则候之于卫之外，女则候之于营之内。

⑲王九思曰：杨曰：凡欲下针之法，先知穴处，便以左手按之，乃以右手弹其所按之处，脉动应在左手之下，仍即以左手指按之，然后循针而刺之，待气应于针下，因推入荣中，此是补也。若得气便摇转而出之，此是泻也。若久留针而待气不至，则于卫中留针，待气久不得，又内入于荣中，久留待气，如其三处气候不应于针者，谓（为）阴阳俱尽，不可复针。如此之候，十人十死，故云十死不治。卫为阳，阳为外，故云男外，荣为阴，阴为内，故云女内也。虞曰：自卫得气，推之以所虚之分，开穴出针，曰补也。自卫取气引针开穴出针，曰泻也。候吸内针，呼尽出针，曰先补后泻。反此行之，则曰先泻后补也。《玄珠密语》称其补泻法云：按之得气，内于天部，天部得气，推之至地部，天地气相接则出针曰泻，反此行之曰补，与此义相反。丁曰：知为针者。信其左，谓左手先按所刺之穴，以其气来，如动脉而应其手，即内其针，亦是迎而夺之，为之泻，气过而顺针而刺之，是为随而济之也。其男子阳气行于外，女人阴气行于内，男子则轻手按其穴，女子则重手按其穴，过时而气不至，不应其左手者，皆不可刺之也。刺之则无功，谓气绝，故十死不治也，何待留针而候气也。◉李駉曰：卫为阳，主外，男子阳气行于外，则轻手按其穴；荣为血，主内，女子阴气行于内，则重手按其穴。过时而气不至，不应其左手者，皆不可刺，十死一生。◉滑寿曰：弹而努之，鼓勇之也。努，读若怒。爪而下之，掐之稍重，皆欲致其气之至也。气至指下，如动脉之状，乃乘其至而刺之。顺，犹循也，乘也。停针待气，气至针动，是得气也。因推针而内之，是谓补。动针而伸之，是谓写。此越人心法，非呼吸出内者也，是固然也。若停针候气，久而不至，乃与男子则浅其针而候之卫气之分，女子则深其针而候之荣气之分。如此而又不得气，是谓其病终不可治也。篇中前后二气字不同，不可不辨。前言气之来，如动脉状，未刺之前，左手所候之气也。后言得气不得气，针下所候之气也。此自两节，周仲立乃云：凡候气左手宜略重之，候之不得，乃与男则少轻其手于卫气之分以候之，女则重其手于荣气之分以候之。如此则既无前后之分，又昧停针待气之道，尚何所据为补写耶。◉徐大椿曰：候气而气不至，则营卫已脱，针必无功，十死言无一生也。按：本文语气，得气以上似针法总诀。推而内之则为朴，动而伸之则为泻。若《离合真邪论》则扪而循之，切而散之，推而按之，弹而努之，抓而下之，通而取之，皆为补法，与此亦微别。◉黄元御曰：补者候呼内针，候吸出针，泻者侯吸内针，候呼出针，此补泻之恒法耳。持针，右手也，而刺法之妙，全在左手，故知为针者，信其左手，不知为针者，信其右手。当刺之时，必先以左手厌同压。按所针之处，以指弹而怒之，以爪引而下之，以致其气。其气之来，如动脉之状，然后顺针而刺之，此方是右手事耳。针下得气，推其针而内入之，是谓补，动其针而引伸之，是谓泻。若不得气，乃与男外女内以求之。仍不得气，是谓十死不治也。◉丁锦曰：知为针者，善针之人也，左手厌按荥输，知肌肉厚薄，筋骨䐗会，取穴分明，于左手指下，然后以右手内针，不知为针者反是，凡用针之时，必先以左手弹之，使气脉努聚若动脉之状，爪按真穴刺之，待气应于针，因而推至当止之分，此谓补。若得气即摇动伸提，此谓泻。若久留针而气不至，则浮针于卫分，左转以待其气，不至，又沉内于荣分，右转以待其气，若又不至，为阴阳俱绝，不治也。言男女，即左右。◉叶霖曰：针法之补泻，候呼内针，候吸出针者，补也；候吸内针，候呼出针者，泻也。《素问·离合真邪论》曰：吸则内针，无令气忤，静以久留，无令邪布，吸则转针，以得气为故，候呼引针，呼尽乃去，大气皆出，故命曰泻。呼尽内针，静以久留，以气至为故，如待所贵，不知日暮，其气以至，适而自

护，候吸引针，气不得出，各在其处，推阖其门，令神气存，大气留止，故命曰补。此《内经》呼吸出内，补泻候气之常法也。越人以针法不仅乎此，善于用针者，凡下针之时，先定其穴，便以左手压按所针之处，以指弹击而努揉之，以爪掐引而下之，以致其气。其气之来，如动脉之状，顺针而刺之，针得气，推其针而内入之，是谓补。摇动其针而引伸之，是谓泻。若候气久而不至，于男子则候之于卫外，女子则候之于营内。若再求之不得，则营卫之气已脱，针必无功，是属不治之证也。按：滑氏曰：弹而努之，鼓勇之也。努，读若怒。爪而下之，掐之稍重，皆欲致其气之至也。气至指下，如动脉之状，乃乘其至而刺之。顺犹循也，乘也，停针待气，气至针动，是得气也。因推针而内之，是谓补。动针而伸之，是谓泻。此越人心法，非呼吸出内者也。是固然矣，若停针候气，久而不至，乃与男子则浅其针而候之卫气之分，女子则深其针而候之营气之分，如此而又不得气，是谓其病终不可治也。篇中前后二“气”字不同，不可不辨。前言气之来如动脉状，未刺之前，左手所候之气也。后言得气不得气，针下所候之气也，此是两节。周仲立乃云：凡候气左手宜略重之，候之不得，乃与男则少轻其手于卫气之分候之，女则重其手于营气之分候之，如此则既无前后之分，又昧停针待气之道，尚何所据为补泻耶？◉滕万卿曰：按候吸内针，候呼出针，曰泻；以呼内针，以吸出针，曰补；是呼吸出内之针也。《内经》诸篇数言之，故此篇唯言左右手法，以辨补泻。所谓厌按所针，弹而努之，爪而下之者，皆谓用左手之法，如此而气来至，则遂直刺之。而随其针下得气，徐以深之，此即补之之法也。动而伸之，是谓泻，疑似前后文有脱漏，何者？补既言入针之法，而不言出焉。泻既言出法，而不言内焉。由此考之，则补之出针，当不动而伸之；泻之入针，必当不须左手厌按之法。然则非有阙漏，盖互文言之。不得气，乃与男外女内。《灵枢》云：男内女外，坚拒勿出，仅守勿内，是谓得气。内外字与此倒置者。盖彼有男禁内，女禁外之义。观下文二句，可以见已。此篇内外，即直言与者，授与施与之义。在男持针于卫外，以待气之至；在女推针于营内，以待气之至。文异而义同耳，如此亦气不至，则为死必矣，故曰十死不治也。◉丹波元胤曰：〔滑〕弹而努之，鼓勇之也。努，读若怒也。爪而下之，掐之稍重，皆欲致其气之至也。气至指下，如动脉之状，乃乘其至而刺之。顺，犹循也。乘也，停针待气，气至针动，是得气也。此段越人心法，非呼吸出内者也。气久而不至，乃与男子则浅其针，而候之卫气之分。女子则深其针，而候之荣气之分，如此而又不得气，是谓其病终不可治也。篇中前后二气字不同，不可不辨。前言气之来如动脉状，未刺之前，左手所候之气也。后言得气不得气，针下所候之气也，此自两节。〔徐〕《素问·离合真邪论》云：吸则内针，无令气忤，候呼引针，呼尽乃去，大气皆出，故命曰泻。呼尽内针，静以久留，以气至为故，候吸引针，气不得出，各在其处，推阖其门，令神气存，大气留止，故命曰补。此呼吸出内之法，越人以为其道不尽于此也。信其左，谓其法全在善用其左手也。信其右，即呼吸出内针也。按：《音释》：厌，益涉切，非，厌，压古通。《说文》曰：压，坏也。一曰：塞补，从土厌声，厌按，即塞按所针之俞也。◉张山雷笺正：《素问·离合真邪论》谓候呼引针，呼尽乃去，大气皆出，故命曰泻。候吸引针，气不得出，大气留止，故命曰补。是候病者呼吸之时，以为针刺引出之法，其理易知，其呼吸亦尚易候。而《难经》于此，则谓候其肌肉中气来之时，推而内之则谓补，动而伸之则为泻，其理似不若《素问》之明白晓畅。且肌肉中气之来也，持针者且不自知其何时而来，但下针之后，指下旋转自如，其针甚易活动，则为未得气。若忽觉针下吸紧，旋转不利，则为得气。此则持针者之所能自知者。而《难经》于此，乃谓气来如动脉之状，则言之太过。寿颐持针二十年，而百试不可得者，岂非古人之欺我耶。男外女内，亦所未喻，惟谓用针而始终不能得气，则气血已败，确乎有之，谓之十死不治，亦不为过。

七十九难

79.1　七十九难曰：经言迎而夺之，安得无虚[①]？随而济之，安得无实[②]？虚之与实，若得、若失[③]；实之与虚，若有、若无[④]。何谓也[⑤]？

然：迎而夺之者，泻其子也[⑥]；随而济之者，补其母也[⑦]。假令心病[⑧]，泻手心主输[⑨]，是谓迎而夺之者也[⑩]；补手心主井[⑪]，是谓随而济之者也[⑫]。

所谓实之与虚者，牢濡之意也[⑬]。气来实牢者为得，濡虚者为失，故曰若得、若失也[⑭]。

①李驷曰：凡气始至，而用针取之，名曰迎而夺之。迎，取气也；夺，泻气也。取而泻之，如何不虚？

②李驷曰：随者，自卫取气也，补也；济者，补不足之经也。随而济之，如何不实？人其气流注，终而内针入，针出而扪其穴，名曰随而济之。

③李驷曰：经脉虚弱，却与针以补实之，若得若失关焉。

④李驷曰：经脉强实，却与针以取虚之，有得有失关焉。

⑤李驷曰：其说如何？◉滑寿曰：出《灵枢》第一篇。得，求而获也。失，纵也，遗也。其第二篇曰：言实与虚，若有若无者，谓实者有气，虚者无气也。言虚与实，若得若失者，谓补者，佖然若有得也；泻者，怳然若有失也。即第一篇之义。◉叶霖曰：《经》言，《灵枢·九针十二原篇》曰：迎而夺之，恶得无虚，随而济之，恶得无实。迎之随之，以意和之，针道必矣。《小针解》曰：言实与虚，若有若无者，言实者有气，虚者无气也。为虚为实，若得若失者，言补者佖然若有得也，泻则恍然若有失也。此节全引经文问补泻虚实之义也。

⑥李驷曰：五脏实，则泻其子。

⑦李驷曰：五脏虚，则补其母。◉徐大椿曰：迎随解见《七十二难》经语，见《灵枢·九针十二原篇》。按：此子母即以本经井俞所属五行生克言，非如《七十五难》指五脏所属子母也。

⑧李驷曰：举心一脏以为例。

⑨王九思曰：虞曰：心病却泻手心主俞，心者，法不受病。受病者，心包络也。手心主者，则手厥阴心包络也，包络中俞者，土也。心，火也。土是火子，乃泻其俞，此乃泻子也。◉李驷曰：心为五脏之君，法不受病，受病者，心包络也。手心主者，手厥阴心包络脉也。手心主俞也，土也，心，火也，土是火子，乃泻其俞，此泻子也。

⑩王九思曰：虞曰：迎谓取气，夺谓泻气也。◉李驷曰：缴上文。

⑪李驷曰：心火井木。木者，火之母。今补心主之井，补母也。

⑫王九思曰：虞曰：心火井木，今补心主之井，谓补母也。木者，火之母也。随谓自卫取气，济谓补不足之经。◉李驷曰：缴上文。◉徐大椿曰：心病属火，本当取荥。阴受

气于五脏，其经气从俞及荥及井。泻俞则迎其来处而夺之。俞属土，心之子也，补井则随其去处而济之。井属木，心之母也。其说已详见《七十二难》中。按：心病取手心主穴者，《灵枢·邪客篇》云：诸邪之在心者，皆在心之包络。又云：少阴独无俞者，其外经病而脏不病，故独取其经于掌后锐骨之端，其余脉出入屈折，其行之徐疾，皆如手少阴心主之脉行也。《六十六难》亦以手厥阴心主之大陵穴为心之原，此其义也。按：经文迎随，是以经气之顺逆往来。而用针者，候其气之呼吸出入及针锋之所向，以为补泻。两经之法甚备。今乃针本经来处之穴，为迎为泻；针去处之穴，为随为补。盖经文以一穴之顺逆为迎随。此以本穴之前后穴为迎随，义实相近，而法各殊也。◉叶霖曰：迎而夺之者，泻也。随而济之者，补也。假令心病泻手心主输者，心为君主，法不受病，受病者，手心主包络也。《灵枢》所谓少阴无俞者是也。心，火也，包络属手厥阴，相火也。其输大陵，土也。土为火之子，泻其输，乃实则泻其子也。迎谓取气，夺谓泻气也。心主之井，中冲木也，木为火之母，今补心主之井，乃虚则补其母也。随谓自卫取气，济谓补不足之经也。

⑬王九思曰：虞曰：牢濡，虚实之意也。◉李駉曰：濡者为虚，牢者为实。◉滑寿曰：迎而夺之者泻也，随而济之者补也。假令心病，心火也。土为火之子，手心主之俞，大陵也，实则泻之，是迎而夺之也；木为火之母，手心主之井，中冲也，虚则补之，是随而济之也。迎者迎于前，随者随其后，此假心为例，而补泻则云手心主，即《灵枢》所谓少阴无俞者也。当与《六十六难》并观。

⑭王九思曰：杨曰：此是当脏自病，而行斯法，非五脏相乘也。丁曰：五脏虚即补其母，是谓随而济之；实则泻其子，是谓迎而夺之。况欲行其补泻，即先候其五脏之脉，及所刺穴中如气来牢实者，可泻之；虚濡者，可补之。若持针不能明其牢濡者，故若得若失也。◉李駉曰：凡欲行其补泻，先候五脏之脉，及所刺穴中。如气来牢实者，可泻之；虚濡者，可补之。若持针不能明其牢濡者，故若得若失也。◉滑寿曰：气来实牢、濡虚，以随济迎夺而为得失也。前云虚之与实，若得若失，实之与虚，若有若无。此言实之与虚，若得若失；盖得失有无，义实相同，互举之省文尔。◉徐大椿曰：气，指针下之气也。其气来而充实坚牢，为得。濡弱虚微为失。言得失，则有无在其中矣。按：《灵枢·小针解》云：言实与虚，若有若无者，言实者有气，虚者无气也。为虚与实，若得若失者，言补者佖然若有得也，泻则怳然若有失也。有无句，主气言；得失句，指用针者言。确是二义。今引经与释经，俱改经文。则语复而义难晓，此不精审之故也。◉黄元御曰：经，《灵枢·九针十二原》。心为火，荥亦为火，泻手心主俞土，火之子也，是谓迎而夺之，补手心主井木，火之母也，是谓随而济之。手少阴无俞，故取手心主。◉丁锦曰：输属土，心病泻之，是泻子也；井属木，心病补之，是补母也。濡犹软也，牢犹也硬。得失，即有无也。心病，即胞络病也。◉叶霖曰：五脏虚即补其母，是谓随而济之也；实即泻其子，是谓迎而夺之也。欲为补泻，当先候针下之气；如气来充实坚牢者为得，可泻之；如气来濡弱虚微者为失，可补之。设不明实牢虚濡，安能辨其若得若失也哉！按：汪机曰：《内经》岐伯曰：迎而夺之，恶得无虚，言邪之将发也，先迎而亟夺之，无令邪布，故曰卒然逢之，早遏其路。又曰：方其来也，必按而止之，此皆迎而夺之，不使其传经而走络也。仲景曰：太阳病头痛，七日以上自愈者，以行其经尽故也。若欲作再经者，针足阳明，使经不传则愈。《刺疟篇》曰：疟发身方热，刺跗上动脉，开其孔，出其血立寒。疟

方欲寒，刺手阳明太阴、足阳明太阴，随井输而刺之，出其血，此皆迎而夺之之验也。夫如是者，譬如贼将临境，则先夺其便道，断其来路，则贼失其所利，恶得不虚，而流毒移害，于此可免矣。随而济之，恶得无实，言邪之已过也，随后以济助之，无令气忤。故曰神不足者，视其虚络，按而致之，刺而利之，无出其血，无泄其气，以通其经，神气乃平。谓但通经脉，使其和利，抑按虚络，令其气致。又曰：太阴疟，病至则善呕，呕已乃衰，即取之，言其衰即取之也。此皆随而济之，因其邪过经虚，而气或滞郁也。《经》曰：刺微者，按摩勿释，著针勿斥，移气于不足，神气乃得。岐伯曰：补必用员，员者行也。行者移也，谓行未行之气，移未复之脉，此皆随而济之之证也。所以然者，譬如人弱难步，则随助之以力，济之以舟，则彼得有所资，恶得不实其经，虚气之郁，于此可免矣。迎夺随济，其义如此。《难经》曰：迎而夺之者，泻其子也；随其济之者，补其母也。假令心病火也，土为火之子，手心主之输，大陵也，实则泻之，是迎而夺之也。木者火之母，手心主之井，中冲也，虚则补之，是随而济之也。迎者迎于前，随者随其后，此假心为例，余可类椎。补泻之云手心主，所谓少阴无输，手少阴与手厥阴同治也。调气必在阴阳者，内为阴，外为阳，里为阴，表为阳，察其病之在阴在阳而调之也。如阴虚阳实，则补阴泻阳；阳虚阴实，则补阳泻阴。或阳并于阴，阴并于阳，或阳阴俱虚俱实，皆随其所见而调之。《内》《难》所论迎随不同者，《内经》通各经受病言，《难经》主一经受病言，病合于《内经》者，宜从《难经》子母迎随之法治之，各适其宜，庶合经意。又《玄珠经》曰：五运之中，必折其郁气，先取化源，其法：太阳司天，取九月泻水之源；阳明司天，取六月泻金之源；少阴司天，取三月泻火之源；太阴司天，取五月泻土之源；厥阴司天，取年前十二月泻木之源；乃用针迎而取之之法也。详此迎取之法，乃治气运胜实淫郁，故用此法以治之，与《内》《难》之法不同也。汪氏会通《内》《难》，释明迎随补泻之义，亦颇晓畅，有益来兹，不嫌重复，故并录之。◉滕万卿曰：按《灵枢·小针解》曰：言实与虚，若有若无者，言实者有气，虚者无气也。为虚与实，若得若失者，言补者必然，若有得也，泻则恍然，若有失也。所谓有无者，指病之所在而言，邪气实处，是谓之有，正气虚处，是谓之无。所谓得失者，指行针之事而言，虚主聚气，是谓之得，实主散邪，是谓之失。盖此篇所言子母迎随，而与前篇义已为异，即《灵枢》所云察后与先。若存若亡者，言气之虚实补泻之先后也。此篇虚实二字，尤有深意存焉，乃知朝三暮四，更为朝四暮三，根据违两岐，未可以定。故曰：实与虚者，牢濡之意也。所谓牢为邪实，则濡为正虚，濡为邪虚，则牢为正实。互文言之，读者莫为等闲看。◉丹波元胤曰：〔虞〕心病却泻手心主俞，心者法不受病，受病者心包络也。手心主者，则手厥阴心包络也，包络中俞者土也。心，火也，土是火子，乃泻其俞，此乃写子也。迎，谓取气，夺，谓泻气也。心火井木，今补心主之井，谓补母也，木者火之母也。随，谓自卫取气，济，谓补不足之经。〔滑〕问辞，出《灵枢》第一篇。得，求而获也。失，纵也，遗也。其第二篇云：言实与虚，若有若无者，谓实者有气，虚者无气也。言虚与实，若得若无者，谓补者，必然若有得也，泻者，祝然若有失也。即第一篇之义。迎者迎于前，随者随其后，气来实牢濡虚，以随济迎夺，而为得失也。盖得失有无，义实相同，互举之省文尔。〔徐〕此子母，即以本经井俞所属，五行生克言，非如《七十五难》，指五脏所属子母也。气，指针下之气也，其气来而充实坚牢为得，濡弱虚微为失，言得失，则有无在其中矣。

八 十 难

80.1　八十难曰：经言有见如入[1]，有见如出者，何谓也[2]？然：所谓有见如入者，谓左手见气来至，乃内针[3]，针入[4]见气尽，乃出针[5]。是谓有见如入，有见如出也[6]。

①李驷曰：有见针如入。

②李驷曰：有见针如出者，如何？◉徐大椿曰：二句经文无考。

③李驷曰：欲针入时，先以左手候其穴中之气，见其气来至，然后内针。◉徐大椿曰：即《七十八难》所谓动脉之状是也。滑氏谓"有见如入"下当欠"有见如出"四字。

④李驷曰：针入穴俞。

⑤李驷曰：候其气尽，乃出其针，非迎随补之法。◉徐大椿曰：气尽，其气来而复散也。

⑥王九思曰：丁曰：欲刺人脉，先以左手候其穴中之气，其气来而内针，候气尽乃出其针者，非迎随泻补之穴也。谓不虚不实，自取其经，施此法也。杨曰：此还与弹而努之、爪而下之相类也。◉李驷曰：总缴上文。◉滑寿曰：所谓有见如入下，当欠有见如出四字。如，读若而。孟子书望道而未之见，而，读若如。盖通用也。有见而入出者，谓左手按穴，待气来至乃下针，针入候其气应尽而出针也。◉徐大椿曰：滑氏《本义》：如，读若而，古字通用。◉黄元御曰：有见如入，有见如出，有所见而入，有所见而出也。◉丁锦曰：此言候气到而内针，候气尽而出针之义。如入如出如字，同而字。古通用。◉叶霖曰：此论针之出入，必见其气之已至已尽，而后可出可入也。《经》言有见如入，有见如出者，谓凡欲刺，先以左手按其穴，候其穴中之气来，而内其针，针入候其气尽，乃出其针，非迎随补泻之法也。滑氏曰：所谓"有见如入"下，当欠"有见如出"四字。如读若"而"，孟子书，望道而未之见，而读若"如"，盖通用也。◉滕万卿曰：此承前节再言补法出入之针。前所谓补者，唯谓内针，而未言出针，故举经言，再谓其义如此。所谓左手见气者，前既缕缕尽之，候其针下所得之气，至尽而出针者，至此乃言之。若夫泻者，上文既言动而伸之，则何待其见气来尽乎。盖针法补之为难，故令王焘虞搏辈，发有泻无补之疑。且此篇于补一法，丁宁反复不止者，以其难故尔，于泻则略之，以其易故尔。此一节出于旧本第八十篇，详其文义，全与前段互相发，故联一篇。◉丹波元胤曰：〔丁〕欲刺人脉，先以左手，候其穴中之气，其气来而内针，候气尽乃出其针者，非迎随补泻之穴也。〔滑〕所谓有见加入下，当欠有见如出四字。如，读若而。孟子书，望道而未之见，而读若如。盖通用也。

八十一难

81.1　八十一难曰：经言无实实虚虚，损不足而益有余[①]。是寸口脉耶[②]？将病自有虚实耶[③]？其损益奈何[④]？然：是病[⑤]，非谓寸口脉也[⑥]。谓病自有虚实也。假令肝实而肺虚，肝者木也，肺者金也，金木当更相平[⑦]，当知金平木[⑧]。假令肺实[⑨]而[⑩]肝虚[⑪]微少气[⑫]，用针不补其肝，而反重实其肺[⑬]，故曰实实虚虚，损不足而益有余。此者中工之所害也[⑭]。

①李驷曰：注见《十二难》。◉徐大椿曰：言实者宜泻而反补之，虚者宜补而反泻之，不足者反损之，有余者反益之，皆误治也。经文见《灵枢·九针十二原篇》。

②李驷曰：问寸口脉如此？

③李驷曰：问病自有虚实如此？◉徐大椿曰：一作也。言所谓虚实者，不知其指脉言，抑指病言也。

④李驷曰：其减损补益之法如何？◉徐大椿曰：言其损益之法，将何如而得也。

⑤滕万卿曰：二字，滑注以为衍，孙一奎断为古言之法，今从孙氏。

⑥滕万卿曰：在脉自见其真而不见其假。

⑦徐大椿曰：说详《七十五难》中。

⑧李驷曰：详见《七十五难》。◉徐大椿曰：言当泻南方补北方也。

⑨李驷曰：且如肺气强实。

⑩徐大椿曰：一作故知两字。

⑪滕万卿曰：此肺动辄见假虚，肝见假实。

⑫李驷曰：故知肝气虚弱，细微而少。◉滕万卿曰：三字旧本误在用针上，今考文义以移诸此。

⑬李驷曰：用针者不补肝气之虚，反去补肺，是使之重实。◉徐大椿曰：如此则肺益甚，而肝益虚矣。

⑭王九思曰：丁曰：中者，伤也。谓昧学之工，不能明其五脏之刚柔，而针药误投，所以反增其害，十人全八，能知二脏也。令肝虚肺实，二脏之病，全六，反增其害也。杨曰：上工治未病，知其虚实之原，故补泻而得其宜，中工未审传病之本，所治反增其害也。◉李驷曰：此是中工所以实实虚虚，损不足益有余。◉滑寿曰：是病二字，非误即衍。肝实肺虚，金当平木，如《七十五难》之说。若肺实肝虚，则当抑金而扶木也。用针者，乃不补其肝，而反重实其肺，此所谓实其实而虚其虚，损不足而益有余，杀人必矣。中工，中常之工，犹云粗工也。按《难经》八十一篇，篇辞甚简，然而荣卫度数，尺寸位置，阴阳王相，脏腑内外，脉法病能，经络流注，针刺穴俞，莫不该尽。而此篇尤创艾切切，盖不独为用针者之戒，凡为治者，皆所当戒。又绝笔之微意也。于乎！越人当先秦战国时，与《内经·灵枢》之出不远，必有得以口授面命，传闻晔晔者，故其见之

明而言之详，不但如史家所载，长桑君之遇也。邵氏乃谓经之当难者，未必止此八十一条。噫！犹有望于后人欤。◉徐大椿曰：害，谓不惟不能治其病，而反害其人也。按：自《六十二难》至此，皆言脏腑经穴及针刺治病之法。◉黄元御曰：肺金克肝木者，常也，假令肝实而肺虚，则当助金以平木。假令肺实，则肝气必虚矣，若不补其肝，而反实其肺，是实其实，虚其虚，损不足而益有余。若此者，乃中工之所害也。◉丁锦曰：此章虽承上而言针刺之补泻，其实为总结全部大法，而寓反复丁宁之意也。然特举经言无实实虚虚，损不足而益有余为问者，具见医理最严虚实之戒，虚实稍误，害如反掌，故设此谆谆垂训之辞也。如上卷之言动脉会于寸口以下，十二经之脏腑，定寸关尺之脉位，以弦钩毛石之象，合四时之盛衰，而又推广命门三焦，奇经络脉，阴乘阳乘，覆溢关格，六甲旺脉，损至脉症，五邪五泄，伤寒积聚，厥痛狂癫，无一不极详且备，而犹虑后人不知五脏自有生克，以平为度之法，故云此非寸口脉也，谓病自有虚实也，即此自有虚实一句，乃示人以法外之法也，得乎此，即经所谓不治已病，治未病之法亦得矣。凡人脉之虚实，必因病而见，未有病见虚实，而脉不见虚实者也。今言自有虚实，乃五脏自有相制之虚实，不同于脉之虚实论也。如肝实而肺虚，肝木受制于肺金者也，因肺虚不能制肝，所以谓之肝实，若治肝之实，非矣。医当补肺金之虚，则肝之实，肺自能制之也。如肺实肝虚，肺乃制肝者也，肺既实则制肝太过，若徒补肝之虚，而不治其致虚之源，亦非矣，医当泻肺金之实，则肝木自能条达也。若不能治其致虚之源，苟能知虚知实，犹不至于大谬。更有不知相制之虚实，反补其实而泻其虚，损不足而益有余，使轻证必重，重证必死，所谓中工之害也。举肝肺则他脏俱可类推，学者能不惕然知警乎？或问《难经》至《八十一难》而止，取何义耶？余曰：此越人悉体轩岐之旨，而寓尊经之义乎。如《素问》九卷，而分八十一篇，《灵枢》九卷，亦分八十一篇，共一十八卷，后人析十二卷，二十四卷，此皆变乱古圣之旨，大失尊经之义，今即以《灵》《素》证之可明矣。考《素问·离合真邪论》，黄帝问曰：余闻九针九篇，夫子乃因而九之，九九八十一篇，余尽通其意矣。又《灵枢·九针》论，岐伯曰：夫圣人之起天地之数也，一而九之，故以立九野，九九八十一，以起黄钟之数焉。若此者，乃知天地大德曰生，重阳九之数也，故轩岐作《内经》，亦体天地阳生之道，而符此九九之数也。今《难经》之《八十一难》，乃合《内经》而一贯之，首尾相应，全体通灵，岂非越人悉体轩岐之旨，而寓尊经之义乎？中峰云：余见《难经》各家之注多矣，皆不能探作者之心，不过随文敷衍，并无一语道及全体通灵之妙。今阅是注，知越人引《灵》《素》一十八卷之义，尊其序而该其要，会通一贯，作此八十一条之大文，学者能玩索研求，则一十八卷之《灵》《素》，莫不头头是道矣。乃近世张介宾以《内经》分类各门，名曰《类经》，以备医者易于查对，犹夫吾儒之五经，时下亦有分门类叙以供便览，无非欲开浅学摘用之窦。殊不知气脉不贯，头绪全无，临文之际，究无益也。因悟《难经》之妙，不易《内经》之次序，能运《内经》之全神，必轩岐假手于越人，而作此合璧之书也。然三千年来，实无人道，乃得是注而始明，又何莫非越人之假手于先生乎。◉叶霖曰：《经》言，《灵枢·九针十二原》也。夫治病之法，以平为期，虚者补之，实者泻之，不足者益之，有余者损之。若实者宜泻，而反补之；虚者宜补，而反泻之；不足者反损之，有余者反益之；此皆误治也？故曰无实实，无虚虚，损不足，益有余也。但此所谓之虚实者，不知其指脉言也，抑指病言也？故曰是寸口脉耶，将病有虚实耶？其损益之法，将如何以治之？故曰其损益奈何？然此非脉之虚实，乃病自有之虚实也，故曰是病非谓寸口脉也。假令肝实肺虚，则金无平木之力，当知泻南方火，补北方水，作隔二隔三之治，其金木始得相平也。设或肺实肝虚，便当抑金扶木。而粗工昧此，不知补肝，而反重实其肺，如此则肺益实而肝益虚，是不独不明隔治之法，而虚实莫辨，反损其不足，益其有余，不惟不能治其病，而反害其人矣。故复申之曰，实实虚虚，损不足，益有余，此则中工之害也。此章虽言针法之补泻，实为总结全篇纲领，盖医家于虚实之间，不容稍误，若或稍误，害如反掌，故越人不惮反复叮咛，谆谆垂戒也。或问《难经》问难《内经》之义者也，而《内经》当难之义，未必止此，而越人独问《八十一难》，何所取义耶？曰：昉于老子道生一，一生二，二生三，三之为九，故九而九之，为八十一章。太玄以一元为三方，自是为九，而积之为八十一首。《素问·离合真邪论》九九八十一篇，以起黄钟数焉。古书多以八十一篇为数者，实本乎此。然辞虽简而义该，于诊法、经络、脏象、病能、俞穴、针法，莫不咸备。如脉有根本，人有元气，男生于寅，女生于申，木所以沉，金所以浮，金生于巳，水生于申，泻南方火，补北方水诸说，《灵》《素》未见，皆足以羽翼经文。而诊法独取寸口以三部，其事约而易明，实为不磨之矜式也。详其设问之辞，称经言者，出于《素问》《灵枢》二经固多，亦有二经无所见者，盖摭于古医经。是《难经》一书，实与《内经》相表里，而不可岐视者也。若潜心研究，寻其指趣，虽不能洞见五脏癥结，亦思过半矣。上第六卷，《六十九难》至《八十一难》，论针法。◉滕万卿曰：按病有虚实，虚实有真假。其真焉者，合于脉象而知之，故亡论已。至于假焉，则中工之徒，动误其诊，故引经言戒之曰，无实实虚虚，言勿以假为真而治焉。若有实实虚虚。而真假相错，则不足者愈损，有余者愈益。若夫寸口脉，则虚自见虚，实自见实，故鲜有失诊之误矣，故曰非谓寸口之脉也，谓病自有虚实也。所谓虚实者，言假虚假实也。若肝实肺虚，是真虚实，故直行补肺泻肝之道。肺实肝虚，即在脉，则当见其真，苟在证，则多见假者，何则。肺主揫敛，其脏嫩软，虽病有实，见证多似不足。肝主发生，其脏猛烈，虽病有虚，见证多似有余。故中工误认，以假实为真，以真实为假。徒使病者受医之桎梏，非正命而死焉。悲夫！因前既尤中工粗无远略，故重深戒之。此难与《七十八篇》所云，东实西虚，固有常变之分，义互相发，不宜为一例看。◉丹波元胤曰：〔杨〕上工治未病，知其虚实之原，故补泻而得其宜，中工未审传病之本，所治反增其害也。〔滑〕肝实肺虚，金当平木，如《七十五难》之说。若肺实肝虚，则当抑金而扶木也。中工，中常之工，犹云粗工也。按：自《六十九难》至此论计法，是为第六篇。

附　一

《灵枢·骨度篇》

黄帝问于伯高曰：脉度言经之长短，何以立之？伯高曰：先度其骨节之大小广狭长短，而脉度定矣。黄帝曰：愿闻众人之度，人长七尺五寸者，其骨节之大小长短各几何？伯高曰：头之大骨，围二尺六寸。胸围四尺五寸。腰围四尺二寸。发所覆者，颅至项尺二寸（《甲乙经》“尺”字上有“一”字）。发以下至颐，长一尺，君子终折（《甲乙经》“君子”作“男子”）。结喉以下至缺盆中，长四寸。缺盆以下至，长九寸，过则肺大，不满则肺小。髑以下至天枢，长八寸，过则胃大，不及则胃小。天枢以下至横骨，长六寸半，过则回肠广长，不满则狭短。横骨长六寸半。横骨上廉以下，至内辅之上廉，长一尺八寸。内辅之上廉以下至下廉，长三寸半，内辅下廉下至内踝，长一尺三寸。内踝以下至地，长三寸。膝腘以下至跗属，长一尺六寸。跗属以下至地，长三寸。故骨围大则太过，小则不及。角以下至柱骨，长一尺。行腋中不见者，长四寸。腋以下至季胁，长一尺二寸。季胁以下至髀枢，长六寸。髀枢以下至膝中，长一尺九寸。膝以下至外踝，长一尺六寸。外踝以下至京骨，长三寸。京骨以下至地，长一寸。耳后当完骨者，广九寸。耳前当耳门者，广一尺三寸。两颧之间，相去七寸。两乳之间。广九寸半（《甲乙经》作“广八寸”）。两髀之间，广六寸半。足长一尺二寸，广四寸半。肩至肘，长一尺七寸。肘至腕，长一尺二寸半。腕至中指本节，长四寸。本节至其末，长四寸半。项发以下至背骨，长二寸半。膂骨以下至尾骶二十一节，长三尺。上节长一寸四分分之一，奇分在下，故上七节至于膂骨，九寸八分分之七。此众人骨之度也，所以立经脉之长短也。是故视其经脉之在于身也，见其浮而坚，其见明而大者多血，细而沉者多气也。上第五卷，《六十二难》至《六十八难》，论俞穴。

滕万卿曰：按五俞主治，岂止此数证。是举其要者。所谓井为东方木，则主阳气，开发其心下满，乃知各经邪郁，故发之。荥为南方火，则主阳气，遍满其身热，乃知阳邪偏盛，故泄之。输为中央土，则主无过不及，其体重节痛者，中气不和之所致，故和之。经为西方金，则主阳气下降，其喘咳寒热者，是阳气失降，而阴气交争，故收之。合为北方水，则主阳气闭藏，其逆气而泄者，是阳不归其根而下虚，故止之。凡诸井荥，皆属春夏，故行针之道，专主发泄。经合皆系秋冬，则其施治，亦主收藏。俞原在其中间，共为三焦之所过，则使诸经气无过不及之差。此篇因前诸论，结以主治法，此下诸篇，皆论针家补泻之法。

丹波元胤曰：〔吕〕井者木，木者肝，肝主满也。荥者火，火者心，心主身热也。输者土，土者脾，脾主体重也。经者金，金主肺，肺主寒热也。合者水，水主肾，肾主泄也。〔虞〕肾气不足，伤于冲脉，则气逆而里急。肾主开窍于二阴，肾气不禁，故泄注。〔谢〕此举五脏之病各一端为例，余病可以类推而互取也，不言六腑者，举脏足以该之。

〔徐〕出，始发源也。流，渐盛能流动也。注，流所向注也。行，通达条贯也。入，脏纳归宿也。五句，本《灵枢·九针十二原篇》文。流，作溜，义同。按：自《六十二难》至此，论俞穴，是为第五篇。

张山雷笺正：井荥输经合之义，皆取义于水流。井如泉之始出，荥如涓涓之小水，输如水之灌注，经如水之常道，合如水之归并。伯仁、灵胎之说皆是，然则古人命名真旨，即此已可想见，更何有五行可分。而《难经》本节，又以井荥五者所主各病，分析言之，则又不可求其所以然之理，向来注家，偏能以五脏五行，为之分解，似乎与《六十四难》所言阴经井荥输经合之五行，未始不符。然于阳经之井荥等五行，则又何如？而本节固明明以五脏六腑并合言之，岂可知其一不知其二？伯仁所解，实是臆说，谢氏云云，更属无稽，灵胎识其执一不通，信然。

附　二

难经历代注家注本简介

《难经》是中医学理论奠基的经典之一。自其成书以来，代有研究。《难经》原书早已亡佚，今所传本，都是诸家的注本。据不完全统计，有书名可考的研究专著达126种左右。现将不同时期的注家姓名和书名列出，以供研究参考。

一、三国之《难经》研究

三国·吴太医令吕广《难经注解》。仅一家注本，又名《注众难经》。现知第一个注解《难经》的人，是三国时期吴太医令吕广。《隋书·经籍志》载："《黄帝八十一难经》二卷。注：梁有《黄帝众难经》一卷，吕博望注，亡。"这里所说的吕博望，或叫吕博，都是指吕广一人。《难经通论》："医经之有注，莫先于此书焉。杨玄操云：吴·太医令吕广为之注解，惜今不传。而宋·王惟一集注颇收其说，则几乎所谓名亡而实不亡者，亦幸哉。熊均《医学源流》云：按《名医图》有吕博无吕广，予疑博即广也。"《太平御览》载："亡名氏《玉匮针经·序》曰：吕博，少以医术知名，善诊脉论病，多所著述。吴·赤乌二年，为太医令。撰《玉匮经》及注《八十一难经》，大行于世。"疑吕博望，即吕博也。魏·张揖作《广雅》、隋·曹应为之音解，避炀帝讳，名《博雅》。丹波元胤《医籍考·医经七》说："吕氏本名广，隋代避国讳，遂转为博。"所谓"国讳"，即避隋炀帝杨广之名讳。以此推之，其人本名广，其作博者，盖系隋人所易，岂甘氏《名医图》偶不及改之乎。其所注本人佚于隋，而见于唐，并杨氏疏以传于宋，至于惟一兼数家之义以作集注，其功伟矣。吕广注本，至唐仍存。《难经集注·杨玄操序》说："逮于吴太医令吕氏为之注解，亦会合玄宗，足可垂训，而所释未半，馀皆见阙。"现吕广注本已不可见，其注文载于《难经集注》中，共计二十四难，167条。这是《难经》最古的注释。

二、唐代之《难经》研究

唐·杨玄操《难经注释》。也仅一家，共一卷（一作五卷），又名《黄帝八十一难经注》。唐·张守节在其《史记正义》"扁鹊仓公列传"的注文中，曾引有杨注的部分佚文。唐以后，杨注本仅见载于个别书目之中，如宋·晁公武《郡斋读书志》载："《难经注释》一卷，秦越人撰，吴·吕广注，唐·杨玄操演。"赵希弁《郡斋读书后记》，元·马端临

《文献通考》均作《吕杨注八十一难经》五卷。”《难经本义·本义引用诸家姓名》载：“杨氏玄操，吴歙县尉·《难经注释》。”《日本国见在书目》作九卷。原书已佚，但书中内容大部保留于《难经集注》中。

在现存于世的《难经集注》里仍保存着杨玄操自序的全文，从杨氏序文中，可知他保留了吕广注文，并作补注，“吕氏未解，今并注释，吕氏注不尽，因亦伸之，并别为音义，以彰厥旨。”杨氏根据吕广注本存在一些问题，认为“此教所兴，多历年代。非唯文句舛错，抑亦事绪参差。后人传览，良难领会。”因此，进行了编次整理，“今辄条贯编次，使类例相从，凡为一十三篇，仍旧八十一首。”《难经》原文，经杨氏这样“条贯编次，使类例相从”之后，虽然仍旧八十一首，但原文前后次序已不是《难经》的本来面目，使后人看不到《难经》的原貌了，这是令人十分遗憾的。

三、宋代之《难经》研究

宋代共有十五家注本。

宋·丁德用《补注难经》。共二卷（一作五卷）。《文献通考》载：“丁德用注《难经》五卷。晁氏曰：德用以杨元操所演甚失大义，因改正之。经文隐奥者，绘为图。德用，济阳人，嘉佑末，其书始成。陈氏曰：序言太医令吕广重编此经，而杨元操复为之注，览者难明，故为补之，且间为之图。首篇为诊候最详，凡二十四难，盖脉学自扁鹊始也。”《难经》图释始于此，后世《难经集注》图释即为丁德用之图。

宋·虞庶《注难经》。共五卷，又称《虞庶注难经》。《文献通考》载：“晁氏曰：皇朝虞庶注。庶，仁寿人，寓居汉嘉，少为儒，已而弃其业习医。为此书以补吕、杨所未尽，黎泰辰治平间为之序。”《难经本义》中提到，宋·治平间陵阳虞庶著《难经注》。

宋·杨康侯《注解难经》。共二卷，又称《杨注难经》。杨康侯撰，见林天瀑跋，在虞庶后。

宋·侯自然《秦越人难经疏》。共十三卷。

宋·庞安时《难经解义》。又称《难经解》。《难经汇考》载：“蕲水庞安常有《难经解》数万言，借乎无传。”

宋·宋廷臣《黄帝八十一难经注释》。

宋·王宗正《难经疏义》。仍有存本，共二卷。见《宋史·艺文志》。《难经本义·本义引用诸家姓名》载：“王氏宗正，字诚叔，宋绍兴人，将仕郎试将作监，《难经注义》。”1984年，陆晓东、施大木、严水根，在其师郑淳理、李明昌医师指导下，编撰《绍兴医学史略》称：“南宋王宗正著的《难经疏义》，此书为绍兴地区现存最早的一部研究《难经》的著作”（该书第15页）；“研究《难经》，以宋王宗正为最早，著有《难经疏义》一书，且该书为吾绍现存最早的的一部研究医经的著作”（该书第30页）；“王宗正，宋·绍兴人，字诚叔，儒而医者，著有《难经疏义》一书”（该书第75页）。由此可见，此书在浙江绍兴地区仍有存本流传，并未亡佚。

宋·高承德《难经疏》。

宋·亡名氏《刘氏难经解》。

宋·周与权《扁鹊八十一难经辨正条例》。又称《难经辨正释疑》，临川周与权（一作周季明）撰。

宋·谢复古《难经注》。

宋·冯阶《难经注》。

宋·亡名氏《难经十家补注》。

宋·王惟一《王翰林集注黄帝八十一难经》。仍有存本，共五卷，简称《难经集注》。大约在南宋时期，由建安李元立汇刻成书的《难经十家补注》，是《难经集注》的前身。其书早佚，书名首见于日本野间君（成式）、野间仁夫（成己）父子所持亡名氏《难经俗解钞》之卷首。其文如下："所谓十家，并越人而言之。曰：卢·秦越人撰，吴太医令吕广注，济阳丁德用补注，前歙州歙县尉杨玄操演，巨宋陵阳草莱虞庶再演，青神杨康侯续演，琴台王九思校正，通仙王鼎象再校正，东京道人石友谅音释，翰林医官朝散大夫殿中省尚药奉御骑都尉赐紫金鱼袋王惟一重校正，建安李元立锓木于家塾"（见丹波元胤《医籍考》转引）。以上十家姓名亦见于《难经集注》每卷卷首的撰人项中，只是其排列次序稍有前后，并删去官衔籍贯。所以，马继兴《经典医籍版本考·难经》认为"《难经集注》系《难经十家补注》的重刻改订本。

《难经集注》初刊本已不存，年代不详，《四库书目》亦未著录，可见其书失传已久。现存传世本是经流传至日本而得以保存的。日本最早刊本为庆安五年（1652 年）武村市兵卫刊本（上海图书馆、台北"故宫博物院"、日本内阁文库均有收藏，日本《难经古注集成》有影印本）。此后，日本文化元年（1804 年）日本濯缨堂重刻本（中国中医研究院收藏）。日本文久三年（1863 年）林衡氏重刊，为《佚存丛书》本（1924 年上海涵芬楼影印本，1956 年人民卫生出版社加句影印本）。另有黄氏重刻《佚存丛书》本。清咸丰二年（1852 年）金山钱熙祚对此书作了校勘，并作夹注，收入《守山阁丛书》。1955 年商务印书馆有据此书的排印本。

《难经集注》保存了吕广、杨玄操、丁德用、虞庶、杨康侯五家的注释，其中引吕注 167 条（共计二十四难），杨注 185 条，丁注 247 条，虞注 291 条，杨玄操与杨康侯之说混，康侯仅存 2 条。丁、虞注文在医理方面每多阐发，对吕、杨之注有所评议。注文中反映他们所据以注释的《难经》古本内容，有不同于今之通行本者，对校勘有参考价值。这些注释，虽非完璧，但从中可以看到宋以前古注的梗概。同时，王九思校正，王鼎象再校正，王惟一重校正，以及石友谅音释，都赖以保存。

宋·李驷《难经句解》。仍有存本，共七卷，又称《黄帝八十一难经纂图句解》。见《国史经籍志》。成书于南宋咸淳五年（1269 年），初刊本《黄帝八十一难经纂图句解》八卷，已佚。《绛云楼书目》作《图注难经》，《元史·艺文志》作《李晞范注难经》，现存最早者为元刊本，书名《新刊晞范注解八十一难经》八卷，日本静嘉堂所藏其影印本，已收入《难经古注集成》。明《道藏》太玄部作《黄帝八十一难经纂图句解》七卷，图一卷，共 76 页，有上海涵芬楼影印本，上海商务印书馆影印本，文物出版社等影印本（1988 年）。

李驷，字子野，南宋临川人。《黄帝八十一难经》中保留诸多古人医学经验，尤侧重于论述经脉理论。三国时吴太史令吕广始为此经作注，隋唐史志亦著录此经。李驷据前人注本加以注解。其注融会诸家之说，而断以己意。对荣卫部位、脏腑脉法、经络腧穴。论之尤详。编末附《黄帝八十一难经注义图序论》一篇，综述大法，并指摘杨玄操注本之有害义理者。他在自序中说：“敬以十先生《补注》（指《难经十家补注》）为宗祖，言言有训，字字有释”。其编次与《难经集注》同，是属于同一系统，书前载图 30 余幅，包括内脏部位图等。注文内容平平，明代吕复的评价是“无所启发”（见戴元《九灵山房集·沧洲翁传》），但宋代的《难经》注本得以保存，并流传至今者很少，此书现仅存《道藏》本，甚可珍贵。

四、金元之《难经》研究

金元时期共八家注本。

宋·纪天锡《集注难经》。仍有存本，共五卷。撰于金大定十五年（1175 年），见《金史》卷 131《本传》。《二十五史补编·补三史艺文志》作《纪天锡注难经》，王圻氏《续经籍考》作《难经集注》，《万卷堂书目》作《难经注解》三卷，《难经本义·本义引用诸家姓名》作《难经注》，都是同一本书。原书已佚，今台北“故宫博物院”善本书库中藏有日本考古斋抄本一册，不分卷。

《难经本义·本义引用诸家姓名》说：“纪氏天锡，字齐卿，金大定间，岱麓人。”《古本难经阐注·注解难经诸家〈姓氏〉》则说：“纪天锡，字齐卿，泰安人。”纪氏在书首的“进表”中提到了吕广、杨玄操、高承德、丁德用、王宗正等五个注家之名，予以集注，“又驳其义”（见《医籍考》）。由此可知，纪氏《集注难经》与王翰林《难经集注》内容是不同的。

宋·张元素《药注难经》。共一卷。《难经本义》载：“金·明昌大定间，易水张元素号洁古著《药注难经》。”《难经汇考》曰：“洁古氏《药注》，疑其草稿，姑立章指义例，未及成书也。今所见者，往往言论于经不相涉，且无文理。洁古平日著述极醇正，此绝不相似，不知何自遂乃板行，反为先生之累。岂好事者为之，而托为先生之名耶。要之后来东垣、海藏、罗谦甫辈皆不及见。若见，必当与足成其说，不然亦回护之，不使轻易流传也。”

宋·王少卿《难经重玄》。

元·袁坤厚《难经本旨》。《难经本义》载：“元·古益成都医学官袁刊厚字淳甫撰。”《难经汇考》中有：“袁氏古益人，著《难经本旨》，佳处甚多。然其因袭处未锺前人之非，且失之冗尔。”

元·谢缙孙《难经说》。《难经本义》提到：“元·元统间，医候郎辽阳路官医提举谢缙孙字坚白撰。”《难经汇考》载：“诸家经解，冯氏、丁氏伤于凿；虞氏伤于巧；李氏、周氏伤于任；壬吕晦而舛；杨氏、纪氏大醇而小疵。唯近世谢代说，殊有理致源委。”

元·李晞范《难经图注》。

元·陈瑞孙《难经辨疑》。《难经本义》载：“元·广元温州路医学正陈瑞孙字廷芝与其子宅之同撰。”

元·滑寿《难经本义》。仍有存本，共上、下二卷。见《国史经籍志》，撰注于元代末期至正二十一年（1361 年），初刻于至正二十六年（1366 年），初刊本已不存。现存最早者为明万历十八年（1590 年）刊蓝印本（上海图书馆藏）。其次为明万历二十九年（1601 年）《古今医统正脉全书》本（1963 年人民卫生出版社有此书校勘排印本）。其他刊本多种，如周学海《增辑难经本义》，郭霭春《八十一难经集解》，还有日本医家的多种补注本，如《难经本义抄》、《难经本义摭遗》、《难经本义疏》等。

滑寿，字伯仁，自号樱宁生，祖籍许州襄城（今河南襄城），出生于仪真（今属江苏），后徙居鄞县（今属浙江），作《难经本义》一首。书中列《阙误总类》一篇，系对《难经》文本的校勘，共校记错简衍文一十九条，多属理校。其仅提出疑问及意见，但不加改动。次列《难经汇考》一篇，对《难经》的作者，名义及流传等问题，提出看法。又次列《难经图》一篇，载图一十三套，对较复杂的理论，用图表形式加以阐明。并有《〈汇考〉引用诸家姓名》和《〈本义〉引用诸家姓名》栏，从其所引用书目及古医家姓名来看，可知其渊源并非来自《难经十家补注》，而是自成系统。以上皆不列卷。正书八十一难，首列经文，次附注释。《四库全书总目提要》曰："其书首列《汇考》一篇，论书之名义源流。次列《阙误总类》一篇，记脱文误字。又次《图说》一篇，皆不入卷数，其注则融会诸家之说，而以己意折衷之，辨论精核，考证亦极详审。寿本儒者，能通解古书文义，故其所注，视他家所得为多云。"

又《难经汇考》载："滑氏曰：此书固有类例，但当如《大学》，朱子分章以见记者之意则可。不当以已之立类，统经之篇章也。今观一难至二十一难，皆言脉。二十二难至二十九难，论经络流注、始终、长短、度数、奇经之行，及病之吉凶也。其间有云脉者，非为尺寸之脉，乃经隧之脉也。三十难至四十三难，言营卫、三焦、脏腑、肠胃之详。四十四、五难，言七冲门，乃人身资生之用，八会为热病在内之气穴也。四十六、七难，言老幼寐寤，以明气血之盛衰，言人面耐寒以见阴阳之走会。四十八难至六十一难，言诊候病能，脏腑积聚，泄利，伤寒杂病之别，而继之以望、闻、问、切，医之能事毕矣。六十二难至八十一难，言脏腑荥俞，用针补泻之法，又全体之学所不可无者。此记者以类相从，始终之意备矣。"博引元以上医家有关论述，先后计有二十余家，前述周与权、王宗正等宋代注本，纪天锡、张元素等金代注本，袁坤厚、谢缙孙、陈瑞孙等元代注本，大多佚亡，而其部分内容为滑氏所援引，得以保存下来。滑氏旁搜博引，融会贯通，折衷己见，疏其本义，颇有发挥。其注文具有特色：一是说理透彻，简明精当；二是广参博引，择善而从；三是点明要点、重点，前后联系，并作归纳；四是事实求是，不因循敷演；五是引导读者"凡读书，要须融活，不可泥滞"。因此，历代医家对此书评价很高，均视之为善本。

五、明代之《难经》研究

明代共十六家注本。

明·吕复《难经附说》。

明·亡名氏《难经辨释》。

明·《医要集览》（丛书）收《难经》（白文本 1 卷，无注文）。

明·熊宗立《勿听子俗解八十一难经》。仍有存本，并且在《难经》注本中较有成就，共七卷（包括首卷一卷），又名《新编俗解八十一难经图要》。撰于明正统三年（1438年），刊于成化八年（1472年），原书已佚。现存日本宽永四年（1627年）复刻本（中国中医研究院藏）。1983年中医古籍出版社据日本翻刻明成化八年鳌峰中和堂本影印。

熊宗立（约1409～1482），一名均，字道轩，自号勿听子，明建阳（今福建建阳县）人，师从刘剡学医，推崇五运六气之说，著述甚丰，日本医生真长兰轩曾从其学。本书卷首1卷，为《新编俗解八十一难经图》，共绘有解释《难经》本文的图表28幅。正文6卷，则逐条作注，系作者根据自己的体会，用浅显的文字，对《难经》难释的字义、词义及主要的内容都作了较通俗的解释，故名“俗解”，便于初学者阅读。

明·熊宗立《八十一难经经络解》。共二卷。

明·张世贤《图注八十一难经辨真》。仍有存本，共八卷（又有四卷本，内容同），又名《图注八十一难经》，简称《图注难经》。为较早的全图注释《难经》的注本，且注文较通俗；刊本又多与张氏注释的《图注叔和脉诀》合刊（称《图注难经脉诀》），是注本之中刊本最多，流传甚广的一种《难经》注本。撰注于明正德元年（1506年），最早版本为明正德五年（1510年）吴门沈氏碧梧亭校刊本，为八卷。《明史·艺文志》载：“张世贤《图注难经》八卷”。清初顺治庚寅武林马之骥校定为四卷。后世书商曾改称《图注八十一难经辨真》刊行。现有多种明刻本、二十种清刻本、上海中医书局铅印本等。

张世贤，字天成，号静斋，四明人。张氏鉴于《难经》一书文义隐奥，以前各代学者而前代注本中，除诠解文义外，附图解较少。《四库全书总目提要》载：“《难经》旧有吴·吕广，唐·杨玄操诸家注。宋·嘉佑中，丁德用始于文义隐奥者，各为之图。元·滑寿作本义，亦有数图，然皆不备。世贤是编于八十一篇，篇篇有图，凡注所累言不尽者，可以披图而解。惟其中有文义显然，不必待图始解者，亦强足其数，稍为冗赘。其注亦循文敷衍，未造深微。”张世贤重新为之增绘图表，使每难一图，以帮助读者理解原文蕴义。

徐昂《图注八十一难经·序》中指出本书的特点：“折衷群书，修以已意，每节为之注，每难为之图，精微曲折，如指诸掌。然后八十一难答以发明，而八十一图始见详备。”《四库全书总目提要》说：“《图注难经》八卷，明·张世贤撰。世贤，字天成，宁波人，正德中名医也。《难经》旧有吴·吕广，唐·杨玄操诸家注。宋·嘉佑中，丁德用始于文义隐奥者，各为之图。元·滑寿作《本义》，亦有数图，然皆不备。世贤是编于八十一篇，篇篇有图，凡注有累言不尽者，可以披图而解。惟其中有文义显然，不必待图始解者，亦强足其数，稍为冗赘。其注文随文敷衍，未造深微。”张氏注文之中间有见地，附图之中亦有成就者，如他根据《难经》的记述，绘制了两幅人体脏腑解剖图，都达到了相当高的科学水平，一幅是《四十一难》“肝有两叶图”，是一个躯体右侧斜向矢面图，各脏器部位基本上与现代解剖学的描述一致，另一幅是《四十二难》“人身之背面脏腑形状图”，图中心、肝、脾、肺、肾、胃、小肠、大肠等的解剖部位，几乎完全与现代解剖学所见一样。本书出版于1510年，比魏扎里《人体的构造》要早半个世纪。

明·王文洁《图注八十一难经评林捷径统宗》。共六卷。

明·聂尚恒《八十一难经图解》。仍有存本，共一卷，又名《扁鹊八十一难经》。《八十一难经图解》约刊于 17 世纪初。聂氏于医理颇精，尝著《医学汇函》，本书即其第二卷，而无单刻本。全书对《难经》原文逐一加以阐释。唯恐说理未彻，故每难更附一图以说明之，现存“带月楼”等明刻本。

聂尚恒，字久吾，明代清江（今属江西樟树市）人。生于隆庆六年（1572 年）明万历年间，他以进士出任福建汀州府宁化县知事，政声卓著，其父专心研究理学，而旁通于桥术，曾教训他说：“事亲者，不可不知医。慈幼者，亦不可不知医。”因此聂尚恒得暇便博览医书，精察病情，精于儿科，而治痘尤有专和苍精思录妙理，参酌古方，取长弃短，矫偏救失，著成《活幼心法》二卷、《奇效医述》二卷、《医学汇函》十三卷（俱见《中国医籍考》）。又著有《痘疹心法》一书及《八十一难图解》一卷。

明·马莳《难经正义》。

明·姚浚《难经考误》。

明·徐述《难经补注》。徐述，字孟鲁。

明·张景皋《难经直解》。

明·黄渊《难经笺释》。共二卷。

明·王三重《难经广说》。

明·吴文丙《图注八十一难经大全》。共三卷。

明·童养学《图注八十一难经定本》。共一卷。

六、清代之《难经》研究

清代共二十家注本。

清·莫熺《难经直解》。共二卷。

清·徐大椿《难经经释》。有存本，共二卷，注释较佳。撰注于清雍正五年（1727 年）。初刊本为 1727 年徐氏洄溪草堂自刊本，有清乾隆间半松斋《徐氏医书六种》刻本，《徐灵胎医学全书》本。1985 年江苏科学技术出版社《中医古籍小丛书》以《徐氏医书六种》本为底本的校注本，1985 年北京市中国书店《难经经释·难经经释补正》影印合订本。

徐大椿，字灵胎，晚年自号洄溪老人，江苏吴江人。徐氏对医学修养有素，知识渊博，他振笔直书，独抒所见，文理畅达，别具风格，注文中常前后联系参照，有助于理解。但是，徐氏误认为《难经》“悉本《内经》之语而敷畅其义”，并且还“信夫《难经》之必不可违乎《内经》”。他采用“以经释经”的方法进行注释，凡辨论考证均以《内经》为主要依据，遇到《内》《难》二书不合之处，便援引《内经》原文加以驳斥。《四库全书总目提要》提到：“考《难经》，《汉书·艺文志》不载，《隋志》始著于录。虽未必越人之书，然三国已有吕博望注本，而张机《伤寒论·平脉篇》所称经说，今在第五难中。则亦后汉良医之所为。历代以来与《灵枢》、《素问》并尊，绝无异论。大椿虽研究《内经》，未必学出古人上，遽相排斥，未见其然。况大椿所据者《内经》，而

《素问》全元起本已佚其第七篇，唐·王冰始称得旧本补之。宋·林亿等校正，己称其《天元纪大论》以下，与《素问》余篇绝不相通，疑冰取《阴阳大论》以补其亡。至《刺法》，《病本》，二论，则冰本亦阙，其间字句异同，亿等又复有校改，注中题曰“新校正”皆是。则《素问》已为后人所乱，而《难经》反为古本。又滑寿《难经本义》列是书所引《内经》，而今本无之者不止一条，则当时所见之本，与今本亦不甚同。即有舛互，亦宜两存。遽执以驳《难经》之误，是何异谈六经者，执开元改隶之本，以驳汉博士耶。”由此可见《难经经释》是有其认识上的局限性的。

清·沈德祖《越人难经真本说约》。共四卷，由晋·王叔和辑，沈德祖校刊。沈德祖，字王修，上海人。

清·郭大明《难经本义摘注》。

清·丁锦《古本难经阐注》。有存本，共四卷（后又有二卷本、一卷本，内容均同），注释较佳。撰注于清乾隆元年（1736 年），初刊本为乾隆三年（1738 年）苏州刻本。此后有多种复刻本，如嘉庆五年（1800 年）张近溪重刻本，同治三年（1864 年）赵春普重刻本，1936 年上海世界书局铅印《珍本医书集成》本，1959 年上海科学技术出版社铅印本，1985 年上海科学技术出版社重刊《珍本医书集成》本。

丁锦，字履中，号适庐老人，江苏云间（今上海市松江县）人。丁氏自称曾获见《难经》古本，其排列次序及文字均与通行本有一定出入。故据此本并参考其他刊本予以校订、注释，注文主要参阅《内经》等书以发《难经》之蕴义，书中颇多个人独到见解，并对某些病证提出方治意见。他在《自序》中说：“予自庚戌（清·雍正八年，1730 年）之秋，游武昌，客参政朱公所。公素好医，出箧中《古本难经》，乃晋王叔和医范三经之一也。开卷观之，异于坊本，如古之《三难》误列《十八难》；古之《十二难》误列《七十五难》，共误三十余条。而式亦不类于坊本，其问词升一字，经也；其对词降一字，引经以释经也。以今本对校，心目之间，恍若有见。由是而推其论脉、论症、论治，莫不曲畅旁通。此诚济世之津梁，医林之至宝也。”丁氏乃以今本对勘之，凡互异之三十余条悉依古本厘正；又参考吕广、杨云操、庞安常、陈瑞孙、虞庶、丁德用、宋廷臣、谢晋翁、王宗正、张元素、滑伯仁、熊宗立、纪天锡、周与权、张世贤、马莳、吴鹤皋十七家之说，加以注释评述，以骥本义复显；其阐述注释，通俗扼要，使《难经》之旨曲畅旁通，向为学者所推崇。

清·黄元御《难经悬解》。有存本，共二卷。《难经悬解》撰于 1756 年。《四库全书总目提要》中说：“《难经悬解》二卷，国朝黄元御撰。《难经》之出在《素问》之后、《灵枢》之前，故其中所引经文有今本所不载者。然其文自三国以来，不闻有所窜乱。元御亦渭旧本有伪，复多所更定，均所谓我用我法也。”黄氏根据个人阅读《难经》的心得，对八十一难予以逐段注解，注文大多简要，诠释或以《内经》理论为基础，采集历代《难经》注家的学术观点加以综合，但真正发挥义蕴的见解并不多。此书现有清刻本及《黄氏医书三种》本等。

清·熊庆笏《扁鹊脉书难经》。

清·邹汉璜《难经解》。

清·王廷俊《难经摘抄》。共一卷。王廷俊，字寿芝。

清·袁崇毅《难经晰解》。

清・周学海《增辑难经本义》。周学海，字澄之，在元・滑寿《难经本义》上又有增辑本，仍以滑氏书为主，故名《增辑难经本义》。

清・龚迺疆《难经启蒙》。

清・叶霖《难经正义》。有存本，共六卷，注释较佳。撰注于清光绪二十一年（1895年），初刊于光绪二十一年。现存1936年上海世界书局铅印《珍本医书集成》本及1980年上海科学技术出版社出版吴考槃据初刻精抄本点校本。后者收入《中医古籍整理丛书》。

叶霖，字子雨，江苏扬州人。此书有考证、有分析。吴考槃《难经正义・点校后记》说："本书为叶霖晚年著作，叶氏医林物望，名满遐迩，本书探微索隐，寻其旨趣，辨析精切，考证详审。如浮象火上炎，沉象水润下；三菽之通称三部，至骨之微举其指，数热迟寒之只言其常，针石之去邪即所以补正等。均能发前人之所未发，明前人之所未明。且所引《素》《灵》文字，全有篇名查对，对于脏腑部分，兼采西说引证，为近今中西医结合之先河，确是《难经》注疏之有数善本，虽其书限于历史条件，尚存可议之处，亦属瑕难掩瑜。"吴氏之评议，颇为中肯。

清・丁福保《难经通论》。

清・郁宧光《删补难经广说》。

清・施麟《秦越人难经剪锦》。

清・邬肇焜《难经求是》。

清・戴震《注难经》。

清・唐千顷《春秋本难经注疏》。

清・廖平《难经经释补证》。共二卷，《总论》一卷

七、民国时期之《难经》研究

民国时期共二十九家注本。

任锡庚《难经笔记》。

武同文《懿庭医训难经》。

方闻兴《难经讲义》。

司树屏《难经编正》。共二卷。民国七年，南通司树屏建侯撰。章次同丁氏古本，分荟疏二十一篇。

张寿颐《难经汇注笺正》。有存本，共四卷（一作三卷），注释较优。撰注于1923年。有1923年兰溪中医专门学校石印本，1961年上海科学技术出版社铅印本。

张寿颐，字山雷，浙江嘉定人。张氏对于《难经》进行了深入的研究，他在浙东兰溪中医专门学校执教《难经》课程时，撰写了本书作为教材。本书主要以滑寿《难经本义》及徐大椿《难经经释》为据，参考选用历代各家《难经》注文，并结合张氏本人的见解，将《难经》原文进一步予以校注，引用资料较多，对《难经》经文的阐释较为明晰。卷首录杨玄操、李子埜、张翥、徐涧溪、周徵之等序文，并录滑寿《难经汇考》、《阙误总类》等，都一一加以"笺正"，提出自己的见解；正文分上、中、下三卷，原文

之下，先列“汇注”一项，汇选各家言论，而以《本义》和《经释》为主；次列“考异”一项，考订异同，辨正谬误，对《难经》作了一定的校勘；再次列“笺正”一项，阐发真义，提出自己的见解，有时引证当时的一些西医学说，对中医理论进行比附和评价，其意见未必完全正确，但也是他企求中西医结合的尝试。

陈颐寿《古本难经阐注校正》。共二卷。民国十八年，鄞县陈颐寿君诒撰。

吴考槃《难经集义》。

孙鼎宜《难经章句》。

邹慎《难经学》。

蔡陆仙《内难概要》。

吴保坤《难经集义》。

吴琴侪《难经注论》。

叶翰《难经经释》。

王一仁《难经读本》。

孙祖遂《难经讲义》。

蔡陆仙《难经》。

张骥《黄帝八十一难经正本》。

张骥《难经丛考》。

张骥《难经大全》。

胡仲言《难经草本》。

秦伯未《难经之研究》。

黄竹斋《难经会通》。有存本，不分卷，注释较优。撰注于 1945 年。初版为 1948 年石印本，1981 年陕西省中医研究所改为简体横排本。

黄竹斋，字维翰，陕西长安人。据黄氏《白云阁原本难经·序》说：“丁丑岁（1937 年）孟夏，余在南京罗哲初先生处，获睹其珍藏《白云阁原本难经》一册，云得诸先师桂林左修之先生传授。余持归，校阅其书，章次虽不异丁氏《古本》，而文辞简洁晓畅，订正《古本》论衍错简者，不遑枚举。原文晦滞支蔓，有经前人注释千百言尚不克了解者，兹乃不烦费辞而义理昭然，较诸丁氏《古本》，实为优胜。余爱不忍释，因手抄一册，并请罗君公之于世”。黄氏于己卯岁（1939 年）筹资木刻《白云阁原本难经》。黄氏考证：《白云阁原本难经》与丁锦所得的《古本难经》是同一传本系统，都是元代吴澄整理的。黄氏在所著《难经会通·序》中说：《白云阁原本难经》“为吴草庐所校定，未刊，为医家所秘而佚其名者也。丁氏所得之《古本》盖为草庐仅依原文分类，厘定其章次，而未及修正其辞句之初稿也。”黄氏在乙酉岁（1945 年）对《白云阁原本难经》进行注释，著成《难经会通》。该书爰采诸注，融会贯通，独杼己见，文笔质朴，言简意赅，颇多精义，其独特风格是把每一难经文，从头到尾，整章地进行完整的注解，把各难经文进行流畅的诠释。并作《秦越人事迹考》和《难经注家考》，附于卷末。

孟世忱《难经秘解讲义》。

斯衡峰《难经讲义》。

张俨若《难经讲义揭要》。

陈月樵《难经讲义》。
亡名氏《难经七十二条》。
林晓苍《难经讲义录》。
李耀辰《难经释要》。

八、中华人民共和国成立后之《难经》研究

解放后，除有不少学者撰写论文发表于各种杂志，对《难经》成书年代与作者、学术思想、学术渊源等从不同角度进行研究，开展学术争鸣外，主要研究工作集中在下述四个方面。

一是对《难经》进行校注。如南京中医药大学校释的《难经校释》，1979 年人民卫生出版社铅印本。何爱华《难经》（校订本），1983 年黑龙江中医药大学铅印本。凌耀星主编《难经校注》，1991 年人民卫生出版社《中医古籍整理丛书》本。何爱华著《难经解难校译》，1992 年中国中医药出版社铅印本。

二是将《难经》原文作白话文译解。如南京中医药大学医经教研组编著《难经译释》，1961 年上海科学技术出版社铅印本。陈璧琉编著《难经白话解》，1963 年人民卫生出版社铅印本。王洪图、烟建华编著《难经》，1988 年北京中外文化出版公司春秋出版社《白话中医古籍丛书》本。凌耀星主编《难经语译》，1991 年人民卫生出版社《中医古籍整理丛书》本。

三是对《难经》选读、选释或讲座。如湖南中医药大学医经诊断教研组编《难经选读》，1963 年湖南中医药大学油印本。北京中医药大学主编《内经讲义·附编：医经选读·难经》，上海科学技术出版社 1964 年《中医学院试用教材》重订本。阎洪臣、高光振编著《内难经选释》，1979 年吉林人民出版社铅印本。黄明安、余国俊编著《内难经荟释》，1987 年四川科学技术出版社铅印本。何任等《古典医学文献讲座·难经选释》，1981 年至 1982 年浙江中医药大学学报连载。张瑞麟《难经讲座》，1986 年至 1987 年《山西中医杂志》连载。北京中医药大学主编《难经讲义》，2002 年中国科学文化出版社出版。

四是对《难经》新编、注疏或集注。如黄维三编著《难经知要》，1969 年台湾中国医药研究所出版铅印本。郭振球主编《简明难经注疏》，1979 年湖南中医药大学研究生教学办公室油印本。郭霭春、郭洪图编《八十一难经集解》，1984 年天津科学技术出版社出版。

上述十八家从不同角度，反应了当代研究《难经》的水平。

九、日本之《难经》研究

《难经》早已流传国外，古今都有例证。《高丽史·卷八》载：“文宗己亥二月甲戌，西安郡护副使者官员外郎异善贞，进新雕《难经》。”这是 1059 年的事。德·文树德，

1986年出版《难经》中、德文对照本。

特别是日本有不少著述，共有十八家注本。

日·玄由《难经本义抄》(1361年)。

日·玄由《难经本义捷径》。

日·吉田家恂《难经注疏》。共一卷。

日·寿德玄田《难经捷径》(1637年)。

日·贞竹玄节《难经本义摭遗》(1649年)。

日·森本昌敬斋玄闲《难经本义大钞》(1678年)。

日·草刈三越《难经正意》(1679年)。

日·名古屋玄医《难经注疏》(1679年)。

日·古林正祯《难经或问》(1715年)。

日·加滕宗博《卢经裒腋》(1721年)。

日·广冈苏仙·富原《难经铁鉴》(1750年)。

日·滕万卿《难经古义》(1760年)。共二卷，有一定的参考价值。撰注于1748年，初刊于1760年，有1930～1936年上海中医书局铅印本，1936年世界书局《珍本医书集成》本及1985年上海科学技术出版社重刊本。

滕万卿，日本信阳筑水人。有鉴于《难经》编残简缺，曾经三国吴太医令吕广重为编次，又为历代注疏者因袭相承，虽多有发明，然间或支离碎杂，难副古圣意趣；遂穷诘简编前后续接之序，专晰所以问难应答之由，勒就是编，惟在昌明古义。故是书八十一难之编次，既异于他本，其注铨释文，亦间有新意。

日·菊田玄藏《难经释义》(1760年)。

日·丹波元胤《难经疏证》(1819年)。共二卷，有一定的参考价值。撰注于1819年。有《皇汉医学丛书》本及1957年人民卫生出版社重印本，《聿修堂医书》本及1984年人民卫生出版社《聿修堂医书选：素问识·素问绍识·灵枢识·难经疏证》合刊本。

丹波元胤（1789～1827），日本东都人，为汉方医学名家之一，著有《中国医籍考》一书，其中对《难经》的作者、注本、注者作过考证。《难经疏证》书首载作者之父丹波元简所作《黄帝八十一难经题解》一篇，并由作者逐段作了注释。本书的特点是：“谨考经文，寻其指归，旁采群籍，资为证左。”在每节原文之后，选辑吕广、杨玄操、丁德用、虞庶、滑伯仁、徐灵胎等注释，去粗取精，删繁叙简；最后附加按语，遇有不足之处或存有疑义时，提出自己的见解，训疑释义，颇有见地；文词中肯允当，浅显易懂，具有很大参考价值。

日·山田业广《难经本义疏》(1872年)。共二卷。滑寿注，吕复校，日本小田业广明治七年写。

日·管井仓常《难经发挥》。

日·出云广贞《难经开委》。共一卷。

日·昌敬斋玄闲辑《难经古注集成》(日本东洋医学研究会，1982年)。

十、结论

《难经》对于中医基础理论和诊断学、针灸学等学科的形成和发展，产生了深远而重要的影响，受到历代医学家的重视，被尊为“医经”，是中医学奠基的重要典籍之一。

从三国·吴太医令吕广作《难经注解》至今，已经经历了近两千年的漫长历史。《难经》其文辨析精微，词致简远，读者不能遽晓，故历代医家多有注释。经统计，历代研究《难经》并有名可考的注家达百位以上。具有代表性的注家注本有吕博望《注众难经》、杨玄操《集注难经》、丁德用《补注难经》、滑寿《难经本义》、熊宗立《勿听子俗解八十一难经》、张世贤《图注八十一难经》、徐大椿《难经经释》、黄元御《难经悬解》、日人丹波元胤《难经疏证》等。

《难经》文字古奥，又在流传中产生了很多讹错，为了更好地古为今用，对它进行系统的整理，是十分必要的。

参考文献

1. 烟建华. 难经讲义［M］. 北京：中国科学文化出版社，2002
2. 张瑞麟. 历代注释《难经》的概况［J］. 湖南中医学院学报，1999，19（1）：58